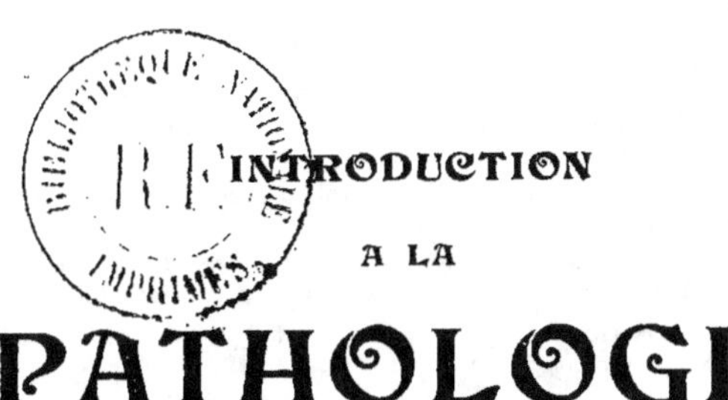

INTRODUCTION

A LA

PATHOLOGIE

GÉNÉRALE

OUVRAGES DE FÉLIX LE DANTEC

CHARGÉ DU COURS D'EMBRYOLOGIE GÉNÉRALE A LA SORBONNE
(FACULTÉ DES SCIENCES)

LIBRAIRIE FÉLIX ALCAN

Théorie nouvelle de la vie. 1 vol. in-8 de la *Bibliothèque scientifique internationale*, 3ᵉ édit., 1904, cart. 6 fr. »

Le déterminisme biologique et la personnalité consciente. 2ᵉ édit. 1 vol. in-12 de la *Bibliothèque de philosophie contemporaine*, 1904. . . . . 2 fr. 50

L'individualité et l'erreur individualiste. 2ᵉ édit. 1 vol. in-12 de la *Bibliothèque de philosophie contemporaine*, 1905 . . . . 2 fr. 50

L'évolution individuelle et l'hérédité. 1 vol. in-8 de la *Bibliothèque scientifique internationale*, 1898, cart. . . . . 6 fr. »

Lamarckiens et Darwiniens, discussion de quelques théories sur la formation des espèces. 2ᵉ édit. 1 vol. in-12 de la *Bibliothèque de philosophie contemporaine*, 1904. 2 fr. 50

L'unité dans l'être vivant, essai d'une biologie chimique. 1 vol. in-8 de la *Bibliothèque de philosophie contemporaine*, 1902 . . . . 7 fr. 50

Les limites du connaissable, la vie et les phénomènes naturels. 2ᵉ édit. 1 vol. in-8 de la *Bibliothèque de philosophie contemporaine*, 1904 . . . . 3 fr. 75

Traité de biologie. 1 fort vol. grand in-8, avec 101 figures, 1903 . . . 15 fr. »

Les lois naturelles, réflexions d'un biologiste sur les sciences. 1 vol. in-8 de la *Bibliothèque scientifique internationale*, 1904, cart. . . . . 6 fr. »

La sexualité. 1 vol. in-12, Collection *Scientia*, CARRÉ et NAUD, 1899.

Le Conflit, entretiens philosophiques. 1 vol. in-12, ARMAND COLIN, 1901 (4ᵉ édition).

Les influences ancestrales. 1 vol. in-12 (*Bibliothèque de philosophie scientifique*, FLAMMARION). 2ᵉ édition.

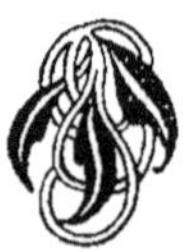

FÉLIX LE DANTEC

INTRODUCTION

A LA

PATHOLOGIE

GÉNÉRALE

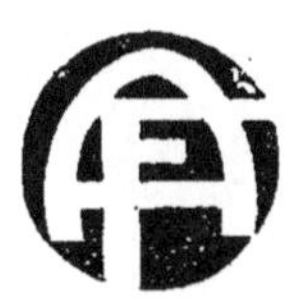

1906

FÉLIX ALCAN, ÉDITEUR, PARIS

A Monsieur L. LIARD

Vice-Recteur de l'Académie de Paris.

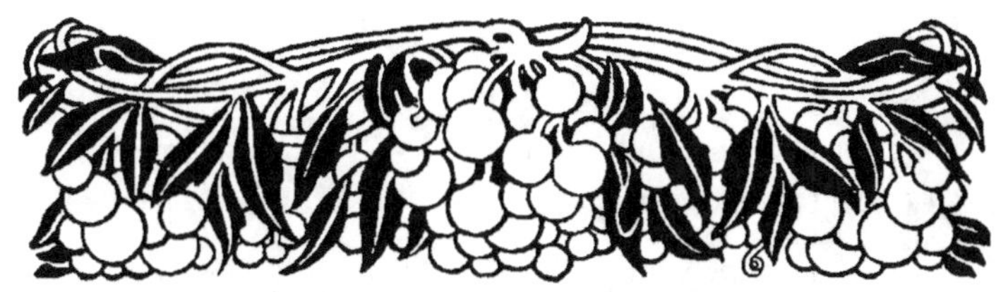

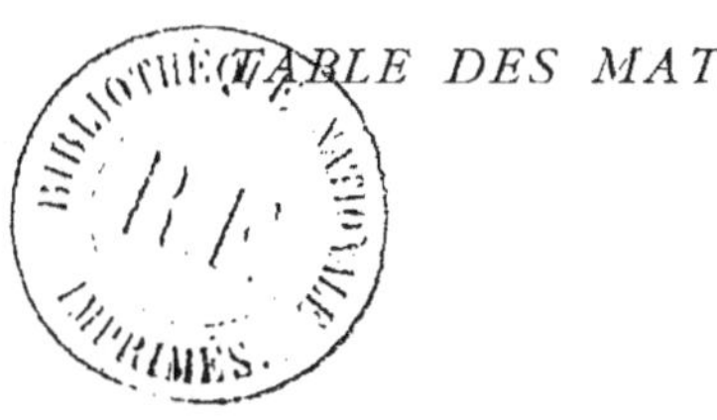

TABLE DES MATIÈRES

PRÉLIMINAIRES

CHIMIE, PHYSIQUE, ÉQUILIBRE ET PATHOLOGIE

PREMIÈRE PARTIE

LES TROIS HÉRÉDITÉS

CHAPITRE PREMIER

LA DÉFINITION DE LA MALADIE

CHAPITRE II

LES CONDITIONS DE LA VIE

CHAPITRE III

LES CONDITIONS CHIMIQUES

CHAPITRE IV

L'HABITUDE

CHAPITRE V

LES CONDITIONS PHYSIQUES

CHAPITRE VI

L'ÉTAT COLLOIDE

CHAPITRE VII

CONSIDÉRATIONS GÉNÉRALES SUR LES SÉRUMS

(v)

CHAPITRE XIV

RÉACTION DE L'ORGANISME A L'INJECTION
DE SUBSTANCES MORTES

CHAPITRE XV

INJECTION A UN ANIMAL D'ÊTRES DOUÉS DE VIE ; VIRULENCE

(IX)

TROISIÈME PARTIE

UNE APPLICATION DE LA MÉTHODE PATHOLOGIQUE A LA BIOLOGIE NORMALE

CHAPITRE XXI

ÉVOLUTION INDIVIDUELLE

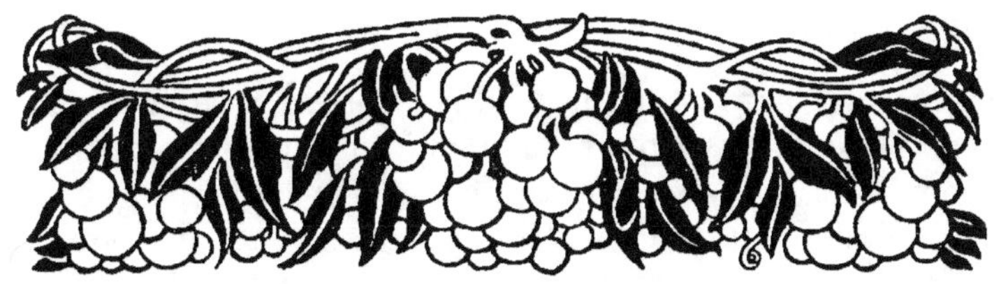

INTRODUCTION

A LA

PATHOLOGIE GÉNÉRALE

PRÉLIMINAIRE

CHIMIE, PHYSIQUE, EQUILIBRE ET PATHOLOGIE

Par une nuit constellée, le savant qui quitte des yeux son microscope voit en un instant la nature sous les aspects les plus divers, aux échelles les plus différentes. Il vient d'observer des bacilles de la tuberculose englobés dans une cellule géante et, au dehors, par la fenêtre du laboratoire, il aperçoit un coin de la voie lactée ! Et, entre cet infiniment grand et cet infiniment petit, que de dimensions intermédiaires, séparées néanmoins les unes des autres par des intervalles formidables ! D'abord, tout près de lui, il voit ses mains; il voit sur sa table de travail les objets familiers qui sont à son usage, à son échelle d'homme. Puis levant la tête, il admire un paysage terrestre faiblement éclairé par les astres de la nuit, paysage auprès duquel, si l'horizon est assez vaste, il est lui-même aussi petit qu'un microbe par rapport à un homme. Là-bas, la lune, au bord de la montagne, produit l'effet d'un ballon d'enfant, et cependant, combien faudrait-il de montagnes entassées pour égaler son volume ? Dans le ciel, des constellations dont chaque point lumineux nous fait connaître un monde qui contiendrait des millions de lunes, la voie lactée enfin formée de milliards d'étoiles !

L'homme voit tout cela presque en même temps, du même œil indifférent et incapable d'apprécier ; mais il peut étendre encore le champ des dimensions constatables. Le microscope employé d'une autre manière, en lumière diffractée, lui montre, dans un colloïde dilué, des points lumineux qui représentent des particules matérielles animées d'un mouvement incessant, et rappellent, au mouvement près, ces étoiles, que le télescope sépare dans la voie lactée. Une goutte d'une solution de savon ressemble à la nébuleuse gigantesque.

Là s'arrête le pouvoir de l'œil humain, mais non l'investigation de l'homme. Il a su démontrer d'une manière à peu près irréfutable que ces particules visibles de colloïde sont encore infiniment plus grandes que les molécules formées d'atomes. Et les atomes eux-mêmes ressemblent à un système solaire dans lequel, autour d'un noyau central, graviteraient des corpuscules électrisés d'une masse deux mille fois moindre !

Voilà aujourd'hui les bornes du monde connu de l'homme ; l'électron dans l'infiniment petit, la voie lactée dans l'infiniment grand. Mais nul n'a le droit d'affirmer que, en dehors des limites accessibles à nos recherches, il n'y a pas un monde plus grand dont notre voie lactée n'est qu'un électron, des mondes plus petits dont nos électrons sont les voies lactées. Nul n'a le droit d'affirmer

que les mots *grand* et *petit* ont une signification absolue ;
nous savons seulement que quelque chose est grand par
rapport à l'homme ou petit par rapport à l'homme ; nous
sommes le centre et la mesure du monde que nous connaissons. Et si nous devons admirer profondément que
les découvertes des savants nous aient permis de parler de
choses si grandes et de choses si petites, qu'elles aient
reculé si loin, dans les deux sens, les bornes de notre
empire, nous devons aussi nous défier singulièrement de
notre langage, qui raconte de la même manière l'histoire
des astres et celle des atomes, qui peut même mêler dans
une même phrase ces éléments d'échelle si différente et
qui nous amène à dire, comme la chose la plus naturelle
du monde, que le soleil se cache derrière un nuage ou
se couche dans la mer.

L'homme, l'être vivant, est le centre du monde qu'il
connaît ; il le rapporte à lui et le croit fait pour lui. Du
moins a-t-il le droit d'affirmer que rien de ce qu'il connaît ne lui est indifférent ; du moment que je connais
quelque chose, c'est que, directement ou par l'intermédiaire d'un instrument, ce quelque chose peut agir sur
moi, peut jouer un rôle dans ma destinée. Il est vraisemblable que, s'il se produit un mouvement sismique dans
une planète gravitant autour de Sirius, cela n'a aucune
influence sur l'homme vivant à la surface de la terre, car
l'homme ne connaît pas de planète attachée à Sirius ;
mais, si un tel mouvement sismique peut, quelque faiblement que ce soit, agir sur nous, nous pouvons par
là même prétendre à le connaître un jour. De même, un
accident analogue, arrivant à l'intérieur d'un électron,
ou bien nous est indifférent, ou bien sera un jour accessible à nos investigations.

La manière même dont l'homme *connaît* le monde
permet d'affirmer que tout ce qui lui est connaissable

agit sur lui et que d'autre part tout ce qui agit sur lui lui est connaissable; c'est même là la signification la plus large du mot connaître qui revient à « être impressionné, affecté par ».

Loin de moi l'idée que l'homme a atteint aujourd'hui les bornes de son domaine; les conquêtes du siècle dernier nous montrent combien ce domaine a été étendu vite et dans quelles directions imprévues! Le spectroscope a permis l'analyse chimique des étoiles, ce que les esprits les plus hardis déclaraient hautement impossible; J.-J. Thomson a mesuré la masse des électrons négatifs qui gravitent dans un atome! Nous ne savons pas où cela s'arrêtera; nous ne connaissons certainement pas encore tous les agents auxquels nous sommes soumis; les rayons X qui sont si actifs pour notre organisme étaient ignorés il y a quelques années; mais nous pouvons être certains que rien de ce qui agit sur nous ne nous est inconnaissable, et que rien de ce qui nous est connaissable ne nous est indifférent. La connaissance que nous pouvons avoir du monde est à notre échelle et à notre usage; nous sommes le centre de l'univers connu de nous, et, si nos investigations peuvent s'étendre si loin dans le sens du très grand et dans le sens du très petit, c'est que notre nature est soumise à l'influence de choses qui sont de l'ordre du très grand et de l'ordre du très petit.

Nous ne croyons plus, comme nos ancêtres, que notre destinée est inscrite dans les étoiles, et que « les astres s'occupent de nous ». Nous sommes devenus plus modestes en devenant plus savants; mais il serait illégitime d'affirmer qu'une chose dont nous pouvons avoir connaissance ne peut être d'aucun poids dans notre destinée. L'observation de telle particularité du ciel constellé peut déterminer dans l'un de nous une association d'idées qui l'amènera à une action décisive.

(4)

On ne peut connaître l'homme que si l'on connaît tout ce qui est capable d'agir sur l'homme; j'avoue d'ailleurs, en dépit des exemples que je viens de prendre dans l'astronomie, que les facteurs d'action les plus importants dans la vie de l'homme se trouvent plutôt dans l'ordre du très petit que dans l'ordre du très grand, et cependant, si la voie lactée n'a pas pour nous autant d'importance que le microbe de la fièvre typhoïde, il ne nous est pas indifférent de savoir quelles sont les positions successives de la Terre par rapport au soleil, et de prévoir l'ordre des saisons grâce à l'expérience de nos ancêtres. Mais il y a une différence entre notre connaissance du très grand et notre connaissance du très petit, c'est que notre prévision des mouvements des astres nous permet seulement de nous précautionner contre leurs conséquences sans agir sur elles, tandis que nous pouvons préparer nous-mêmes l'avenir, en tant qu'il s'agit de microbes, par exemple, que nous savons détruire ou cultiver pour notre usage personnel.

Ces considérations, un peu générales, il faut l'avouer, au début d'une étude de pathologie, ne sont pas aussi étrangères qu'elles le paraissent à ce qui fera le sujet de cet ouvrage. Non seulement il était bon de montrer dès le début combien les conquêtes de toutes les sciences sont utiles à celui qui veut pénétrer les secrets de la nature vivante; il était nécessaire aussi de faire un tableau rapide des diverses échelles de la connaissance humaine pour pouvoir localiser, dans cette échelle, les phénomènes caractéristiques de la vie.

Ces phénomènes, chimiques dans leurs résultats, sont chimico-physiques dans leurs moyens; leurs moyens appartiennent à cette zone, intermédiaire à la physique et à la chimie, que l'on appelle aujourd'hui chimie-physique, et, chose assez imprévue sans doute, ce sont surtout des considérations empruntées à l'astronomie qui permettront d'imaginer un modèle commode pour l'interprétation des manifestations de la vie élémentaire.

L'être vivant occupe une certaine place dans le monde; il est limité par un contour déterminant ce qu'on appelle sa forme, mais, quoique étant en relation d'échanges perpétuels avec le milieu ambiant, quoique participant par ces échanges à tous les phénomènes du milieu, il est, dans ce milieu dont il fait partie, une chose à part.

La surface qui limite mon individu divise l'univers en deux parties, entièrement distinctes à mon point de vue : l'une qui m'est intérieure, l'autre qui m'est extérieure.

Il y a bien, je viens de le dire, des échanges incessants entre ces deux parties du monde, mais, entre les éléments de mon intérieur, il existe des relations spéciales, une continuité particulière, une communauté d'intérêts, qui n'existent pas entre les éléments extérieurs.

Je *sens*, je *connais*.

Je suis au courant, par ce que j'appelle mes sensations, de ce qui se passe au dedans de moi, et cela d'une manière toute spéciale, dans un langage tout différent de celui dans lequel je connais ce qui m'est extérieur : c'est le langage subjectif. En réalité même, je ne connais que cela; je ne suis au courant que de cela; mais, grâce à l'expérience de mes ancêtres, expérience qui se poursuit depuis l'apparition de la vie et se transmet héréditairement sans cesse avec ses acquêts nouveaux, je sais séparer, dans cet ensemble complexe de sensations, celles qui sont le résultat d'échanges directs entre l'extérieur et moi, échanges physiques ou chimiques indispensables à l'entretien de ma vie dans le milieu.

Grâce à cette particularité, j'ai une certaine connaissance de l'état actuel du milieu qui m'entoure, et cela dans un langage spécial, adéquat à mes besoins. Mais chacun de mes congénères, ayant les mêmes ancêtres et la même hérédité spécifique que moi, a, du monde qui lui est extérieur, une connaissance analogue *dans le même langage* ; ce langage est le langage objectif. Étant doués de parole articulée, nous savons nous communiquer nos découvertes relatives à ce monde ambiant dont la connaissance nous est indispensable pour vivre ; nous pouvons même faire des comparaisons, des *mesures*, et nous arrivons ainsi à créer un langage objectif parfaitement impersonnel, qui est le langage scientifique.

Relativement à ce que nous éprouvons au sujet des événements qui nous sont intérieurs, nous pouvons bien aussi échanger des opinions avec nos congénères, mais l'objet dont nous parlons n'est pas dans ce cas, accessible à la mesure ; notre langage ne saurait devenir impersonnel avec la même précision que lorsqu'il s'agit des phénomènes de l'ambiance ; la psychologie reste en dehors des sciences exactes.

Il y a cependant des éléments mesurables objectivement pour nous-mêmes dans notre personnalité ; nous pouvons connaître notre taille, notre poids, la température des divers points de notre corps, etc., etc. Les variations de ces divers éléments mesurables, constatables objectivement, sont ce qu'on appelle les symptômes de nos maladies ; nous en parlerons avec quelque détail à propos de la définition même de la maladie.

Mais il est bien certain que ces mesures, si précises qu'elles soient, ne sont qu'en relation très lointaine avec ce que nous éprouvons intérieurement. Nous ne savons pas encore représenter par des nombres les phénomènes qui se passent en nous lorsque nous pensons, par exemple, à l'inégalité des conditions sociales. Et cependant, la constatation de plus en plus précise du déterminisme biologique nous amène à cette certitude qu'il y a un parallélisme rigoureux entre la psychologie et la physiologie, et que ces deux langages racontent les mêmes faits ; malheureusement, la physiologie ou étude objective des phénomènes vitaux est encore trop peu avancée pour que nous sachions traduire nos phrases psychologiques en phrases physiologiques équivalentes. Tant que nous ne le saurons pas, la psychologie malgré ses progrès, restera en dehors des sciences exactes.

Pour les corps non vivants, pour les corps autres que nous, la même difficulté n'existe pas, mais cela tient seulement à ce que nous n'avons qu'un seul moyen de les étudier, la méthode objective. Nous faisons de la physique et de la chimie sans songer à nous demander si les corps que nous manipulons sentent, dans un langage qui leur serait propre, ce qui se passe en eux ; cela nous est indifférent puisque, dans tous les cas, ils ne pourraient pas nous le dire ; une telle question ne nous intéresse que quand il s'agit de nos semblables. Peut-être, un jour, lorsque la physiologie sera assez avancée, pourra-t-on traduire en langage objectif certaines phrases psychologiques ; on pourra peut-être établir un parallélisme rigoureux entre telle sensation et telle transformation physico-chimique d'un élément vivant ; et alors, par induction, on pensera sans doute, sans songer à le vérifier jamais, qu'à telle réaction chimique brute, correspond telle sensation moléculaire ; mais ce sera là une satisfaction purement platonique et sans aucune portée ; l'expérience prolongée de nos ancêtres et de nous-mêmes, nous a appris en effet que les phénomènes de la nature brute sont *déterminés* par leurs conditions et que, par conséquent, les sensations qui accompagnent ces phénomènes, s'il en existe, n'ont aucun intérêt pour nous.

Ces sensations n'ont d'intérêt que lorsqu'il s'agit des phénomènes mêmes dont notre personnalité est la résultante ; c'est parce que ces sensations existent en nous que la pathologie intéresse l'espèce humaine ; s'il n'y avait ni joie ni douleur, l'étude des maladies nous laisserait parfaitement indifférents. Il serait donc du plus haut intérêt pour nous de savoir que telle réaction est agréable, telle autre douloureuse ; je le répète, l'étude objective des choses n'est pas encore assez avancée pour que nous puissions traduire ainsi le langage physiologique en langage psychologique ; nos expériences se font d'ailleurs sur des animaux qui ne nous communiquent pas leurs sensations et l'on peut dire que, aujourd'hui, le but de la médecine est de prévoir autant que possible, et d'éviter par tous les moyens humains, non pas la douleur, mais la mort. L'étude des analgésiques, des anesthésiques, ne constitue qu'un canton très restreint de la pathologie ; dans beaucoup de cas on laisse le malade souffrir sans s'en préoccuper beaucoup, même si la souffrance est intolérable comme celle d'une rage de dents, pourvu que la vie ne soit pas en danger.

> « Plutôt souffrir que mourir ;
> C'est la devise des hommes »,

dit le fabuliste, et cela suffit à expliquer que la pathologie soit une science objective, quoique son intérêt réside surtout dans la subjectivité des phénomènes pathologiques. La douleur intéresse le malade, mais pas le médecin.

Les expériences sur les animaux se terminent par la

mort ou la guérison, résultat constatable indépendamment de toute considération sur les sensations des
patients, et cette insensibilité de l'opérateur a ému certains altruistes au point d'amener la création de ligues
contre la vivisection.

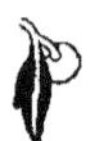

Les échanges de l'organisme avec le milieu ont un
double résultat : entretenir la vie de l'organisme et lui
donner une certaine connaissance des objets voisins.

Ceux des échanges qui ont pour résultat de renseigner
l'individu sur son ambiance se font à travers des surfaces
spéciales appelées surfaces sensorielles ; il y a des sens
variables chez les différents animaux ; nous ne connaissons bien que ceux de l'homme. On dit ordinairement
que l'homme a cinq sens, mais cette affirmation n'a pas
de valeur si l'on tient compte de la nature des renseignements recueillis à travers chacun d'eux ; il suffit de réfléchir un instant pour constater que l'œil, par exemple,
nous donne deux sortes d'indications, irréductibles l'une
à l'autre, indépendantes l'une de l'autre ; il nous fait
connaître la *forme* des corps et leur *couleur*. Le toucher
nous renseigne sur la forme, sur la rugosité, sur la température, trois qualités également irréductibles et indépendantes ; il nous renseigne même dans certains cas sur
l'état électrique des objets. L'oreille nous apprend la
hauteur des sons, leur amplitude et leur timbre[1]. Seuls
le nez et la langue ne nous donnent pas de renseignements multiples ; ils nous apprennent seulement le goût et

---

1. Et aussi, quoique avec peu de précision, l'endroit d'où vient le son.

l'odeur des corps, mais les chiens, mieux doués que nous sous ce rapport, savent localiser dans l'ambiance le point d'où partent les émanations odorantes. Nous sommes naturellement amenés à classer les phénomènes extérieurs d'après la manière dont ils nous sont connus, et l'on peut dire que la première classification des sciences a été la classification sensorielle.

Nous avons étudié, au moyen de nos yeux qui sont les plus parfaits de nos sens, les formes et les variations des formes, point de départ de la géométrie de la mécanique et de l'astronomie ; mais à côté de cette science des formes existait la science de la couleur. Les renseignements provenant du tact sont venus compléter ceux de la vue relativement à la forme, et nous ont permis en outre de créer deux autres sciences, celle de la température et celle de la rugosité ; de même l'oreille nous a permis de créer des sciences différentes, etc. Mais en passant en revue ces diverses sciences, nous sommes amenés à grouper ensemble cinq d'entre elles, quoique les documents correspondants ne semblent guère réductibles l'un à l'autre au premier abord ; ce sont la science de la couleur, celle du timbre, celle de la rugosité, celle de l'odorat et celle du goût.

On pourrait dire que ces cinq groupes de renseignements ont été le point de départ de la chimie. Mais la chimie ainsi définie différerait par beaucoup de points de la science à laquelle nous donnons aujourd'hui ce nom. Il est d'ailleurs bien difficile de définir la chimie et il se trouve que, précisément, la plupart des problèmes de la pathologie poseront pour nous la question de savoir si tel phénomène est de nature physique, tel autre de nature chimique.

Voici un objet rugueux ; je lui donne un coup de rabot ; sa rugosité a changé, et peut-être aussi sa couleur, mais

ordinairement son timbre, son goût et son odeur se sont
conservés. Je ne dirai pas que j'ai exécuté une opération
chimique quoique j'aie changé au moins l'une des *qualités* par lesquelles je reconnaissais la nature de l'objet ;
je dirai que j'ai agi mécaniquement.

Pourquoi ?

Parce que, l'opération grossière du coup de rabot, j'ai
pu la suivre des yeux ; je puis la raconter dans le langage
relatif aux formes des corps extérieurs ; je puis ramasser
les copeaux et me convaincre que c'est leur ablation qui
a produit la modification observée. Il y a là une question
de dimension et cette question de dimension est importante. Je suppose en effet que j'aie dans un vase un sable
formé de petites particules rugueuses et que, par une
opération quelconque, j'arrive à réaliser un frottement
suffisant de ces particules les unes contre les autres de
manière qu'elles deviennent polies ; il se pourra que
chaque particule, observée au microscope, ait subi des
transformations analogues à celle du morceau de bois
raboté ; mais si je n'ai pas de microscope, et si les particules sont assez petites, je pourrai être bien embarrassé
pour raconter le phénomène.

Est-il toujours d'ordre mécanique ?

Un nain qui serait, par rapport à chacune de ces particules, ce que je suis par rapport au morceau de bois
raboté, pourrait l'affirmer, s'il avait suivi le phénomène
comme j'ai suivi le rabotage du bois. Mais ce serait de
la mécanique de nain, ce ne serait plus la mienne ; je ne
pourrais plus suivre le détail du phénomène au moyen de
mon organe de la vision des formes. Je pourrais seulement constater des changements dans la couleur de la
poudre, dans son aspect au contact, peut-être même dans
son timbre, dans le crépitement que feront ses grains en
se heurtant les uns les autres. J'aurai déjà une tendance

à considérer le corps comme ayant changé de *nature*, entendant sous ce mot vague l'ensemble des caractères auxquels je le reconnais par mes moyens personnels.

Si cependant je retrouve le goût et l'odeur du corps primitif, je penserai que mes autres sens sont trop grossiers et que j'ai le droit de conserver le même nom à cette poudre, quoique, pour trois de mes sens, elle ait changé. Le goût et l'odorat sont ce que nous pouvons appeler à proprement parler nos sens chimiques ; c'est en eux que nous avons le plus de confiance pour déterminer la *nature* des corps indépendamment de leur forme.

Lors donc qu'à la suite d'une opération quelconque le goût et l'odeur d'un corps auront changé, nous serons enclins à dire que la nature du corps a changé, ce qui voudra dire simplement que son action sur nos sens est différente, car nous ne saurons pas raconter par le détail les transformations qu'il aura subies. Et si nous n'avons pas d'autre moyen d'investigation que ceux dont nous venons de parler, nous pourrons nous *imaginer* tout ce que nous voudrons au sujet de ces transformations.

Nous pourrons croire, par exemple, que, pour des nains assez petits, ces transformations seraient encore d'ordre mécanique et susceptibles d'être racontées dans le langage de la vision des formes, mais nous pourrons croire aussi qu'il n'en est rien et que la transformation des objets considérés conserve le même aspect « chimique » pour des nains aussi petits qu'on le voudra, que les *qualités* qui séparent le nouvel objet de l'ancien ne sont pas réductibles à des phénomènes mécaniques. Si nous étions réduits à nos « sens chimiques » pour étudier les phénomènes, notre imagination pourrait à ce sujet se donner libre carrière ; nous serions là dans le domaine de l'hypothèse pure.

Au lieu de raboter mon morceau de bois, je le brûle ; il devient un morceau de charbon qui en diffère au point de vue de n'importe lequel de mes sens chimiques. Que s'est-il passé ? Je n'en sais rien ; je n'y ai vu que du feu ; mais, sans plus ample connaissance des faits, je n'hésite pas à dire qu'il y a eu là phénomène chimique, et en cela, je ne m'engage à rien si je définis phénomènes chimiques ceux qui modifient l'aspect des corps relativement à mes sens chimiques.

La science de la chimie serait restée bien pauvre si les hommes n'y avaient employé que leurs moyens primitifs, leurs sens chimiques ; il en est de cela comme de toutes les autres sciences, celle de la chaleur par exemple qui n'a dû son développement qu'à l'abandon, comme moyen d'investigation, du sens thermique de l'homme. On a appliqué à l'étude des phénomènes dits chimiques la balance, le thermomètre, le goniomètre, etc., et, grâce à ces instruments de mesure, on n'a plus besoin de recourir à l'emploi des sens chimiques, mais alors, la définition de la chimie devient une chose très difficile si l'on ne fait pas d'hypothèse, et en effet, à notre époque, on ne sait plus distinguer rigoureusement la physique de la chimie par un caractère macroscopique vraiment à l'épreuve.

Depuis plus d'un demi-siècle, une hypothèse s'est introduite dans la science, hypothèse si féconde quant aux phénomènes chimiques que nous ne saurions plus aujourd'hui nous en passer pour les raconter.

C'est l'hypothèse atomique.

Nous croyons aujourd'hui qu'un corps pur quelconque, comme disent les chimistes, serait, pour un nain assez petit, formé d'un ensemble de *molécules* toutes identiques ; ce seraient les caractères de cette molécule qui définiraient ce que nous appelons la nature de la substance considérée. Chaque molécule serait formée d'atomes ; le nombre, la nature et la disposition des atomes qui entrent dans la constitution d'une molécule détermineraient la nature chimique de la molécule. Et il y aurait autant d'espèces d'atomes qu'il y a de ce que nous appelons *les corps simples* dans le monde.

Entre ces atomes, existeraient donc des différences de *qualités* analogues à celles que nous constatons directement entre les corps chimiques différents et qui nous paraissent irréductibles à notre échelle d'homme ; tout est question d'échelle et c'est pour cela que j'ai commencé ces préliminaires par la considération des diverses échelles accessibles à l'homme.

Mais les savants ont été encore plus loin ; ils se sont demandé si, pour des nains encore plus petits, les prétendues *qualités* des atomes ne se ramèneraient pas à quelque chose qui soit du ressort de la mécanique du mouvement visible, et la découverte des rayons cathodiques, les travaux de J.-J. Thomson et d'autres physiciens modernes semblent leur avoir donné raison. Aujourd'hui les plus avancés des physiciens considèrent l'atome comme formé d'un noyau central autour duquel gravitent des éléments plus petits électrisés négativement, des électrons. Et il est possible que les *qualités* des atomes différents résultent simplement du nombre de la disposition, de la distance respective d'électrons tous semblables et de leur noyau central. De sorte que, au bas de l'échelle des dimensions accessibles à l'homme, on retrouverait l'image de ce qui s'observe à l'autre bout, dans le très grand ; un atome serait, à un certain point de vue, analogue au système solaire entouré de ses planètes.

Cette conception a une grandeur qui frappe l'imagination ; lorsqu'elle sera définitivement établie, et il semble que cela ne doive pas tarder, on pourra prendre ces éléments très petits comme point de départ pour la narration de tous les événements du monde, même de ceux qui, directement connus de nous, ressortissaient à la mécanique du mouvement visible. Tout phénomène se ramènerait en effet, en dernière analyse, à des destructions d'atomes par ablation d'électrons (rayons cathodiques), à des destructions de molécules formées d'atomes (phénomènes chimiques), à des variations dans les dispositions des molécules d'un corps les unes par rapport aux autres, variations, par exemple, dans la distance des molécules, (dilatation des corps par la chaleur), etc., etc. Les divers phénomènes différeraient donc par la *dimension* des objets entre lesquels se produisent des variations et il y aurait toute une série de phénomènes de grandeur décroissante depuis les phénomènes astronomiques jusqu'à l'émission des rayons cathodiques.

L'admirable loi de Newton qui se vérifie en même temps dans l'histoire des planètes, dans celle de leurs satellites et pour la chute des corps à la surface de la Terre, s'applique aussi en astronomie stellaire ainsi que l'a prouvé l'étude des étoiles doubles. Et rien n'est plus satisfaisant pour notre esprit que cette condensation en une formule unique de phénomènes si différents par leur ordre de grandeur.

Il ne paraît pas que cette même loi continue de s'appliquer, du moins en restant identique à elle-même, aux relations entre les éléments plus petits, mais elle nous fournit néanmoins un modèle précieux.

Et, dans l'hypothèse atomique, nous avons une bonne définition de la chimie, suffisante du moins pour l'objet qui nous occupe ici : les phénomènes chimiques résident dans des destructions ou des constructions d'édifices moléculaires. Cela localise la chimie dans l'échelle des grandeurs accessibles, directement ou indirectement, aux investigations de l'homme.

Encore faut-il remarquer que la chimie, localisée dans cette échelle des grandeurs, n'est pas entièrement définie par cela même ; s'il peut se produire, dans le même ordre de dimensions, des mouvements vibratoires ou autres qui ne détruisent pas et ne construisent pas de molécules, ces phénomènes sont d'ordre physique, comme les phénomènes de chaleur, de lumière, etc. Un phénomène chimique est caractérisé par une transformation de quelque chose qui a le caractère d'un édifice, de quelque chose que nous pouvons définir et reconnaître et qui a un aspect stable. C'était ainsi que l'on caractérisait autrefois les phénomènes chimiques ; tandis qu'un corps peut se chauffer et se refroidir successivement un grand nombre de fois, les réactions chimiques avaient l'apparence de quelque chose qui, partant d'un état donné s'arrêtait ensuite à un autre état également donné, à travers des périodes de trouble appelées périodes de réaction chimique : et le chimiste se contentait d'étudier l'état final des réactions après en avoir déterminé l'état initial.

La découverte de la dissociation a modifié cette conception commode.

A partir d'une certaine température, du carbonate de chaux, placé avec de la chaux dans une enceinte close, est à la merci des variations de pression de l'acide carbonique superposé ; si la pression augmente il se forme du carbonate de chaux, si elle diminue, il s'en décompose ; cela est tout à fait comparable au phénomène physique de l'évaporation de l'eau dans une enceinte close, à une température donnée. La seule différence est que, dans le premier cas, il y a destruction ou construction de molécules de carbonate de chaux, dans le second cas, il y a seulement des variations dans la disposition relative des molécules d'eau qui, au point de vue chimique, restent intactes. Et ainsi, ce caractère de stabilité auquel nous aurions pu reconnaître les résultats des réactions chimiques nous fait immédiatement défaut. Nous ne pouvons définir la chimie que par la construction et la destruction d'édifices moléculaires *plus ou moins stables* suivant les cas.

Mais il reste néanmoins ce caractère de dimension qui fait que nous nous entendons suffisamment au sujet des phénomènes chimiques. Or, il y a toute une catégorie de corps de la nature, les corps colloïdes, qui paraissent réaliser, à un certain point de vue, une sorte de chimie de *dimension supérieure*, et par conséquent différente de la chimie vraie, puisque la question de dimension est fondamentale dans la définition de la chimie ; cette catégorie de corps est d'autant plus importante pour nous que tous les corps vivants en font partie ; nous les étudierons donc avec quelque détail dans cet ouvage ; nous verrons par exemple que les éléments qui les constituent sont assez gros pour être sinon étudiés, du moins aperçus au microscope, tandis qu'il est bien certain qu'on ne verra jamais les molécules chimiques.

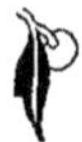

Dans un corps colloïde, il faut distinguer deux composants au moins : un liquide ordinaire dans lequel baignent des particules séparées les unes des autres. Je suppose par exemple que ces particules soient de petites sphérules d'un liquide différant chimiquement du premier et non miscible avec lui ; nous en avons un exemple grossier dans le lait dont les globules gras plongent dans un liquide sucré ; mais les globules des colloïdes sont beaucoup plus petits que les globules gras du lait. On conçoit aisément que, avec deux liquides chimiquement définis, on puisse réaliser plusieurs colloïdes différents, les différences résidant dans la dimension des corpuscules, dans leur écartement, dans telle autre particularité de groupement ou d'assemblage.

Les propriétés d'un colloïde dépendront donc, non seulement de la nature chimique des composants, mais encore de ce qu'on peut appeler son « état colloïde », c'est-à-dire de toutes les particularités notables à l'échelle des globules qui le constituent. Et il pourra se manifester dans ces états colloïdes des caractères de stabilité [1] qui les rapprocheront d'un corps défini chimiquement. C'est à ce point de vue que les colloïdes peuvent être considérés comme appartenant à une chimie de dimensions supérieures.

Toutes les fois que, dans un colloïde, une transformation se produira, nous devrons nous demander si elle résulte simplement d'une modification dans l'état colloïde, ou si elle correspond à un phénomène réellement chimique ; en d'autres termes, si elle ressortit à la mécanique du mouvement visible pour des nains de la dimension des globules, ou pour des nains de la dimension atomique. Ce sera là la question primordiale dans tous les problèmes de physiologie ou de pathologie.

Dans le premier cas, nous dirons que le phénomène est physique ; dans le second cas nous le déclarerons chimique puisque la chimie est l'étude des constructions et des destructions d'édifices moléculaires. Et l'on comprend combien pourront être importants les phénomènes du premier groupe, surtout quand il s'agira de l'action de

---

[1]. C'est cette stabilité des caractères de l'état colloïde que nous étudierons plus tard sous la dénomination d'hérédité physique.

corps vivants sur d'autres corps vivants, c'est-à-dire des colloïdes sur des colloïdes. Notre sens du goût, par exemple, qui nous paraît être le plus sérieux de nos sens chimiques pourra s'y tromper ; il est constitué par des substances colloïdes et par conséquent, il sera sensible à l'état colloïde des substances qu'il est chargé d'analyser ; il pourra nous indiquer des différences entre deux colloïdes chimiquement identiques et ne différant que par leur état physique. De sorte que le dernier lien de la chimie avec son origine sensorielle s'évanouit ; la chimie n'est plus définie que par ses dimensions ; nous n'avons pas de sens purement chimique.

Non seulement les substances vivantes, mais même tous les liquides de notre organisme sont des colloïdes ; on conçoit donc l'importance de l'état colloïde dans la pathologie. Cela n'empêche pas que la manifestation vraiment caractéristique de la vie soit d'ordre chimique ; la vie se distingue des autres phénomènes naturels par la fabrication de composés chimiques définis identiques à ceux qui préexistent dans le corps vivant ; mais, de même que chaque corps chimiquement défini a des propriétés *physiques* bien déterminées, de même, l'existence même des substances vivantes capables d'assimilation est liée à l'état colloïde. Les réactions chimiques produisent des phénomènes physiques et les interventions physiques déterminent des réactions chimiques ; de même, pour ces substances spéciales que nous appelons vivantes, il y a des relations de cause à effet entre les réactions chimiques et les variations d'état colloïde et réciproquement ; par exemple des êtres vivants de même espèce, c'est-à-dire, ayant la même composition chimique, ont, dans les mêmes conditions, la même *forme* individuelle, forme qui est évidemment en relation plus directe avec l'état colloïde réalisé aux divers points de l'individu, qu'avec la structure moléculaire des subtances vivantes.

L'étude de tous les phénomènes *de détail* en biologie se ramènera à celle des relations réciproques de l'état colloïde et des phénomènes moléculaires, mais les phénomènes d'ensemble se traduiront toujours nettement dans le langage de la chimie pure ; la vie est un phénomène chimique si ses moyens sont d'ordre colloïde ou physique. Les considérations précédentes suffisent donc à localiser la vie dans l'échelle des phénomènes connus de l'homme. Elle est, pour ainsi dire, à cheval sur la chimie et sur la physique des colloïdes ; mais elle est, dans son essence, de l'ordre des phénomènes chimiques ; il y a en effet des colloïdes qui ne sont pas vivants, tandis que tous les corps vivants et eux seuls sont doués d'assimilation, propriété nettement chimique qui se traduit par des constructions moléculaires.

On emploie beaucoup en médecine et en physiologie le mot *équilibre*, mais on lui donne des sens variables suivant les phénomènes que l'on doit raconter. En particulier cette expression est d'un usage courant quand il s'agit de comparer l'état de santé et l'état de maladie. Or, pour beaucoup de physiologistes, cette manière de parler éveille seulement et d'une façon assez vague le souvenir de la balance. Il importe de lui donner un sens plus précis, car c'est dans l'emploi raisonné du mot équilibre que l'on peut trouver la formule la plus générale des phénomènes de maladie et d'immunité consécutive à la maladie.

Voici une balance qui est au repos ; si le fléau est horizontal et si la balance est juste, on en conclut que les deux masses qui sont placées sur les deux plateaux sont égales ; c'est là l'origine étymologique du mot équilibre. Mais ce sens peut se généraliser aisément. Si la balance est au repos avec un fléau oblique, on dit encore qu'il y a équilibre, seulement, cet équilibre ne correspond plus à une égalité des masses placées sur les plateaux. La masse située sur le plateau inférieur est plus grande que l'autre ; son poids *contrebalance* non seulement celui de la masse placée dans le plateau supérieur, mais encore l'effort nécessaire pour maintenir dans cette situation oblique le fléau et ses plateaux, ensemble qui, abandonné à lui-même, prendrait sous l'influence de la pesanteur une position horizontale. On dit donc que le poids du plateau inférieur fait équilibre à l'ensemble formé par le fléau, les deux plateaux et l'autre poids, dans la situation où ils se trouvent actuellement.

Dans ces deux cas, le mot équilibre signifie repos, mais il est bien aisé de voir que le mot repos ne correspond pas au mot équilibre.

Je suppose en effet, que nous ayons affaire à une balance de Roberval comme celles qui s'emploient dans les épiceries ; je place sur l'un des plateaux un poids de 5 kilogrammes et rien sur l'autre. Le plateau chargé s'abaisse jusqu'à ce que son armature de fer s'appuie au bâti de fonte de l'appareil. A ce moment il y a bien encore repos, mais personne ne songera à dire qu'il y a équilibre. Une balance est constituée essentiellement par un fléau *libre* portant deux plateaux et suspendu par un point supérieur à son centre de gravité. Du moment que le fléau est appuyé sur le sol par un autre point, il n'est plus libre ; il n'y a plus de balance, il n'y a plus d'appareil à comparer des masses, mais un ensemble au repos qui n'a plus de la balance que la forme.

Au contraire, je reviens à mon premier cas de la balance au repos avec son fléau horizontal, et j'imprime à l'un des plateaux une petite impulsion de haut en bas ; l'ensemble se met à osciller de part et d'autre de la position horizontale, et ces oscillations équidistantes de la position horizontale m'enseignent aussi bien que l'état de repos, l'égalité des deux masses à comparer, je dirai donc encore dans ce cas qu'il y a équilibre quoiqu'il n'y ait pas repos. Je le dirai de même dans le second cas si je provoque de la même manière de petites oscillations autour de la position oblique primitivement réalisée, seulement je conclurai de la nature des oscillations observées que l'une des masses à comparer est plus grande que l'autre de tout l'effort qui serait nécessaire pour assurer au fléau la position oblique moyenne.

Par conséquent, il peut y avoir équilibre sans qu'il y ait repos et, réciproquement, il y a quelquefois repos sans qu'il y ait équilibre. Ce qui importe pour l'observateur c'est qu'il existe une liaison entre les mouvements des deux masses, liaison réalisée par l'art du constructeur de manière à permettre une comparaison facile de la valeur de ces deux masses. Voilà déjà une première condition pour qu'il y ait équilibre ; il faut que le sort de l'un des objets étudiés soit lié d'une manière quelconque au sort de l'autre objet. Il ne saurait être question d'équilibre entre deux corps indépendants l'un de l'autre. Voilà par exemple, sur ma table de travail, un encrier et un porte-plume ; ils sont l'un et l'autre au repos, mais ils ne se font pas équilibre ; je puis enlever l'encrier sans que le porte-plume bouge et réciproquement.

Revenons à notre balance à l'état d'équilibre fixe ou mobile, autour d'une position horizontale ou oblique ; je suppose que j'ajoute à l'un des plateaux une petite masse très légère, 1 centigramme par exemple. Si la balance est suffisamment sensible pour en être impressionnée, et si, d'autre part, cette surcharge n'est pas suffisante pour que le plateau surchargé vienne toucher le bâti de l'appareil, j'aurai réalisé un nouvel équilibre, différant très peu du précédent, en ce sens que la position moyenne autour de laquelle oscillera désormais le fléau sera très peu éloignée de la position moyenne autour de laquelle il oscillait avant la surcharge de l'un des plateaux ; et, suivant la sensibilité de ma balance, je pourrai choisir une surcharge assez petite pour obtenir que le nouvel état d'équilibre diffère du précédent *aussi peu que je le voudrai*. Une balance parfaite pourrait donner lieu à une suite *continue* d'états d'équilibre ; cette continuité des indications sera le second caractère que nous retiendrons de l'étude de la balance ; il est particulier au cas où le centre de gravité de la balance est inférieur au point de suspension, c'est-à-dire au cas où l'appareil considéré est une véritable balance à l'état d'équilibre stable. Si l'on rendait la balance folle en surélevant son centre de gravité, le seul équilibre possible serait un équilibre horizontal au repos et il suffirait d'une surcharge très petite de l'un des plateaux pour faire chavirer tout l'appareil jusqu'à ce qu'un des plateaux vînt toucher le bâti de fonte.

Ce cas écarté, nous remarquons que les deux particularités essentielles consistent en ce que :

1° Le sort du corps placé sur l'un des plateaux est lié à celui qui repose sur l'autre plateau de manière que l'état de repos ou de mouvement de l'ensemble renseigne l'observateur sur le sens de l'inégalité des masses comparées ;

2° Si l'on ajoute une quantité très petite à la masse de l'un des plateaux, l'état de repos ou de mouvement de l'ensemble change très peu.

Réduite à ces deux particularités fondamentales, la

notion d'équilibre, empruntée à la balance peut se généraliser. C'étaient les *masses* des corps qui étaient en jeu dans l'expérience de la pesée ; on pourra observer, au lieu des masses, d'autres quantités mesurables comme la hauteur d'un liquide, la température d'un corps, etc., et parler d'équilibre hydrostatique, d'équilibre thermique, d'équilibre électrostatique, etc...

Observons deux vases contenant de l'eau ; si ces deux vases ne communiquent pas, il n'y a aucune liaison entre les niveaux du liquide dans chacun d'eux ; s'ils communiquent par le fond, leur équilibre se manifestera par l'égalité des niveaux ; l'addition d'un peu d'eau à l'un des vases fera monter le niveau dans les deux, d'aussi peu qu'on le voudra. De même il y aura équilibre hydrodynamique entre le niveau de l'eau dans un vase de Mariotte et la parabole décrite par le jet d'eau qui en sort, parce que les caractères de la parabole varient avec la hauteur de l'eau et varient très peu si cette hauteur varie très peu.

Il est donc très facile de généraliser la notion d'équilibre à la plupart des phénomènes physiques connus. La colonne de mercure du baromètre est en équilibre avec la pression atmosphérique, la colonne de mercure du thermomètre est en équilibre thermique avec la température ambiante, etc... Toutes les mesures de la physique exploitent la notion d'équilibre.

On a cru longtemps que la chimie resterait en dehors de cette généralisation à cause de la discontinuité et de l'irréversibilité de ses phénomènes. Je considère un gramme de poudre et un morceau de charbon allumé ; tant que ces deux objets sont éloignés l'un de l'autre, ils n'ont aucune relation, aucune liaison l'un avec l'autre, si ce n'est une relation thermique de peu d'importance ; à mesure que j'approche le tison de la poudre, la relation thermique varie d'une manière continue ; jusque-là on peut parler d'équilibre physique. Puis, brusquement, lorsque la température de la poudre a atteint une certaine valeur, il se produit un phénomène chimique dans lequel disparaît toute trace de continuité ; la déflagration de la poudre produit des substances chimiques très différentes, en même temps qu'une variation brusque de température, de pression, etc. Et l'on a beau ensuite éloigner le morceau de charbon, la poudre ne revient pas à son état premier, suivant la réversibilité ordinaire des phénomènes physiques.

Indépendamment de ses variations physiques d'état, un composé chimique défini peut rester semblable à lui-même jusqu'au moment où brusquement, certaines conditions étant réalisées, ce composé se détruit en réagissant avec d'autres composés et donnant lieu à une transformation irréversible. Pendant tout le temps où aucune réaction chimique ne se produit, le composé chimique conserve une stabilité, une individualité qui frappe l'observateur ; il y a en lui, au repos apparent, la possibilité d'une production brusque de phénomènes variés ; c'est de l'énergie en magasin, latente.

Les corps que nous connaissons stables à la température ordinaire, dans le milieu qui nous est familier, sont précisément ceux qui ont fait naître en nous la notion de chimie. Ces corps comme le sel, l'eau, l'alcool, le silex, transportent avec eux leurs propriétés chimiques à travers les vicissitudes du monde ambiant, tant que ne se présentent pas pour eux les conditions d'une réaction chimique ; nous verrons plus tard combien naturellement cette constatation de la stabilité des corps chimiques familiers a conduit à considérer comme chimiques tous les transports d'activité.

Sainte-Claire Deville a le premier jeté un pont entre la

physique et la chimie en montrant que, à partir d'une certaine température appelée température de dissociation, les combinaisons chimiques se comportent suivant les lois de la physique et que l'on peut parler d'équilibre et de réversibilité pour les réactions chimiques comme pour les phénomènes d'évaporation et de dissolution des gaz. Tel est le cas, par exemple, pour le carbonate de chaux dont je parlais tout à l'heure. Le génie de Gibbs a permis de compléter l'assimilation, même pour les cas des corps chimiques à la température ordinaire ; et d'ailleurs, nous allons voir que, pour les corps vivants dont nous nous occupons ici, la difficulté est moindre que pour les corps de la chimie ordinaire.

Nulle part plus qu'en Biologie, on ne trouve à exploiter avantageusement la notion d'équilibre. L'être vivant est en effet en relation d'échanges constants avec le monde ambiant, échanges d'ordre physique et échanges d'ordre chimique.

On peut dire sans exagération qu'aucun des phénomènes connus de l'homme n'est sans action sur l'homme, car sans cela il ne les connaîtrait pas ; ce que nous appelons phénomènes naturels, ce sont précisément les changements extérieurs avec lesquels nous sommes en relation. Voilà déjà une condition pour que l'on puisse parler d'équilibre entre le corps vivant et l'ambiance, c'est qu'il y a liaison entre eux. Et dans l'ambiance, que de particularités différentes ! il y en a d'ordre physique qui sont en relation avec nous par les radiations ou par la conductibilité ; il y en a d'ordre chimique qui sont la source de nos échanges alimentaires et respiratoires. La vie même n'est que l'ensemble de ces échanges physiques et chimiques. Et malgré la nature chimique de la plupart de ces échanges, l'évolution de l'individu présente, depuis la naissance jusqu'à la mort, un caractère de continuité qui autorise déjà, grossièrement, à parler d'équilibre.

Il n'y a pas ici de phénomène brusque analogue à celui de la déflagration de la poudre, du moins tant que la mort n'intervient pas ; une cellule en train de vivre reste semblable à elle-même au plus fort de ses réactions vitales ; elle s'accroît lentement ou diminue lentement, en tant que quantité de substance, en conservant ses propriétés. Il y a là quelque chose d'analogue au carbonate de chaux qui se nourrit d'acide carbonique et de chaux quand on augmente la pression dans le vase où il se trouve au-dessus de 960 degrés. Le fait même que l'assimilation est caractéristique de la vie, c'est-à-dire que les réactions vitales fabriquent précisément des substances *identiques* à celles qui ont réagi effectivement dans la réaction, localise la vie dans la partie de la chimie où ne se manifeste pas cette discontinuité qui est un obstacle à l'emploi du langage de l'équilibre.

Et puis, l'on peut dire que les échanges entre le corps vivant et l'extérieur se font normalement en deux temps, à 2 degrés ; car les substances vivantes sont colloïdes ; c'est en tant que colloïdes qu'elles affrontent directement l'ambiance ; puis ensuite, à l'intérieur des globules des colloïdes et du milieu interposé, se passent les réactions chimiques proprement dites qui sont dirigées par les variations physiques réalisées au cours des échanges du premier degré. L'équilibre *intraglobulaire* est sous la dépendance de l'équilibre *interglobulaire* qui est lui-même dirigé par l'équilibre réalisé entre le corps vivant et l'ambiance. Il y a là un stade de plus que dans un mélange ordinaire comme ceux dont parle le passage suivant d'un livre récent :

« En dehors de l'équilibre d'un système par rapport au milieu qui l'environne, et qu'on pourrait appeler l'*équilibre externe*, il importe aussi de considérer l'*équilibre interne* ou *chimique* de ses constituants les uns vis-à-vis des autres et en vertu duquel ces constituants ont une composition et une distribution variables, fonction des forces agissantes, la température et la pression.

« Quand un système comprend ainsi des corps dont les proportions, réparties le plus souvent en différentes couches solides, liquides ou gazeuses, que l'on appelle des *phases,* viennent à varier avec la pression et la température, on dit que ces corps se font équilibre. Cette conception répond bien à l'idée que l'on doit se faire de l'état d'équilibre et qu'il ne faut pas confondre avec l'état de *repos.* L'équilibre en chimie comme en mécanique, implique la possibilité d'un changement par l'intervention de forces ou de tensions infiniment petites.

« Si un composé et ses constituants se trouvent dans des conditions telles que toute variation des tensions extérieures produira un changement, dissociation ou combinaison, les proportions respectives des corps en présence seront en équilibre ; elles resteront déterminées à chaque température et à chaque pression [1]. »

Ce que l'on peut appeler l'équilibre externe pour le corps vivant consisterait, au moins pour une part, dans l'état morphologique du corps à un moment donné ; ce sont les variations de cet état morphologique qui constituent ce qu'on appelle ordinairement les mouvements, les actes de l'animal. Ces mouvements, déterminés par les nécessités de la conservation de la vie, retentissent sur la morphologie de chaque élément cellulaire et modifient par suite l'état colloïde de chaque élément en chaque point ; c'est seulement ensuite cet état colloïde qui, modifié, peut retentir sur la nature chimique des substances constitutives elles-mêmes. Même quand il s'agit d'échanges

---

1. Ariès. *La statique chimique,* p. 30.

chimiques avec l'extérieur, l'état colloïde intervient dans le phénomène et y apporte son influence. Nous retrouverons ces considérations d'influence à plusieurs degrés de l'extérieur sur la chimie vivante elle-même, lorsque nous emploierons le langage de Lamarck qui interpose toujours le mécanisme individuel entre l'influence extérieure et la modification acquise.

Le phénomène si admirable de l'hérédité des caractères acquis indiquerait une sorte de réversibilité dans les phénomènes chimiques de la vie et cela rapprocherait encore ces phénomènes chimiques de ceux qui se passent, dans la chimie ordinaire, au-dessus de la température nécessaire à la dissociation. On voit en effet que si des conditions extérieures déterminent *directement* une transformation morphologique d'une cellule, cette transformation morphologique retentit directement sur l'état colloïde de la cellule, lequel état colloïde dirige à son tour les réactions chimiques proprement dites de manière à réaliser à la longue, dans certains cas, une modification chimique qui soit en équilibre avec la modification colloïde résultant de la modification morphologique. Que cette influence soit réversible, c'est ce que prouve le fait qu'un morceau de la cellule ayant *acquis* ce caractère chimique nouveau, sera ensuite capable de construire une cellule douée du caractère morphologique qui avait primitivement déterminé l'acquisition du caractère chimique. L'hérédité des caractères acquis indique des relations réversibles entre la morphologie et la chimie. Cette hérédité ne sera cependant pas fatale ; ce n'est qu'à la longue que la morphologie retentit, par l'intermédiaire de l'état colloïde, sur la chimie de la substance vivante. Entre la variation externe et la variation chimique, il y a une variation intermédiaire réalisant entre les deux précédentes le lien de cause à effet, et que l'on appelle l'*habitude*. Tant que l'habitude n'a pas retenti sur la chimie du protoplasma elle n'est pas fixée dans le patrimoine héréditaire ; elle peut disparaître rapidement, tandis que sa disparition est beaucoup plus lente si le patrimoine héréditaire a été atteint.

Il y aura toujours lieu de se demander, quand il s'agira d'une modification réalisée dans un organisme, si cette modification s'est arrêtée au domaine de la physique colloïde ou a pénétré jusqu'à celui de la chimie intime des substances vivantes. Au point de vue de la conservation de l'énergie par exemple, on pourra se demander si un influx nerveux, qui s'est perdu dans les centres sans se manifester par un phénomène externe, s'est *accumulé* dans les neurones sous forme de tensions physiques entre des éléments de colloïdes ou bien a construit réellement des composés chimiques nouveaux comme cela a lieu dans les accumulateurs électriques.

Quoi qu'il en soit, tant que la vie se conservera, on pourra parler d'équilibre ; et pour les animaux qui auront guéri d'une maladie, qui auront subi seulement un déplacement d'équilibre, nous verrons que tous les phénomènes d'immunité acquise pourront se résumer dans la la loi établie par Le Chatelier pour les systèmes de corps en équilibre.

« La modification produite dans un système de corps à l'état d'équilibre par la variation de l'un des facteurs de l'équilibre est de nature telle qu'elle tende à s'opposer à la variation qui la détermine. »

Voyons maintenant comment ces considérations peuvent faire tirer de la pathologie un moyen d'étudier la physiologie.

La vie étant localisée dans la chimie, et sous l'influence de l'enthousiasme si légitime qu'ont provoqué au xixe siècle les découvertes de la chimie pure, on a naturellement été conduit à chercher s'il ne serait pas possible d'appliquer *directement* à l'étude des substances vivantes les méthodes fécondes employées pour les corps bruts organiques ou inorganiques. Quand il s'agissait d'un corps brut, le chimiste se proposait ordinairement de le caractériser en trouvant sa composition atomique et sa structure moléculaire, ou tout au moins, quand ce résultat définitif n'était pas accessible à l'investigation immédiate, d'arriver à une formule analogue à la suivante : « Le corps étudié, traité par tel composé défini dans telles conditions, donne naissance à tels et tels composés définis ».

On s'est aperçu bien vite que cette méthode ne pouvait pas, dans l'état actuel de la science, conduire à des découvertes intéressantes au sujet de la nature de la vie ; on a bien fait l'analyse brute des divers corps vivants et l'on a établi que telle espèce animale ou végétale contient tant pour cent d'eau, de carbone, d'azote, etc. ; mais il est évident que ces résultats bruts ne nous renseignent guère sur les phénomènes vitaux, d'abord parce qu'ils ne nous indiquent pas en quoi le cadavre diffère du vivant, ensuite, parce que, même pour le cadavre, ils ne nous permettent pas de deviner la structure moléculaire de ses substances constitutives.

On peut cependant dire que la chimie nous a donné des résultats précieux, en nous apprenant, non pas la structure des substances vivantes elles-mêmes, mais du moins et souvent avec une grande précision, la nature de ce qui entre dans l'être en train de vivre, et de ce qui en sort, de ce qu'on appelle ses aliments et ses excréments ; et c'est déjà quelque chose que de savoir avec quoi se fabriquent les substances vivantes et quels sont les produits qui accompagnent cette fabrication ; en particulier, si l'on étudie un être vivant à l'état que l'on appelle adulte, c'est-à-dire pendant cette période où sa structure et son poids ne changent pas sensiblement, les résultats d'*ensemble* de la vie peuvent se résumer avec une assez grande précision, dans la transformation des substances alimentaires en substances excrémentitielles et voilà pourquoi tant de savants ont comparé l'organisme à une machine qui, consommant de l'eau et du charbon, rend de l'acide carbonique, de la fumée, de la vapeur, etc. J'ai insisté fréquemment sur le danger qu'il y a, lorsqu'on étudie la vie, à considérer des êtres adultes chez lesquels disparaît précisément le phénomène le plus caractéristique de la vie, la construction de l'organisme lui-même ; j'ai essayé de montrer quels résultats déjà considérables on peut tirer de la connaissance de ce simple fait que l'organisme se construit aux dépens d'un élément initial qui réagit avec des substances convenables et connues ; mais il est bien certain, ainsi que je l'ai fait remarquer à plusieurs reprises[1], que si cela nous permet d'entrevoir les grandes lignes de la biologie, si cela nous permet de raconter dans un langage *global* les faits d'ensemble de l'hérédité et de la formation des espèces, cela ne nous renseigne aucunement *sur le détail des phénomènes.* Or on ne saurait nier que, dans beaucoup de cas, ce détail nous intéresse particulièrement ; il n'est pas indifférent par exemple, d'avoir mal à la tête, ou de souffrir des dents. Ces états passagers que nous appelons les malaises ou les maladies jouent au contraire un grand rôle dans notre vie et il ne nous serait pas inutile de savoir à quoi ils sont dus, de manière à pouvoir les faire disparaître ou à les empêcher de se produire. Et l'on ne peut douter que, pour com-

---

1. Notamment dans l'Introduction du *Traité de Biologie* (F. Alcan, 1903).

prendre la nature d'une variation de l'organisme, il soit indispensable de connaître la structure même de cet organisme ; pour comprendre l'état de maladie ; il faut connaître l'état de santé.

Mais la proposition peut être retournée.

J'observe un corps au repos, une sphère métallique par exemple, et j'ignore ses liaisons avec les corps environnants parce qu'un écran m'empêche de voir le fil tendu auquel elle est suspendue ; je ne connais pas les conditions d'équilibre de cette sphère et mon ignorance peut me permettre de supposer qu'elle repose sur un plan horizontal. Cela étant, si, à travers l'étroite fenêtre qui me permet de voir la sphère sans voir ses liaisons, je lui donne une forte impulsion avec un bâton, je ne pourrai pas prévoir le résultat de mon opération ; je serai même tout à fait étonné, si je me suis habitué à l'idée que la sphère repose sur un plan horizontal, de ne pas la voir se mettre à rouler en s'éloignant de moi. Elle prendra un mouvement pendulaire que je n'avais pas prévu, mais qui me renseignera sur la nature de ses liaisons ; le mouvement du système me fera connaître la nature d'un équilibre que j'ignorais.

Quoique cet exemple mécanique, soit vraiment trop simple, il nous met sur la voie de ce que l'on peut appeler « la méthode pathologique d'investigation ». Ne connaissant pas d'avance la structure de l'organisme vivant, je ne puis pas prévoir quels troubles résulteront, dans cette structure, de l'intervention d'un facteur étranger ; mais si je connais bien la nature de ce facteur étranger, la constatation des troubles qu'il aura déterminés, pourra me donner certains renseignements sur la structure ignorée de l'organisme. Si je connais la cause déterminante d'une maladie (introduction d'une substance chimique, d'un microbe, etc...), l'observation des changements apportés chez le malade par cette maladie, pourra me faire pénétrer plus avant dans la connaissance même du malade. Voilà pourquoi sont d'un si puissant intérêt les études que l'on poursuit systématiquement depuis quelques années dans les laboratoires de microbiologie et de physiologie, sur les résultats de l'introduction, dans le milieu intérieur des êtres vivants, des substances les plus variées et les plus imprévues. Ces substances *agissent* sur l'organisme d'après la nature de l'organisme et d'après leur propre nature. Si le résultat est la mort de l'organisme, l'étude ne présente guère d'intérêt ; c'est comme si, dans l'exemple grossier de tout à l'heure, mon coup de bâton, au lieu de faire osciller le pendule, en avait cassé le fil ; pour comprendre la structure d'une locomotive, il faut la faire fonctionner et non la faire sauter au moyen d'une cartouche de dynamite. La seule conclusion d'une observation aussi brutale sera donc que l'introduction de telle substance dans tel organisme en cause la mort ; ce sera toujours bon à savoir, mais cela ne nous permettra aucune déduction relativement à la structure de l'organisme tué.

Il n'en sera plus de même si l'organisme, troublé pendant quelque temps dans son fonctionnement vital par l'introduction du facteur d'action considéré, continue néanmoins d'être un organisme vivant ; alors nous pourrons tirer des conclusions, d'une part de l'observation des troubles passagers que l'on appelle les symptômes de la maladie, d'autre part de la constatation des variations plus ou moins durables que ces troubles passagers auront apportés dans la structure de l'organisme. Pendant longtemps, la science pathologique s'est à peu près bornée à la considération des symptômes caractéristiques de chaque état morbide ; on ne connaissait même l'état morbide que par ses symptômes. Aujourd'hui l'on connaît, dans beaucoup de cas, d'abord la nature de l'élément étranger qui a déterminé l'état morbide, ensuite, une modification de l'organisme, particulière à chaque maladie et qui suit la guérison. C'est principalement dans ces dernières constatations que réside l'intérêt théorique et pratique des découvertes récentes. Les faits d'*immunité* consécutive à l'infection sont pleins d'enseignements nouveaux.

Il faut remarquer immédiatement que ces faits d'immunité, nous ne savons pas aujourd'hui les raconter dans le langage chimique[1] ; nous ne savons pas définir moléculairement la variation subie par l'organisme ; nous ignorons la structure de cette variation ; nous ne la connaissons que par une modification dans la manière dont l'organisme réagira désormais par rapport à l'agent même qui a causé la maladie. Ce n'est pas de la chimie vraie ; c'est ce qu'on pourrait appeler à proprement parler, de la biochimie, puisqu'il s'agit de l'action d'un réactif vivant sur un autre réactif vivant ou non vivant.

Ce n'est pas d'hier que l'on a employé les réactifs vivants ; déjà dans les plus anciens livres de chimie ou d'alchimie, à côté de l'action des corps bruts les uns sur les autres, on notait avec intérêt l'action de chacun d'eux sur l'organisme humain ; l'atropine était connue par son action sur la pupille avant d'avoir été isolée dans les officines. A côté de la classification des corps d'après leur nature chimique, on en a fait une, qui n'a rien à voir avec la première, d'après leur toxicité pour les animaux ; telle substance est un poison pour nous, alors qu'une substance chimiquement très voisine est offensive.

Mais c'est seulement de nos jours que l'on peut songer à chercher dans l'emploi d'un réactif vivant, une indication sur la nature même de l'être employé comme réactif.

---

1. Nous ne savons même pas si elles sont réellement chimiques ou si elles se bornent à des modifications d'état colloïde.

On peut classer en trois catégories les observations résultant des expériences récentes : 1° action d'un être vivant sur un être vivant ; 2° action sur un être vivant, de liquides ou de tissus empruntés à un autre être vivant ; 3° action sur un être vivant, de corps quelconques empruntés à la chimie organique ou inorganique.

La première catégorie, action d'un être vivant sur un être vivant, comprend des phénomènes infiniment variés ; c'est, en résumé, toute la lutte pour l'existence, et aucune considération philosophique ne conduit à raisonner différemment sur ces phénomènes, soit que les deux espèces dont on étudie l'action réciproque restent extérieures l'une à l'autre, soit que l'une d'elles se trouve introduite dans l'autre par un des procédés si multiples de l'infection. On doit donc immédiatement transporter à tous les cas d'infection d'un être vivant par un autre être vivant les conclusions générales de la Biologie.

Si les deux espèces sont en concurrence d'intérêts, la lutte pour l'existence fera disparaître les individus les moins bien doués au profit des mieux armés ; j'ai déjà longuement insisté ailleurs sur le fait que dans la lutte du mouton contre son parasite la bactéridie charbonneuse, celui des deux ennemis qui sort vainqueur de la bataille en sort aguerri, ce que l'on expose ordinairement en disant, dans un cas, que le mouton, débarrassé des bactéridies, est devenu réfractaire au charbon, dans le second cas, que la bactéridie, ayant tué le mouton, est devenue plus virulente pour le mouton.

Si les intérêts des deux espèces ne sont pas contradictoires, elles peuvent continuer à vivre toutes deux, l'une près de l'autre, en *symbiose*, mais chacune d'elles joue un rôle dans les conditions de la vie de l'autre, et il y a ainsi adaptation réciproque et progressive [de l'une à l'autre. C'est du darwinisme pur. Le cas se présente pour des maladies chroniques qui évoluent dans le sens de la symbiose véritable comme cela arrive dans beaucoup de cas de tuberculose qui n'abrègent pas la vie ; mais tant que l'adaptation symbiotique n'est pas définitive (et il faut espérer que, pour la tuberculose, elle le deviendra un jour), la coexistence des deux espèces peut prendre, sous l'influence de certaines conditions mal déterminées, l'aspect d'une maladie aiguë analogue à la maladie charbonneuse du mouton ; et alors, il doit y avoir disparition de l'un des deux alliés devenus ennemis.

Nous connaissons, en dehors de l'homme, des symbioses tout à fait établies et dans lesquelles, le parasite est non seulement inoffensif, mais utile à son hôte ; telle est, par exemple, la symbiose des protozoaires avec les zoochlorelles, celle des algues avec les champignons dans les lichens, etc... Les deux espèces symbiotiques deviennent absolument indispensables l'une à l'autre, quand la symbiose est réalisée depuis assez longtemps.

Que la coexistence des deux espèces conduise à une symbiose définitive ou, au contraire, à une lutte acharnée dont l'une des deux espèces est fatalement victime, l'*adaptation* qui résulte de l'un ou l'autre cas se traduit évidemment par une variation des survivants ; s'habituer, c'est changer. Mais cette variation ne nous est pas connue dans le langage chimique ; elle n'a pas, le plus souvent, de répercussion morphologique et nous ne pouvons la mettre en évidence qu'en employant comme réactif l'espèce même dont l'influence a déterminé la variation, en recommençant une lutte entre deux ennemis. Voici un mouton qui a guéri du charbon ; il ressemble à un mouton ordinaire, et son immunité acquise ne sera mise en évidence que si nous lui injectons du charbon dont il triomphera. Voici au contraire une bactéridie qui a tué un mouton ; elle ressemble à une bactéridie ordinaire, et son augmentation de virulence ne peut se manifester que par une inoculation à un nouveau mouton quelle tuera plus vite.

Il y a cependant des cas où certains liquides extraits de l'organisme de l'animal adapté peuvent être reconnus doués d'une propriété nouvelle, mais le plus souvent cette propriété nouvelle ne peut être mise en évidence que par la réaction *biochimique* de ces liquides sur l'ennemi même dont l'action a déterminé la variation ; telle serait, par exemple, l'action du sérum d'un individu réfractaire sur le microbe correspondant ; ceci est déjà un peu plus chimique, l'un des deux réactifs seuls étant vivant dans la réaction démonstrative.

Enfin, il n'est pas impossible d'obtenir une démonstration de la variation par l'action d'un liquide emprunté au premier ennemi sur un liquide emprunté au second ; alors c'est quelque chose qui a tout à fait les allures d'une réaction chimique ; malheureusement, le plus souvent, cette action du premier liquide sur le second ne peut être mise en évidence que par l'essai de leur mélange sur un organisme vivant et nous retombons dans la biochimie ; ceci nous conduit d'ailleurs à la seconde catégorie des expériences que je signalais tout à l'heure : « Action, sur un être vivant, de liquides ou de tissus empruntés à un autre être vivant. » Avant d'étudier cette seconde catégorie d'expériences qui doit nous arrêter longtemps dans cet ouvrage, disons quelques mots de la troisième qui présente moins d'intérêt immédiat.

Le *mithridatisme* est connu depuis fort longtemps et son nom même révèle la haute antiquité de son usage. Une substance étant capable de tuer un animal d'une espèce donnée, cet animal peut s'y habituer progressivement au point d'en absorber impunément de très fortes doses ; cela a lieu par exemple pour la morphine. Le morphinomane est *différent* de celui qui ne l'est pas, mais cette différence, si elle peut dans certains cas être remarquée, à certains symptômes, par des observateurs habiles, n'est le plus souvent mise en évidence que par rapport à la morphine même ; c'est en injectant une dose de ce poison que l'on reconnaît l'accoutumance acquise au poison.

J'arrive enfin aux expériences relatives à l'injection, à un animal vivant, de liquides ou de tissus empruntés à un autre être vivant ; ces expériences ont été faites en très grand nombre depuis quelques années et leurs résultats sont venus compléter heureusement les conclusions de l'étude de l'infection par des microorganismes. Elles ont porté sur des objets très variés.

Lorsque le microbe qui produit une maladie donnée peut être cultivé dans du bouillon ou dans tel autre liquide, *in vitro, quoique les conditions de sa vie y soient sûrement différentes de ce qu'elles sont dans l'animal malade*, on a pu se demander si les produits excrémentitiels répandus dans la culture ne seraient pas capables, à eux seuls de donner, par injection à un animal, une maladie analogue à celle qui résulte de l'introduction directe du microbe vivant. On comprend tout l'intérêt de cette question au point de vue de la connaissance des phénomènes de détail. Quand un microbe vit dans un animal, il peut agir sur cet animal, soit directement par sa présence insolite et les phénomènes purement physiques qui l'accompagnent, soit indirectement, en empruntant ses aliments au milieu intérieur de son hôte, ou en y déversant ces excréments ; il y a donc là trois possibilités différentes ; si une injection de substances excrémentitielles empruntées au bouillon donne une maladie analogue à celle que cause la présence même du microbe, cela prouve que l'action nocive du microbe réside *surtout*, dans le fait de déverser ses excréments dans le milieu intérieur de l'hôte.

Voici un second type d'expériences tirant son origine

d'une idée préconçue également simple en apparence, et dont les résultats ont d'ailleurs été plus complexes qu'on ne l'attendait : un animal est réfractaire à une maladie ; cette propriété avantageuse est-elle susceptible de se communiquer à un autre animal auquel on injecte une certaine quantité de liquides empruntés à l'organisme du premier ? Les résultats de ces expériences ont été très différents suivant que l'on avait affaire à des cas d'immunité naturelle ou à des cas d'immunité acquise par une infection préalable. Les résultats ont été différents aussi suivant qu'il s'agissait d'une immunité relative à l'infection par un microbe ou d'une immunité relative à l'intoxication par les produits excrémentitiels de ce microbe, et rien n'est plus intéressant que la constatation de ces différences dans la réaction d'un même organisme contre le microbe lui-même ou contre ses poisons. Nous verrons d'ailleurs dans cet ouvrage ce qu'il faut penser en bonne logique de cette idée préconçue de transporter une immunité par du sérum.

Enfin on a fait des expériences, un peu au hasard d'abord, puis petit à petit avec des idées de plus en plus précises, en injectant à un animal quelconque des liquides ou des tissus empruntés à un autre animal quelconque, et ce sont peut-être ces expériences faites seulement *pour voir*, qui ont donné, du moins au point de vue purement biologique, les résultats les plus précieux. Parmi ces expériences quelques-unes ont porté sur des liquides connus d'avance comme nuisibles, par exemple sur le venin des serpents, de la vive, etc...

Naturellement, dans cet ensemble si complexe, il faut distinguer les résultats eux-mêmes et l'interprétation des résultats ; or, dans l'interprétation des résultats, les idées préconçues qui ont fait organiser les expériences ont joué un rôle indéniable ; nous devrons donc dès le début de ce livre, faire quelques réflexions sur ces idées préconçues, sur l'importance qu'ont donnée les divers auteurs aux phénomènes chimiques et aux phénomènes physiques dans le transport des activités immunisantes.

L'admirable livre de M. Metchnikoff[1] a résumé à peu près tout ce qui avait été fait sur la question de l'immunité au moment où il a paru. L'illustre biologiste y a mis en évidence l'importance du rôle de l'organisme vivant dans les réactions qui se passent à son intérieur, réactions que l'on avait trop souvent comparées aux phénomènes beaucoup plus simples qui se passent *in vitro*. En particulier il a montré quelle est l'activité, dans la résistance de l'organisme aux infections, de ces éléments histologiques mobiles que l'on appelle globules blancs ou leucocytes. Naturellement, à cause de ses tendances personnelles de naturaliste, M. Metchnikoff a raconté dans le langage individualiste la lutte des phagocytes avec les microbes[2].

Et, en réalité, tant qu'il ne s'agit que d'éléments vivants en présence, ce langage est le plus commode et peut-être le meilleur à cause de la notion d'habitude, tirée une fois pour toutes de l'observation des êtres vivants. Mais, dans les phénomènes de maladie et d'immunité, il n'y a pas

----

1. Metchnikoff. *L'immunité*, Masson, 1901.

2. En ramenant la question de l'immunité à la lutte entre le microbe et le phagocyte, M. Metchnikoff n'a pas modifié la nature biologique du problème de l'immunité, mais il a égalisé les combattants. L'homme et le microbe sont à des barreaux différents de l'échelle des dimensions ; au contraire le phagocyte et le microbe sont du même ordre de grandeur.

seulement à tenir compte des éléments vivants ; il y a des réactions entre des êtres vivants et des colloïdes morts que l'on appelle des sérums, des plasmas, etc. ; il y a souvent aussi des réactions de plasmas avec des plasmas, et dans ces derniers cas, le langage des équilibres physico-chimiques est le seul qu'on puisse employer. Par conséquent, si l'on emploie le langage vitaliste pour la narration de la lutte des microbes avec les phagocytes, et le langage de la chimie physique pour la narration des réactions entre les plasmas, l'ensemble manque d'unité ; de plus, cette manière de faire a l'inconvénient de placer la vie en dehors des phénomènes physico-chimiques, alors que, en réalité, la seule différence est dans l'assimilation comme nous venons de le voir.

Il y aurait donc avantage, au point de vue philosophique, à tout raconter dans un langage unique qui sera forcément le langage de l'équilibre. L'unification du langage sera d'ailleurs facilitée par le fait que, les plasmas étant colloïdes comme les cellules, il y aura au moins en commun dans la narration, tout ce qui est en rapport avec les variations d'état colloïde sans retentir sur le chimisme même des substances. Les questions d'équilibre colloïde, si j'ose m'exprimer ainsi, ne nécessiteront pas une différenciation immédiate entre les éléments vivants et les éléments séreux ; nous aurons à étudier des transports d'activité qui ne sont liés qu'à l'équilibre colloïde, et cela nous conduira à la notion d'hérédité physique qui n'est plus, comme l'hérédité chimique, spéciale aux êtres vivants.

La différence apparaîtra seulement quand il s'agira du retentissement des variations d'état colloïde sur la chimie, car alors, l'assimilation caractérisera les éléments doués de vie élémentaire. Enfin, il y aura aussi une autre considération, étrangère à l'étude des plasmas et des sérums, ce sera la possibilité pour les êtres doués de vie, de variations entraînant la mort, supprimant l'assimilation et faisant entrer ainsi les corps primitivement vivants dans la catégorie des éléments colloïdes ordinaires.

Je m'efforcerai, dans cet ouvrage, d'arriver autant que possible à cette unification du langage ; je crois qu'elle seule peut donner à la pathologie générale toute sa valeur philosophique. Ce livre n'aura donc d'autre but que de traiter d'une question de méthode ; il n'a aucune prétention à l'érudition ; tous les documents exploités ici sont empruntés au livre de M. Metchnikoff et au *Bulletin de l'institut Pasteur* qui en est la suite et le complément. J'aurai surtout pour objectif de lutter après M. Bordet et quelques autres, contre la narration purement chimique des faits d'immunité, narration purement chimique qui confond les variations d'état colloïde avec les variations chimiques proprement dites, et qui, mise surtout en vigueur par l'école d'Ehrlich, menace de jouer en pathologie générale le rôle de la théorie de Weismann en biologie. Il est toujours dangereux de donner des noms à des choses qui n'existent pas ; cela crée des entités dont on a ensuite la plus grande peine à se débarrasser.

Dans la première partie de l'ouvrage, je m'efforcerai, en avançant lentement et revenant souvent sur les mêmes sujets, de ne pas heurter trop violemment les habitudes de ceux qui sont depuis longtemps familiarisés avec le langage chimique ; je ferai une étude rapide de ce qui, dans les propriétés des colloïdes, peut intéresser le biologiste et j'essaierai de fixer les grandes lignes de la théorie physique des sérothérapies ; je conduirai ainsi le lecteur à la notion des trois hérédités si différentes et si souvent superposées, l'hérédité chimique ou proprement dite, l'hérédité physique et l'hérédité symbiotique ; la notion de ces trois ordres d'hérédité est indispensable à la compréhension de la transmission des tares.

Enfin, je terminerai par quelques considérations sur le rôle des radiations dans l'équilibre des substances vivantes.

Dans la deuxième partie, j'entreprendrai l'étude de quelques questions de détail qui me permettront de préciser le langage préparé dans la première partie. Après une revue rapide des plus importants d'entre les types d'infection je commencerai par le parasitisme et la symbiose intracellulaires, surtout dans les cas où ils sont les plus faciles à étudier, chez les protozoaires et les protophytes ; puis, armé par cette étude, je m'arrêterai un instant à la phagocytose de M. Metchnikoff. Comme j'ai l'intention de proposer, pour la narration des faits, un langage différant du langage vitaliste de ce savant, je commencerai le plus souvent par donner, en quelques lignes empruntées à son ouvrage, la description et l'interprétation des phénomènes à étudier ; je ne pourrai ainsi être accusé d'avoir cédé à la tendance qui pousse les auteurs à voir les faits sous un angle favorable à leur système.

Je m'étendrai très longuement sur la résistance de l'organisme vivant aux injections de substances colloïdes mortes et c'est seulement ensuite que j'entreprendrai l'étude de l'infection proprement dite, l'étude des maladies microbiennes à éléments vivants.

Il ne faut pas s'attendre à trouver ici un exposé complet des cas les plus importants qui intéressent le pathologiste ; je me bornerai à étudier les faits qui me paraissent les plus favorables à l'établissement d'un langage général applicable ensuite à la narration de tous les autres faits ; ce langage est le langage de l'équilibre. Je m'efforcerai de le rendre aussi symétrique que possible, c'est-à-dire que je parlerai de la même manière de l'animal et du microbe qui lutte avec lui sans me laisser entraîner à une partialité toute naturelle pour l'animal.

Je pousserai la symétrie plus loin, jusque dans l'étude des actions de colloïde mort à colloïde mort, dans l'étude de ces phénomènes qui se rapprochent des phénomènes vitaux par leur aspect physique, *mais par leur aspect physique seulement*, et que j'appelle la lutte des diastases. Cela me permettra de comprendre la spécificité de certaines actions, spécificité tout à fait incompréhensible quand on emploie un langage dissymétrique dans lequel l'un des colloïdes est traité comme une chose purement passive, comme par exemple pour la présure qui fait cailler le lait.

Enfin, je tirerai parti des conquêtes faites dans l'étude de l'immunité pour signaler, en terminant, comment le langage de l'équilibre permet de poser les grandes lignes de la différenciation cellulaire des organismes.

FÉLIX LE DANTEC.

Sanatorium d'Hauteville, 11 juin 1905.

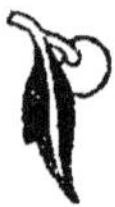

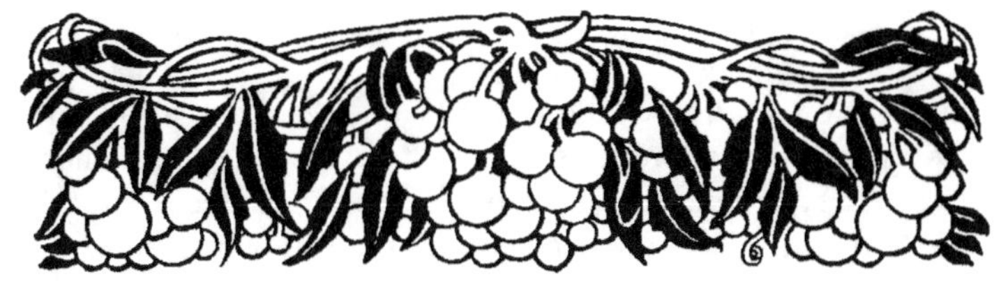

PREMIÈRE PARTIE

LES TROIS HÉRÉDITÉS

CHÀPITRE PREMIER

LA DÉFINITION DE LA MALADIE

§ 1. La pathologie est l'étude des phénomènes de détail.
2. Les symptômes. — 3. Diagnostic et pronostic. — 4. Les causes.

§ 1. — La pathologie est l'étude des phénomènes de détail

« Ne sais-tu pas, Lucius, que parfois les maladies de l'âme et du corps communiquent à ceux qui en sont affligés des pouvoirs que ne possèdent pas les hommes bien portants ? Et à vrai dire, il n'y a réellement ni bonne ni mauvaise santé. Il y a seulement des états différents des organes. A force d'étudier ce qu'on nomme les maladies, j'en suis arrivé à les considérer comme les formes nécessaires de la vie. Je prends plus de plaisir à les étudier qu'à les combattre. Il y en a qu'on ne peut observer sans admiration et qui cachent, sous un désordre apparent, des harmonies profondes ; et c'est certes une belle chose qu'une fièvre quarte. » Ainsi s'exprime Aristée, dans la *Thaïs* d'Anatole France, et l'on ne peut nier que, sous une forme sans doute trop ironique, le médecin de Lucius Aurélius Cotta émette là des opinions fort raisonnables. Il y a bien du sadisme à prendre son plaisir dans l'étude des misères de ses semblables, mais l'on ne doit pas oublier que cette étude est précisément la condition nécessaire de la découverte des moyens de combattre les maladies, et l'on serait mal avisé à reprocher son enthousiasme au médecin qui se réjouit devant un *beau cas* sans penser à la douleur du patient qui en est affligé.

Et d'ailleurs, pour un esprit curieux, l'histoire des maladies est peut-être le champ d'investigation le plus vaste, la source la plus abondante de découvertes étonnantes et imprévues. Mais, au début de cette histoire, lorsqu'on veut définir et limiter le chemin à parcourir, on est extrêmement embarrassé ; on a beaucoup de peine à s'entendre sur une définition de la maladie, parce que, pour dire avec précision et ce que c'est que la maladie en général, il faudrait connaître *entièrement* ce qu'est l'organisme vivant à l'état qu'on appelle *état de santé* et qui ne se définit lui-même d'ordinaire que par opposition avec l'état de maladie. D'ailleurs, l'organisme le plus sain varie sans cesse depuis sa naissance jusqu'à sa mort et, derrière le désir de définir la maladie, se cache souvent l'opinion erronée et entretenue par le langage courant, que l'être vivant est quelque chose de fixe, de stable, auquel la maladie se surajoute, comme une tache à une statue.

En pathologie comme en biologie générale, il faut se défier, dès le début, de la croyance aux entités statiques, conséquence du langage individualiste. Au lieu de comparer l'être vivant à une statue, il est plus logique de le comparer à un cours d'eau, à un fleuve ; non pas que cette comparaison soit parfaite ; on ne peut comparer parfaitement la vie à ce qui n'est pas la vie, car l'hérédité, caractéristique de la vie, joue un rôle dans tous les phénomènes vitaux et manque ailleurs ; mais du moins, il existe quelque rapport entre la variabilité de l'animal et celle du cours d'eau et aussi dans le fait que, chez le cours d'eau comme chez l'animal, un *régime constant* peut, pendant un temps plus ou moins long, donner à un ensemble de parties en mouvement, une *forme* à peu près invariable ; un tourbillon dont la substance aqueuse se renouvelle sans cesse peut avoir, dans le cours d'un fleuve, une apparence presque statique ; un homme qui respire, mange et urine, peut paraître pendant un certain temps aussi invariable qu'une statue.

Je suppose que, placé sur un pont, j'observe une rivière qui court sur un lit d'herbes et de cailloux ; si aucun phénomène particulier n'intervient pendant mon observation, je m'habituerai au régime actuel de la rivière ; je trouverai que ce régime est constant, soit que, en certains points du courant, une surface invariable reflète le ciel comme une glace immobile, soit que, en d'autres points, des modifications superficielles se succèdent avec une périodicité régulière.

Voici que, subitement, se détache du pont une grosse masse de terre ou de maçonnerie, qui tombe au milieu du courant. L'introduction de cet élément nouveau apporte dans le régime de la rivière des troubles très apparents pour moi ; je m'en aperçois par la vue et par l'ouïe (j'allais dire par l'auscultation !) Le bruit monotone qui m'est devenu familier est modifié brusquement, mais cette modification du bruit, évidente au moment même de la chute, devient rapidement insensible ; si la

DANGER DES
RAISONNEMENTS
STATIQUES.

masse tombée est peu importante par rapport à la profondeur de la rivière et à la quantité d'eau qu'elle débite, le bruit monotone se rétablira bientôt, à peu près semblable à celui qui se produisait avant l'accident ; mais, si la masse tombée est considérable, le régime nouveau qui s'établira au bout d'un certain temps sera, tant pour la vue que pour l'ouïe, différent du régime primitif.

Si le bloc détaché du pont était simplement une grosse pierre inattaquable par l'eau, il prendra très vite une position stable dans le lit de la rivière et le régime troublé durera peu de temps. Si, au contraire, c'était une masse de terre et de cailloux plus ou moins solidement agglomérés, l'eau la délitera petit à petit et entraînera la terre qu'elle déposera plus ou moins loin ; les cailloux aussi seront roulés plus ou moins longtemps, jusqu'à ce que chacun d'eux ait trouvé une position stable ; le régime troublé durera beaucoup plus longtemps et se manifestera, non seulement par des variations morphologiques, mais aussi par un changement de couleur ; l'eau claire sera limoneuse pendant quelques minutes et ne reviendra claire que petit à petit, quand tout le travail d'entraînement de la terre se sera accompli.

Finalement un nouveau régime constant sera obtenu ; la monotonie reparaîtra ; et ce nouveau régime constant pourra être moins éloigné du premier que dans le cas de la chute d'un gros caillou inattaquable par l'eau. La destruction, par le courant, de l'élément étranger introduit, aura eu pour effet de ramener plus ou moins exactement le régime de la rivière à son état primitif, et l'on voit qu'il y aura tous les degrés, tous les passages, entre le phénomène durable que cause la chute d'une grosse pierre et le phénomène passager que l'on produirait en vidant un seau du haut du pont. Mais, dans chaque cas, il y aura eu, régime constant pour commencer, période de trouble, et enfin régime constant pour finir.

Et si l'on s'attache plutôt à observer la constance du régime qu'à en faire la description complète, on négligera les variations plus ou moins considérables qui résultent de l'accident considéré, et on dira que la rivière, après une période de trouble, est *revenue* à l'état normal. Cet état normal est différent à l'état primitif, mais on ne le remarque que dans les cas où la différence est trop sensible.

De même on dit qu'un homme, atteint par une maladie, est revenu à l'état de santé, mais on laisse entendre par ces paroles qu'il est redevenu *identique* à ce qu'il était primitivement, sauf des cas particuliers comme par exemple celui où il reste boiteux, manchot ou marqué de la variole. Ainsi, la maladie de l'homme est à peu près comparable à la période de trouble de la rivière et l'on peut penser qu'il y a là les bases d'une bonne définition de la maladie : période de trouble séparant deux périodes de régime constant.

PÉRIODE DE TROUBLE ET RÉGIME CONSTANT.

Cependant, si l'on y regarde de près, on constate immédiatement que, pour la rivière comme pour l'individu, cette définition manque de rigueur.

La chute de la pierre marque certainement un moment particulier de l'histoire de la rivière, et il est possible, avec une certaine approximation, de considérer à part tous les phénomènes qui résultent de cette chute, de décrire les symptômes de cette maladie passagère du cours d'eau; mais si l'on essaie de le faire avec une précision scientifique, on se heurte à une impossibilité; ce que l'on appelle régime constant pour la rivière n'est constant que grossièrement; non seulement il y a évolution lente du lit de la rivière sous l'influence du passage de l'eau (érosion des berges, dépôts d'argile ou de sable), de sorte que, à deux moments de son existence, la rivière n'est jamais absolument identique à elle-même, mais encore il y a des variations incessantes sous l'influence des conditions ambiantes, température, brise qui ride la surface de l'eau, etc. ; une risée de vent est un accident au même titre que la chute d'un caillou et même, si la risée de vent dure assez longtemps pour faire partie des éléments de la description actuelle d'un régime constant de la rivière, sa disparition aussi est un accident, ainsi d'ailleurs que son affaiblissement ou son renforcement.

Cela est vrai de l'individu vivant comme de la rivière, et en effet, l'individu vivant n'est pas quelque chose d'isolé : c'est un mécanisme qui n'est complet que par ses relations avec le milieu auquel il emprunte son oxygène et ses autres aliments, et aussi les radiations (chaleur, lumière, etc.) qui sont les conditions indispensables de sa vie. Indépendamment donc de l'évolution fatale qui, petit à petit, fait de l'enfant un vieillard, il y a à chaque instant, même aux périodes où l'individu semble être le plus voisin de ce qu'on appelle le régime constant, de petites variations inévitables qui tiennent aux variations de l'ambiance et qui font que, rigoureusement parlant, l'individu considéré n'est jamais identique à lui-même. Il se produit sans cesse, dans sa vie, de petits accidents qui ne diffèrent des grands que par leur faible intensité et leur faible durée, de sorte que, si l'on appelle maladie une période de trouble séparant deux périodes de régime constant, on devra dire, à chaque instant, que l'organisme est un peu malade, car les périodes de régime constant ne durent jamais qu'un instant.

Ce souci de la précision n'est pas ridicule ; si l'on s'entend généralement assez pour dire qu'un homme est sain ou qu'il est malade, il n'est pas indifférent de savoir au juste ce qu'on appelle une maladie lorsqu'on se propose d'étudier les *conséquences* des maladies; car, si le fait d'avoir éprouvé à un certain moment une période de trouble très accentuée se traduit pour l'organisme par l'acquisition d'une certaine propriété, on est en droit de se demander à partir de quelle intensité de maladie cette acquisition sera réalisée; et si elle l'est même pour les plus faibles (ce qui revient à dire, et on le dit avec raison, que l'état actuel d'un être vivant dépend de ce qu'était son œuf et de *tout* ce qui s'est passé en lui depuis sa naissance, qu'aucun événement, si insignifiant qu'il puisse paraître, n'est absolument dépourvu d'importance dans l'histoire de la construction de l'individu), si toute variation laisse sa trace dans l'organisme, même quand cette variation est trop faible pour attirer notre attention, il n'y a aucune raison de séparer la pathologie de la biologie générale et de penser que les lois qui régissent l'état de maladie sont différentes de celles qui se manifestent à l'état de santé.

L'on arrive donc à considérer, dans le langage tout à fait rigoureux, que la pathologie diffère seulement de la biologie générale, en ce qu'elle s'attache à l'étude du détail des phénomènes successifs, tandis que la biologie générale se limite aux phénomènes d'ensemble. La pathologie étudie les éléments différentiels dont la biologie étudie l'intégrale; de sorte que, toujours dans le langage rigoureux, il est impossible de tracer une ligne de démarcation entre la pathologie et la physiologie. Et même l'on peut dire que ce qu'on appelle la pathologie a commencé depuis quelques années à tracer la voie à ce qu'on appelle la physiologie, ainsi que j'espère le montrer dans ce volume.

DIFFÉREN-TIELLES ET INTÉGRALES.

La pathologie, il est vrai, limite son étude à certaines périodes troublées particulièrement remarquables, mais elle recherche aussi les conséquences de chaque période troublée, et c'est en cela qu'elle instruit le physiologiste qui, il y a peu de temps encore, s'occupait trop exclusivement du phénomène actuel sans s'attacher à l'enchaînement des phénomènes successifs.

La pathologie a en outre pour but de prévoir la marche des périodes troublées qui menacent la vie de l'organisme et de connaître les agents des troubles, de manière à les éviter dans la mesure du possible. Avant Pasteur, cette dernière partie de la pathologie était bien rudimentaire, on se bornait à enregistrer les *symptômes* et à comparer leur succession avec celle qui s'était produite dans des cas connus à l'avance. On définissait les maladies par l'ensemble des symptômes et l'on ignorait l'agent de ces maladies, de sorte que l'on ne pouvait dicter de règles d'hygiène permettant de les éviter. Aujourd'hui la science a marché; on sait, dans beaucoup de cas, trouver la cause des états morbides et en réglementer la prophylaxie; l'on peut même donner de la maladie, dans ces cas particuliers, une définition plus précise, par l'introduction de l'élément étranger qui en est l'agent; nous étudierons ce cas tout à l'heure; commençons par le cas le plus général, celui dans lequel on doit encore se borner à enregistrer la succession des symptômes et à en tirer des conclusions pour la prévision de l'avenir.

§ 2. — LES SYMPTÔMES

L'étude des symptômes en pathologie rappelle de très près les méthodes employées en météorologie. Dans les stations météorologiques on installe des appareils enregistreurs, qui fixent sur des bandes de papier les valeurs successives des *éléments mesurables* du temps qu'il fait; on note à chaque instant la température, la pression atmosphérique, l'état hygrométrique, la vitesse du vent, etc. ; et l'on conserve soigneusement les courbes qui représentent les variations quotidiennes de ces éléments précieux ; dans certains cas particuliers on peut tirer de ces courbes une indication assez exacte du temps à venir ; on sait par exemple prédire quelquefois les cyclones aux navigateurs ; mais il est des cas bien plus nombreux où les renseignements fournis par l'étude simultanée de toutes les courbes météorologiques sont insuffisants pour la prévision des états ultérieurs de l'atmosphère. C'est une plaisanterie bien courante que celle dont on accompagne les prédictions du bureau météorologique. Cependant, si, à un moment donné, on touve que *toutes* les courbes météorologiques ressemblent de très près aux courbes correspondantes d'un moment passé dont on a conservé le souvenir, il y a de grandes chances pour que, pendant quelque temps au moins, et jusqu'à ce qu'intervienne un facteur imprévu, les variations de l'atmosphère ressemblent à celles qui ont suivi le moment passé en question. Encore cette prévision est-elle bien précaire, comme on le constate tous les jours, même lorsqu'elle est fournie par les plus consciencieux des prophètes météorologistes.

Dans l'organisme humain ou dans l'organisme animal, il y a, comme dans le temps qu'il fait, des éléments directement mesurables et qui donnent des renseignements précis sur l'état d'ensemble de l'organisme à chaque instant. On peut établir des courbes indiquant la variation de la température en tels et tels points du corps, la variation de la rapidité du pouls, celle de la teneur en sels ou en autres substances solubles des divers liquides organiques, celle du nombre des globules rouges, etc., etc. ; plus on aura d'indications précises, mieux cela vaudra, car aucune de ces indications n'est complète par elle-même ; mais de l'ensemble de ces indications on peut quelquefois tirer des données précieuses en vue de la prévision de l'avenir.

Étant donné un animal au sujet duquel on possède depuis quelque temps les courbes des éléments mesurables, on définira grossièrement « état de maladie », pour cet animal, une période pendant laquelle quelques-unes de ces courbes manifesteront des écarts *notables* par rapport à ce que l'on considérait précédemment, et sans grande précision, comme un régime constant ou de santé ; ces *écarts* seront ce qu'on appelle les *symptômes objectifs* de la maladie considérée, et l'on rangera sous le même nom les maladies dont les symptômes sont comparables, sans se demander si cette similitude des symptômes entraîne nécessairement une identité de l'agent morbide ; c'est ainsi que l'on observe quelquefois des grippes à forme typhoïde. Ordinairement, quand les symptômes remplissent bien le cadre d'une maladie déjà décrite, on a de grandes chances pour ne pas se tromper en donnant au cas étudié le nom de cette maladie connue ; mais il faut, pour être sûr, avoir recueilli le plus grand nombre possible de symptômes.

ÉLÉMENTS D'APPRÉCIATION. — A côté des éléments mesurables de la physiologie d'un individu, il y a d'autres éléments, moins précis, mais souvent également précieux ; ce sont des éléments que l'on peut *apprécier* sans les mesurer exactement ; l'appréciateur est, soit le médecin, soit le malade lui-même. Le médecin peut tirer, par exemple, certains renseignements de la considération du facies, de la mine du malade ; il constate le plus ou moins de sensibilité de certains réflexes ; il entend, dans le thorax, des bruits de frottement, de craquement, de râle ; les bruits de souffle le renseignent sur le mauvais état du cœur, etc...

Le malade fournit en outre au médecin des indications

qu'il tire de ses propres sensations ; il apprécie avec plus ou moins de justesse l'état de ses organes par les douleurs qu'il ressent. Ces indications fournies par le malade, sont souvent précieuses, mais quelquefois suspectes ; tel patient croit avoir « de la température », alors que sa température est normale, et réciproquement.

§ 3. — DIAGNOSTIC ET PRONOSTIC

Le diagnostic du médecin se base sur tous les symptômes tant mesurables que simplement appréciés, tant objectifs que subjectifs ; ce diagnostic consiste dans la comparaison de cet ensemble de symptômes avec les ensembles de symptômes caractéristiques de telle ou telle maladie déjà décrite par l'observation d'un grand nombre de cas. Un diagnostic peut donc être parfaitement précis sans que le médecin ait besoin de connaître la cause, l'agent de la maladie étudiée ; on définit, par les symptômes seuls, une variole, une scarlatine, une rougeole, une fièvre paludéenne. S'il s'agit, comme dans les exemples cités, de maladies très bien connues, le diagnostic suffit à faire prévoir les grandes lignes de la marche ultérieure de la maladie, mais cette prévision n'est jamais absolue, et c'est là précisément ce qui enlève à la médecine, même dans les cas les plus favorables, le caractère d'une science véritable.

Si, dans un certain nombre de cas de la maladie considérée, on a constaté empiriquement l'efficacité de tel ou tel agent thérapeutique, le diagnostic a pour conséquence l'indication de l'emploi de cet agent. Quand on ne connaît pas de traitement particulier à la maladie, ou quand l'ensemble des symptômes ne permet pas de classer la maladie dans un type bien connu, on fait quelquefois ce qu'on appelle de la médecine de symptômes ; le patient a-t-il une température élevée, on lui fait prendre un médicament qui, comme le pyramidon ou la cryogénine, a la propriété, empiriquement constatée, de faire baisser la température ; mais quand on agit ainsi, à l'aveuglette, on a autant de chances de faire du mal au malade que de lui faire du bien ; même les phénomènes qui s'accompagnent de douleurs vives peuvent être utiles à l'homme dans sa résistance à la destruction, et si l'on combat ces phénomènes par une médication appropriée, on ne sait pas si l'on ne désarme pas le malade. Il y a donc beaucoup de cas où il est sage de s'abstenir de toute médication, et, de fait, beaucoup de médecins se bornent à poser le diagnostic de certaines maladies et à donner ensuite des indications d'hygiène générale.

Dans la médecine ainsi comprise, et il faut bien avouer que jusqu'à ces dernières années la médecine se bornait à cela, l'empirisme joue donc un rôle capital ; ce qui n'empêche pas, par exemple, que, pour être empirique, le traitement mercuriel de la syphilis ne soit infiniment précieux ; il y a un certain nombre de conquêtes admirables qui ont probablement été dues à un hasard intelligemment observé, mais ce sont quelques lambeaux de pourpre sur des haillons ; il n'y a pas là matière à généralisation ; le résultat obtenu dans ces cas n'indique pas la méthode à suivre pour en guérir un autre ; il n'y a pas à espérer de tirer de cette vieille *clinique* une véritable pathologie générale.

Lorsqu'aucune médication empirique n'est connue, on peut se demander s'il n'est pas quelquefois nuisible de savoir prévoir plus ou moins exactement l'avenir d'une maladie ; un pronostic bénin ne peut pas faire de mal, mais un pronostic fatal est souvent susceptible d'enlever au malade tout courage ; cela est vrai surtout quand il s'agit d'un état qui actuellement n'empêche pas le patient de se livrer à ses occupations ordinaires, mais qui lui présage seulement une décrépitude précoce ; un malheureux atteint de rhumatisme articulaire déformant peut, quoique n'étant encore que légèrement atteint, prévoir dans certains cas une immobilisation progressive qu'aucune médication ne réussit avec certitude à enrayer ; il est évident que, dans un pareil cas, l'imprévoyance de l'animal ignorant est préférable à celle de l'homme instruit. Heureusement, l'espoir enraciné au cœur de l'homme fait qu'il se console de la condamnation prolongée, soit par une extrême défiance qui le porte à croire que le médecin se trompe, soit par une extrême confiance qui lui fait espérer qu'on trouvera bientôt le remède inconnu qui enrayera le mal.

Dans ce cas, comme dans tous les autres, il est mauvais à l'homme de prévoir une partie de l'avenir, à moins qu'il ne sache faire intervenir des agents qui modifient l'enchaînement prévu ; et cependant, c'est là une étape nécessaire du progrès de la médecine comme de toute science : il faut prévoir les dangers pour les combattre. L'exemple que je viens de signaler est celui d'une maladie dite *chronique ;* la définition grossière que nous avons donnée tout à l'heure de la maladie, à savoir, une période de trouble entre deux périodes de régime constant, n'est applicable qu'aux maladies aiguës ; une maladie chronique a au contraire l'aspect d'un régime constant, à peu près au même titre que l'état de santé ; les progrès de cette maladie, c'est-à-dire les variations lentes qui se manifestent dans l'allure générale du régime individuel, ne sont souvent pas plus rapides que les variations qui proviennent du vieillissement de l'individu.

MALADIES CHRONIQUES.

Dans certains cas, une de ces maladies chroniques est la suite d'une affection aiguë ; c'est le régime constant qui résulte d'une période de trouble physiologique ; dans d'autres cas la maladie chronique a commencé sans période de trouble appréciable ; quelquefois enfin, elle est aussi ancienne que l'individu lui-même et remonte à sa naissance. Il est évident alors que l'on ne peut pas définir la maladie chronique, surtout si elle est congénitale, par une comparaison de l'individu avec lui-même, comme on le fait pour les maladies aiguës ; les variations attribuables à cette maladie chronique sont de l'ordre de grandeur et de vitesse des variations dues au vieillissement.

On ne peut donc, tant qu'on se borne comme nous le faisons maintenant à des considérations cliniques, définir la maladie chronique que par comparaison du malade avec un de ses congénères.

Et ici on se heurte à une nouvelle cause d'imprécision et d'erreur.

DIATHÈSES CONSTITUTIONNELLES.

Il y a, en dehors de tout état morbide, par suite des hasards seuls de la fécondation qui produit l'œuf et de l'éducation qui suit la fécondation, des différences indéniables entre deux individus d'une même espèce ; chacun a son individualité définie, son caractère personnel, son *tempérament*, et il peut y avoir, entre deux individus considérés comme parfaitement sains, des divergences très considérables de tempéraments. Dans quel cas considérera-t-on cette divergence comme définissant un état morbide chronique ? Il n'y a aucune raison pour se limiter, et, en effet, l'ancienne médecine confondait volontiers, n'ayant d'autre ressource que la clinique, les divergences entre les individus sains et les maladies dites constitutionnelles ou diathèses ; on disait indifféremment qu'un malade était doué d'un tempérament vigoureux, d'un tempérament irascible, d'un tempérament lymphatique, d'un tempérament arthritique. Et les maladies chroniques, acquises au cours de la vie, se classaient naturellement à côté des maladies congénitales chroniques ; on était syphilitique ou tuberculeux comme on était arthritique ou lymphatique, comme on était brun ou blond. Les individus étaient classés ainsi dans des groupes que l'on délimitait aussi bien par les caractères vraiment individuels, par le patrimoine héréditaire, que par les caractères surajoutés dont beaucoup sont aujourd'hui considérés comme dus à des microbes coexistant avec les cellules de l'individu, vivant avec elles en symbiose plus ou moins inoffensive, plus ou moins nuisible. Tant que l'on n'a pas eu cette notion de la présence possible d'éléments étrangers vivant au sein même des tissus, tant que l'on a été réduit à l'observation des symptômes sans constater la pénétration d'un élément nouveau, il a été impossible d'établir une ligne de démarcation tranchée entre les particularités individuelles propres et les diathèses ou maladies constitutionnelles, au moins quand ces maladies étaient congénitales ; et en effet, si l'on tient de ses parents une maladie microbienne héréditaire, si le microbe de cette maladie existe dans l'œuf et se propage de là à tous les éléments de l'organisme, il n'y a aucun moyen clinique de distinguer ce qui vient de l'œuf de ce qui vient du parasite de l'œuf ; la maladie est héréditaire au même titre que toutes les particularités déterminées par l'œuf.

Donc, tant qu'on n'a pas connu les *causes* des maladies chroniques, on a été encore bien plus désarmé que pour les maladies aiguës, quand il s'est agi de les définir avec précision. C'est la notion seule de l'introduction d'un *élément étranger* dans l'organisme, soit à l'état d'œuf, soit à l'état d'embryon, soit à l'état adulte, qui a permis de donner quelque généralité aux considérations relatives à la pathologie. Dans beaucoup de cas encore les *causes* des affections sont inconnues, mais quand elles sont bien connues elles permettent d'employer un langage précis auquel n'atteignait pas l'ancienne médecine des symptômes.

§ 4. — LES CAUSES

De tout temps, l'apparition subite des maladies a paru si mystérieuse aux hommes qu'ils ont songé à lui donner une origine divine : Apollon donna la peste aux Grecs qui assiégeaient Troie parce qu'Agamemnon avait maltraité son prêtre Chrysès ; dans les pays peu cultivés, à notre époque encore, on donne aux maladies que leurs symptômes permettent de reconnaître plus ou moins grossièrement, le nom d'un saint dont l'intercession seule doit les guérir. Il est d'ailleurs tout naturel à l'homme de donner aux phénomènes une *cause* immatérielle quand il ne peut pas, avec les moyens d'investigation qui sont à sa disposition, leur trouver une cause matérielle. Et même dans les cas où, comme dans les maladies dites contagieuses, une cause plausible était fournie par l'approche des individus déjà malades, les caprices de la contagion, qui atteignait celui-ci et épargnait celui-là, amenaient naturellement les esprits mystiques à imaginer, distribuant l'infection, une divinité fantaisiste et irritée. Au XIXᵉ siècle, siècle de lumière, on a construit des chapelles et institué des pèlerinages à l'occasion des grandes épidémies ; maintenant encore, c'est dans l'imprévu des maladies que beaucoup de gens cultivés trouvent un aliment à leur mysticisme décroissant.

INTRODUCTION D'UN ÉLÉMENT ÉTRANGER. — Les travaux de Pasteur et de son école, en montrant dans un nombre de cas qui augmente chaque jour, le rôle pathogène de l'addition à l'organisme d'un élément matériel étranger, vivant ou non vivant, ont enlevé aux dieux le dernier champ de bataille sur lequel ils pouvaient encore triompher de la raison humaine. Aujourd'hui, une immense partie de la pathologie peut être considérée comme relative aux résultats de l'introduction d'un élément étranger dans l'organisme vivant ; et, si l'on se borne pour le moment à cette partie extrèmement vaste de la pathologie, on peut lui tracer des règles d'ensemble, lui appliquer des formules très simples, qui constituent vraiment une pathologie générale. La pathologie générale est ainsi un chapitre important de la biologie générale qui étudie tout ce qui se passe de général dans les êtres vivants continuant à vivre ; c'est le chapitre relatif à l'introduction (ou simplement à la présence), dans un organisme en train de vivre, d'un élément étranger vivant ou non vivant.

Il est immédiatement évident que, surtout quand il s'agira d'un élément étranger non vivant, il n'y aura aucune délimitation précise entre la pathologie et la physiologie, puisque la physiologie proprement dite comprend l'étude des échanges nutritifs et respiratoires de l'organisme et du milieu, c'est-à-dire l'introduction dans l'organisme d'éléments étrangers empruntés au milieu, et la sortie, dans le milieu, de substances fabriquées dans l'organisme. Même quand il s'agit d'éléments vivants, on peut encore constater dans beaucoup de cas une symbiose anciennement établie et devenue physiologique entre l'organisme et des parasites acclimatés à son intérieur. Nous sommes ramenés à ce que nous constations plus haut, l'impossibilité de séparer scientifiquement la pathologie de la physiologie ; il faudra donc que nous nous rabattions sur une convention qui n'aura peut-être pas grande précision et qui ne cadrera pas toujours avec l'idée défavorable qu'entraîne le mot maladie, le mot pathologie ; nous considérons comme étant du domaine

de la pathologie, les phénomènes résultant de l'introduction dans un organisme vivant d'éléments étrangers *qui
ne lui sont pas habituels;* et le rôle de la pathologie générale sera de rechercher les formules d'ensemble relatives
à l'accoutumance de l'organisme à ces facteurs d'action
nouveaux. On voit qu'il sera impossible, dans ce cadre,
de séparer des faits qui ne semblent aucunement pathologiques, comme de goûter un fruit nouveau et délicieux, et d'autres faits qui sont au contraire tout à fait
pathologiques au sens courant, comme de contracter le
tétanos ou le choléra.

Ainsi, c'est l'*habitude* qui va occuper la première place
dans les considérations de pathologie; Lamarck lui avait
déjà donné la première place en biologie dans la question
de l'origine des espèces ; même avec cette convention
dans la définition, la pathologie ne se séparera pas encore
de la biologie générale; au contraire, si l'habitude mérite
dans l'histoire de la formation des espèces la place que
lui a assignée Lamarck, on doit prévoir que les observations de pathologie seront d'un intérêt particulier pour
le biologiste; et, de fait, c'est dans les cas morbides que
l'on trouve les exemples les plus frappants d'adaptation
rapide à des conditions nouvelles, de formation de variétés distinctes que la biologie, dite normale, nous
fournit si péniblement.

Tous ces préliminaires montrent avec la dernière évidence que, pour entreprendre l'étude de la pathologie
générale, l'étude des questions de détail de la vie individuelle, il faut d'abord connaître les formules générales
relatives aux phénomènes d'ensemble. Je pourrais renvoyer pour l'étude de ces phénomènes d'ensemble au
Traité de biologie que j'ai publié il y a deux ans, mais je
préfère résumer rapidement ici les résultats acquis dans
ce traité et y mêler des considérations nouvelles sur cer

taines particularités indispensables à la compréhension des faits de pathologie, en particulier sur l'état protoplasmique et sur les colloïdes. Ce résumé de biologie générale devra tout naturellement comprendre une étude particulière de la loi d'habitude. Une fois en possession de ces documents, il nous sera possible d'attaquer la pathologie, et les faits les plus mystérieux nous paraîtront très simples, ou du moins, ce qui revient au même, très faciles à raconter. En même temps, de même que la biologie générale nous aura facilité l'étude de la pathologie, nous constaterons que la pathologie résout avec élégance certaines questions de biologie normale. C'est là une méthode toute nouvelle et dont les travaux de ces dernières années ont montré la fécondité imprévue, la méthode pathologique d'étude de la vie. La question si obscure de la différenciation cellulaire tirera, par exemple, de l'application raisonnée de cette méthode, sinon une solution définitive, du moins un énoncé très précis, condition indispensable de la recherche d'une solution définitive.

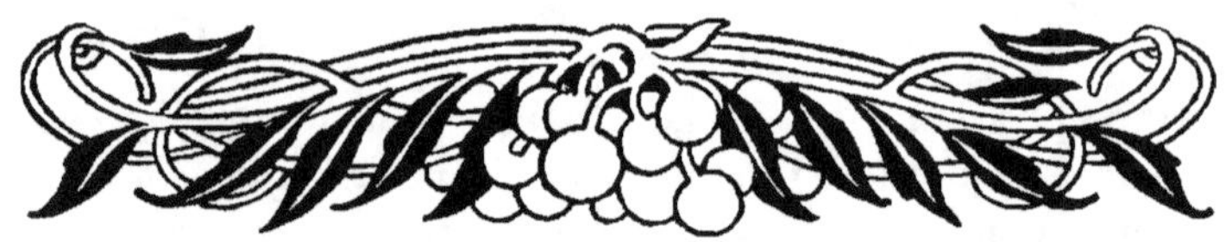

CHAPITRE II

LES CONDITIONS DE LA VIE

§ 5. L'être vivant et le milieu. — 6. Les êtres unicellulaires. — 7. Les êtres pluricellulaires. — 8. — La conservation de la vie.

§ 5. — L'être vivant et le milieu

Un être vivant occupe une portion limitée de l'espace (fig. 1) et est séparé de *l'ambiance* ou *milieu*, par une surface dont la forme est caractéristique de son espèce. S'il s'agit d'un mammifère, par exemple, cette surface est entièrement continue et sépare rigoureusement le *milieu extérieur* du corps de l'animal.

Fig. 1.

Le tube digestif qui traverse de part en part ce *sac clos* contient des substances qui sont *extérieures* au corps de l'animal; il en est de même de la cavité pulmonaire, de la vessie, etc. D'une manière générale, chez un mammifère, on dit qu'un point B est extérieur à l'animal (fig. 2) quand il est possible de joindre ce point

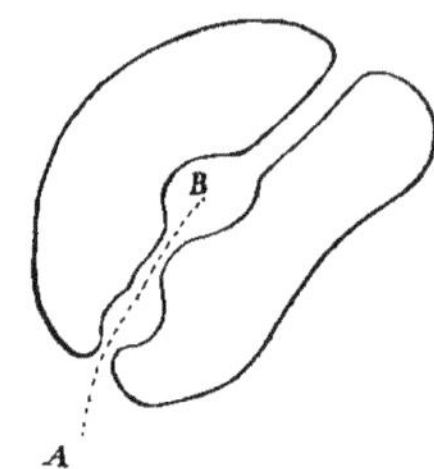

Fig. 2.

à un autre point A choisi à l'avance et nettement extérieur au corps, par une ligne continue, aussi compliquée qu'on le voudra, mais ne traversant en aucun point la surface du corps.

Cette définition est suffisante pour les mammifères ou les oiseaux ; elle ne le serait plus pour certains poissons, chez lesquels l'équivalent de la *cavité générale*, intérieure au mammifère, est directement mis en communication avec l'extérieur par les *pores abdominaux*. Chez ces derniers animaux et chez d'autres plus inférieurs en organisation, il y a libre communication entre le milieu intérieur et le milieu extérieur, et les définitions précises sont plus compliquées ; négligeons pour l'instant ces cas plus difficiles et bornons-nous à constater que, chez les vertébrés supérieurs, dont la pathologie nous intéresse plus particulièrement, le corps de l'animal comprend une partie de l'espace limitée par un contour clos de toutes parts.

Cette remarque n'a d'ailleurs d'intérêt que relativement à la distinction qu'il faudra faire entre l'introduction d'un élément étranger dans *l'intérieur* de l'organisme et l'introduction de cet élément étranger au sein d'une cavité creusée dans cet organisme, mais communiquant librement avec l'extérieur. Dans le premier cas, il y aura *effraction*, percement de la paroi du sac clos ; on dira qu'il y a *injection, inoculation ;* dans le second cas, la paroi du corps ne sera pas traversée, on dira qu'il y a *ingestion, inspiration.*

INJECTION ET INGESTION.

Il est d'ailleurs bien évident que cette paroi qui enveloppe l'animal d'un contour clos, ne sépare pas *absolument* l'être vivant du milieu extérieur. La vie d'un animal consiste en des échanges constants entre sa substance et le milieu ambiant, et, si la surface du corps était imperméable, elle s'opposerait à ces échanges, c'est-à-dire à la vie.

Chez l'homme et les mammifères en particulier, il se produit des échanges entre le milieu intérieur et le milieu extérieur à travers certaines régions spécialisées de la paroi du corps. La surface du poumon permet les échanges gazeux, celle du tube digestif, des échanges liquides ; le rein et les glandes laissent sortir certaines substances particulières ; et tous ces échanges sont indispensables à l'animal.

Sans entrer dans aucun détail descriptif, on peut dire d'une manière générale que, l'être vivant étant défini par le contour clos qui limite une partie de l'espace, la vie de l'animal résulte d'échanges incessants effectués, à travers telle ou telle région de ce contour, entre ce qui lui est intérieur et ce qui lui est extérieur. Et ceci est vrai aussi bien des microbes les plus rudimentaires que des mammifères les plus élevés en organisation.

Mais si l'on regarde de plus près on trouve entre ces deux cas extrêmes une différence de complexité. Arrêtons-nous d'abord au cas du microbe, du protozoaire, de l'être unicellulaire en général.

§ 6. — LES ÊTRES UNICELLULAIRES

Dans un être unicellulaire il faut distinguer d'abord le contour clos qui le limite, et qui est tel que tout point situé à l'intérieur de ce contour est dit intérieur à l'être unicellulaire, tout point situé à l'extérieur du contour étant extérieur à l'être unicellulaire. C'est là une définition purement géométrique et *a priori* ; elle ne sert qu'à préciser le langage et ne préjuge aucunement de la nature du contenu, ni de l'extérieur, ni de la surface de séparation.

Les espèces unicellulaires sont infiniment nombreuses et infiniment variées dans leurs formes et leurs propriétés : beaucoup d'entre elles sont tellement petites qu'il est bien difficile, même avec le meilleur microscope, de déceler quelque chose de leur structure intérieure ; c'est seulement sur les plus grosses espèces que l'on constate les détails de structure. On donne d'une manière générale le nom de *protoplas-ma* à toute la substance contenue dans le contour clos, quand on ne peut pas en observer les détails. Quand les détails sont visibles, on distingue la *mem-brane*, le *cytoplasma* et le *noyau* (fig. 3).

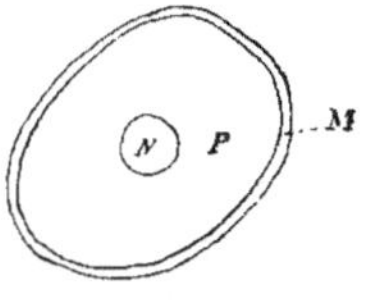

FIG. 3.

On découvre même des détails morphologiques plus intimes dans chacune de ces trois parties, et on leur donne des noms dont nous n'avons pas à nous occuper ici.

Ce qui est important, au point de vue de la précision du langage, c'est de savoir ce que l'on doit considérer comme la limite réelle de l'être vivant, comme le contour clos limitant la région où se passent les phénomènes réellement vitaux. Il arrive, par exemple, que certaines substances *excrétées* par l'être considéré au cours des échanges avec le milieu se coagulent, se concrètent, s'agglomèrent autour du corps de cet être (fig. 4), lui constituant une *coque*

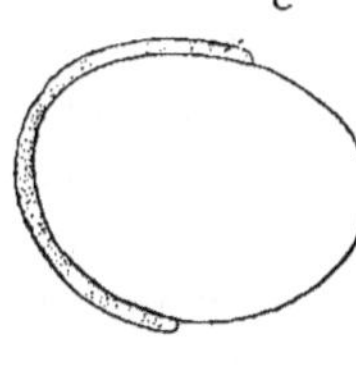

FIG. 4.

qui l'enferme plus ou moins complètement, qui l'emprisonne dans une paroi rigide, mais qui est *extérieure* à l'individu comme les vêtements sont extérieurs à l'homme. Dans ce cas, on doit considérer cette coque comme extérieure au contour clos qui limite l'être unicellulaire.

Mais il y a d'autres cas où certaines substances, résultant de l'activité vitale de l'individu au même titre que la substance des coques dont nous venons de parler, se précipitent, sous formes de granules plus ou moins résistants et plus ou moins cohérents, non plus à l'extérieur de l'être vivant, mais dans l'épaisseur de la couche superficielle de sa substance vivante, réalisant une paroi aussi rigide qu'une coque. Dans ce cas, le contour clos qui limite le corps comprend à son intérieur cette paroi que l'on appelle la *membrane cellulaire*.

Lorsqu'il s'agit d'êtres très petits, il est bien certain que nous n'avons aucun moyen de distinguer si une enveloppe de ces êtres est une membrane ou une coque ; il faudrait vérifier que cette production est extérieure ou intérieure au contour clos qui limite la région des réactions vitales, et nous verrons que le microscope ne nous permet pas d'affirmer quelque chose à ce sujet.

Toutes les considérations précédentes n'ont donc pour but que de préciser le langage ; on appellera paroi du corps de l'être unicellulaire le contour clos qui limite la région où se passent les réactions vitales proprement dites, et on dira qu'un point est intérieur au corps quand il sera situé à l'intérieur de ce contour clos. Cette définition permet un langage précis, mais il faut bien comprendre dès maintenant que, dans beaucoup de cas, nous serions très embarrassés pour substituer à cette définition générale une description spéciale, et pour affirmer que tel point voisin de la paroi est intérieur ou extérieur à un être unicellulaire donné ; nous nous en rendrons mieux compte quand nous aurons vu que les réactions vitales ne nous sont pas connaissables directement, mais seulement par leurs résultats.

INCLUSIONS. D'une manière générale on donne le nom de protoplasma à l'ensemble de la substance qui remplit le contour clos limitant le corps ; il peut y avoir, à l'intérieur de ce protoplasma, des inclusions notoirement étrangères aux réactions vitales. Qu'une petite particule de verre coloré, par exemple, soit ingérée par une amibe ; elle se trouvera dans une goutte d'eau appelée vacuole au sein de la substance vivante ; et, si l'on parlait rigoureusement, on devrait dire que cette particule est *extérieure* à la substance vivante de l'amibe, quoique, au point de vue de la description géométrique de tout à l'heure, elle soit *intérieure* à l'amibe ; il vaut mieux conserver le langage très général que nous avons choisi et qui est le seul important au point de vue pathologique ; nous dirons que le morceau de verre en question est *une inclusion du protoplasma*, et nous ne la séparerons pas, dans le langage, des autres inclusions du protoplasma, c'est-à-dire de toutes les choses ayant un contour observable, que le microscope nous permet de reconnaître dans l'ensemble du corps ; nous sommes forcés de nous en tenir

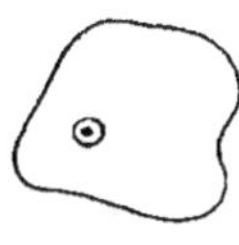

Fig. 5.

à cette manière de parler, à cause de l'ignorance où nous sommes généralement, relativement à la nature des granules, des inclusions, que le microscope nous montre au sein des êtres unicellulaires. Celle-ci est-elle mêlée aux réactions vitales, celle-là leur est-elle étrangère ? nous l'ignorons et notre ignorance nous amène à choisir un langage purement topographique.

L'une des inclusions du protoplasma est le *noyau* (fig. 3), dont la grande généralité dans les cellules atteste l'importance fonctionnelle ; jusqu'à présent cette importance fonctionnelle ne se manifeste pas d'une manière bien particulière au cours des phénomènes pathologiques ; nous n'insisterons donc pas pour le moment sur ce que l'on sait du noyau cellulaire et nous nous contenterons de le localiser dans l'individu, de manière à permettre un langage topographique précis.

Désormais, donc, quand nous parlerons d'un corps qui est *dans* une cellule, nous dirons, soit d'une manière vague qu'il est dans le protoplasma de la cellule, ce qui indiquera seulement qu'il est réellement intérieur au contour clos précédemment défini, soit d'une manière plus précise qu'il est compris dans l'épaisseur de la membrane, dans le cytoplasma ou dans le noyau.

§ 7. — LES ÊTRES PLURICELLULAIRES

Nous avons été arrêtés dans l'étude descriptive des êtres unicellulaires par la petitesse de leurs parties constitutives; nous rencontrerons naturellement, chez les êtres supérieurs comme les mammifères et l'homme, une complexité infiniment plus grande; nous savons faire *l'anatomie* de l'individu, et cette anatomie est nécessaire à la localisation d'un point dans l'organisme; mais l'anatomie d'une espèce est spéciale à cette espèce et, si nous voulons commencer par les choses les plus générales, nous devons nous occuper d'abord des éléments constituant cette anatomie, éléments au sujet desquels des considérations d'ensemble sont possibles.

Le contenu du sac clos qu'est l'organisme de l'animal supérieur peut se diviser en deux régions nettement différentes. D'une part, un ensemble de corpuscules dont chacun est plus ou moins comparable à un être unicellulaire; c'est ce qu'on appelle les cellules ou éléments histologiques de l'organisme; d'autre part, entre ces cellules dont chacune limite à chaque instant une portion de l'espace ainsi que nous l'avons vu au paragraphe précédent, des substances plus ou moins fluides, plus ou moins résistantes et comblant tous les intervalles laissés par les cellules; on donne le nom de *milieu intérieur* à l'ensemble de toutes ces substances intercellulaires; le milieu intérieur est donc défini après coup; sa définition résulte de la définition des cellules et est d'autant plus précise que la définition des cellules est elle-même plus précise; avec les précautions que nous avons prises au paragraphe précédent pour la délimitation des cellules, on saura exactement ce que l'on dit lorsqu'on affirmera qu'un point est situé à l'intérieur d'une cellule ou, entre les cellules, dans le milieu intérieur.

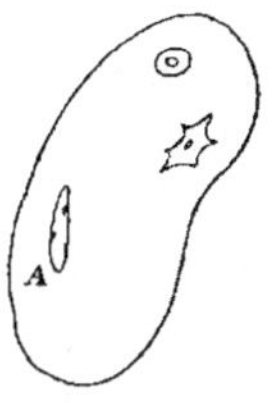

Chaque cellule de l'organisme offre à considérer, comme les êtres unicellulaires, une membrane, un cytoplasma et un noyau; mais on peut aussi parler de la cellule sans entrer dans ces détails, et dire simplement qu'un point considéré est dans l'intérieur, dans le protoplasma d'une cellule.

Fig. 6.

L'observation la plus élémentaire montre qu'il y a, dans l'individu, deux catégories de cellules, les cellules fixes et les cellules mobiles.

ÉLÉMENTS FIXES ET ÉLÉMENTS MOBILES.

L'expression de cellules fixes est impropre si l'on se place au point de vue géométrique, car, l'animal se déformant lui-même à chaque instant, on ne pourrait concevoir qu'il fut constitué d'éléments fixes; il faut donc comprendre que les cellules dites fixes sont seulement assujetties à certaines *liaisons* qui font que leur situation dans le corps est déterminée nécessairement pour un état donné, pour une attitude particulière du corps de l'animal. Un bon chirurgien sait où se trouvent massés les éléments anatomiques du bras pour une certaine position de ce membre.

Les cellules mobiles, au contraire, baignent librement dans le milieu intérieur et obéissent aux attractions et aux répulsions qui résultent pour elles des circonstances ambiantes sans être gênées dans leurs mouvements par aucune liaison préétablie. Tels sont, par exemple, les *hématies* ou globules rouges et les *leucocytes, phagocytes* ou globules blancs. Encore y a-t-il une différence entre ces deux catégories d'éléments mobiles; les uns, les hématies, tout en étant entièrement mobiles au gré des courants des liquides où ils baignent, sont endigués, dans l'organisme normal, et ne sortent pas d'un lacis de canaux que l'on appelle, pour cette raison, les vaisseaux sanguins. Les phagocytes au contraire peuvent se trouver un peu partout dans l'organisme, dans tous les espaces intercellulaires, où aucun obstacle infranchissable ne s'oppose à leur pénétration; ils sont, bien plus que les hématies, les hôtes vraiment libres du milieu intérieur de l'animal. C'est probablement à cette particularité qu'ils doivent de jouer, en pathologie, un rôle extrêmement important, qui a été mis en relief par les beaux travaux de M. Metchnikoff, et sur lequel nous nous étendrons longuement plus tard.

LIAISONS ET CARACTÈRES TOPOGRAPHI-QUES.

La simple notion de ces *liaisons* auxquelles sont assujetties les cellules fixes ou *cellules de construction* montre que le sort de ces éléments est déterminé avec plus de précision, que leur conservation est subordonnée à des conditions plus étroites. On peut résumer ces liaisons dans le langage, en disant que les tissus fixes, existant fatalement en une région donnée d'un animal d'une espèce donnée, ont un *caractère topographique* qui manque aux éléments libres. Et, si l'on réfléchit à la genèse des organismes, si l'on pense que leur construction se fait *d'elle-même* sous l'influence des propriétés de la substance de l'œuf et des particularités de l'ambiance, si l'on se rappelle en outre que, une fois l'organisme adulte, l'ensemble des actions si complexes dont se compose la vie de l'individu a pour résultat, pendant un temps plus ou moins long, de conserver précisément les liaisons établies, de laisser chaque élément à la place qu'il occupe, on est naturellement amené, si l'on n'a pas d'opinions mystiques sur la vie, à se dire que la distribution topographique des éléments histologiques d'une espèce nous enseigne, dans un langage que nous ne savons malheureusement pas encore lire, la nature des conditions physico-chimiques réalisées en chaque endroit du corps. Ce n'est pas par hasard que tel élément situé au point A du corps (fig. 6), a la forme et les propriétés d'un élément musculaire, c'est parce que, à chaque instant, au point considéré, les conditions physico-chimiques sont telles que, cette forme soit précisément la forme d'équilibre nécessaire de la masse de substance observée.

La constance de la forme de l'élément qui occupe une situation déterminée dans le corps, prouve donc qu'il y a quelque chose de constant dans les conditions réalisées en ce point pendant l'état adulte de l'animal. Il y a des conditions locales, fatales pendant l'état de vie, et qui ne nous sont manifestées que par les tissus fixes ; peut-être y a-t-il aussi, dans les régions occupées par le milieu intérieur ou les éléments mobiles, des conditions locales rigoureusement déterminées, mais elles ne nous sont pas immédiatement évidentes.

Ici se place une remarque très importante relative à la *MORPHOLOGIE.* forme même des éléments vivants. On a malheureusement une tendance naturelle à raisonner sur cette forme, comme on raisonnerait sur celle d'un diamant ou d'une pièce d'or ; on fait des raisonnements statiques. Or, il est bien évident que, en dehors des cas d'encroûtement par une coque ou une membrane trop rigide, la forme actuelle d'un élément cellulaire, c'est-à-dire d'une masse fluide soumise à des échanges incessants de substance, doit être bien plutôt comparée à celle d'un tourbillon dans un fleuve ; la fixité de cette forme est seulement une conséquence de l'invariabilité des conditions d'équilibre réalisées dans la région où se trouve l'élément ; pour un élément fixe, cette forme est bien déterminée dans une attitude donnée du corps; pour un élément mobile, la détermination est moins parfaite; les phagocytes, en particulier, se déplacent et se déforment à chaque instant dans l'organisme, indépendamment des mouvements d'ensemble, des attitudes du corps de l'animal.

Le but de la pathologie étant d'étudier les modifications qui résultent, pour l'organisme, tout entier, de l'introduction, en un point donné de l'organisme, d'un corps étranger quelconque, il est nécessaire de connaître d'avance, autant que possible, les conditions réalisées à chaque instant en chaque région de l'animal vivant. Le peu que nous venons de voir nous permet d'affirmer sans hypothèses que ces conditions sont à la fois des conditions d'ordre chimique et des conditions d'ordre physique. Qu'il y ait à tenir compte des conditions d'ordre chimique cela est certain puisque la substance constitutive d'un animal diffère chimiquement de celle d'un animal d'une autre espèce, d'un végétal ou d'une pierre; on a le droit de parler de *constitution chimique spécifique*, et même, nous le verrons plus tard, de *constitution chimique individuelle*. Parmi les échanges qui se font entre le milieu intérieur et les éléments histologiques fixes ou mobiles, il y a certainement une part très importante d'échanges chimiques; et même dans les liaisons topographiques que nous avons constatés entre les éléments de tissus fixes, il y a aussi une part de conditions chimiques; il n'est pas indifférent, au point de vue chimique, qu'une cellule soit adjacente à un muscle ou à un nerf.

Mais il est non moins évident qu'il faut également considérer, en chaque point de l'individu, des conditions physiques particulières dont l'importance se manifeste immédiatement à nous par la forme même des éléments histologiques et par la forme générale du corps; l'on voit d'ailleurs, tout de suite, que ces conditions physiques sont liées aux conditions chimiques locales de telle manière que, le plus souvent, la variation des conditions physiques se traduise par des variations chimiques concomitantes et réciproquement. Pour les êtres unicellulaires, par exemple, les expériences de mérotomie ont montré l'existence d'un rapport indestructible entre la forme de l'individu en train de vivre et sa composition chimique individuelle. Quand une modification résultant de l'introduction d'un facteur étranger sera d'ordre physique, par exemple, cela ne l'empêchera pas d'avoir des répercussions d'ordre chimique, conséquences de la modification physique initiale, et réciproquement ; il y a des liens de cause à effet entre les manifestations physiques et les manifestations chimiques d'un point du corps ; ces liens de cause à effet ont même souvent un caractère *réversible* qui prend son maximum d'importance dans l'hérédité des caractères acquis.

Lorsqu'une radiation, la lumière de Rœntgen par exemple, produit une variation dans un tissu, on est bien certain que cette variation est initialement d'ordre physique, quoique pouvant se traduire par des conséquences chimiques ; il est vraisemblable, au contraire, de penser que l'action spéciale de tel poison chimique est initialement d'ordre chimique quoique pouvant produire des phénomènes physiques importants. Une radiation nous donnait l'exemple d'un facteur physique dépourvu de substratum chimique ; nous ne connaissons pas, en revanche de substance chimique dépourvue de propriétés physiques et nous avons dû laisser un point d'interrogation devant l'affirmation de la nature chimique initiale de l'action de tel poison défini. Ce sera là le grand point de la pathologie et la question se posera toujours, sauf pour les radiations, seul agent purement physique : Tel

VARIATIONS PHYSIQUES ET CHIMIQUES.

(77)

corps, introduit en tel point de l'organisme, y est-il actif directement par sa nature chimique ou par son état physique? Voilà le problème fondamental des sérothérapies; nous le discuterons longuement dans cet ouvrage, mais il était bon d'en signaler, dès le début, toute l'importance.

Toutes les fois que l'on s'en tient aux phénomènes d'ensemble de la biologie, aux manifestations globales, on est fatalement conduit à des considérations purement chimiques, ainsi que j'ai essayé de le montrer dans mon *Traité de Biologie*[1]; toutes les fois au contraire que l'on s'occupe des phénomènes de détail qui, par définition, constituent la pathologie, on est aux prises avec des phénomènes physiques, avec des relations établies par voie physique entre des réactions chimiques. Nous allons essayer de préciser ce langage, mais avant d'entrer dans l'étude de la vie elle-même, nous devons faire une remarque importante qui découle des observations de ce paragraphe.

La complexité de constitution sépare immédiatement les êtres unicellulaires des êtres pluricellulaires et l'on peut dire, dans un langage rigoureux, que l'être pluricellulaire comprend, outre des cellules analogues aux êtres unicellulaires, un milieu intérieur situé entre ces cellules. Lorsqu'on introduit un corps étranger dans un être supérieur, on doit donc se demander, question qui ne se posait pas pour les êtres unicellulaires, si le point où il est introduit se trouve dans une cellule ou en dehors des cellules, et il semble *a priori* que le premier cas, de l'introduction *intracellulaire* du corps étranger, est seul vraiment comparable à l'introduction d'un corps étranger dans un être unicellulaire. Il serait imprudent d'être

---

1. *Traité de Biologie*, Paris, F. Alcan, 1903.

trop affirmatif à ce sujet ; le milieu intérieur dans lequel baignent les éléments histologiques d'un animal est quelque chose de bien plus précis, de bien *plus personnel* que le milieu banal d'une infusion de foin ou d'un bouillon dans lequel se multiplient les bactéries et les protozoaires ; le milieu intérieur d'un animal est en relations très étroites avec tous les éléments histologiques et *avec la conservation de la vie de l'animal lui-même* ; il participe des propriétés chimiques et peut-être même physiques des éléments histologiques ; il a probablement des conditions locales précises ; nous verrons, par la sérothérapie, qu'il acquiert des propriétés nouvelles en même temps que l'animal dont il fait partie acquiert des propriétés nouvelles. Tout cela nous amène à ne comparer qu'avec certaines réserves le milieu intérieur d'un homme au liquide éminemment variable dans lequel vivent les protozoaires. C'est un des points sur lesquels nous serons renseignés par l'étude des sérothérapies ou transports d'activité.

Dans toutes les considérations précédentes, nous avons parlé des êtres vivants, uniquement comme de corps qui sont en relation d'échanges incessants avec les milieux dans lesquels ils baignent. Il faut maintenant serrer la question de plus près et nous efforcer de mettre en évidence ce qui distingue les êtres vivants des autres objets de la nature.

§ 8. — LA CONSERVATION DE LA VIE

Au chapitre de la définition de la maladie nous avons trouvé avantageux de comparer l'être vivant à une rivière d'eau courante ; cela nous a mis en garde contre les interprétations statiques, mais il est bien certain, comme nous l'avons fait remarquer dès le début, que toute comparaison de l'être vivant avec quelque chose de non vivant est forcément imparfaite. En particulier, dans les troubles passagers que nous avons vu déterminer dans le régime d'une rivière, par la chute d'un bloc de cailloux ou d'un seau d'eau, nous n'avons rien trouvé qui correspondît à la conservation de la vie de l'individu. Un cours d'eau n'est pas quelque chose de suffisamment précis et quelle que fût la perturbation apportée par un accident dans son régime momentané, le cours d'eau ne cessait pas d'être un cours d'eau, ou au moins un phénomène hydraulique susceptible d'être décrit avec les mêmes termes que le cours d'eau primitif, et n'en différant pas d'une manière essentielle. Il n'y avait pas de limites aux variations possibles sous l'influence de l'introduction d'agents étrangers, ou du moins il n'y avait aucune raison pour ranger dans une catégorie à part les phénomènes qui se manifestaient à partir d'un certain degré de variation arbitrairement choisi.

Au contraire, pour chaque être vivant, quel qu'il soit, il y a une limite aux variations permises, limite que l'on exprime de la même manière pour tous, et qui doit correspondre à quelque chose de commun à tous ; la pathologie étudie les variations qui se produisent dans les êtres vivants *tant qu'ils restent vivants ;* une fois qu'ils ne sont plus vivants, leur étude ne ressortit plus à la biologie, mais entre dans le domaine de la chimie ou de la physique. Tous les phénomènes que nous étudierons ici sont des phénomènes qui se passent dans l'être vivant *tant qu'il reste vivant.* Nous devons nous préoccuper à chaque instant de la *conservation de la vie* de l'individu étudié, et pour nous rendre compte de ce que représente cette clause restrictive, nous devons nous demander ce qu'est la vie ou, tout au moins, à quoi nous reconnaissons

LA CLAUSE
SOUS PEINE DE
MORT.

qu'un être est vivant. Nous nous heurtons ainsi, dès le début, aux plus hautes difficultés de la science biologique.

Et d'abord, il est vraisemblable *a priori*, qu'il y a quelque chose de commun à tous les corps vivants et qui manque à tous les corps bruts ; sans cela le langage qui résume l'expérience humaine n'aurait pas pu conserver ces expressions uniques *vie* et *mort*, ou du moins, nous aurions une certaine difficulté à nous servir de ce langage avec une précision suffisante. Nous devons donc chercher immédiatement quel est ce caractère commun auquel on reconnaît que tels et tels corps méritent d'être rangés dans la catégorie des êtres vivants.

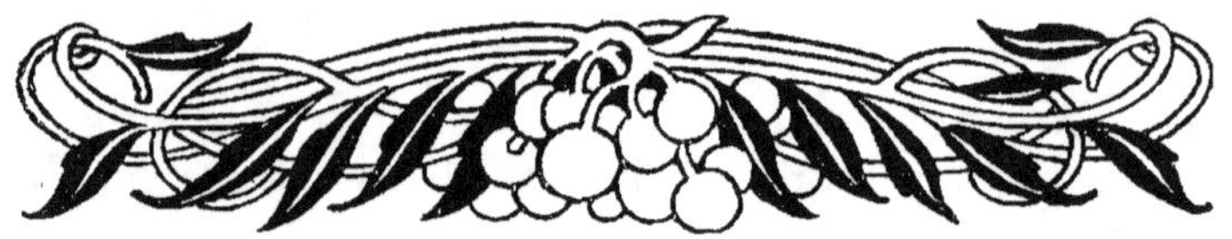

CHAPITRE III

LES CONDITIONS CHIMIQUES

§ 9. Les caractères chimiques ou globaux. — 10. L'hérédité chimique. — 11. Équations chimiques. — 12. Introduction d'éléments étrangers.

§ 9. — Les caractères chimiques ou globaux

J'ai consacré déjà plusieurs ouvrages à la recherche de la définition de la vie et je crois être arrivé à une définition satisfaisante, du moins en tant qu'il s'agit uniquement des phénomènes d'ensemble; mais cette définition est insuffisante dès qu'il s'agit des manifestations de détail, pour cette bonne raison que le critérium, donné comme permettant de distinguer l'être vivant du corps brut, *exige une observation d'assez longue durée*, et ne se plie pas, en conséquence, à la compréhension des manifestations actuelles de l'activité vitale. Nous n'avons pas d'appareil, de *bioscope*, qui nous permette d'affirmer à chaque instant que tel corps est doué de vie, comme nous pouvons, grâce à une inspection aussi rapide qu'on le voudra, déclarer qu'un objet est lumineux ou obscur, rouge ou bleu; nous résumerons tout à l'heure nos con-

naissances actuelles relativement aux caractères physiques de la vie ; arrêtons-nous d'abord à la considération
des phénomènes chimiques qui seuls permettent, dans
l'état actuel de la science, d'arriver à une certitude, et
que nous ne devrons jamais négliger (comme certains bio-
physiciens ont une tendance à le faire), même lorsque
nous serons aux prises avec des phénomènes dont le côté
physique nous paraîtra le plus frappant.

La propriété chimique à laquelle, en dernière analyse,
il faut toujours s'arrêter pour définir la vie, c'est l'*assimilation* ou *hérédité chimique*. Une substance vivante,
quelle qu'elle soit, a la propriété de construire, dans certaines conditions, par réaction avec des substances *différentes*, de la substance identique à la sienne ; en d'autres
termes, cette substance chimiquement définie, *s'accroît*
(au lieu de diminuer en quantité comme les corps bruts
qui réagissent chimiquement) en réagissant chimiquement, dans des conditions données, avec des réactifs bien
choisis.

ASSIMILATION OU HÉRÉDITÉ CHIMIQUE.

Cet accroissement ne se manifeste à nous qu'avec une
certaine lenteur ; l'assimilation n'est pas une réaction
extemporanée, mais une suite de réactions qui s'enchaî-
nent les unes dans les autres ; nous ne pouvons donc la
reconnaître que par ses résultats, au bout d'un certain
temps.

Encore rencontrons-nous souvent, même lorsque nous
y mettons le temps, des difficultés sérieuses à l'application de ce critérium ; une spore de moisissure qui, semée
sur du pain mouillé, nous donne au bout d'un certain
temps des milliers de spores semblables, fournit un bon
exemple d'assimilation évidente ; mais il n'en est plus de
même pour un homme adulte qui, en plusieurs semaines,
n'augmente pas sensiblement sa quantité de substance
vivante et qui cependant est vivant.

C'est que, si la substance vivante est capable, *dans certaines conditions*, de donner lieu à des réactions qui se traduisent par un phénomène d'assimilation, elle est non moins capable, dans d'autres circonstances, de donner lieu à des réactions qui la détruisent en tant que composé chimique défini, absolument comme un corps brut quelconque. Et, dans la plupart des cas, des réactions destructives se superposent aux réactions assimilatrices qu'elles arrivent à masquer plus ou moins, comme cela a lieu chez l'homme adulte.

Ces réactions destructives sont plus ou moins rapides suivant les cas; elles sont généralement d'un ordre de lenteur comparable à celui de l'assimilation elle-même, mais il y a des cas aussi où elles sont presqu'extemporanées, comme cela se passe, par exemple, pour l'action sur les cellules, de ce qu'on appelle des poisons foudroyants. Dans ces derniers cas il faut d'ailleurs bien se garder d'une confusion dangereuse entre un phénomène chimique et un phénomène physique. La *mort* d'une cellule peut être due, soit à ce qu'elle ne contient plus l'ensemble de substances chimiques définies dont la coopération est indispensable à la réalisation du phénomène d'assimilation, soit à ce qu'un phénomène physique a radicalement transformé les conditions physiques dans lesquelles l'assimilation est possible. Nous nous occuperons tout à l'heure de ces conditions physiques, bornons-nous pour le moment à l'étude rapide des cas où, les conditions physiques étant conservées dans la cellule, il y a seulement destruction chimique d'une partie des éléments actifs de l'assimilation.

Retenons déjà cependant, cette notion qui se présente à nous dès le début, qu'il peut y avoir *mort physique* ou *mort chimique* de la cellule; mais nous verrons que ces deux phénomènes se commandent l'un à l'autre, que la *mort physique* entraîne la *mort chimique* et réciproquement.

Dans le cas de destruction purement chimique, il peut y avoir, suivant le temps pendant lequel se poursuit le phénomène, destruction partielle ou destruction totale ; le cas de la destruction totale ou mort chimique nous intéresse peu ; ce qui en résulte sort du cadre de la biologie. Au contraire le cas de la destruction partielle est extrêmement intéressant ; il s'accole ordinairement, dans les phénomènes naturels, à l'assimilation normale, de telle manière que cette *assimilation*, cette *hérédité chimique* par laquelle nous définissons la vie, n'est pas en général constatable sous une forme *rigoureuse*, mais sous une forme *approchée*.

Nous connaissons bien des *lois approchées*, en physique, par exemple : nous en connaissons assez pour comprendre la signification exacte de cette expression qui paraît si peu précise, le mot loi et le mot approché semblant contradictoires. Voici d'abord un cas dans lequel une loi approchée peut être le résultat de la superposition d'une loi exacte à une autre loi également exacte. Je considère un corps qui tombe ; la mécanique élémentaire m'a appris la formule algébrique de la chute des corps dans le vide ; or, si je veux me servir de cette formule pour mesurer la profondeur d'un puits, je trouve un résultat qui n'est pas juste ; heureusement, la physique m'apprend, d'autre part, la résistance de l'air au mouvement des projectiles et me permet de calculer le ralentissement qui en résulte dans des conditions données. Je corrige donc ma première formule par une seconde, et j'obtiens ainsi une représentation beaucoup plus satisfaisante de la chute d'une pierre dans un puits. Pour arriver à ce résultat, j'ai artificiellement décomposé un phénomène *parfaitement unique*, la chute de la pierre dans le puits, en deux phénomènes imaginaires qu'il m'est plus facile d'étudier séparément ; j'ai employé un procédé que son résultat démontre légitime, et je suis, par conséquent, fondé à essayer d'appliquer le même procédé d'analyse dans d'autres cas.

Si j'essaie d'employer la même règle pour la loi de Mariotte, je m'aperçois rapidement que, dans l'état actuel de la science, je ne connais pas *la* ou *les* formules accessoires qu'il faut lui ajouter dans chaque cas pour la rendre correcte ; je suis obligé de m'en tenir à des formules empiriques qui, utiles dans la pratique, ne satisfont pas l'esprit : mais je puis néanmoins, malgré mon ignorance actuelle, essayer d'appliquer à la loi de Mariotte le langage auquel je suis arrivé pour la chute des corps dans l'air ; je puis dire, d'une manière générale, quand il s'agit d'une loi *approchée :* les expériences répétées au sujet de tel phénomène naturel m'ont prouvé qu'il suit à peu près telle loi, c'est-à-dire qu'il s'exprime à peu près par telle formule ; même si je ne connais pas, à l'état isolé, un phénomène qui suive exactement cette loi, je puis énoncer sans danger la loi approchée que j'ai découverte, en supposant que le phénomène naturel correspondant est la superposition de deux ou plusieurs phénomènes différents, dont l'un serait représenté rigoureusement par la formule, et dont *le* ou *les* autres ne sont pas analytiquement connus. Ce langage ne fait courir aucun risque ; il permet de s'exprimer d'une manière à la fois rigoureuse et claire : j'ai proposé de l'appliquer en biologie au cas de la loi approchée qu'est l'hérédité chimique.

§ 10. — L'HÉRÉDITÉ CHIMIQUE

Considérons l'hérédité chimique pure et simple, sans nous préoccuper des phénomènes physiques ou morphologiques qui l'accompagnent fatalement ; nous observons donc uniquement la fabrication de substances chimiques identiques à la substance vivante et active que nous étudions ; c'est dans ce cas que l'on remplace le mot hérédité par le mot assimilation qui veut dire : fabrication de substance semblable. C'est là la propriété vitale par excellence c'est la seule qui, dans l'état actuel de la science, permette de caractériser la vie ; mais il faut immédiatement remarquer que, dans la nature, la loi d'assimilation n'est qu'approchée, sans quoi la variation serait impossible. De sorte que nous avons défini la vie par une manifestation qui n'est ordinairement pas plus rigoureuse que la loi de Mariotte pour les gaz. Cette manifestation de l'activité des substances vivantes est cependant de première importance, puisqu'elle permet seule de définir la vie : il faut donc l'introduire dans le langage, par le procédé ordinaire des lois approchées.

La chose est d'autant plus facile que, pour certaines espèces au moins, Pasteur et ses élèves nous ont appris à séparer artificiellement l'assimilation au sens rigoureux et la destruction entraînant la variation qui s'y superpose dans la plupart des exemples naturels. Nous savons cultiver des bactéridies charbonneuses sans variation sensible ; d'autre part, nous savons transformer, *sans assimilation concomitante*, au moyen d'une immersion dans l'eau pure additionnée d'antiseptiques, les bactéridies ou même leurs spores en des variétés de virulence différente. Ceci nous permet, lorsque, dans un bouillon, se produit une multiplication accompagnée de variations, de décomposer le phénomène en deux parties distinctes, comme nous l'avons fait pour la chute d'un corps dans un puits. J'ai proposé de généraliser ce langage et de l'appliquer, même aux cas où nous ne savons jamais, expérimentalement, séparer l'assimilation de la variation ; pour ne faire aucune hypothèse, j'ai appelé[1] *condition n° 1* l'ensemble des circonstances dans lesquelles une substance donnée assimilerait rigoureusement, réunissant sous le nom de *condition n° 2* l'ensemble des circonstances extrêmement diverses qui font varier cette même substance. De sorte que l'histoire chimique tout entière d'un élément qui ne cesse pas de vivre se réduit à une succession ou une superposition de *conditions n° 1* et de *conditions n° 2*. Ce n'est là qu'une manière de s'exprimer, mais c'est une manière de s'exprimer qui permet de raisonner avec la rigueur des sciences exactes ; grâce à elle, il est facile de parler à la fois d'assimilation et de variation, d'hérédité et de transformisme, sans se heurter à des contradictions flagrantes.

J'ajoute, pour n'avoir pas à y revenir, que j'ai proposé en même temps d'appeler *condition n° 3*, l'état de repos chimique presque complet qui est réalisé dans les spores ou dans les rotifères desséchés ; cette expression a l'avantage de ne faire aucune hypothèse et se substitue avantageusement à l'expression ordinaire de *vie latente* qui peut conduire à des considérations philosophiques dangereuses.

La substance vivante étant ainsi définie par l'assimilation loi approchée (ou tout au moins à la condition n° 3, par la possibilité d'assimilation), on sait ce que l'on veut dire quand on parle, comme nous l'avons fait précédemment, des limites de la cellule, du contour clos qui l'enferme, et de la différence qu'il y a entre une membrane et une coque. Le contour clos qui enferme la cellule est défini par les points les plus superficiels où l'assimilation soit possible ; la coque est extérieure à ce contour ; la membrane lui est intérieure. Dans la plupart des cas, on

---

1. Voy. *Théorie nouvelle de la vie* et *Traité de Biologie.* Paris, F. Alcan.

ne sait pas dire avec précision : ici s'arrête la masse vivante de la cellule ; mais il est avantageux de savoir ce que l'on veut dire même quand il n'est pas possible de donner des choses une mesure rigoureuse immédiate.

Si la culture d'un microbe dans un bouillon donne l'exemple le plus favorable à l'étude de l'assimilation, les phénomènes qui se passent dans un animal *adulte* comme l'homme sont au contraire tellement défavorables à cette étude que les physiologistes, préoccupés surtout des animaux adultes, ont passé sans l'apercevoir à côté de la loi d'assimilation. Après avoir grandi pendant une période que l'on appelle période de croissance ou de développement, l'individu arrive en effet à une période stationnaire plus ou moins longue, que l'on appelle période adulte et qui est précisément caractérisée par le fait que les changements survenant dans l'animal sont inappréciables. Aussi a-t-on naturellement comparé à une machine analogue à celles de l'industrie le corps de l'être adulte. Mais il suffit d'y regarder d'un peu près pour constater que c'est là une comparaison inexacte. Alors que les bielles, les manivelles, les tiroirs et les pistons d'une machine à vapeur sont au repos chimique pendant le fonctionnement de la machine, les éléments histologiques de l'homme sont au contraire en état de réaction chimique perpétuelle (nutrition, respiration), et c'est même la synthèse de tous les phénomènes physiques accompagnant ces réactions des éléments qui constitue le fonctionnement de l'homme. Or, pendant la période adulte, les éléments histologiques ne changent pas sensiblement ; il est donc certain que l'ensemble des réactions chimiques auxquelles ils sont soumis se traduit par une conservation tant qualitative que quantitative de leur substance constitutive. Et l'on pourrait, si l'on se bornait à l'étude du

COMPARAISON
AVEC UNE
MACHINE.

régime adulte donner de l'assimilation une autre définition qui suffirait encore à distinguer nettement les corps
vivants des corps bruts à savoir que, tandis que les corps
de la chimie brute se détruisent toujours en tant que
composés chimiques définis, quand ils réagissent chimiquement, les substances constituant l'individu adulte
réagissent chimiquement en restant identiques à elles-
mêmes, comme quantité et comme qualité.

§ 11. — ÉQUATIONS CHIMIQUES

Mais si, au lieu de se borner à l'observation de l'homme
et des animaux supérieurs on jette un coup d'œil d'ensemble sur tous les êtres vivants, on s'aperçoit bien vite
que l'état adulte est une exception et non un cas général ;
et il est naturel de faire rentrer ce cas exceptionnel dans
la formule d'ensemble, ce qui est très facile en imaginant
une superposition ou une succession de *conditions n°* 1 et
de *conditions n°* 2, telles que les phénomènes destructifs
des secondes compensent *à peu près* exactement les phénomènes constructifs des premières. Cette manière de
voir cadre fort bien avec le fait que l'état adulte n'est
jamais absolument fixe, mais seulement *à peu près* fixe
avec des oscillations. J'ai montré ailleurs[1] que ce *balan-
cement* déterminant l'état adulte, résulte naturellement
des nécessités de l'alimentation et de l'excrétion dans
le cas des animaux supérieurs. Nous conservons donc
comme générale la formule approchée de l'assimilation.
Cette formule rigoureuse prête d'ailleurs à une représentation algébrique très commode. On peut donner comme

---

1. *Traité de Biologie, op. cit.*

équation algébrique du phénomène de la condition n° 1 l'équation :

$$a + Q = \lambda a + R,$$

équation dans laquelle :

a représente qualitativement et quantitativement l'ensemble des substances vivantes qui sont intervenues effectivement dans les réactions ;

Q représente l'ensemble des substances étrangères avec lesquelles ont réagi les substances a ; ce sont les substances alimentaires proprement dites, l'oxygène, etc. ;

λ est un coefficient toujours plus grand que l'unité et montrant que, quelque temps qu'ait duré l'assimilation, il y a toujours *augmentation* des substances vivantes pendant l'assimilation.

Enfin R représente les substances accessoires produites en même temps que les substances λa ; on les appelle substances excrémentitielles.

L'équation algébrique de la condition n° 2 est au contraire :

$$a + B = C.$$

B étant l'ensemble des substances qui ont réagi avec a dans les réactions considérées, et C le résultat de ces réactions destructives dans lesquelles il n'y a plus de substances a.

Avec ces deux équations, on peut rendre compte qualitativement et quantitativement de tous les phénomènes *chimiques* qui se passent dans un être vivant. Elles s'appliquent aussi bien à des substances vivantes réparties dans un être unicellulaire qu'à des substances vivantes distribuées sous forme de tissus dans un animal supérieur. Mais il faut bien remarquer que le terme a ne représente pas tout ce que nous avons appelé *protoplasma* dans la cellule, c'est-à-dire tout le contenu du contour clos qui la limite, mais seulement les substances qui, dans ce protoplasma, se multiplient effectivement par assimilation. On peut même dire que, pendant les réactions d'assimilation, lesquelles se passent à la fois dans toutes les parties vivantes de la cellule, on peut trouver au voisinage du point A (fig. 7), pris au hasard dans la cellule, des substances *a*, des substances Q, et des substances R. Et cette simple remarque d'ordre chimique indique immédia-

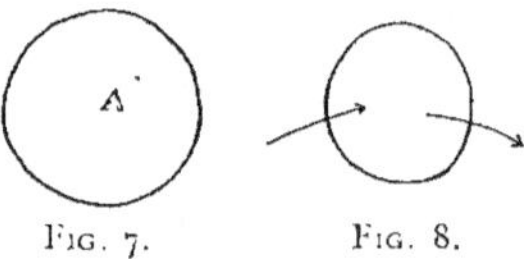

Fig. 7.   Fig. 8.

tement la nécessité de mouvements d'échanges constants entre la cellule et le milieu ambiant ; les réactions chimiques intra-cellulaires entretiennent (fig. 8) un courant constant à travers le contour clos qui limite la cellule. Il y a introduction obligatoire de substances Q et sortie obligatoire de substances R, dont l'accumulation s'opposerait à l'introduction des substances Q indispensables. Ainsi donc, même en se plaçant au point de vue purement chimique, on est conduit à la nécessité de mouvements d'échanges qui sont du domaine de la physique.

J'ai proposé d'appeler *vie élémentaire* la propriété purement chimique d'assimilation ; la *vie élémentaire manifestée* est alors la réaction d'assimilation envisagée indépendamment de toutes les manifestations physiques et morphologiques qui l'accompagnent fatalement ; *vie élémentaire manifestée* serait donc synonyme de *condition n° 1* ; il est préférable, pour la généralité du langage, de conserver l'expression « vie élémentaire manifestée » même dans les cas (qui sont presque tous les cas naturels) où une superposition de conditions n° 2 à la condition n° 1 masque le caractère quantitatif de l'assimilation.

Passons maintenant aux êtres pluricellulaires ; on pourrait à la rigueur leur appliquer globalement le langage précédent et dire, par exemple, ce qui est inscrit ci-contre sous la figure 9.

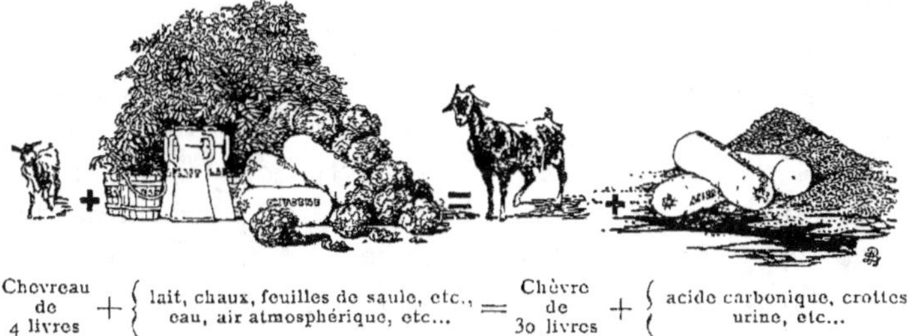

Fig. 9. — Équation de la croissance d'un chevreau pendant la première année.

Mais si cette représentation globale peut être utile dans certains cas, il est avantageux aussi quelquefois de considérer à part, dans l'animal observé, le milieu intérieur et les éléments constitutifs. On observera alors deux catégories d'échanges :

D'une part, les échanges qui se font suivant le modèle de la figure 8, entre les éléments his-tologiques et le milieu intérieur, d'autre part les échanges qui se font entre le milieu intérieur de l'animal et le milieu extérieur (fig. 10). Et il est évident que les seconds seront la condition des premiers ; car les éléments histologiques tirent du milieu intérieur leurs substances alimentaires et déversent dans ce

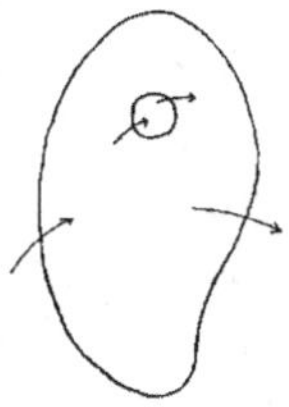

Fig. 10.

milieu intérieur leurs substances excrémentitielles ; or le milieu intérieur est limité ; il est même d'un volume inférieur à celui de la masse des éléments histologiques qu'il contient ; et par conséquent il serait bien vite épuisé en substances alimentaires et saturé de substances excrémentitielles s'il ne se produisait pas, entre lui et l'extérieur, une double série d'échanges ; et nous avons vu en effet que ces échanges se font au niveau du poumon, de l'intestin, du rein, etc.

RENOUVELLEMENT DU MILIEU INTÉRIEUR ET COORDINATION.

Le renouvellement du milieu intérieur est la condition indispensable de la vie élémentaire manifestée des éléments histologiques ; mais s'il en est la condition, il en est aussi la conséquence ; c'est l'activité synergique de l'ensemble des éléments cellulaires qui détermine le renouvellement du milieu intérieur nécessaire à cette activité. Un organisme n'est *viable* que tant que cette relation de cause à effet est établie entre l'activité élémentaire et l'activité totale, relation de cause à effet que l'on appelle *coordination* et dont la genèse s'étudie à propos de l'origine des espèces. Un organisme *coordonné*, renouvelle naturellement son milieu intérieur dans un milieu auquel sa coordination est adaptée; *coordonné* et viable sont donc synonymes. On peut définir *vie* de l'organisme total, sa coordination.

C'est là, en quelque sorte, la définition de la *vie mécanisme*. On peut donner une définition parallèle de la *vie activité* en disant que c'est le *renouvellement du milieu intérieur*. Un organisme *coordonné* ou *viable* est un mécanisme capable de vivre, c'est-à-dire de renouveler son milieu intérieur dans un milieu auquel il est adapté. Voilà une définition qui s'appuie uniquement sur les phénomènes chimiques de la vie élémentaire ; elle a l'inconvénient des définitions chimiques ; elle ne se prête pas à une vérification immédiate, à une observation extemporanée au *bioscope*. Il faut avoir le temps de constater que le milieu intérieur se renouvelle convenablement chez un animal pour affirmer qu'il est vivant. Il est vrai que, chez la plupart des animaux supérieurs au moins, ce renouvellement du milieu intérieur se manifeste par des mouvements périodiques. La circulation brasse sans cesse le milieu intérieur sous l'influence des contractions périodiques d'un muscle creux appelé cœur; la cavité pulmonaire est le siège d'inspirations et d'expirations régulières qui assurent l'hématose dans les capillaires du poumon; voilà deux mouvements constatables en peu de temps et dont on se sert pour affirmer la vie de l'individu. Si le poumon ne respire pas, si le cœur ne bat pas, on déclare que l'être ne vit pas ; cette absence du renouvellement du milieu intérieur s'opposant à la vie élémentaire des tissus, ceux-ci se détruisent progressivement et la coordination, qui existait auparavant, disparaît peu à peu ; un être, qui a pendant quelque temps cessé de vivre, cesse par là même d'être viable. La suspension de la vie peut être due à une cause passagère ou à une cause persistante.

Si la cause est passagère, et si son influence s'efface avant que des troubles incurables aient été produits dans la coordination, l'animal revient à la vie; il a eu une *syncope*; si l'influence suspensive dure assez pour que la coordination soit détruite, la suppression de cette influence ne détermine pas un retour à la vie : il y a mort définitive. Dans ce dernier cas, comme dans le cas d'une cause persistante d'abolition du renouvellement, il n'est pas impossible qu'une intervention extérieure raisonnée, supprimant la cause d'abolition avant que la coordination ait été gravement atteinte, rende la vie à un organisme condamné (secours aux noyés, opération de la mort, etc.).

Ainsi donc, grâce aux mouvements rythmiques de circulation et de respiration, nous avons un moyen physique de reconnaître qu'un organisme est en vie ; mais, que ces mouvements soient suspendus, nous n'avons aucun procédé pour reconnaître que cette suspension est

(95)

momentanée ou définitive, que l'être est ou n'est pas viable sous bénéfice de telle ou telle intervention ; pour savoir dire si l'individu est mort ou est en syncope, *il faudra attendre* que se manifestent à nouveau, sous l'influence des actions extérieures, les mouvements rythmiques caractéristiques.

La considération des phénomènes chimiques seuls ne nous donne pas le moyen de distinguer d'un seul coup d'œil la vie de la mort ; nous ne pouvons affirmer les choses qu'après coup, une fois qu'elles se sont passées ; c'est le caractère de la connaissance *globale* des faits ; nous retrouverons le même caractère dans le langage de Darwin appliqué à l'étude de la continuité des lignées. Il faudra voir si la physique nous renseigne mieux que la chimie.

§ 12. — Introduction d'éléments étrangers

Avant que nous allions plus loin, une remarque s'impose. Tout à l'heure, nous avons caractérisé l'état de maladie, ou du moins la plupart des entités morbides par l'introduction, dans l'organisme, d'un élément étranger. Or, ces considérations d'ensemble sur les phénomènes chimiques de la vie, nous ont donné comme définition globale de la vie le renouvellement du milieu intérieur, c'est-à-dire l'introduction constante d'éléments étrangers empruntés à l'ambiance ; de sorte que la pathologie se montre toujours et quel que soit notre mode de recherches, inséparable de la biologie.

Si un organisme se trouvait vivre pendant très longtemps dans des conditions de milieu *absolument* constantes, on pourrait considérer comme pathologique un changement brusque des conditions du milieu. Mais cette constance absolue des conditions n'est jamais réalisée pour les êtres que nous voyons vivre autour de nous; l'ambiance est essentiellement variable ; la température, la pression, l'état hygrométrique de l'air changent à chaque instant ; les aliments mêmes que nous absorbons sont différents d'un jour à l'autre, et la variété de l'alimentation est considérée par beaucoup comme une condition de bonne santé. Parler de conditions invariables est donc sortir volontairement du domaine de la réalité ; nous introduisons à chaque instant dans notre corps des éléments étrangers nouveaux ; quelques-uns sont bienfaisants. d'autres nuisibles, mais c'est encore par la considération des résultats que nous sommes renseignés sur leur qualité, et non *a priori*. Cependant, l'expérience accumulée tant par nos ancêtres que par nous-mêmes nous renseigne sur *EXPÉRIENCE ANCESTRALE.* la valeur de telle ou telle substance comme aliment ou comme poison. L'expérience ancestrale se traduit chez les animaux en général par des *instincts* propres à chaque espèce et qui font que l'individu actuel évite naturellement d'absorber tel aliment et se jette avidement au contraire sur tel autre. Je crois devoir répéter ici ce que j'ai dit ailleurs[1] au sujet du parti que nous tirons de l'expérience de nos ancêtres dans notre alimentation.

De toutes les fonctions dans lesquelles se décompose le renouvellement du milieu intérieur, l'alimentation est celle où l'individu doit le plus constamment utiliser sa connaissance du milieu ambiant; et cependant, une partie de cette fonction, l'alimentation gazeuse, est encore à peu près indépendante des appréciations des êtres : cela se comprend aisément, si l'on réfléchit que la distribution des gaz utiles à la vie est à peu près uniforme dans les endroits habités par une espèce donnée ; l'alimenta-

---

1. *Les influences ancestrales*, Paris, Flammarion, 1904.

(97)   7. — L.

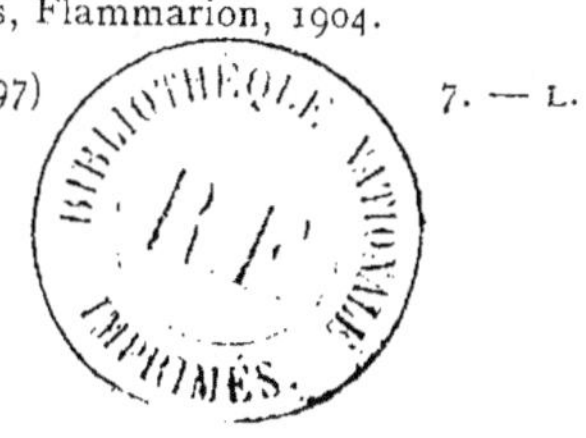

tion gazeuse se fait donc d'une manière uniforme dans l'ensemble d'une espèce, et il faut bien avouer que lorsque, par hasard, la distribution des gaz en un certain point est défavorable à la vie d'un être, cet être quel qu'il soit est fort mal outillé pour se défendre contre cette mauvaise condition.

Si l'espèce a des surfaces respiratoires enfermées dans une cavité qu'il est possible de clore, les individus sont capables de lutter *un instant* contre les gaz délétères en fermant provisoirement leurs cavités respiratoires; mais lorsque quelqu'un éprouve à l'improviste la sensation d'étouffement, il doit chercher son salut dans la fuite, et essayer de se transporter, avant l'asphyxie complète, dans une région pourvue de gaz bienfaisants; c'est donc à la locomotion qu'il doit avoir recours, et la locomotion nécessite une connaissance approfondie de l'ambiance; mais du moins pour l'espèce humaine, l'expérience ancestrale relative aux gaz est presque nulle et, si nous savons, pour fuir l'asphyxie, éviter de nous heurter aux corps solides et de nous noyer dans les liquides, nous n'avons aucun moyen de deviner si, pour trouver des gaz meilleurs, nous devons nous diriger à droite ou à gauche.

En définitive, l'alimentation gazeuse des êtres est subordonnée aux conditions de milieu; leur rôle personnel relativement au choix de cette alimentation est presque nul.

Il n'en est pas de même pour l'alimentation en corps solides ou liquides.

Une partie de cette alimentation, qui est l'alimentation proprement dite, se passe normalement en dehors de toute appréciation personnelle de l'être, exactement comme l'alimentation gazeuse ou la circulation; c'est l'ensemble des phénomènes qui s'accomplissent après l'introduction des aliments dans les cavités digestives; dans la digestion et l'absorption interviennent principalement l'état des surfaces digestives et la nature des aliments ingérés ; rarement ces phénomènes locaux retentissent sur l'ensemble du mécanisme individuel de manière à être subitement interrompus par des mouvements d'expulsion ; on vomit quelquefois quand on a ingéré des poisons ou qu'il s'est produit, dans le tube digestif, des phénomènes anormaux (indigestion), mais il faut avouer que, dans ces cas pathologiques, le rôle appréciateur de l'intestin ne se montre pas bien merveilleux ; il vaut mieux éviter de s'en rapporter à lui et choisir avec soin les aliments convenables avant de les ingérer ; c'est d'ailleurs parce que les animaux sont le plus souvent admirablement outillés à cet effet, que l'éducation appréciatrice de l'intestin n'a pas été poussée bien loin au cours de la formation des espèces ; ne recevant ordinairement que des aliments convenables, le tube digestif n'a pas été suffisamment préparé à la discrimination.

Le choix des aliments dans l'ambiance est une fonction dont le mauvais accomplissement entraîne fatalement la mort ; le mécanisme qui en est chargé a donc été admirablement perfectionné par la sélection naturelle.

Sauf peut-être l'homme qui s'est dégradé à ce point de vue sous l'influence de la civilisation, tous les animaux savent reconnaître immédiatement la nourriture qui leur est convenable ; ils savent aussi quand son ingestion est nécessaire ; nous donnons le nom de faim ou de soif aux sensations de besoin qui poussent les animaux à manger et à boire.

Et rien n'est plus merveilleux, pour un observateur qui ne songe pas aux adaptations progressives des êtres pendant leur évolution spécifique, rien n'est plus merveilleux, dis-je, que cet admirable instinct qui pousse les animaux à choisir, au milieu de tant d'objets divers, ceux dont l'ingestion leur est utile ; le poussin qui sort de l'œuf dans une couveuse artificielle *sait* manger et boire ; il choisit, dans la pâtée qui lui est offerte, le morceau le plus appétissant ; il a des yeux pour voir, un organe olfactif pour sentir ; les émanations odorantes excitent son besoin de manger et il sait manger.

Cette fonction, la plus difficile à accomplir de toutes les fonctions indispensables à la conservation de la vie, met en jeu la plupart des mécanismes individuels ; les sens d'appréciation chimique (palper, goût, odorat, sens de la couleur, sens du timbre) renseignent l'individu sur la nature chimique des objets extérieurs ; sa vue lui indique la place qu'occupe dans l'ambiance l'objet intéressant ; son sens des attitudes lui fait savoir quels mouvements il doit exécuter pour s'emparer de cet objet et le déglutir après l'avoir, s'il le juge nécessaire, trituré. Tous les sens et tous les organes de locomotion sont utilisés par l'être vivant pour son approvisionnement en matières alimentaires ; l'accomplissement de cette fonction indispensable à la vie a donc naturellement développé et perfectionné toutes ces parties du mécanisme individuel ; on peut dire que l'alimentation utilise tous les rouages de la coordination ; un seul de ces rouages étant faussé, l'animal est menacé de mourir de faim.

Si la nourriture est uniquement végétale (les animaux se nourrissent tous d'êtres vivants ou de cadavres d'êtres vivants), ce n'est pas le besoin de s'approvisionner qui a beaucoup développé la locomotion ; il suffit à l'animal de savoir reconnaître les plantes utiles et les plantes nuisibles. Évidemment, son éducation n'est faite à ce sujet que relativement aux plantes que lui-même ou ses ancêtres ont fréquemment rencontrées ; pour les plantes nouvelles son instinct est en défaut ; mais précisément, l'obscure conscience de son expérience insuffisante se traduit chez lui par une défiance *instinctive* de ce qu'il ne connaît pas, encore cette défiance n'est-elle pas toujours assez violente; les moutons que l'on importe au Tonkin y meurent tous, parce qu'ils ne savent pas se défier des plantes qui leur sont nuisibles.

Chez les herbivores, les qualités locomotrices n'ont pas été développées par le besoin d'approvisionnement, mais par le danger qui résulte du fait qu'eux-mêmes peuvent servir de nourriture à d'autres animaux.

Pour les carnassiers, au contraire, c'est la nécessité d'atteindre une proie fuyante qui a développé non seulement l'agilité et les autres qualités locomotrices, mais encore les organes des sens qui permettent de découvrir la proie quand elle se cache. La locomotion joue un rôle si important dans la recherche des aliments, que cette partie du fonctionnement qui réalise le « renouvellement du milieu intérieur » se confond avec les autres nécessités que l'on étudie à propos des relations générales de l'individu avec le milieu.

On réunit en général sous la dénomination commune d' « instinct de la conservation », l'ensemble des mécanismes qui servent à l'individu dans la lutte contre la destruction ; il est bien évident que, si l'on prend la chose au sens le plus large, « instinct de la conservation » est synonyme de *coordination.* Toutes les considérations purement chimiques ne nous permettent jamais d'arriver qu'à un langage global qui n'entre dans le détail d'aucune question physiologique; mais précisément, les quelques remarques que nous venons de faire nous montrent l'importance d'une formule globale que la sagesse des nations a consacrée depuis longtemps et qui, résumant ce qu'il y a de plus particulier dans la vie, permet en outre de donner une nouvelle définition de la pathologie; je veux parler de l'*habitude.*

INSTINCT DE LA CONSERVATION.

Au cours des paragraphes précédents nous avons parlé souvent de facteurs *normaux, ordinaires, habituels*, dans la vie d'une espèce ; l'introduction d'un agent étranger peut être considérée comme étant du domaine de la pathologie, quand ce facteur est *anormal, extraordinaire, inaccoutumé ;* et l'*habitude* semble établir ainsi une ligne de démarcation entre la physiologie et la pathologie. Mais précisément, quand l'organisme n'est pas tué par l'intervention de ce facteur anormal, c'est-à-dire dans le seul cas où il continue d'intéresser le biologiste, IL S'HABITUE à ce facteur nouveau qui devient ainsi un facteur normal de l'organisme ; toutes les habitudes acquises par les individus l'ont été à la suite d'une période de trouble, d'accoutumance, de maladie ; et il n'y a aucune différence profonde entre l'adaptation à un facteur atmosphérique ou climatérique quelconque, et l'adaptation à des facteurs pathogènes ou *immunité*. Loin de séparer la physiologie de la pathologie, l'habitude crée entre elles un lien nouveau ; nous devons donc en faire, dès maintenant, une étude approfondie ; la notion globale d'habitude dominera la pathologie générale.

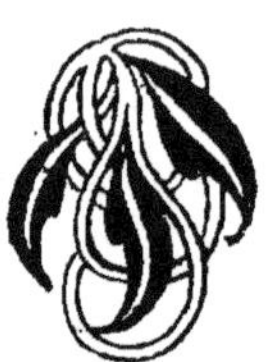

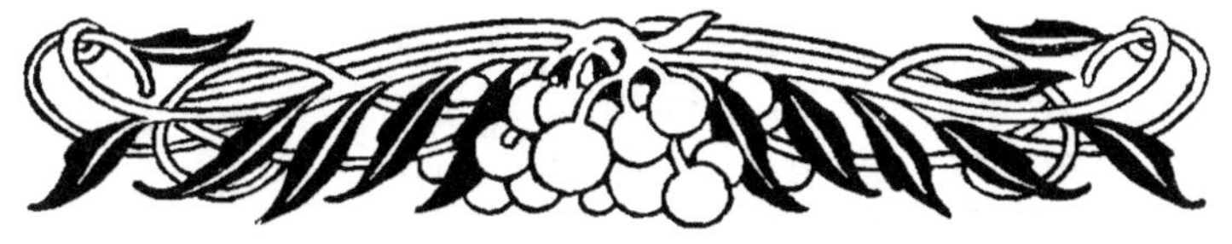

CHAPITRE IV

L'HABITUDE [1]

§ 13. APPLICATIONS ILLÉGITIMES DE LA LOI D'HABITUDE. — 14. LA DÉFINITION DE L'ORGANE. — 15. LE RYTHME VITAL. — 16. LENTEUR DE L'ACQUISITION D'UN CARACTÈRE PAR HABITUDE. — 17. RÉSULTATS DIVERS DES MALADIES. — 18. VALEUR DE LA LOI D'HABITUDE ; SA SIGNIFICATION DARWINIENNE ET SA SIGNIFICATION LAMARCKIENNE. — 19. PREMIÈRE NOTION DE L'INFLUENCE DU PHYSIQUE SUR LE CHIMIQUE.

§ 13. — APPLICATIONS ILLÉGITIMES DE LA LOI D'HABITUDE

C'est ordinairement un excellent moyen de faire comprendre dans quelles limites est applicable une loi générale bien connue et familière, que de s'en servir volontairement dans des cas où son emploi est évidemment abusif; on provoque en même temps le rire et la réflexion.

Dans un de ses hebdomadaires accès d'humour, Alphonse Allais proposait, il y a quelques années de faire venir à Paris de l'eau du Sénégal, pour fabriquer à

---

1. *Revue Universelle*, juillet 1905.

peu de frais la glace artificielle, car cette eau, *habituée* à des températures torrides, ne manquerait pas, disait-il, de geler vers dix ou douze degrés au-dessus de zéro. La notion d'habitude est empruntée à l'étude des êtres vivants et il est tout à fait illégitime de l'appliquer aux corps bruts; mais alors même que l'on s'en tient aux animaux, il ne faut pas oublier que l'acquisition d'une habitude a pour condition essentielle la conservation de la vie; on connaît la ridicule histoire de cet anglais qui, voulant amener progressivement son cheval à ne plus manger, se plaignit de le voir mourir au bout d'une quinzaine de jours : « c'est dommage, dit-il, il commençait à s'habituer ! »

L'HABITUDE GRANDE LOI BIOLOGIQUE.

L'habitude est la grande loi biologique; elle nous fournit les formules les plus générales pour la narration des phénomènes vitaux et ces formules ont le grand avantage de s'appliquer immédiatement à des cas dont on ignore le détail, dont on connaît seulement les grandes lignes; le mot s'*habituer* résume d'ailleurs ce qu'il y a de plus solide dans la connaissance acquise par l'observation courante des hommes au sujet des manifestations de la vie; au lieu de dire, avec le proverbe : « L'habitude est une seconde nature, » on pourrait, sans trop s'avancer, émettre l'aphorisme : « vivre c'est s'habituer », et il y aurait même là une définition de la vie si l'idée d'habitude ne comprenait l'idée de vie.

Bien des gens n'admettront pas l'existence de ce lien étroit entre la vie et l'habitude; le langage dans lequel nous racontons les activités humaines ou animales nous est si familier que nous avons une tendance invincible à l'appliquer aux machines, aux outils que nous employons. On dit couramment, lorsqu'on emploie un appareil neuf dont le fonctionnement est défectueux à cause de certains frottements, de certaines imperfections que l'usure fait disparaître : « il marchera mieux quand il se sera habitué. » J'ai entendu affirmer que certaines marmites « ont l'habitude » de faire de bon potage et qu'on les gâte en y mettant cuire un jambon ou une andouille. Outre la facilité que nous trouvons dans l'emploi d'un langage familier, cette personnification des objets inanimés ne déplaît pas à notre imagination mystique ; un chasseur superstitieux (et ils le sont généralement, comme les joueurs et comme ceux qui ne sont pas maîtres de tous les éléments dont dépend le phénomène qu'ils attendent), un chasseur superstitieux, dis-je, ne prête pas volontiers son fusil à une « mazette » qui lui donnera l'*habitude* de « patater ». Chose curieuse, après avoir transporté aux machines le mode de narration de l'activité humaine, on est revenu des machines à l'homme ; on a prêté à l'homme ou à l'animal la propriété de s'user en fonctionnant comme les machines. Et c'est là, à mon avis, l'une des plus grossières erreurs qu'ait jamais fait commettre un raisonnement *a priori*. Précisément, alors que la machine imparfaite s'est « habituée » à son travail par suite d'une usure qui a adouci certains frottements, l'ouvrier qui s'habitue à son travail voit, au contraire, se développer d'une façon très notable les parties de son corps dont il se sert le plus couramment. C'est ce fait d'observation que l'on résume ordinairement dans l'aphorisme « La fonction crée l'organe » ; c'est là que Lamarck a puisé le premier des deux *principes* au moyen desquels il a interprété l'évolution adaptative des animaux.

« *Dans tout animal qui n'a point dépassé le terme de ses développements, l'emploi plus fréquent et soutenu d'un organe quelconque, fortifie peu à peu cet organe, le développe, l'agrandit et lui donne une puissance proportionnée à la durée de cet emploi, tandis que le défaut constant d'usage de tel organe l'affaiblit insensiblement, le dété-*

riore, diminue progressivement ses facultés et finit par le faire disparaître[1]. »

§ 14. — LA DÉFINITION DE L'ORGANE

Ce remarquable principe s'appelle ordinairement « la loi d'habitude » de Lamarck. Pour en bien comprendre toute la généralité, il faut se défier du sens restreint et illégitime que le langage courant attribue au mot organe. On dit par exemple que la main est l'organe de la préhension et l'on trouve une démonstration du principe de Lamarck dans le fait, si souvent remarqué, que les laboureurs et les gymnastes ont les mains particulièrement développées, grossières et calleuses. L'organe de la préhension comprend la main, mais il comprend aussi autre chose. C'est une erreur de croire que les parties dans lesquelles il est facile de décomposer l'anatomie extérieure du corps sont des organes ; une main ne prend pas, un pied ne marche pas, sans l'intervention du bras, de la jambe et des centres nerveux. Le mot organe ne peut avoir qu'une définition physiologique ; l'organe est défini par la fonction qu'il accomplit et telle fonction qui paraît extrêmement simple définit un organe extrêmement complexe. Arrêtons-nous à une fonction prise au hasard, et aussi familière que possible, l'éternuement. L'organe de l'éternuement n'est pas le nez comme le croient peut-être des personnes ayant peu réfléchi ; voici en réalité l'ensemble des phénomènes qui constituent l'éternuement, ensemble indispensable et tel que la suppression d'un seul de ses rouages supprimerait la fonction elle-même :

----

1. *Philosophie zoologique*, Paris, 1809.

Un corps étranger, grain de poussière, barbe de plume, se trouve déposé en un point des voies respiratoires; il y agace l'extrémité d'un nerf sensitif qui transmet à un centre nerveux la nouvelle de sa présence illégitime; le centre nerveux envoie immédiatement, dans toutes les directions, des ordres qui font agir un nombre considérable de muscles, déterminent dans l'ensemble de la cage thoracique une secousse effroyable et compriment brusquement le poumon qui agit comme un soufflet; tout cela pour chasser un brimborion insignifiant; encore le résultat n'est-il pas obtenu du premier coup; il faut quelquefois éternuer cinq ou six fois de suite; l'ensemble de l'organisme est ébranlé. On croirait lire la fable dans laquelle l'homme à la puce invoque le roi des Dieux et le Tonnerre; pour le physiologiste ayant observé les habitudes de parcimonie de la nature vivante, il y a là quelque chose d'étrange et de ridicule, une disproportion évidente entre l'effet cherché et les moyens employés pour l'obtenir. Aussi n'existe-t-il peut-être pas de meilleur exemple pour montrer combien est complexe la définition de l'organe correspondant à la fonction la plus banale; dans beaucoup de cas, l'organe peut être considéré comme comprenant pour ainsi dire l'économie tout entière. Souvent, d'ailleurs, nous ne savons pas détailler le mécanisme qui exécute une fonction donnée, facile à raconter dans ses effets; cela n'empêche pas que nous puissions lui appliquer le principe de Lamarck du développement par l'habitude, et c'est en cela que cette loi « globale » est infiniment précieuse; elle nous permet de *prévoir* le résultat d'un fonctionnement répété sans en connaître le moins du monde le détail. Quelques exemples feront mieux comprendre cet intérêt tout spécial de la loi d'habitude :

Etudions d'abord la lutte contre le froid chez les ani-

ORGANE DE
L'ÉTERNUEMENT.

maux à température constante comme l'homme et les mammifères. Le fait même que la température de ces animaux ne varie pas ou varie infiniment peu alors que la température extérieure passe dans nos pays de 20° de froid à 35° au-dessus de zéro, prouve qu'il y a en chacun d'eux un mécanisme régulateur de la température du corps, un organe de la lutte contre le froid [1]. Cet organe, nous en ignorons tout, ou presque tout ; nous savons seulement qu'il existe ; il est vraisemblable qu'il comprend l'ensemble de l'individu ; on pourrait dire que cet organe, c'est l'individu lui-même observé à un point de vue spécial, au point de vue thermométrique. Eh bien, malgré le peu de renseignements que nous possédons au sujet de la description de l'organe de la lutte contre le froid, nous pouvons, sans risquer de nous tromper, lui appliquer le principe de Lamarck ; et en effet, nous constatons tous que cet organe se développe en hiver par un fonctionnement journalier ; nous supportons aisément, nous trouvons même agréable à la fin de l'hiver, telle température qui, si elle survenait brusquement en été, nous rendrait malades. Au sanatorium d'Hauteville où j'écris ces lignes, nous sommes habitués au froid parce que nous vivons sans cesse dehors et que nous laissons entrer l'air la nuit dans notre chambre. En ce moment même il fait, à l'extérieur, trois degrés au-dessus de zéro, et j'écris la fenêtre ouverte dans une chambre sans feu tandis qu'à Paris, il me fallait, il y a deux mois, au moins 16° dans une chambre close. Les animaux sauvages sont beaucoup mieux doués que nous pour la lutte contre le froid ; c'est que l'homme

---

1. Je dis contre le froid parce que la température extérieure est ordinairement plus basse que celle du corps de l'homme ; nous sommes très mal outillés pour lutter contre une température plus élevée que la nôtre ; une différence de quelques degrés suffit à nous rendre malades.

civilisé a imaginé le moyen d'*éviter* le froid au lieu de lutter contre lui; il se couvre de vêtements, vit dans des maisons chauffées et ne saurait plus s'en passer; de même beaucoup d'animaux domestiques, abatardis par le bien-être, ne peuvent plus s'accoutumer à la vie sauvage. L'atrophie progressive de notre organe de la lutte contre le froid finit d'ailleurs par devenir héréditaire et se complète de génération en génération; les gens de notre race ne pourraient plus vivre nus en hiver. Ce qui est vrai pour la résistance au froid, est également vrai de la résistance aux autres agents naturels de destruction; les races civilisées deviennent de moins en moins aptes à lutter individuellement contre le milieu parce qu'elles se reproduisent dans des conditions où cette lutte est devenue inutile; elles ont des moyens artificiels de se défendre contre les intempéries; au lieu de s'habituer à supporter un mal, elles se sont habituées à l'éviter; c'est là une autre forme de l'habitude, et pas la moins intéressante comme nous le verrons plus tard.

Dans cet exemple de la lutte contre le froid, on peut employer sans difficulté le mot organe, quoique la définition anatomique de l'organe qui lutte contre le froid soit impossible; il y a d'autres cas où l'on constate des effets évidents de l'habitude sans pouvoir imaginer, même par la pensée, la description d'un organe correspondant aux faits étudiés. On sait que le café empêche de dormir; certaines personnes s'habituent cependant à en prendre, même le soir, sans que cela nuise à leur sommeil. J'avais pris cette habitude lors d'un voyage au Brésil, pays dont la boisson courante est le café; on en boit toute la journée; à mon retour en France, je voulus revenir à mon ancien régime et supprimer de mon ordinaire la consommation du café; il me fut impossible de dormir, je dus reprendre du café à tous mes repas; ce ne fut que

ACCOUTUMANCE
AUX EXCITANTS.

petit à petit que je pus en réduire la dose et finalement n'en plus prendre. C'est là ce qu'on appelle une habitude tyrannique ; la morphine est plus tyrannique encore ; on ne peut la supprimer aux morphinomanes sans les mettre en danger de mort.

Cette relation entre la consommation du café et le sommeil conduit au rôle de l'habitude dans le rythme même de la vie. On sait que les personnes qui se lèvent quotidiennement à cinq heures du matin ne peuvent que très difficilement dormir plus tard, lorsque des circonstances extraordinaires les amènent à se coucher après minuit. Et cette constatation met en faillite l'explication simpliste des physiologites qui veulent que le sommeil soit déterminé par une accumulation, dans l'organisme, des poisons résultant du travail journalier ; le réveil viendrait au moment où le fonctionnement nocturne du rein aurait éliminé l'excès des substances vénéneuses ; il y a certainement quelque chose de vrai dans cette explication, mais elle n'est pas complète ; quand on se couche trois heures plus tard qu'à l'ordinaire, on a accumulé dans son intérieur une quantité de poisons plus considérable ; si donc on s'endort en se couchant (ce qui n'a pas toujours lieu, d'une part parce qu'un excès de poisons accumulés peut empêcher le sommeil, d'autre part parce qu'il faut respecter le rythme habituel de sa vie, aussi bien pour le coucher que pour le lever), si l'on s'endort en se couchant, on devrait dormir jusqu'à huit heures et même plus tard ; or bien peu y réussissent ; c'est donc qu'il y a dans le sommeil et le réveil autre chose qu'un phénomène d'empoisonnement et une excrétion de poisons ; il y a encore un rythme particulier établi par l'habitude dans la physiologie de l'homme ; rien n'est plus mystérieux que ce rythme, rien n'est moins facile à expliquer dans le détail, rien n'est plus éloigné de ce que nous avons coutume d'appeler le fonctionnement d'un organe. Il faut donc donner au principe de Lamarck un énoncé plus général encore.

Si ces phénomènes sont curieux chez l'homme, ils le sont bien plus chez les plantes. Certaines fleurs se ferment la nuit et se rouvrent le matin ; on peut voir dans cette particularité le résultat d'une influence directe des rayons du soleil, et c'est en effet ainsi qu'on l'explique généralement, mais il y a certainement autre chose ; le rythme est établi dans certains cas en dehors de l'action immédiate des influences qui l'ont primitivement déterminé. La chose est bien plus remarquable quand il s'agit du rythme saisonnier. Quand les bourgeons « partent » au printemps, on peut croire qu'il y a là une action directe de l'élévation de la température et, cependant l'éclosion des feuilles varie à peine de quelques jours, des bonnes aux mauvaises années. Les marronniers dits « du vingt mars » ont un rythme particulier, établi par l'existence antérieure de leur race ; ils « partent » un mois avant les autres dans les mêmes conditions de climat et de nourriture [1].

L'expérience de Schübeler qui a conduit à la fabrication de la race de blé appelée « blé de printemps » est particulièrement intéressante à cet égard. Du blé pris dans l'Allemagne du Sud, ayant honnêtement contracté les habitudes saisonnières de ce pays, fut semé dans les régions froides de la Scandinavie. Là, de deux choses l'une : ou bien le blé devait mourir avant d'avoir atteint la maturité et par conséquent mourir sans postérité, ou bien il devait évoluer plus vite qu'en Allemagne, car le nombre de jours existant entre la cessation du froid

LE BLÉ DE PRINTEMPS.

---

1. Ce rythme saisonnier des végétaux s'inscrit dans leur structure ; quand on scie un tronc d'arbre on remarque qu'il est formé de couches concentriques alternativement plus claires et plus foncées, et qui, représentant le rythme saisonnier, font connaître l'âge de l'arbre.

hivernal et la réapparition du froid automnal est inférieur en Scandinavie au nombre de jours qui était nécessaire en Allemage à l'évolution complète du plant de
blé. Si le blé était mort sans postérité, cela ne nous
aurait rien appris ; or, il y eut plusieurs plants qui donnèrent des graines mûres ; c'est donc que ces individus
particuliers avaient évolué plus vite que dans les pays
tempérés. Leurs graines, soigneusement recueillies, furent
semées dans le même lieu et donnèrent une récolte ; on
sema de nouveau les graines recueillies et l'on obtint
ainsi en quelques années, une race de blé qui avait « pris
l'habitude » d'évoluer en un nombre de jours très inférieur à celui qui était nécessaire à ses ancêtres allemands.
Ceci est déjà très curieux ; mais voici, comme dit Marot,
« le bon du conte » : Ce blé, rapporté en Allemagne du
Sud, *conserva l'habitude acquise*, et évolua aussi vite
qu'en Scandinavie. Et c'est ainsi que, dans beaucoup de
pays de l'Europe, on sème maintenant au printemps des
races de blé qui mûrissent en même temps que d'autres
races parentes semées en octobre.

On a proposé diverses interprétations de ce fait curieux ;
les darwiniens ont voulu y voir une simple manifestation de la sélection naturelle : parmi les grains semés, il y
avait, disent-ils, des différences individuelles ; quelques
plantes ont pu mûrir, d'autres pas ; et cela a fait une
sélection de ceux qui pouvaient mûrir ; cette sélection
s'est précisée au cours des années successives et l'on est
arrivé ainsi à « isoler » une race capable d'évoluer plus
vite. Explication spécieuse, mais qui ne résiste pas à un
examen approfondi ; dans nos pays, en effet, tout le blé
mûrit à peu près en même temps et il n'y a pas entre les
divers individus des différences comparables à celles qui
se manifestèrent dès la première année en Scandinavie.

Les lamarckiens proposent, en conséquence, d'expliquer le phénomène par une action directe des conditions de milieu et, tant qu'ils voudront bien s'en tenir à des considérations aussi vagues, tant qu'ils s'abstiendront d'entrer dans le détail des phénomènes, on sera dans l'impossibilité de les prendre en faute, d'autant plus que, outre l'action directe du milieu, ils font également intervenir la sélection naturelle des darwiniens.

Lamarck avait déjà signalé des faits analogues dans son admirable « Philosophie zoologique » :

« Entre des individus de même espèce, dont les uns sont continuellement bien nourris et dans des circonstances favorables à tous leurs développements tandis que les autres se trouvent dans des circonstances opposées, il se produit une différence dans l'état de ces individus, qui peu à peu devient très remarquable. Que d'exemples ne pourrais-je pas citer à l'égard des animaux et des végétaux qui confirmeraient le fondement de cette considération ! Or, si les circonstances, restant les mêmes, rendent *habituel* et constant l'état des individus mal nourris, souffrants et languissants, leur organisation intérieure en est à la fin modifiée, et la génération entre les individus dont il est question conserve les modifications acquises, et finit par donner lieu à une race très distincte de celle dont les individus se rencontrent sans cesse dans des circonstances favorables à leurs développements. Un printemps très sec est cause que les herbes d'une prairie s'accroissent très peu, restent maigres et chétives, fleurissent et fructifient, quoique n'ayant pris que très peu d'accroissement. Un printemps entremêlé de jours de chaleur et de jours pluvieux, fait prendre à ces mêmes herbes beaucoup d'accroissement, et la récolte des foins est alors excellente. Mais si quelque cause perpétue, à l'égard de ces plantes, les circonstances défavorables, elles varieront proportionnellement, d'abord dans leur port ou leur état général et ensuite dans plusieurs particularités de leurs caractères. Par exemple, si quelque grain de quelqu'une des herbes de la prairie en question est transporté dans un lieu élevé, sur une pelouse sèche, aride, pierreuse, très exposée aux vents, et y peut germer, la plante qui pourra vivre dans ce lieu s'y trouvant toujours mal nourrie, et les individus qu'elle y reproduira continuant d'exister dans ces mauvaises circonstances, il en résultera une race véritablement différente de celle qui vit dans la prairie, et dont elle sera cependant originaire. Les individus de cette nouvelle race seront petits, maigres dans leurs parties; et certains de leurs organes ayant pris plus de développement que d'autres offriront alors des proportions particulières [1]. »

Dans cette citation, on voit que Lamarck s'en tient à des généralités, à des termes globaux et vagues; il tire un parti très avantageux de la notion d'habitude et de la notion de transmission héréditaire des habitudes, et cela lui permet de raconter très clairement des phénomènes dont il serait fort en peine de donner le détail. C'est là le grand mérite du langage *global* si nécessaire dans une science à ses débuts comme l'est encore la biologie.

§ 15. — LE RYTHME VITAL

Un auteur récent qui a découvert un intéressant phénomène de rythme vital conservé par l'habitude s'élève contre l'emploi de ce langage global. Voici d'abord le phénomène :

« Les *Convoluta*, vers ciliés qui vivent sur les plages,

---

1. *Philosophie zoologique*, De l'influence des circonstances sur les actions des animaux.

ne sont guère plus gros que des grains de sable, mais ils forment par leur accumulation d'immenses taches vertes qui apparaissent et disparaissent alternativement. Les taches disparaissent quand la mer revient, quelquefois un peu avant ; si les convoluta ne s'enfonçaient pas dans le sable elles seraient écrasées par les chocs ; les taches réapparaissent quand la mer découvre. Elles présentent donc sur les plages des mouvements alternatifs d'ascension et de descente, qui sont synchrones de ceux de la marée, mais inverses. Or, ces mouvements persistent en aquarium, que le sable soit recouvert constamment d'une couche d'eau ou qu'il reste simplement humide. L'indépendance des mouvements oscillatoires des convoluta par rapport à la plupart des conditions extérieures est des plus curieuses ; elle n'est pas primitive ; elle est acquise manifestement ; elle vient contredire formellement ceux qui attribuent tous les phénomènes qui se passent à un moment donné aux seules causes actuelles, et par suite ceux qui considèrent l'évolution individuelle comme dépendant uniquement de ces causes[1]. »

L'auteur conclut de ces faits que les mots « habitude », « hérédité » ne signifient rien et « qu'il faut les rejeter ou tout au moins ne pas se laisser arrêter par eux lorsqu'il s'agit de déterminer la part qui revient aux causes actuelles et celle qui revient aux causes passées dans un phénomène qui se passe sous nos yeux ». Il me semble que, privé de ces expressions si commodes, le biologiste se trouverait au contraire désarmé devant les faits ; il ne pourrait plus les raconter. Quand un organisme agit dans certaines circonstances, il agit d'après sa nature à ce moment et d'après les conditions réalisées

---

1. G. Bohn, Causes actuelles et causes passées. *Revue scientifique,* 1ᵉʳ avril 1905.

autour de lui ; cela est vrai de l'animal, comme du végétal, comme de tout corps qui agit ou réagit. Il faut donc
considérer, dans les causes actuelles de son action, d'une
part les causes qui lui sont intérieures[1], d'autre part
celles qui lui sont extérieures ou appartiennent au milieu.
Que les causes qui lui sont intérieures proviennent, dans
sa structure physique ou chimique, de phénomènes passés, cela est certainement vrai de beaucoup d'entre elles ;
sauf quelques particularités qui se mettent fatalement, à
chaque instant, en équilibre avec les conditions ambiantes,
comme la température des animaux à sang froid par
exemple, on peut même dire que tous les caractères de
structure individuelle résultent, à un moment donné,
dans un organisme donné, de tout son passé et de tout le
passé de sa race ; c'est ce qu'on exprime en disant que
l'être est soumis à des influences ancestrales. Mais cela
n'empêche pas que les caractères de structure *actuels* de
l'individu, qu'ils soient d'ordre physique ou d'ordre chimique, interviennent comme causes actuelles dans la
détermination des phénomènes. Quand les convoluta
vivent en liberté sur les plages de l'Océan, elles ont un
rythme vital adapté aux mouvements de la marée, et il
est tout naturel de penser que c'est le rythme de la
marée qui a, petit à petit, fixé dans la structure de ces
animaux ce rythme vital ; mais puisque ce rythme se
conserve dans l'aquarium, en dehors de tout mouvement
de flux et de reflux, cela prouve précisément que, dans la
nature des convoluta actuelles, ce rythme est fixé désormais, indépendamment de celui de la marée auquel il a
dû primitivement sa genèse. Seulement, comme cette
habitude de monter et de descendre au moment du jusant

---

1. Ou, d'une manière plus générale, celles qu'il emporte avec lui partout
où il va.

et du flot est *utile* aux convoluta vivant en liberté, elle se conserve et se renforce sans cesse sous l'influence de la sélection naturelle ; tandis que, dans un aquarium, son inutilité peut la faire disparaître petit à petit ; on perd ses bonnes habitudes quand on se trouve dans des conditions où elles sont devenues inutiles ; le rythme des convoluta se manifestant dans un aquarium où il ne rime plus à rien est devenu ce que nous appelons vulgairement un *tic*, une *manie ;* c'est l'histoire du cheval de meunier qui, vendu à un médecin de campagne, conserve malgré les coups de fouet l'habitude invétérée d'arrêter son maître à toutes les auberges de la grande route.

J'ai insisté un peu longuement sur cette histoire des convoluta, parce qu'elle montre, contrairement à l'opinion de M. Bohn, combien est indispensable l'emploi du mot habitude dans la narration des faits biologiques. S'il fallait décrire, par le détail, le mécanisme qui donne aux convoluta le rythme dont ils sont doués, nous serions bien embarrassés ; de même pour la particularité que les grains de blé de Schübeler ont rapportée en Allemagne de leur voyage en Scandinavie ; de même pour la possibilité de dormir en prenant beaucoup de café et pour l'organe de la résistance au froid. Tous ces phénomènes si divers se racontent très aisément si l'on emploie le mot « habitude » et restent indéchiffrables si l'on veut s'en passer. Non pas que l'usage d'une langue générale, commode et adaptée à l'ensemble des faits biologiques dispense les esprits curieux de s'efforcer de pénétrer dans le détail de chacun d'eux ; les mots « habitude » et « hérédité » ne développeront la paresse que chez les paresseux ; mais ils nous permettent d'appliquer une formule unique à un ensemble de faits extraordinairement disparates, et c'est précisément là ce qui définit les « lois générales ». Quand Newton a établi son prin-

cipe immortel de « l'attraction universelle », il n'a pas eu
la prétention de résumer en deux lignes toutes nos connaissances astronomiques ; je sais la formule de Newton
et cependant je ne connais pas l'état du ciel à chaque instant ; je ne puis pas prévoir les éclipses de lune sans con-
sulter le calendrier. Les lois générales ne nous enseignent pas le détail des choses, mais elles nous reposent
l'esprit en nous donnant la certitude que nous pouvons
trouver l'unité sous la diversité apparente ; elles nous
permettent de raconter des phénomènes dont nous ignorons le détail, et de les raconter sans nous tromper, en
respectant la possibilité ultérieure de découvrir le détail
de chacun d'eux par une analyse approfondie ; c'est là
l'utilité incontestable du langage *global* dans les sciences
qui commencent comme la biologie.

Il est fort curieux que, contrairement à ce qui s'est
passé en astronomie, les grandes lois biologiques aient
été empruntées à la sagesse des nations. En astronomie,
ce sont les mesures accumulées par Tycho-Brahé et ses
prédécesseurs qui ont permis à Képler d'énoncer des lois
dont Newton a tiré une formule plus générale encore. En
biologie, ce sont nos ancêtres ignorants qui ont découvert la loi d'*habitude* dont Lamarck a montré toute l'ampleur. Il est vrai que nos ancêtres étant vivants et se frot-
tant sans cesse à d'autres êtres vivants ont eu de la vie
une expérience bien plus approfondie que du mouvement
des planètes. Et c'est ainsi que les deux principes de
Lamarck, la loi d'habitude et la loi d'hérédité, il les a
tirés immédiatement de l'expérience acquise par les
hommes. Contrairement aux autres sciences dans lesquelles la découverte des lois générales est le but vers
lequel on tend par des études analytiques précises, les
grandes lois de la nature vivante sont, dès le début,
connues de nous et nous permettent de raconter les faits

dans un langage correct sans avoir eu besoin d'en pénétrer le détail. C'est là un premier avantage des lois générales ; il y en a un autre et non moins important : c'est que les lois générales permettent, dans une certaine mesure, la prévision de l'avenir. Voyons si cet avantage se trouve dans la loi d'habitude.

§ 16. — LENTEUR DE L'ACQUISITION D'UN CARACTÈRE PAR HABITUDE

Savoir c'est prévoir, a dit Auguste Comte ; le grand intérêt de la découverte d'une loi, c'est-à-dire d'une formule résumant un grand nombre de faits d'expérience, c'est que cette loi permet, dans certains cas, de prévoir le résultat d'une expérience nouvelle. A ce point de vue, la loi d'habitude est d'un usage excellent, pourvu que l'on ne l'applique pas à tort et à travers ; aussi s'en sert-on couramment dans la vie. Voici un jeune homme qui commence à exercer un métier nouveau et qui y réussit mal : « il s'habituera », dit-on avec tranquillité, et le plus souvent, on a raison, pourvu que l'exercice du métier considéré soit compatible avec la conservation de la vie humaine ; je signalais en commençant l'erreur ridicule de celui qui voulut habituer son cheval à ne pas manger ; les conditions de la vie d'un être ne sont jamais rigoureusement fixes, mais peuvent osciller entre des limites plus ou moins éloignées ; c'est dans ces limites que la loi d'habitude peut s'appliquer ; elle s'applique surtout si l'on procède par approximations successives, si l'on ne modifie que progressivement les conditions du milieu. Certaines espèces animales sont représentées par des individus vivant dans l'eau de mer, des individus vivant dans l'eau saumâtre et des individus vivant dans l'eau

ACCOUTUMANCE PROGRESSIVE.

douce ; c'est donc que, au point de vue de la salure de l'eau, il y a beaucoup de latitude dans les conditions de vie particulières à cette espèce ; encore faut-il y aller doucement. Si l'on prend un individu vivant dans l'eau de mer et qu'on le plonge brusquement dans l'eau douce, il y a bien des chances pour qu'il soit tué, tandis qu'on aurait pu l'habituer progressivement à une eau de moins en moins salée. Hafkine a fait jadis à l'Institut Pasteur des expériences très amusantes sur l'accoutumance progressive de certains infusoires à une salure variable ; il conservait dans deux bocaux deux lots de ces animalcules provenant d'un même parent et par conséquent aussi semblables que possible ; dans l'un des bocaux il augmentait progressivement la salure ; il la diminuait dans l'autre ; les infusoires continuaient à vivre et à se multiplier ; lorsque la différence des salures des deux bocaux était devenue assez considérable, il vidait brusquement l'un d'eux dans l'autre et tous les animaux étaient tués parce qu'ils passaient brusquement, les uns d'une salure trop forte à une salure trop faible, les autres d'une salure trop faible à une salure trop forte.

Il faut distinguer attentivement les deux expressions « s'habituer » et « être habitué » ; on parle ordinairement d'habitude quand il s'agit d'un être qui est déjà habitué, et l'on réserve le mot « entraînement » ou quelquefois le mot « accoutumance » à la désignation de l'état d'un individu qui est en train de s'habituer, d'acquérir une habitude. L'habitude représente donc un caractère acquis, tandis que l'entraînement rappelle la période de variation pendant laquelle l'individu acquiert ce caractère. Mais ce langage n'est pas absolument précis et gagnerait à le devenir. On parle souvent d'un caractère acquis par une longue habitude ; ici encore il y a lieu de préciser.

Après la période d'entraînement, d'accoutumance à certaines conditions, l'animal se trouve habitué à ces conditions et continue sans effort à exécuter, dans le milieu, les actes auxquels il s'est accoutumé avec plus ou moins de peine; mais les phénomènes ultérieurs changent suivant que, une fois l'habitude prise, il la développe par un long usage, par un exercice ininterrompu ou que, au contraire, il ne se sert pas longtemps de la faculté acquise. Dans le second cas, il perd bientôt l'habitude qu'il avait contractée; dans le premier cas, au contraire, cette habitude peut faire de plus en plus intimement partie de sa structure, au point de s'y conserver fort longtemps ensuite, même si les conditions de milieu ne nécessitent plus le fonctionnement correspondant. C'est le cas des convoluta qui conservent en aquarium le rythme acquis pendant des générations et des générations sur les plages baignées par l'océan; nous ne savons pas combien de temps les descendants de ces petits vers conserveraient, hors de la mer, leur oscillation biquotidienne, mais nous connaissons des cas où « l'atrophie par désuétude », comme dit Lamarck, n'a pas réussi à faire entièrement disparaître de l'hérédité des individus les vestiges des parties développées autrefois par un fonctionnement habituel et depuis longtemps abandonné; l'hérédité est tenace, et, lorsqu'un caractère est acquis et fixé, il l'est bien. Nos ancêtres, mangeant de l'herbe, avaient développé dans leur intestin, après l'estomac une seconde dilatation, très considérable encore aujourd'hui chez les moutons et les lapins, et que l'on appelle le cæcum. Dans le jeune fœtus humain, ce cæcum se reproduit à chaque génération, mais comme il ne sert que peu, notre nourriture étant aujourd'hui plus substantielle et moins volumineuse, l'extrémité du jeune cæcum ne se développe pas et devient ce ridicule « appendice » auquel nous devons

*PASSAGE DE
L'HABITUDE
A L'HÉRÉDITÉ.*

(121)

des maladies graves sans en tirer jamais aucun bienfait.

Voici donc, en résumé, la marche de l'acquisition d'un caractère par habitude :

Un individu se trouve soumis à des conditions d'existence nouvelles pour lui ; s'il ne meurt pas, il traverse une période de variation, appelée période d'entraînement ou d'accoutumance ; puis il est habitué et fonctionne normalement dans ces conditions nouvelles ; si ces conditions durent peu, il perd simplement l'habitude acquise, et plus ou moins lentement suivant les cas ; si ces conditions durent longtemps, plusieurs générations par exemple, l'habitude devient un caractère structural, un *caractère acquis* qui persiste même lorsque, les conditions changeant, l'individu n'exerce plus la faculté qu'il tenait de son habitude. Cependant, à la longue, ce caractère acquis peut disparaître très lentement par désuétude ; il disparaît plus vite lorsque, dans des conditions nouvelles, il devient nuisible aux êtres qui en sont porteurs.

L'ABSOLU. Dans le domaine des choses de l'esprit, nous trouvons un très grand nombre d'exemples de cette marche régulière des faits biologiques, l'un d'eux est particulièrement intéressant, parce qu'il nous montre comment nous sommes arrivés à notre croyance à l'absolu. Nous sommes habitués à voir tomber les objets sur le sol ; ces objets se dirigent en réalité vers le centre de la Terre, mais avant de savoir que la Terre était ronde, nous avons pensé simplement que ce que nous appelons notre verticale, à nous observateur, détermine la direction suivant laquelle tombent tous les corps ; nous avons donné à tous les objets de l'espace, même au Soleil et à la Lune, un haut et un bas correspondant à notre haut et à notre bas, et nous avons gardé cette notion de la verticale absolue du monde même après que les savants nous en ont démontré l'absurdité.

(122)

La conservation, dans notre structure, d'un caractère acquis par une habitude invétérée, alors qu'ont disparu les conditions dans lesquelles cette habitude était justifiée, peut expliquer l'origine de toutes nos notions absolues, et c'est là encore un point intéressant de l'histoire de l'habitude.

Mais c'est surtout en pathologie que l'accoutumance des organismes à des facteurs d'action nouveaux joue un rôle prépondérant. Cette accoutumance peut se manifester de deux manières. On peut s'habituer à un poison, comme la morphine, par exemple, mais on peut s'habituer aussi à éviter ce poison.

Je suppose que, dans un pays fertile en essences végétales, se trouvent certaines espèces de plantes qui soient nuisibles à des vaches y paissant en troupeaux ; l'expérience répétée de l'empoisonnement par ces espèces de plantes donnera aux vaches l'habitude de les éviter quand elles les reconnaîtront à la vue ou à l'odeur ; cette habitude, se conservant pendant un grand nombre de générations, finira par se fixer dans la structure des descendants, et ainsi s'explique l'admirable instinct qui fait que, dans un pays bien connu d'elles, les vaches savent choisir les aliments utiles et éviter les aliments nuisibles. Cet instinct n'est d'ailleurs bien sûr que pour les plantes dont ces animaux ont une expérience très ancienne ; si on transporte des troupeaux dans un pays dont ils ne connaissent pas la végétation, ils se trompent souvent au début et s'empoisonnent ; il est impossible d'acclimater les moutons au Tonkin ; tous y meurent. L'instinct qui pousse les animaux à éviter les poisons n'est donc pas un flair mystérieux, mais simplement le souvenir d'une expérience personnelle ou ancestrale.

Au lieu d'éviter les poisons, les animaux peuvent s'habituer à en consommer sans danger ; et cela n'est pas vrai seulement des poisons mais de toutes les autres causes de destruction, comme les maladies microbiennes. L'introduction d'un élément nouveau dans un organisme vivant est toujours dangereux, on ne sait pas d'avance ce qui en résultera ; c'est l'expérience seule qui nous renseigne à ce sujet. Lorsque l'élément nouveau introduit est lui-même vivant, l'expérience est intéressante à deux points de vue : au point de vue de l'hôte et au point de vue du parasite, car si l'introduction du parasite modifie les conditions de vie de l'hôte et menace sa conservation, elle modifie aussi les conditions de vie du parasite qui se trouve dans un milieu nouveau et obligé de faire face à des exigences nouvelles.

Il va donc se manifester, tant pour l'un que pour l'autre, une période de variation due au changement dans les conditions de vie ; cette période de variation est ordinairement nommée maladie, et doit être appelée de ce nom, tant pour l'être introduit que pour celui dans lequel il a été introduit. La maladie peut se terminer de diverses manières.

§ 17. — RÉSULTATS DIVERS DES MALADIES

Il se peut que les deux êtres, hôte et parasite, s'habituent l'un à l'autre ; à la période de variation succède alors une période de régime constant, chacune des deux espèces s'étant modifiée comme il faut pour vivre avec l'autre ; il y a même des cas où cette vie en commun est avantageuse pour les deux parties ; c'est alors ce qu'on appelle un *consortium* ou une *symbiose*. Quelquefois, l'un des deux conjoints souffre plus ou moins de la présence de l'autre, mais sans être pour cela menacé de mort rapide ; il y a alors maladie chronique plus ou moins grave suivant les cas ; par exemple, le tænia du chien paraît inoffensif pour son hôte ; le tænia de l'homme le rend malade. Dans la tuberculose on trouve presque toutes les étapes entre l'extrême gravité et l'extrême bénignité. Il y a des tuberculeux qui portent gaillardement leurs parasites jusqu'à un âge très avancé ; d'autres au contraire ont des lésions qui « évoluent rapidement » vers l'issue fatale et la marche de la maladie ressemble beaucoup alors à celle d'une maladie aiguë.

Dans la plupart des maladies aiguës, il y a incompatibilité entre les deux espèces mises en présence ; il faut que l'hôte ou le parasite meure, et la période de lutte est justement ce qu'on appelle la maladie. Mais cette période de lutte est en même temps, pour celui des antagonistes qui l'emporte dans la bataille, une période d'accoutumance ; le vainqueur a acquis dans la lutte « l'habitude de vaincre »; on peut le prévoir par la simple considération de la notion générale d'habitude. Si c'est l'hôte qui triomphe et détruit son parasite, on dit qu'il est devenu *réfractaire* à la maladie causée par le parasite : si c'est le parasite qui triomphe et cause la mort de l'hôte on dit qu'il est devenu plus virulent pour les hôtes de même espèce. Mais ce sont là des habitudes acquises et qui, comme toutes les habitudes, peuvent se perdre plus ou moins vite si on ne les entretient pas. Un homme qui a eu la variole reste réfractaire pendant quelques années à la maladie dont il a triomphé une première fois, mais il peut la contracter à nouveau au bout d'un temps assez long. De même, une bactérie qui a donné à un mouton un charbon mortel est devenue plus virulente pour le mouton et conserve quelque temps sa virulence dans une culture en bouillon ; mais elle peut la perdre assez vite à moins qu'on ne lui donne de nouveau, en l'inoculant à un mouton, l'habitude de tuer les moutons.

HABITUDE CONDUISANT A L'IMMUNITÉ.

(125)

Ainsi la loi d'habitude permet de prévoir certaines particularités qui suivront la guérison d'une maladie ; elle remplit donc l'une des conditions qui définissent les lois naturelles. Elle ne permet pas de prévoir le sort d'une bataille dont les deux antagonistes sont inconnus de l'observateur, mais, une fois le sort connu, elle peut en annoncer les conséquences. C'est d'ailleurs le cas général de la loi d'habitude ; quand un être vivant se trouve aux prises avec une difficulté nouvelle, on peut affirmer que, s'il n'en meurt pas, il s'y habituera ; mais c'est toujours à condition qu'il n'en meure pas, et nous verrons tout à l'heure que c'est là d'ailleurs la vraie formule de la loi d'habitude.

Une troisième hypothèse est possible, c'est celle qui est relative au second mode d'accoutumance ; au lieu de s'habituer à la difficulté, il pourra s'habituer à l'éviter ; il substituera à l'acquisition d'une immunité résultant d'une bataille douteuse, des mesures d'hygiène qui éviteront la bataille. Cette méthode est plus sûre pour l'égoïsme individuel, elle est moins avantageuse pour l'avenir de l'espèce.

HYGIÈNE INDIVI-
DUELLE ET
HYGIÈNE SOCIALE

Je suppose que les ancêtres des cerfs, à une époque où leur inégalité dans la lutte avec les loups était moins grande que maintenant, aient pris le parti de résister à leurs ennemis au lieu de se dérober par la fuite à leurs attaques. Certainement beaucoup d'individus seraient morts : mais ceux qui auraient survécu se seraient aguerris et si cela s'était répété pendant plusieurs générations, ils auraient transmis à leurs descendants, au lieu de cette agilité à la course qui résulte de l' « hygiène » timide des ancêtres, la possibilité de résister victorieusement à leurs ennemis.

Les ancêtres des loups auraient pu éviter de manger des cadavres de moutons de peur d'attraper le charbon ;

ils en ont mangé au contraire et peut-être beaucoup sont morts ; mais ceux qui ont survécu ont transmis à leurs descendants une immunité précieuse qui leur permet de manger des cadavres sans crainte. Peu d'hommes auraient comme Lycurgue, le courage de subordonner la vie de l'individu à l'avenir de l'espèce ; sans cela les mesures d'hygiène seraient proscrites ; au lieu d'éviter les inconvénients, les hommes devraient s'y exposer bravement pour arriver à en triompher, sinon en eux-mêmes, du moins dans la personne de leurs descendants ; on éviterait l'abâtardissement créé par le bien-être.

La méthode des vaccinations, imaginée par Jenner et généralisée par Pasteur, a permis de concilier l'égoïsme individuel et l'intérêt de l'espèce. Au lieu d'éviter la lutte par des mesures d'hygiène appropriées, au lieu de reculer sans cesse devant l'ennemi, ce qui expose à accepter un jour le combat dans des conditions défavorables, on va au-devant de la bataille, mais on la livre dans des conditions qu'on a choisies soi-même, en pleine vigueur, et on la livre avec la certitude de vaincre, puisqu'on choisit comme ennemis des microbes habitués à être vaincus, des microbes atténués artificiellement. Et une fois qu'on a acquis ainsi une immunité plus ou moins durable, on a intérêt à visiter les épidémies, à s'infecter de microbes virulents pour augmenter son immunité, pour renforcer son habitude de vaincre par un exercice répété. Cela vaut mieux pour l'espèce et même pour l'individu, qu'une crainte stérile et démoralisante de la contagion.

Il est possible que l'habitude joue encore un autre rôle en pathologie ; celui de rendre inoffensives pour l'espèce des maladies chroniques que nous considérons aujourd'hui comme redoutables. Si, pendant un grand nombre de générations successives, tous les hommes étaient atteints de la tuberculose, il y aurait probablement adaptation progres-

sive de l'espèce à ce fléau ; l'homme et le bacille tuberculeux finiraient par former une symbiose normale, symbiose que nous constatons déjà chez certains vieux tuberculeux qui vivent, sans trop d'inconvénients, jusqu'à un
âge très avancé. On peut s'habituer à vaincre un ennemi
mais on peut aussi s'entendre avec lui et vivre en bonne
intelligence ; dans les deux cas, l'habitude joue un rôle
essentiel.

§ 18. — Valeur de la loi d'habitude. — Sa signification darwinienne et sa signification Lamarckienne.

Ainsi, il n'y a pour ainsi pas un phénomène biologique
dans lequel on ne puisse mettre en évidence la loi d'habitude ; cette loi mérite même d'être énoncée sous une forme
encore plus générale que celle du principe de Lamarck,
car il y a beaucoup de cas où il est impossible de séparer
de l'ensemble de l'individu un organe accomplissant la
fonction dont il s'agit, c'est ce qui arrive, par exemple,
pour les grains de blé qui ont pris l'habitude de donner
des plants évoluant en un nombre restreint de jours, sous
l'influence du climat de la Scandinavie. Et il y a même
un grand avantage à pouvoir raconter les faits sans entrer
dans des détails qu'on ne connaît pas ; cela réserve l'avenir et évite de faire des hypothèses dangereuses.

Mais si la notion d'habitude s'applique aisément à la
narration des phénomènes physiologiques et pathologiques, nous devons nous demander si elle représente réellement une « loi » au sens scientifique du mot, ou si elle
est simplement une formule banale, dont l'emploi est sans
danger à cause de sa banalité même. Le fait qu'elle nous
a permis de prévoir l'immunité et l'augmentation de viru-

lence, suffirait à nous prouver sa fécondité ; essayons néanmoins d'analyser ce qu'elle résume de nos connaissances biologiques.

Commençons tout d'abord par remarquer que nous ne savons jamais prévoir d'avance si un organisme mourra ou s'habituera lorsqu'il se trouve en présence de conditions nouvelles ; c'est seulement après coup que nous pouvons dire : celui-ci est mort, celui-là a varié de manière à pouvoir continuer à vivre. La loi d'habitude ne s'applique donc jamais immédiatement sans la clause restrictive « sous peine de mort » qui domine toute la biologie, car lorsque l'être est mort, il ne nous intéresse plus ; il n'est plus dans le champ de nos investigations.

Darwin nous a précisément appris l'utilité du langage dans lequel on raconte les phénomènes après coup de manière à être sûr de ne pas se tromper ; appliquons-le ici dans toute sa simplicité.

Voici un groupe de microbes dans un bocal ; ces microbes, étant vivants, se multiplient et varient plus ou moins suivant les conditions réalisées aux divers points du bocal ; il y a donc entre eux des différences individuelles. Je suppose maintenant qu'on introduise une modification importante dans les conditions de vie de cet ensemble d'êtres, que, par exemple, on prenne l'eau du bocal et qu'on l'inocule à un mouton vivant. Il y a bien des chances, si les microbes ont été pris au hasard, pour que tous meurent au moment de cette inoculation, car la plupart des microbes sont incapables de vivre dans un mouton vivant. Ce n'est cependant qu'après coup que nous pourrons l'affirmer ; les bactéridies charbonneuses par exemple, peuvent vivre dans le mouton ; encore cette possibilité n'est-elle pas l'apanage de tous les individus de cette espèce ; les uns sont virulents, les autres ne le sont pas. Si donc les microbes considérés sont des bactéridies charbonneuses, quelques-unes seront détruites, d'autres seront conservées après l'inoculation dans le mouton et l'on pourra affirmer que celles qui persistent sont virulentes, c'est-à-dire habituées à vivre dans le mouton. Mais le phénomène considéré ainsi ne nous fait pas assister à l'acquisition d'une habitude ; il nous fait remarquer seulement la conservation, après coup, de certains individus présentant, par hasard, certains caractères réalisant l'aptitude à vivre dans le mouton et la disparition de ceux qui ne présentent pas ces caractères avantageux. C'est là du pur darwinisme.

On peut bien aller un peu plus loin et constater que, parmi les survivants, il y aura certainement augmentation progressive de l'aptitude, car, le mouton étant un milieu hétérogène, il se produira encore des variations fortuites sur les bactéridies localisées aux divers points ; or toutes les variations diminuant l'aptitude tendront à faire disparaître ceux qui en seront victimes au profit de ceux dans lesquels les variations se trouveront être dans le sens de l'aptitude croissante.

ADAPTATION INDIVIDUELLE. L'inconvénient des explications darwiniennes est qu'elles n'expliquent pas l'acquisition *individuelle* de l'habitude ; elles montrent seulement que, sur un grand nombre d'individus différents, quelques-uns seront conservés et d'autres disparaîtront. Mais comment se rendre compte, dans cette théorie, du fait qu'un mouton donné, un mouton unique, ayant été attaqué par une inoculation de bactéridies charbonneuses et ayant triomphé des envahisseurs, sortira aguerri de la lutte ? Ici il n'y a plus à choisir entre un grand nombre de moutons dont les uns sont, par hasard, réfractaires au charbon, les autres non. Il s'agit réellement de *l'acquisition* d'une habitude et non de la conservation d'un caractère préexistant ; c'est un cas de variation Lamarckienne. On peut néanmoins venir à bout de la difficulté en employant le langage darwinien, mais à condition de considérer le mouton comme un assemblage de cellules vivantes dont chacune est comparable à une bactéridie charbonneuse. Et nous passerons du langage darwinien au langage lamarckien en constatant simplement que la clause restrictive « sous peine de mort » s'applique ici à deux degrés. Les cellules vivantes du mouton vivant ne peuvent en effet rester vivantes que si le mouton reste vivant ; dès que le mouton meurt, toutes ses cellules constitutives sont condamnées à mort. Oublions pour un instant que le mouton est vivant, et considérons-le comme un bocal dans lequel il y a deux catégories d'éléments vivants antagonistes, les cellules du mouton et les bactéridies charbonneuses ; il y a lutte, et les vainqueurs peuvent après coup être déclarés habitués à la victoire ; si ce sont les bactéries qui l'emportent, les éléments du mouton sont condamnés à mort et par suite le mouton aussi. Mais supposons que le mouton continue de vivre et que les bactéries soient détruites ; on pourra affirmer que les éléments dont le mouton est actuellement constitué ont été triés dans la lutte et sont tous aguerris et préparés à une nouvelle victoire. Le mouton aura donc individuellement *acquis* l'habitude de résister au charbon. C'est en effet ce qui se passe dans la nature ; un mouton qui a guéri du charbon est réfractaire à une nouvelle attaque de la maladie ; ceci, nous pouvons le prévoir ; nous pouvons dire : du moment que le mouton a guéri il est réfractaire, mais nous ne savions pas d'avance que le mouton guérirait. Et même, il y a des cas de maladies microbiennes[1] dans lesquelles les éléments des tissus sortent victorieux de la lutte et

---

1. Dans la septicémie spirillienne des oies, dit Metchnikoff, ces oiseaux meurent sans présenter un seul spirille vivant dans leur corps ; de même, dans la fièvre typhoïde des chevaux, le microbe spécifique disparaît avant la mort de l'animal.

détruisent tous les envahisseurs, mais où, néanmoins, l'animal meurt après la victoire de ses cellules. Car, nous l'avons vu, la clause restrictive « sous peine de mort » est ici à deux degrés. Les éléments cellulaires d'un mouton ne peuvent rester vivants que s'ils font partie d'un mouton vivant, et un mouton vivant ne peut être formé que de cellules vivantes ; mais il ne suffit pas que les cellules restent vivantes pour que le mouton reste vivant ; la vie du mouton est subordonnée au fonctionnement d'un mécanisme qui renouvelle[1] son milieu intérieur ; il faut que ses parties constitutives soient « coordonnées » entre elles. Un mouton peut être formé de cellules vivantes et n'être plus « viable » ; il faut que les destructions causées par la bataille dans les rangs des cellules aient respecté la coordination de l'individu.

Et, par conséquent, si l'on constate après coup qu'un mouton a survécu à une infection par le charbon, cela permet d'affirmer deux choses : d'une part que celles de ses cellules qui survivent sont aguerries contre le charbon ; d'autre part que, malgré les modifications inévitables résultant de la destruction d'un certain nombre de cellules, il subsiste une coordination nouvelle capable d'assurer à nouveau l'alimentation et la respiration de l'individu ainsi que toutes les autres fonctions qui constituent sa vie. On exprime tout cela en disant que le mouton *s'est habitué* au charbon ; le mot s'habituer résume, on le voit, un grand nombre de phénomènes vitaux.

Ainsi, nous avons passé sans peine de la narration darwinienne qui constate seulement la survivance des individus préalablement adaptés par hasard, à la narration Lamarckienne qui, après coup également, constate

---

1. Le renouvellement du milieu intérieur se compose des fonctions auxquelles nous reconnaissons la vie des animaux : alimentation, respiration, circulation, excrétion.

l'adaptation effective d'un individu isolé à des conditions nouvelles, et nous avons simplement obtenu ce résultat en considérant le mammifère comme formé d'un ensemble coordonné d'unités vivantes d'ordre inférieur, les cellules.

Mais de ce qu'une cellule est petite, rien ne nous empêche néanmoins de la considérer, elle aussi, comme un mécanisme coordonné formé de parties vivantes susceptibles de variations indépendantes ; et, en effet, l'observation de certains protozoaires du groupe des Infusoires hypotriches, par exemple, prouve bien que leur corps, quoique unicellulaire, est un véritable mécanisme coordonné ; nous raisonnerons donc sur les cellules comme nous avons raisonné sur le mouton, et nous comprendrons ainsi qu'une cellule puisse s'habituer individuellement à des conditions nouvelles, comme nous l'avons vu par exemple pour les infusoires d'Hafkine s'accoutumant progressivement à une eau de salure variable. L'emploi du langage darwinien ne se fera donc plus directement pour les cellules ou, du moins, se complétera d'un langage lamarckien, toutes les fois qu'il s'agira d'unités vivantes d'ordre supérieur ; il s'emploiera seul lorsque l'on parlera des plus petites unités vivantes susceptibles de variations indépendantes.

On voit, par ce seul exemple, combien de faits biologiques complexes on énonce implicitement en disant qu'un organisme a acquis une habitude. Dans beaucoup de cas, nous savons constater l'habitude acquise sans pouvoir pénétrer dans le détail du processus de son acquisition ; la loi d'habitude est véritablement une loi globale qui nous permet de dire des choses vraies sans faire d'hypothèses risquées ; elle ne nous dispense pas de faire des recherches ultérieures pour comprendre l'intimité des phénomènes ; mais elle nous permet, dans beaucoup de cas, de prévoir des particularités dont la connaissance nous est précieuse ; nous pourrons utiliser sans crainte la loi d'habitude, à condition de ne raisonner sur elle qu'après coup, en disant : « *Du moment que tel individu survit à tel changement de conditions, c'est qu'il a subi des modifications qui l'ont habitué aux conditions nouvelles dans lesquelles nous constatons qu'il survit.* » Cette simple formule conduira à de grandes découvertes dans le domaine de la pathologie.

§ 19. — Première notion de l'influence du physique sur le chimique

Nous tirerons d'ailleurs un grand avantage de l'étude des phénomènes physiques de la vie, étude que nous allons entreprendre au chapitre suivant. Cette étude nous fera comprendre l'adaptation lamarckienne de la plus simple cellule vivante, et cela d'une manière directe, sans avoir besoin de recourir à l'artifice que nous venons d'employer. Nous ferons les déductions nécessaires à l'obtention de ce résultat lorsque nous étudierons, dans la seconde partie, l'immunité contre les maladies microbiennes et le retour à la virulence ; mais, quoique ce soit un peu tôt maintenant pour faire cette digression, je crois devoir anticiper sur l'avenir pour clore le chapitre de l'habitude.

Une cellule vivante en train de vivre est le siège de phénomènes d'assimilation qui se traduisent par la formule chimique :

$$a + Q = \lambda a + R$$

et de phénomènes de variations qui se traduisent par la formule différente :

$$a + B = C;$$

mais il y a dans la cellule des phénomènes physiques concomitants des phénomènes chimiques; chaque cellule a un *état physique*, un taux, comme nous dirons plus tard, qui est en relation de cause à effet avec le chimisme intracellulaire; si la structure chimique varie, le taux varie, et réciproquement, si le taux varie, la cellule restant vivante, la structure chimique en subit un contrecoup qui l'adapte à ce taux. Je suppose donc que j'introduise une bactéridie charbonneuse *unique* dans un mouton; son taux sera modifié par celui de son hôte de manière qu'il y ait équilibre. Si la bactéridie meurt, elle ne m'intéresse plus. Si elle survit avec son nouveau taux, elle acquerra *par retentissement du physique sur le chimique*, PRÉCISÉMENT la structure chimique des bactéridies qui sont virulentes pour le mouton; ce sera une adaptation lamarckienne par influence physique directe des conditions ambiantes. Nous verrons plus loin que le mécanisme colloïde des cellules vivantes établit, entre la chimie et le physique des cellules, une relation de même ordre que celle dont nous avons parlé déjà pour les êtres pluricellulaires et qui, par la *coordination* de l'individu, établit une relation de cause à effet entre les variations cellulaires et les variations d'ensemble de l'être supérieur. Ce qui importe, c'est la considération des plus petites unités susceptibles de variations indépendantes; ces plus petites unités sont toujours les unités chimiques; au-dessus il y a les unités colloïdes, puis les unités cellulaires, puis les individus coordonnés. Je me contente de signaler ici cette échelle des phénomènes biologiques de divers ordres, qui sont liés les uns aux autres par des relations de causes à effet et qui joueront en pathologie le rôle le plus important.

LAMARCKISME ET COLLOIDES.

(135)

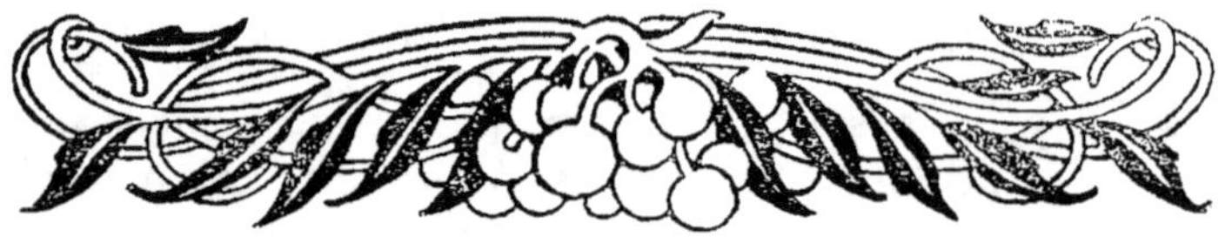

CHAPITRE V

LES CONDITIONS PHYSIQUES

§ 20. Les transports d'activités. — § 21. Mécanismes et tensions.
§ 22. Les transports de propriétés chimiques

§ 20. — Les transports d'activités

Les considérations purement chimiques, et la loi d'habitude, nous ont permis de nous en tenir à des généralités , de parler des phénomènes vitaux dans un langage global qui tenait compte simplement de l'état initial et de l'état final dans l'observation des êtres sans se préoccuper des phénomènes intermédiaires ; c'était là de la biologie générale ; la pathologie exige au contraire que nous entrions maintenant dans le détail des faits, qu'après avoir observé les résultats d'ensemble, nous nous arrêtions au « comment » des choses.

Les chimistes ont commencé également par étudier des réactions dont ils s'attachaient à connaître seulement l'état initial et l'état final ; ils pesaient les corps obtenus et vérifiaient que, suivant la loi de Lavoisier, leur poids total était égal à celui des corps introduits dans la réaction, mais ils ne s'occupaient guère des phénomènes physiques accompagnant les transformations observées. Tout au

plus s'astreignaient-ils à définir les conditions de température, de pression, etc., dans lesquelles une réaction
était possible. Les études de termochimie, en montrant
que certains dégagements de chaleur accompagnent forcément les réactions chimiques, ont posé un premier jalon
dans la voie féconde de ce qu'on appelle aujourd'hui la
« chimie physique ». C'est surtout en biologie que la liaison des manifestations chimiques et des phénomènes
physiques est importante ; elle l'est tellement que la plupart des caractères auxquels le vulgaire reconnaît la vie
sont empruntés à l'activité physique des êtres vivants, et
cela a même créé des difficultés lorsqu'on a voulu chercher la définition générale de la vie, définition qui est
purement chimique. L'état protoplasmique, dont la description est du ressort de la physique, semble bien
commun à tous les êtres vivants, mais il ne leur est pas
spécial, et il y a des colloïdes de colloïdes qui ne sont
pas vivants, tandis que l'assimilation, phénomène chimique, distingue absolument les corps vivants des corps
bruts. Néanmoins, l'assimilation étant liée à l'état protoplasmique, l'étude de cet état, l'étude des colloïdes, est
indispensable pour la compréhension des phénomènes de
détail, c'est-à-dire de la pathologie. Nous avons vu précédemment qu'à côté de la mort chimique des cellules,
mort résultant d'une transformation chimique de leurs
substances constitutives, on doit considérer la mort
physique résultant d'une transformation physique de
leur état colloïde, transformation qui peut résulter de
l'action d'une radiation par exemple ; la mort physique
entraîne d'ailleurs la mort chimique, car l'assimilation
étant devenue impossible, des réactions destructives
interviennent. Mais le nombre des cas dans lequel c'est
par son côté physique que la cellule est atteinte est très
considérable ; on ne le croit pas toujours parce que l'on

*LIAISON DU
PHYSIQUE AU
CHIMIQUE.*

(137)

considère certains liquides comme agissant chimiquement alors que, vraisemblablement, ils agissent d'abord par leur état physique. Tel est le cas des liquides extraits des organismes, venins, sérums, etc., qui sont, non de vrais liquides, mais des colloïdes. Du moment qu'ils transportent avec eux leur activité spéciale, comme une solution de sel transporte sa salure, on croit qu'ils sont comparables à une solution de sel, et cette croyance joue un rôle redoutable dans les explications pathologiques ; envisageons donc immédiatement cette question des transports d'activités.

Le langage humain a une tendance évidente à matérialiser les activités transportables ; c'est surtout un langage chimique. Pour frapper l'imagination au sujet du danger de ce langage chimique, je ne trouve rien de mieux que de chercher dans les œuvres des poètes les contes fantastiques dans lesquels le miracle destiné à étonner le lecteur est précisément le transport, au moyen d'un véhicule plus ou moins approprié, d'une activité que l'on juge en général n'être pas transportable. Il y en a beaucoup ; en voici quelques-uns :

ACTIVITÉS NON TRANSPORTABLES.

« Comme la maison était froide au fond d'une vallée sombre, et que l'enfant malade grelottait dans le lit humide, la grand'mère désespérée sortit avec la brouette pour aller chercher du soleil sur le coteau ; or le poète raconte que, Jésus venant à passer, son compagnon Pierre se moqua des tentatives infructueuses de la vieille, et que le Maître lui reprocha son peu de foi dans la puissance de l'amour. Un miracle se produisit en effet, et l'aïeule, sans un étonnement,

> Emporta du soleil dans son humble brouette ! »

Chamisso nous avait déjà stupéfaits en nous racontant que le diable découpa, sur la route, l'ombre de Pierre Schle-

mihl et la plia bien proprement comme un pardessus ;
Hoffmann nous avait initiés aux tristesses de « l'homme
qui a perdu son reflet », et Mark Twain, je crois, pré-
tend qu'un milliardaire américain acheta « au poids de
l'or » un écho qui faisait les délices d'un voisin dont il
était jaloux [1].

Dans l'ordre des choses physiologiques, Musset nous
montre un des héros du « voyage où il vous plaira »
dépouillé de ses idées les plus chères par un voleur qui,
lui ayant ouvert le crâne, s'était emparé de sa cervelle, et
Théophile Gautier affirme que le Dr Cherbonneau fit le
meilleur usage du corps d'un jeune homme vigoureux
dans lequel, après l'avoir tué, il fit passer sa propre personnalité.

Les poètes se sont donné bien du mal pour imaginer
ainsi des contes fantastiques dont nous remarquons
immédiatement l'évidente absurdité ; ils ont trouvé une
mine particulièrement riche dans ces phénomènes miraculeux résultant du *transport* de choses que nous croyons
ordinairement ne pas pouvoir se transporter, comme un
rayon de soleil, un reflet de lumière ou de son ; les savants
ont accompli un miracle plus réel et aussi imprévu ; ils
ont, au moyen d'un sérum, emprunté la *santé* d'un individu
pour la communiquer à un autre.

Le langage est un grand magicien ; il crée des *choses*
en créant des mots, et il faut être déjà fort instruit pour
ne pas se laisser entraîner à voir une réalité sous chaque
expression du vocabulaire. Un siècle s'est à peine écoulé
depuis l'époque où les savants croyaient aux fluides impondérables et notre langage courant a conservé leur erreur ;
nous parlons de la chaleur, du calorique, comme de

---

1. Rabelais avait déjà imaginé le même miracle dans son histoire des
paroles gelées.

quelque chose qui s'ajoute à des corps lorsqu'ils deviennent chauds et qui peut être transporté par ces corps, d'un point à un autre. Ce quelque chose n'ayant pas de poids, étant très subtil, a naturellement été comparé à ce que nous connaissons de plus subtil et de plus léger, c'est-à-dire aux gaz ; on en a fait un fluide impondérable et bien des hommes cultivés de notre époque ne sont pas choqués par cette manière si commode de parler.

LES FLUIDES IMPONDÉRABLES.

Rien ne nous est plus familier que le phénomène du transport de la chaleur au moyen d'un corps quelconque auquel on en a fourni ; la boule d'eau chaude communique au lit le calorique emprunté au foyer lointain ; le concierge du Paradis ne se serait pas étonné si, dans le conte de tout à l'heure, la grand'mère au lieu d'essayer de transporter du soleil (c'est-à-dire de la lumière, car c'est là que nous entendons surtout quand nous parlons du soleil), avait simplement fait chauffer, en l'exposant sur le coteau, une bonne couverture dont elle aurait ensuite enveloppé le petit malade. Et cependant cette chaleur, qui eût été ainsi transportée dans la maison humide, venait du soleil, par rayonnement, en même temps que la lumière et avec la même vitesse ; les lois de la chaleur rayonnante sont calquées sur celles de la lumière ; mais si nous sommes habitués à ce qu'un corps exposé à une source de chaleur reste chaud plus ou moins longtemps, et devienne à son tour une source de calorique, nous sommes habitués également à ce qu'un corps exposé à la lumière cesse brusquement d'être lumineux quand il cesse d'être éclairé ; quand nous éteignons le bec de gaz la nuit, la chambre devient subitement obscure ; un corps qui a été éclairé ne reste pas source de lumière quand son éclairement cesse. Encore ne faudrait-il pas croire que ce soit là une nécessité absolue ; cela est à peu près vrai, sans doute, des corps qui nous sont le plus familiers, comme le papier, le bois, le fer, etc., mais on connaît aujourd'hui des substances qui restent lumineuses quand elles cessent d'être éclairées, et qui, par conséquent, si on en avait enduit la brouette de la grand'mère, lui auraient permis de transporter dans la maison obscure, de la lumière empruntée au soleil.

Nous nous étonnons des phénomènes auxquels nous ne sommes pas habitués ; en revanche, nous considérons comme simples ceux que nous constatons tous les jours quoique nous ne les comprenions pas plus que les premiers. C'est un fait d'observation courante qu'un banc exposé au soleil reste chaud mais non lumineux quand le soleil disparaît ; contentons-nous de le constater sans avoir la prétention de l'expliquer ; cela ne nous empêchera pas d'ailleurs de conserver instinctivement, de cette seule constatation, des opinions différentes au sujet de la nature de la lumière et de celle de la chaleur.

Une autre branche de la physique nous fournit un exemple analogue, plus curieux encore, en ce sens que nous pouvons à volonté rendre transportable le *fluide* (!) dont il s'agit et qui est le *magnétisme*. Dans l'intérieur d'une bobine de fil métallique traversée par un courant électrique, nous plaçons un barreau de fer doux. Ce barreau, tant qu'il est à l'intérieur de la bobine, est aimanté et capable d'attirer le fer ; l'ensemble du barreau et de la bobine constitue un électro-aimant que tout le monde a vu fonctionner dans une sonnerie électrique par exemple. Si on interrompt le courant qui passe dans la bobine, ou encore, si on retire le fer doux et si on l'éloigne, ce barreau cesse d'être aimanté ; il n'emporte pas son magnétisme avec lui, pas plus qu'un corps éclairé par le soleil ne transporte avec lui sa luminosité quand on le met à l'ombre.

Au lieu d'un barreau de fer doux, prenons maintenant

un barreau d'acier, ou même, transformons en acier, par les procédés ordinaires, le barreau de fer doux primitif et replaçons-le à l'intérieur de la bobine où passe le courant ; il s'aimantera encore et attirera le fer, mais il restera ensuite aimanté, et très longtemps, après qu'on l'aura éloigné du foyer d'aimantation ; il emportera son magnétisme avec lui comme le banc conservait la chaleur après que le soleil s'était caché ; et ainsi, dans deux expériences successives, le magnétisme nous aura paru être d'abord un phénomène local non transportable au moyen du fer doux (comme la lumière), puis ensuite quelque chose de transportable dans l'acier (comme la chaleur). Dans le vieux langage on aurait dit que le fluide magnétique peut adhérer à l'acier, mais non au fer doux ; ou encore, qu'il se dissout dans l'acier !

 Car il nous est très facile de nous exprimer dans ce langage que l'on pourrait appeler le langage des corps. Quand une action se manifeste à nous quelque part, nous nous disons qu'il y a là un corps qui agit ; quand de l'eau est salée nous savons qu'elle contient du sel ; quand elle est sucrée nous savons qu'elle contient du sucre ; de même quand du fer est chaud nous disons qu'il contient de la chaleur ; quand de l'acier est aimanté nous disons qu'il contient du magnétisme. Et notre langage nous amène naturellement à penser que la chaleur et le magnétisme sont des corps au même titre que le sel ou le sucre. Il y a bien une difficulté qui tient à ce que la chaleur et le magnétisme n'augmentent pas le poids des objets auxquels on les ajoute ; on vient à bout de cette difficulté en déclarant que ce sont des fluides impondérables ; c'est ce qu'ont fait nos pères et nous n'avons pas encore renoncé à leur langage. Et cependant l'erreur que contenait ce langage a été rendue manifeste, pour la chaleur du moins, par le génie de Carnot. En concentrant de l'eau de mer on peut obtenir une liqueur capable d'augmenter la salure d'une eau déjà très salée ; avec de l'eau à 10°, en quelque quantité qu'elle soit, il est impossible d'augmenter la température d'une eau qui a 20° ; la chaleur ne passe pas d'une source froide à une source chaude, ou, d'une manière plus expressive, avec des boules de neige en quantité quelconque, on n'arrive pas à chauffer un four. Cette simple remarque prouve que la chaleur n'est pas un corps au même titre que le sel et le sucre ; et néanmoins, à cause de la commodité du langage des corps, on continue à parler de quantités de chaleur comme on parle de quantités de sel ou de sucre. D'une manière générale, quand un objet est porteur d'une qualité active qu'il peut transporter avec lui, on attribue cette qualité active à la présence d'un corps qui en serait doué ; et quand on a découvert que des sérums empruntés à certains animaux pouvaient transporter à d'autres animaux la propriété de résister à des microbes ou à des poisons, on a naturellement attribué cette propriété à des corps particuliers auxquels on a même donné des noms (substance immunisante, antitoxine, etc.). En agissant ainsi, on n'a pas tenu compte des progrès des sciences expérimentales ; on sait aujourd'hui que des activités transportables peuvent être du ressort de la physique (chaleur, magnétisme, électricité) ou du ressort de la chimie (salure, acidité, alcalinité, amertume, etc.) et par conséquent on aurait dû, lorsqu'on a trouvé les sérums immunisants, se demander si leur activité était de l'ordre physique ou *LES ANTITOXINES* de l'ordre chimique. Malheureusement, le langage des corps est trop commode et M. Metchnikoff, par exemple, s'exprime ainsi : « L'antitoxine est une substance non cristallisable, de composition chimique inconnue et qui adhère intimement aux substances albuminoïdes

(143)

du sérum[1] », on pourrait en dire autant de la chaleur !

Il est vrai que, depuis quelques années, la ligne de démarcation que l'on établissait autrefois entre les phénomènes physiques et les phénomènes chimiques ne paraît plus aussi tranchée ; il a fallu se décider à réserver entre les deux sciences une zone de passage ; on parle maintenant de *chimie physique*, et, précisément, la plupart des manifestations de la vie appartiennent à cette catégorie intermédiaire ; c'est donc à propos de la question si captivante des sérums, que je voudrais faire ici quelques remarques sur des problèmes qui se posent aujourd'hui aux confins de l'ancienne chimie. Je ne me dissimule pas d'ailleurs les difficultés de l'entreprise. Ceux qui ont appris dans leur jeunesse des choses simples et paraissant définitives, auront quelque peine à les oublier pour adopter au sujet des phénomènes naturels des opinions plus compliquées ; mais ce n'est qu'à ce prix que la science marche. Rabelais trouverait aujourd'hui dans le phonographe l'équivalent de ses paroles gelées ; Chamisso et Hoffmann verraient avec étonnement que la photographie fixe sur le papier des ombres et des reflets, et cela avec une précision inouïe ; nous ne nous étonnons plus de ce qui paraissait miraculeux à nos pères, mais si notre science est plus vaste, elle est plus complexe et demande plus d'efforts.

§ 21. — MÉCANISMES ET TENSIONS

Prenez votre montre et montez là ; elle n'augmentera pas de poids ; vous aurez simplement tendu, bandé son

---

1. Metchnikoff, *L'Immunité*, p. 372.

ressort, et grâce à cette tension particulière, elle marchera vingt-quatre heures en faisant tic-tac. Je pense que ce phénomène n'étonnera personne et que personne ne se demandera pourquoi le ressort tendu se détend petit à petit en mettant la montre en mouvement. C'est là une observation familière et, si l'on voulait l'expliquer par des propriétés élémentaires des particules constituant l'acier trempé, on serait conduit à s'occuper de phénomènes microscopiques dont aucun ne pourrait être raconté humainement d'une manière aussi simple que l'histoire même du ressort pris dans son ensemble. Il est donc plus sage de s'en tenir à la constatation première et de dire : le ressort tendu se détend en faisant marcher la montre. La notion de tension d'un ressort sera ainsi pour nous une notion primitive et nous nous en servirons pour essayer de comprendre d'autres manifestations plus compliquées. De plus, comme nous avons nous-même monté la montre, nous ne pensons pas à imaginer dans la montre un fluide impondérable que nous appellerions la tension ; et cependant la montre montée contient et emporte avec elle une qualité active qui n'existait pas avant le montage.

Au lieu d'une montre, nous pouvons imaginer des milliers d'instruments à ressort, de formes et de fonctionnements différents, des pièges à rat, par exemple, ou tout autre chose. Chacun de ces instruments pourra être connu de nous à deux états ; il pourra être bandé et actif ou débandé et inactif ; et nous ne ferons pas l'hypothèse qu'ils contiennent un fluide impondérable.

Je suppose maintenant que de tous ces instruments divers je fasse un agencement complexe, de telle manière que chacun d'eux commande un ou plusieurs des autres et que cet agencement représente une masse énorme ; un Vaucanson moderne pourrait s'amuser à construire ainsi une gigantesque machine produisant les effets les plus curieux lorsque les ressorts seraient tendus. Que Micromégas ensuite examine cette énorme machine qui lui paraîtra petite et dont ses yeux ne lui permettront pas de voir le détail, il en constatera l'activité spéciale sans pouvoir la ramener, comme nous qui l'avons construite, à des histoires de ressorts tendus.

Nous sommes dans la situation de Micromégas examinant la machine hypothétique de tout à l'heure, lorsque nous observons un barreau aimanté ou une sphère électrisée. Non pas que nous ayons aucunement le droit de penser que dans les molécules du barreau ou de la sphère il existe quelque chose de comparable à des ressorts d'acier tendus, mais nous pouvons nous faire une idée de l'activité que transportent avec eux le barreau aimanté ou la sphère électrisée en imaginant, entre les molécules, des *tensions* analogues comme effet à celles des ressorts de montre. Ce n'est là évidemment qu'un artifice de langage, mais si ce langage est adéquat aux choses il peut être utile. Et de fait, le mot *tension* est un des mots les plus utiles de la langue explicative[1] actuelle. Que cette tension résulte, comme le veut le langage newtonien, d'attractions et de répulsions qui se contrarient et se font équilibre, c'est encore là une hypothèse verbale extrêmement séduisante pour l'imagination humaine. Avec des attractions et des répulsions bien choisies entre des éléments convenables on peut raconter presque tous les phénomènes naturels.

Ce qu'il y a de particulier dans les systèmes analogues au barreau aimanté ou à la sphère électrisée c'est que

---

1. Il est bien entendu que ce mot « explication » ne saurait avoir de valeur absolue, puisque le phénomène initial de la tension d'un ressort est lui-même impossible à *expliquer*.

nous savons, par des opérations grossières (introduction du barreau d'acier dans une bobine traversée par un courant, contact de la sphère isolée avec le conducteur d'une machine électrique) nous savons, dis-je, bander, tous à la fois, tous les ressorts élémentaires dont l'activité combinée nous explique la propriété active que le barreau ou la sphère transportent avec eux ; mais ce langage des *tensions* a l'avantage de parler à l'imagination et l'on peut raconter presque toutes les activités physiques par des tensions ou des mouvements résultant de tensions comme le tic-tac de la montre.

§ 22. — Transport des propriétés chimiques

Voilà un premier modèle des propriétés actives qu'un corps peut transporter avec lui ; ce modèle est assez intéressant pour qu'on songe à lui quand on constate dans quelque chose une propriété active transportable, comme la propriété qu'ont les sérums de transporter la santé ou l'immunité d'un individu à un autre. Mais il est immédiatement évident qu'il y a d'autres modèles de propriétés actives et qui ne peuvent pas simplement et directement être racontées dans le langage des tensions.

Voici par exemple de l'eau chaude qui transporte avec elle cette propriété active que nous appelons de la chaleur et dont l'interprétation dans le langage des tensions se conçoit assez facilement. Avant de chauffer cette eau à une certaine température, j'ai pu y ajouter du sel de cuisine, du sucre, de l'alcool, de l'acide tartrique. Cela ne m'empêchera pas de m'en servir pour chauffer mon lit en faisant appel à sa propriété d'être chaude, mais elle pourra aussi manifester une activité d'un autre ordre que nous racontons en disant que nous avons affaire à de

l'eau salée, de l'eau sucrée, de l'eau alcoolisée, etc. Ce sera
là le langage chimique. Il se caractérise par le fait que
l'on ajoute au premier corps considéré, un ou plusieurs
autres corps bien définis dont on peut parler comme de
choses emportant avec elles des propriétés actives sans
faire appel à une notion immédiate de mécanisme, d'état,
de tension. Ce langage est particulièrement simple quand
il s'agit de cas où nous savons isoler ou mélanger les
corps actifs dont nous parlons, l'eau, le sucre, le sel,
l'alcool, etc.

Pour les sérums transportant d'un individu à un autre
la propriété de résister à une infection ou à un empoisonnement, on a pu penser à employer ce langage chimique,
car on sait d'autre part que des substances chimiquement
définies, peuvent, absorbées en solution dans l'eau, avoir
un effet curatif sur l'organisme vivant ; l'antipyrine calme
la douleur ; la quinine coupe la fièvre. Bien plus, il y a
certains remèdes chimiquement définis et que l'expérience a montrés être *spécifiques* de telle ou telle maladie,
c'est-à-dire être les agents curateurs de telle entité morbide à l'exclusion de toutes les autres. Cela est si vrai
que, lorsqu'on doute de la nature rhumatismale d'une
affection on fait le diagnostic « rhumatisme » en constatant que les symptômes ont disparu devant l'emploi du
salicylate de soude ; on considère une excroissance comme
syphilitique si elle cède à la médication mercurielle. Pour
un grand nombre de poisons on connaît des antidotes
dont l'efficacité est plus ou moins rigoureusement limitée
à l'empoisonnement par telle ou telle substance vénéneuse. Que ces contre-poisons agissent toujours réellement comme substances chimiques ou que quelques-uns
d'entre eux soient surtout actifs par leur état physique
particulier, la question est loin d'être résolue, mais on a
pris l'habitude d'en parler toujours dans le langage

chimique et c'est ainsi que, naturellement, quand on a constaté que l'immunité acquise par un animal contre une *toxine* microbienne pouvait se transporter dans certains cas à d'autres animaux, on a imaginé l'existence, dans le sérum des animaux réfractaires, d'une substance chimiquement définie et que l'on a appelée l'*antitoxine* correspondant à la toxine considérée. Aujourd'hui tout le monde parle de ces antitoxines que personne n'a jamais vues ; ce langage chimique a été définitivement adopté ; nous avons vu par exemple cette opinion de M. Metchnikoff : « L'antitoxine est une substance non cristallisable, de composition chimique inconnue et qui adhère intimement aux substances albuminoïdes du sérum ». On pourrait en dire autant du magnétisme qui adhère à un barreau d'acier et il y a peut-être lieu de se demander si la propriété immunisante du sérum est vraiment due à l'existence dans ce sérum d'une substance chimique définie ou bien si elle tient simplement à un certain *état* des éléments de ce sérum. L'important, me dira-t-on, est que le sérum soit immunisant ; peu importe que cette propriété soit d'ordre physique ou d'ordre chimique. Je ne suis pas de cet avis ; même au point de vue pratique de la recherche des moyens curatifs des maladies, il n'est pas indifférent que l'on se fasse au sujet des phénomènes de l'immunité, des idées erronées ; il est assez rare que des théories fausses aient conduit à un ensemble important de découvertes. Mais c'est surtout au point de vue biologique que la question est intéressante, car, bien compris, les phénomènes d'immunité sont ceux qui me paraissent capables de jeter la plus vive lumière sur le mécanisme des réactions vitales ; c'est la pathologie qui éclairera la physiologie ; la *méthode pathologique* de recherches me paraît être celle qui donnera dans les sciences naturelles les résultats les plus féconds.

Il y a encore autre chose : quoique n'étant pas absolue, la *spécificité* des sérums est très remarquable dans la plupart des cas ; elle est même tellement remarquable que, si l'on suppose, dans chaque liquide immunisant, un corps chimique défini ayant précisément la composition qu'il faut pour lutter victorieusement contre l'action d'une toxine donnée, on est effrayé de penser que l'organisme *sait*, dans la plupart des cas où l'animal s'habitue à une intoxication imprévue, *fabriquer justement l'antidote nécessaire !* Nous sommes pleins d'admiration pour les hommes qui ont eu l'idée d'administrer du mercure aux syphilitiques et du salicylate de soude aux rhumatisants, or, la constatation des faits de sérothérapie nous prouve que les cellules animales font couramment et l'on peut même dire « dans la règle » des découvertes plus merveilleuses encore. Il faudrait donc croire qu'il existe, dans les éléments du lapin ou du cheval, des chimistes de génie, des chimistes bien plus experts que les plus grands savants du XXe siècle !

Je sais bien que le Transformisme pourrait, dans certains cas au moins, nous guérir d'un pareil étonnement ; lorsqu'il s'agit par exemple, d'une maladie microbienne à laquelle les ascendants d'une espèce actuelle ont constamment été exposés, l'immunité acquise contre cette maladie s'explique naturellement sans que l'on ait besoin de raisonner comme ceux qui affirment « que *celui* qui a fait l'œil du veau ou de l'homme connaissait forcément les lois de l'optique ». Le transformisme a précisément pour résultat d'écarter tout raisonnement de cet ordre et de donner néanmoins pleine satisfaction à l'esprit. De plus, le même transformisme nous fait comprendre que ce que nous appelons « les lois naturelles », ce sont simplement des formules faites par les hommes, à l'échelle humaine et pour l'usage humain. De même

que l'on comprend aujourd'hui l'adaptation progressive
de l'œil ou de n'importe quel organe sans faire appel à la
connaissance d'aucune formule humaine de physique, de
même on comprend l'immunité acquise contre certaines
maladies microbiennes, sans faire appel à la connaissance
de ce que nous appelons la chimie. J'ai développé ces
considérations ailleurs [1].

Mais il y a d'autres cas dans lesquels le transformisme
serait impuissant à nous rassurer : ce sont les cas où
l'on injecte à un animal certaines substances actives qui
n'ont sûrement jamais été injectées à ses ancêtres, et où
l'animal fournit néanmoins bien vite un sérum capable
de transporter dans un autre organisme la propriété
d'enrayer précisément l'activité des substances choisies.
Cela tient du prodige, surtout si l'on raconte la sérothérapie dans le langage chimique, si l'on suppose qu'il y a
réellement fabrication, dans l'animal inoculé, d'une *antitoxine* chimiquement définie et qui est précisément, *spécifiquement*, l'antidote de la toxine sur laquelle a porté
l'expérience. Pour bien comprendre la possibilité de
raconter ces faits dans un langage qui ne soit pas chimique, il faut d'abord faire appel à quelques connaissances récentes sur *l'état colloïde* qui est justement
l'état de toutes les substances vivantes et en tirer, provisoirement au moins, un modèle grossier des actes vitaux.

---

1. *Les lois naturelles*, Paris, F. Alcan, 1904.

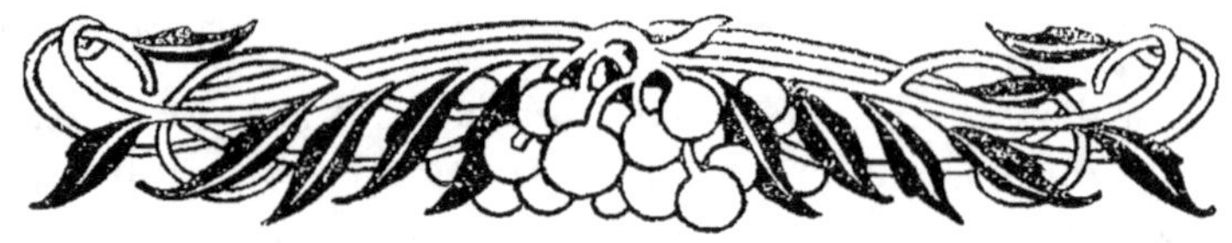

CHAPITRE VI

L'ÉTAT COLLOIDE

§ 23. Le protoplasma. — 24. La structure des colloïdes et l'électrisation de contact. — § 25. Un modèle de la contraction
musculaire

§ 23. — Le protoplasma

Lorsque Dujardin a fait son immortelle découverte de
l'existence du *sarcode* aujourd'hui appelé *protoplasma*,
dans tous les éléments vivants, il s'est laissé aller au
courant si naturel du langage chimique et il a donné à
penser que le sarcode était une substance unique,
commune à tous les êtres vivants. Darwin et Weismann,
Claude Bernard même, sont retombés dans cette erreur
et Weismann a très nettement exposé que le protaplasma
n'ayant pas, par lui-même, de propriétés spécifiques,
tenait ces propriétés de particules invisibles placées à son
intérieur.

Il faut aujourd'hui renoncer à cette conception que rien
n'autorise. Il n'y a pas identité chimique entre les protoplasmas des diverses espèces, il y a seulement simili-
ÉTAT PROTO- tude d'*état*; toute substance en train de vivre est à l'*état*
PLASMIQUE. *protoplasmique*, et cela n'est pas sans importance.

Certains microbiologistes ont prétendu, il est vrai, qu'il existe des microbes *solubles*, des agents pathogènes capables d'assimilation quoique leur état soit celui d'une véritable solution, mais rien n'a confirmé, jusqu'à présent, une découverte qui serait grosse de conséquences.

Aujourd'hui nous devons penser que la propriété d'assimilation, caractéristique des êtres vivants, est liée à l'état protoplasmique des substances vivantes, et cet état protoplasmique semble se ramener à un mélange de ce qu'on appelle des *solutions colloïdes*, les unes plus fluides constituant le véhicule dans lequel baignent des particules visibles au microscope et qui seraient elles-mêmes des colloïdes plus coagulés. C'est du moins l'opinion qui paraît la plus vraisemblable quand on observe longtemps une amibe, ou la circulation protoplasmique d'une cellule végétale ; on voit des particules arrondies, de formes et de dimensions variables, entraînées par le mouvement d'un liquide visqueux interstitiel. Que cet état particulier soit nécessaire à la réaction assimilatrice, cela résulte de la généralité de l'apparence protoplasmique des substances vivantes, mais il ne faudrait cependant pas croire, comme quelques-uns ont peut-être une tendance à le faire, que cet état soit caractéristique des substances douées de vie ; on a pu fabriquer des émulsions qui y ressemblaient et qui donnaient même lieu à des jeux morphologiques analogues à ceux qui se passent dans la matière vivante, mais elles n'étaient pas vivantes pour cela : elles n'assimilaient pas ! L'état protoplasmique est la condition nécessaire mais non suffisante de la vie élémentaire manifestée, et la connaissance de la structure colloïdale des corps vivants ne nous renseigne aucunement sur les particularités chimiques qui distinguent les corps vivants des corps bruts.

Il n'en est pas moins vrai que les progrès accomplis

dans ces dernières années relativement à la structure des colloïdes nous poussent vers une voie nouvelle en introduisant dans le phénomène vital élémentaire *une notion de mécanisme* qui peut présenter un très grand intérêt. En particulier cette notion de mécanisme nous rend plus accessibles les nécessités morphologiques qui accompagnent toutes les manifestations vitales, nous empêche de nous étonner que chaque élément vivant, en train de vivre, adopte à chaque instant une forme caractéristique de son espèce.

§ 24. — LA STRUCTURE DES COLLOÏDES ET L'ÉLECTRISATION DE CONTACT

Voyons donc quelles sont les opinions actuelles sur la structure des colloïdes; je me reporterai surtout au récent mémoire de J. Perrin[1].

L'eau de savon donne un bon exemple de solution colloïdale; c'est un liquide à l'aspect *trouble, opalescent,* et dans lequel l'addition d'un sel quelconque provoque une coagulation caractéristique. Une étude approfondie de ce liquide trouble a amené à le considérer comme comparable à un liquide contenant des poussières en suspension; il se compose de *granules* suspendus dans un *liquide intergranulaire,* ou *solvant.* Il serait tout à fait illégitime de croire que ces *granules* sont équivalents aux particules que le microscope nous montre nageant dans le protaplasma d'une amibe; les *granules* des colloïdes sont *infiniment* plus petits, et les particules visibles dans le protoplasma sont elles-mêmes des massules formées d'une

---

1. Jean Perrin, Mécanisme l'électrisation de contact et solutions colloïdales, *Journal de chimie physique*, janvier, 1905.

solution colloïde, ainsi que nous le verrons tout à l'heure. Malgré leur dimension extrèmement petite, l'existence de ces granules a pu être mise en évidence, *directement*, grâce à une idée géniale qui a changé la signification de l'observation au microscope. Cette nouvelle manière d'observer est tellement importante que je crois devoir reproduire tout au long le résumé qu'en fournit J. Perrin dans son mémoire.

« Si la diffusion de la lumière dans les solutions colloïdales (diffusion qui les rend troubles, opalescentes), est due à des granules, ne peut-on, grâce à un grossissement suffisant, apercevoir ces granules, de même qu'on peut distinguer les poussières qui rendent visible un rayon de soleil, ou de même qu'on peut, avec un télescope, apercevoir des étoiles distinctes, là où l'on ne voyait, à l'œil nu, qu'une nébuleuse continue ?

Longtemps la réponse fut négative. Les solutions colloïdales semblaient homogènes, même avec les meilleurs microscopes qui permettent de voir des particules dont les dimensions dépassent trois dix-millièmes de millimètre. Comme le pouvoir séparateur maximum que la théorie assigne au microscope est à peu près atteint dans les bons instruments, on était porté à conclure que le microscope ne pourrait déceler l'hétérogénéité probable de ces solutions.

OBSERVATION MICROSCOPIQUE EN LUMIÈRE DIFFRACTÉE.

En réalité, comme le firent observer Siedentopf et Zsygmondy, on n'arrivait à une telle conclusion que parce qu'on raisonnait mal et qu'on observait mal.

On raisonnait mal, car en ce qui regarde la question de savoir s'il y a ou non hétérogénéité, il est sans intérêt de connaître la forme des granules ; pour décider si une nébuleuse est résoluble, on ne s'inquiète pas de percevoir des détails dans chacune des étoiles, mais de voir des taches lumineuses *distinctes*, correspondant à ces étoiles.

De façon générale, si petit ou si éloigné que soit un point lumineux, il peut être vu s'il émet assez de lumière : seulement, deux de ces points ne donneront des images séparées que si leur écartement dépasse une certaine grandeur. Ainsi donc, nous pourrons percevoir les granules d'une solution colloïdale, quelle que soit leur petitesse, s'ils sont assez violemment éclairés et si leur écartement moyen dépasse trois dix-millièmes de millimètre.

On observait mal, car, pour apercevoir les particules on faisait à peu près ce que ferait celui qui, pour mieux percevoir les poussières qu'illumine un rayon de soleil, se mettrait soigneusement dans l'axe de ce rayon, de façon a être aveuglé par la lumière directe, non réfléchie par les poussières.

Siedentopf et Zsygmondy insistèrent sur la nécessité d'*observer latéralement*. Guidés par cette idée, ils réalisèrent un dispositif avec lequel ils purent percevoir et compter les poussières d'or qui colorent certains verres et qui échappaient à l'observation microscopique ordinaire. Pour cela, ils dirigeaient sur la lamelle étudiée, perpendiculairement au microscope, un faisceau de lumière intense, de façon que des rayons diffractés pouvaient seuls pénétrer dans ce microscope. Chaque poussière apparaît alors comme un point lumineux, tandis qu'en éclairage direct ce même point n'aurait pas pu être perçu faute de contraste suffisant.

PROCÉDÉ DE COTTON ET MOUTON.

MM. Cotton et Mouton ont imaginé, pour appliquer le raisonnement de Siedentopf et Zsygmondy, un dispositif remarquablement simple. Ils éclairent la préparation par un faisceau de rayons très obliques, dirigés de bas en haut, rayons qui subissent la réflexion totale sur la face supérieure du couvre-objet et sont rejetés vers le bas, sans qu'aucun puisse pénétrer dans le microscope, à moins d'avoir été diffracté par des particules en suspension dans la gouttelette étudiée.

Dans ces conditions, pour toute solution colloïdale suffisamment diluée, et seulement pour les solutions colloïdales, on perçoit directement comme un fourmillement d'étoiles brillantes sur fond relativement obscur. Ces points brillants sont en mouvement incessant... ; leur nombre est naturellement d'autant plus faible que la solution est plus diluée.

Ainsi, la structure discontinue des solutions colloïdales doit être maintenant considérée comme une réalité directement fournie par l'expérience, et non plus comme une hypothèse [1] ».

Des raisonnements qui n'ont pas leur place ici amènent à penser que les granules rendus visibles par cette méthode nouvelle ont au minimum trois millionièmes de millimètre de diamètre. Il ne faudrait donc pas croire que ces granules sont des molécules ; il est bien probable que les molécules sont infiniment plus petites.

Les remarquables travaux de Perrin sur l'*électrisation de contact* l'ont amené à penser que l'électrisation des granules joue un rôle essentiel dans la stabilité d'un colloïde, on peut comprendre grossièrement, comme il suit, sa manière de voir. Les granules suspendus dans un solvant et très voisins, sont attirés l'un vers l'autre par les forces de cohésion qui existent dans toute matière ; mais étant électrisés, ils sont également repoussés l'un par l'autre et leur distance respective résulte d'un équilibre établi entre ces deux forces antagonistes. Tel est, par exemple, le cas de deux feuilles d'or d'un électroscope ; la pesanteur tend à les faire retomber toutes deux à la position verticale, c'est-à-dire, à les rapprocher l'une de

COHÉSION ET
RÉPULSIONS
ÉLECTRIQUES.

---

1. J. Perrin, *op. cit.*, p. 53.

l'autre ; mais, étant électrisées toutes deux d'une manière uniforme, elles se repoussent ; il en résulte un état d'équilibre avec les deux feuilles divergentes, lorsque l'action de la pesanteur contrebalance exactement la force électrique de répulsion. Nous pouvons nous imaginer une chose analogue dans l'antagonisme entre la cohésion et la répulsion des granules des colloïdes ; et cela n'est pas si loin de ces ressorts tendus dont je parlais tout à l'heure et qui pourraient nous donner un modèle d'activité transportable.

La théorie de J. Perrin nous fournit un modèle très frappant pour l'imagination ; elle a l'avantage de nous expliquer, par exemple, la coagulation d'un colloïde par un sel, à cause des propriétés électrolytiques bien connues des sels ; si l'électrisation des granules s'oppose à leur agglutination, leur décharge par ce sel doit au contraire rendre leur agglutination nécessaire. Cela est infiniment simple.

§ 25. — UN MODÈLE DE LA CONTRACTION MUSCULAIRE

Quoiqu'il y ait encore une part d'hypothèse dans ces explications, nous pouvons, provisoirement du moins, nous en servir pour établir un modèle de certains phénomènes vitaux ; si ce modèle n'a pas la valeur de quelque chose de définitif, il nous empêchera du moins d'oublier le rôle important des *mécanismes* colloïdes dans l'activité vitale, et nous éloignera de la dangereuse notion des actions purement chimiques, notion qui a conduit par exemple à la croyance aux antitoxines définies.

Voici d'abord une grossière approximation, mais qui pourra frapper vivement l'imagination.

Un protoplasma peut être comparé, nous l'avons vu, à

un colloïde tenant en suspension des particules volumineuses qui doivent elles-mêmes être comparées à des massules de colloïdes ; c'est, nous l'avons vu, un colloïde de colloïdes. Les phénomènes d'électrisation de contact peuvent se manifester, d'une part au contact de granules véritables et de leur solvant, d'autre part, au contact des particules plus grosses et du colloïde qui les baigne. Tout fait prévoir que les variations d'électrisation joueront par conséquent un rôle très considérable dans les phénomènes protoplasmiques.

Considérons donc un élément musculaire ; c'est un sac de substance conjonctive qui contient de la substance musculaire ; sans entrer dans le détail de ce que nous enseigne l'observation microscopique relativement à cette substance musculaire, contentons-nous de constater que c'est un colloïde dont les granules se trouvent, à un moment donné, en équilibre, sous l'action des forces antagonistes de cohésion et de répulsion électrique.

Voici maintenant un filet nerveux dont l'extrémité vient se perdre en fines ramifications dans la substance du muscle. Un influx nerveux traverse ce filet dans la direction centrifuge. Qu'est-ce que cet influx ? Nous *L'OSCILLATION NÉGATIVE.* l'ignorons, mais les physiologistes nous ont appris qu'il s'accompagne d'une oscillation négative, c'est-à-dire d'une diminution dans la force électromotrice qui existe entre le centre du nerf et sa surface. Que cette oscillation négative se transmette aux granules du colloïde musculaire, et, la cohésion ne changeant pas, tandis que l'électrisation diminue, *ces granules se rapprocheront les uns des autres*, pour prendre un nouvel état d'équilibre dans lequel les répulsions électriques diminuées contrebalanceront encore les attractions de la cohésion. De même si j'approche de l'électromètre à feuilles d'or un bâton chargé d'électricité contraire, les feuilles d'or se rapprochent jusqu'à ce que j'éloigne le bâton. *Le muscle se contractera donc* tant que l'influx nerveux agira ; puis si l'influx cesse, les électrisations de contact reprenant leur valeur primitive, les granules s'écarteront et reviendront à leur première position d'équilibre.

Voilà certainement un modèle très séduisant du détail des contractions musculaires ; il est vraisemblable que l'action du système nerveux sur tous les tissus, quels qu'ils soient, est justiciable de la même explication, seulement, dans chaque tissu différent, la structure colloïdale étant différente, les phénomènes résultant de l'oscillation négative sont différents. Et cette simple remarque nous conduit à penser que les divers tissus d'un même individu ne diffèrent les uns des autres que par leur état colloïdal ; il y a entre eux une différence de mécanisme qui n'empêche pas leur unité de composition chimique élémentaire. J'ai montré autrefois[1] combien étaient compliquées les hypothèses nécessaires pour expliquer une différenciation chimique des tissus avec, néanmoins, conservation du patrimoine héréditaire commun à toutes les parties de l'individu. Il est infiniment plus simple de considérer les divers tissus comme *des variétés d'état colloïde* d'un même mélange de substances définies ; cela s'accorde d'ailleurs extrêmement bien avec ce fait connu de tous, que les mêmes types de tissus se retrouvent chez les animaux les plus différents d'un même groupe, et cela en nombre limité. Sans donc avoir la prétention de donner le détail de la structure colloïde de chaque tissu, nous avons le droit provisoirement de parler des divers types de tissus comme d'assemblages, en mécanismes colloïdes différents, de substances chimiquement identiques ; cette manière de voir éclairera d'une lumière

LES TISSUS.

---

1. *L'unité dans l'être vivant*, chap. x., Paris, F. Alcan, 1902.

inattendue les phénomènes de *cytolyse* et de transport
d'immunité ; nous devons en effet considérer l'organisme
animal comme un sac rempli de colloïdes, dont les uns
sont répandus dans les cavités libres du sac, (sérums, etc.)
et dont les autres, doués de vie élémentaire, c'est-à-dire
d'assimilation, forment de petits amas complexes, des
masses colloïdes de colloïdes, appelées cellules, et baignant
dans les premiers. Et dans les échanges qui, se faisant
des cellules aux milieux, représentent l'activité vitale de
l'être considéré, il faudra tenir compte à la fois de la
nature chimique des substances vivantes et de l'état colloïde propre à chacune des masses de ces substances ainsi
qu'aux liquides qui les baignent. C'est ce que nous ferons
dans l'étude des sérothérapies et des cytolyses.

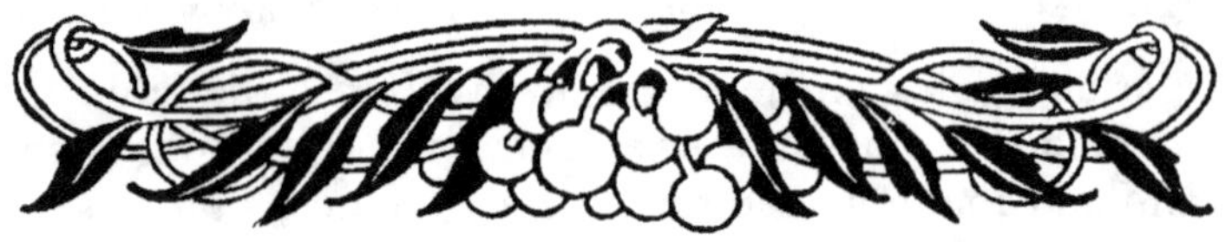

CHAPITRE VII

CONSIDÉRATIONS GÉNÉRALES SUR LES SÉRUMS

§ 26. La spécificité physique. — § 27. Les réactions cytolytiques. — Les caractères topographiques. — § 29. Microbes et produits excrémentitiels. — § 30. Spécificité rigoureuse et non exclusive. — § 31. Action in vitro et in vivo — § 32. Action directe d'après Svante Arrhénius. — § 33. La théorie chimique. — § 34. Première notion de l'hérédité physique. — § 55. Le langage de l'équilibre.

§ 26. — La spécificité physique

Quoique réservant pour la deuxième partie de cet ouvrage l'étude de détail des phénomènes de la résistance des organismes vivants aux infections, je dois faire appel à quelques faits de sérothérapie pour conduire le lecteur à la notion si importante de la spécificité physique et de l'hérédité physique.

Parmi les expériences si nombreuses qui, depuis quelques années, ont été faites sur la possibilité du transport à un animal d'une propriété acquise par un autre animal, les plus connues sont celles dont l'intérêt pratique a été immédiat, celles qui concernaient l'immunité contre les maladies microbiennes. Et de fait, ces expériences ont, même au point de vue théorique, une importance considérable ; s'il est parfaitement compréhensible qu'un animal, ayant réussi à se débarrasser d'un microbe envahisseur, soit sorti aguerri de la lutte, et si cette observation de l'immunité acquise n'ajoute rien à la notion générale d'adaptation, d'habitude, il n'est pas indifférent que le sérum de cet animal soit capable de communiquer à un animal *neuf*, pour un temps plus ou moins long, une immunité plus ou moins considérable. La notion d'adaptation, d'habitude, est en effet une notion *globale* que l'on peut acquérir sans pénétrer dans le détail des faits, tandis que le fait d'être transportable par le sérum nous renseigne sur le mécanisme même de l'immunité.

Mais il est d'autres expériences qui, sans avoir d'intérêt pratique immédiat, ont en revanche un intérêt théorique encore supérieur; je veux parler de celles qui ont consisté à introduire dans un animal, non plus des microbes pathogènes, mais des tissus ou des plasmas empruntés à un autre animal de même espèce ou d'espèce différente. Il est assez difficile de déterminer quelle idée préconçue a conduit les expérimentateurs dans cette voie féconde ; injecter dans le péritoine d'un cobaye du lait de vache ou du foie de veau est une opération assez imprévue; mais le résultat de cette opération est plein d'enseignements. M. Bordet, il y a cinq ou six ans, a injecté du lait de vache dans le péritoine d'un lapin ; or ce lait de vache ayant été absorbé et digéré par les éléments histologiques du lapin, ce lapin a acquis une propriété *spécifique* vis-à-vis du lait de vache ; son sérum sanguin s'est trouvé en effet avoir la propriété de donner un *précipité* particulier avec le lait de vache, *et seulement avec le lait de vache ;* d'où un moyen pratique de distinguer le lait de vache du lait d'ânesse ou de truie.

EXPÉRIENCE DE BORDET.

Cette simple observation nous montre que des opérations considérées *à priori* comme insignifiantes — l'alimentation d'un lapin par voie péritonéale — peuvent avoir un retentissement prodigieux sur toute l'économie de l'animal, et cela nous éloigne bien vite des conceptions simplistes de l'ancienne physiologie. Rien de ce qui se passe dans un animal n'est indifférent; pour avoir le droit de penser qu'on pourra prévoir de quelle manière se comportera un animal donné dans des circonstances données, il faut connaître *tout son passé.*

Le précipité que donne avec du lait de vache le sérum du lapin préparé, fait immédiatement penser aux précipités de la chimie. Pour reconnaître un sel d'argent on se contente de remarquer qu'il donne par l'acide chlorhydrique un précipité blanc noircissant à la lumière; pour reconnaître du lait de vache, on observe de même que ce lait donne un précipité avec un certain sérum préparé à l'avance; cela a l'air d'être du même ordre; le degré de spécificité est le même; l'acide chlorhydrique est le *réactif* des sels d'argent, le sérum de lapin préparé est le *réactif* du lait de vache. Il est par conséquent tout naturel de penser que, dans le sérum en question, il existe une substance chimiquement définie et qui est le réactif chimique spécifique du lait de vache; on l'a pensé en effet et l'on a même baptisé du nom de *précipitine* cette substance définie.

Mais nous ne devons pas oublier que nous avons affaire ici à des substances colloïdes et que, quand il s'agit de substances colloïdes, la *précipitation,* la *coagulation* peuvent être, comme nous l'avons vu précédemment, dus à des phénomènes physiques, à des phénomènes de décharge électrique par exemple, sans qu'intervienne aucune modification *chimique* des réactifs en présence; il est donc possible que le phénomène observé tienne à un *état* par-

(164)

ticulier des substances mises en contact, et non à la fabrication d'un composé chimique défini. Mais alors on se demandera sans doute comment est possible cette précision, cette spécificité rigoureuse qui fait que tel sérum précipitant avec le lait de vache ne précipite pas avec le lait de femme.

La photographie, et surtout la photographie des couleurs, nous donneront la réponse à cette question en nous montrant des exemples d'une spécificité physique aussi rigoureuse que les spécificités des réactifs de la chimie. Personne ne songera à nier que les rayons lumineux soient de l'ordre de la physique pure, quoique leur émission par les corps qui nous entourent dépende de la nature chimique de ces corps ; on donne précisément le nom de *couleur* des corps à une particularité d'ordre chimique qui fait que ces corps, éclairés par de la lumière blanche, émettent certaines radiations à l'exclusion de certaines autres. C'est également à une autre particularité chimique du même ordre qu'il faut rapporter le phénomène éminemment physique de la coloration d'un rayon lumineux qui traverse un liquide ou un verre coloré. Or ces phénomènes physiques, dirigés par des propriétés chimiques, ont une spécificité que l'on peut considérer comme parfaite, puisque le même corps bien défini, éclairé par la même lumière, prend toujours la même couleur ; mais il ne faut voir là que ce qu'on appelle la constance des propriétés physiques des corps chimiquement définis.

EXEMPLE DE SPÉCIFICITÉ RIGOUREUSE DANS LA PHOTOGRAPHIE.

Je suppose maintenant que l'on applique à un paysage le procédé imaginé par les frères Lumière pour la reproduction des couleurs ; on se sert à cet effet de trois verres colorés par trois substances bien connues et ayant les couleurs bleue, jaune et rouge ; non pas le bleu, le jaune et le rouge du spectre, mais des couleurs complexes comme celles des matières que fournit l'industrie, et choisies de telle manière que leur mélange en des proportions convenables redonne une couleur suffisamment blanche.

On emploie ces trois verres choisis, successivement, pour *analyser* au point de vue couleur, le paysage observé. On commence par photographier le paysage à travers le verre bleu par exemple. Toutes les radiations émises par les objets les plus variés de couleur, une feuille de hêtre pourpre par exemple, et qui seront susceptibles de traverser le verre bleu employé, le traverseront en des proportions définies précisément par la nature du bleu et impressionneront la plaque photographique. Cette plaque sera donc impressionnée par tout ce qui, dans le paysage observé, contient la couleur bleue définie par le verre ; on badigeonnera la plaque ainsi impressionnée avec une substance bleu *identique* à celle du verre et choisie de telle manière qu'elle adhère uniquement aux parties de la plaque qui ont été impressionnées par la lumière ; on aura ainsi une image bleue qui sera l'analyse en bleu de tout ce qui est bleu dans le paysage.

Puis, des repères ayant été pris, on étendra sur la plaque, à l'obscurité, une nouvelle couche de la substance photographique solide qui, ne l'oublions pas, est une substance colloïde [1] ; on reportera la plaque ainsi préparée dans l'appareil photographique et l'on répétera avec le verre jaune l'opération pratiquée d'abord avec le verre bleu ; on badigeonnera de jaune l'épreuve obtenue et

---

1. On s'étonnera peut-être de voir traiter de colloïde une substance qui, lorsqu'on l'emploie en photographie, a l'aspect d'un corps solide ; mais il y a des colloïdes solides ; lorsqu'il s'agit de substances colloïdes, on peut observer tous les passages entre l'état dit solide, et l'état dit liquide ; beaucoup de verres colorés sont des corps colloïdes ainsi que le prouve l'observation au microscope suivant la méthode de Cotton et Mouton.

l'on aura ainsi, superposé à l'analyse en bleu, l'analyse en jaune du paysage.

Une troisième fois, une nouvelle couche de substance sensible ayant été étendue sur le cliché, on fera la même opération avec le verre rouge ; on badigeonnera de rouge, et, si les badigeonnages ont été proportionnés aux temps de pose respectifs, ce qui exige une habileté opératoire assez grande, on aura ainsi obtenu, par la superposition des trois analyses en bleu, en jaune et en rouge, une reproduction fidèle du paysage étudié ; la feuille de hêtre pourpre, en particulier, aura parfaitement cette couleur pourpre si singulière et si recherchée des arboriculteurs.

Remarquons d'ailleurs, et ceci est très important, que la feuille de hêtre réelle et la feuille de hêtre photographiée, n'auront pas la même composition chimique ; *il est certain au contraire que les compositions chimiques de ces deux objets n'auront rien de commun ;* et cependant elles nous donneront la même impression colorée, et avec une précision qui dépasse tout ce qu'on peut rêver. Il y aura identité physique, *spécificité physique,* entre des objets n'ayant aucun rapport de composition chimique.

Le phénomène est encore plus remarquable si l'on étudie la photographie en couleur obtenue par M. Lippmann au moyen d'une seule pose, directement, mais il est plus facile, pour l'objet que nous poursuivons, de nous en tenir au procédé en trois poses de MM. Lumière.

Voilà donc établie, entre des corps qui n'ont aucun rapport chimique, une relation d'ordre physique ayant la précision de l'identité chimique ; la photographie en couleur et le paysage reproduit sont rigoureusement identiques au point de vue couleur; il y a entre eux *spécificité physique* parfaite.

(167)

Nous devons donc faire bien attention avant de rapporter à la chimie tous les cas de spécificité rigoureuse. Si le sérum de lapin préparé par une injection de lait de vache donne avec le lait de vache et seulement avec le lait de vache un précipité spécifique, il est possible que cela tienne à un état physique particulier au lait de vache et non à la composition chimique de ce lait ; en d'autres termes, si nous savions étudier le lait de vache au point de vue physique, comme nous savons analyser un paysage au point de vue couleur, nous pourrions peut-être reproduire une émulsion qui, n'ayant aucun rapport chimique avec ce lait, donnerait comme lui un précipité avec le sérum du lapin préparé.

Cette notion de la *spécificité physique* est extrêmement importante ; elle n'est pas immédiatement évidente, parce que, le plus souvent, dans la nature vivante, la spécificité physique est parallèle à la spécificité chimique ; un corps vivant, que sa constitution chimique range dans une espèce donnée, ne vit généralement que dans certaines conditions, et sa vie s'accompagne ainsi, le plus souvent, de phénomènes physiques constants pour son espèce. En particulier, l'étude des phénomènes de mérotomie chez les protozoaires a prouvé que, dans des conditions données, une espèce vivante de composition chimique donnée, prend forcément une forme donnée que l'on appelle la forme *spécifique* ; mais il ne faudrait pas donner à cette remarque une valeur trop absolue ; on connaît en effet des êtres différents qui ont des formes très voisines et, d'autre part, il y a des êtres unicellulaires qui, soit à des moments divers de leur évolution, soit lorsqu'on les transporte d'un milieu dans un milieu différent, prennent des formes très notablement différentes. Et ceci nous ramène à la possibilité pour les tissus d'un animal, de n'être que des états différents de colloïdes formés des mêmes éléments chimiques. C'est précisément sur ce sujet que les expériences dont nous nous occupons ici nous fournissent des renseignements précieux.

§ 27. — LES RÉACTIONS CYTOLYTIQUES

Voici, par exemple, l'observation fondamentale faite par Bordet en 1898 :

Le sérum d'un cobaye ayant reçu plusieurs injections de sang de lapin dissout les globules rouges du lapin.

Naturellement, cette observation a conduit immédiatement, comme tout à l'heure pour la *précipitine* correspondant au lait de vache, à la conception d'une substance particulière chimiquement définie, et qui fabriquée dans le cobaye, aurait la propriété de dissoudre les globules rouges du lapin. On a appelé cette substance *hémotoxine* ou *hémolysine*, et beaucoup d'auteurs raisonnent sur cette substance comme si elle avait été isolée et cristallisée. En réalité, si l'on ne veut pas faire d'hypothèse prématurée, on doit se borner à dire, comme tout à l'heure pour le lait de vache, que le cobaye injecté avec du sang de lapin a acquis une particularité qui est *spécifique* par rapport au sang de lapin et qui est transportable dans son sérum. Cette spécificité a un double caractère ; elle est relative, d'une part *au tissu sanguin*, c'est-à-dire que les autres tissus du lapin ne sont pas dissous par le sérum du cobaye préparé, d'autre part *à l'espèce lapin*, puisque les globules rouges d'une autre espèce ne sont pas dissous par le même sérum.

Avant d'aller plus loin, signalons un certain nombre de faits analogues qui permettent de généraliser la notion précédente :

Le sérum d'un animal auquel on a injecté des spermatozoïdes d'une autre espèce *paralyse*, sans les dissoudre, les spermatozoïdes de cette espèce.

En injectant à un animal des ganglions lymphatiques de lapin, ganglions qui sont remplis de globules blancs, on obtient un sérum qui détruit les globules blancs du lapin.

Lindemann ayant injecté à des cobayes de la substance rénale de lapin a retiré de ces cobayes un sérum qui, injecté à son tour à des lapins, leur a donné de l'albuminurie et une néphrite aiguë; etc. etc.

On a ainsi obtenu des sérums hémotoxiques, spermotoxiques, leucotoxiques, néphrotoxiques, hépatotoxiques, etc., pour une espèce animale donnée, et l'on a naturellement attribué ces propriétés des sérums à des substances chimiquement définies que l'on a appelées : hémotoxine, spermotoxine, leucotoxine, néphrotoxine, hépatotoxine, etc...

Mais nous devons remarquer immédiatement que les effets produits par ces sérums cytotoxiques, se réduisent toujours à des manifestations d'ordre physique. Pour les spermatozoïdes, le sérum spermotoxique se montre seulement capable d'arrêter les mouvements ; pour les autres tissus, l'action du sérum cytotoxique se réduit à une dissolution de l'élément histologique; or un élément histologique n'est qu'un assemblage de colloïdes, et sa dissolution n'est qu'une transformation d'un état colloïde plus concentré(?) en un état colloïde plus dilué. Ce sont là des manifestations purement physiques, et c'est leur spécificité seule qui a fait songer à les attribuer à des substances chimiques définies. Cette spécificité est double nous l'avons vu, elle est relative à l'espèce de tissu, et à l'espèce de l'animal qui a fourni le tissu. Mais nous savons qu'il peut y avoir des spécificités d'ordre physique aussi précises que les spécificités d'ordre chimique. Supposons, par exemple, que tous les tissus différents d'un mammifère soient des états colloïdes différents; comme nous retrouvons les mêmes tissus chez toutes les espèces de mammifères, nous serons conduits à penser que les tissus correspondants des espèces différentes sont des *états correspondants*[1] ayant en commun un certain caractère physique qui se traduit, par exemple, pour l'observateur au microscope, par leur analogie morphologique. Mais il ne faudra pas croire pour cela qu'il y aura *identité* physique entre ces tissus correspondants; sans cela, un sérum qui serait hépatolytique pour le chien, le serait forcément aussi pour le cheval ou le rat. Il faut donc admettre en outre, ce qui est d'ailleurs très vraisemblable étant donné ce que nous savons actuellement, que, comme pour les laits de vaches, d'ânesse, et autres, les différences chimiques existant entre les espèces apportent leur contingent de spécificité à tous les tissus d'un même animal, de sorte que le muscle de bœuf est bien un état *correspondant* du muscle de mouton, mais non un état *identique*.

Certaines expériences ont permis de laisser de côté cette difficulté complémentaire des différences entre espèces animales; je veux parler des expériences relatives aux sérums *autocytotoxiques*.

Métalnikoff injectant à des cobayes mâles du sperme *de la même espèce* a obtenu un sérum capable d'immobiliser, dans un verre, les spermatozoïdes de cette espèce; ce qui n'empêche pas, d'ailleurs, les spermatozoïdes de l'animal préparé de rester parfaitement vivants et très mobiles dans ses épididymes, c'est-à-dire, là où, normalement, ils doivent se trouver.

---

1. Cette expression a le grand avantage d'être vague et de ne rien préciser; il est donc commode de l'employer provisoirement jusqu'à ce que des découvertes ultérieures aient permis de comprendre en quoi ces états sont correspondants.

§ 28. — LES CARACTÈRES TOPOGRAPHIQUES

Cette simple remarque nous amène à considérer, dans les tissus, non seulement l'espèce vivante à laquelle ils appartiennent, mais encore la place qu'ils occupent dans l'économie ; à côté du caractère individuel il y a le caractère topographique. Et nous voyons immédiatement que les tissus se classent, à ce point de vue, en deux catégories ; les uns, comme les muscles, le foie, etc., ne peuvent exister dans l'individu que là où ils se trouvent ; les autres comme les globules rouges et les globules blancs du sang peuvent exister partout ; ils n'ont pas de caractère topographique. Et de fait, les expériences d'Ehrlich et Morgenroth ont prouvé que si l'on injecte à une chèvre du sang de chèvre le résultat obtenu est nul. La différence entre les globules rouges d'une chèvre et celle d'une autre chèvre est peut-être trop minime pour que les éléments de la première soient détruits dans la seconde ; ils s'y acclimatent peut-être et sont entraînés sans destruction dans le torrent circulatoire. Pour obtenir un résultat positif, ces expérimentateurs ont dû commencer par tuer (au moyen de l'eau pure) les globules de la première chèvre ; ils ont alors injecté à la seconde des cadavres de globules de la première, cadavres qui ont été dissous et ont rendu hémolytique, non pour la chèvre injectée elle-même, mais pour les autres individus de la même espèce, le sérum de la chèvre injectée. Ici intervient une question de différences individuelles plus précise encore que celle des différences spécifiques ; nous aurons à revenir sur ce que comporte d'enseignements nouveaux cette remarque intéressante.

Pour le moment, et sans faire d'hypothèse, nous pou-

SÉRUMS AUTOTOXIQUES.

vons raconter les faits précédemment exposés d'une manière synthétique : Quand un animal reste vivant à la suite d'une injection de tissu emprunté à un autre animal, il a certainement subi des modifications en rapport avec cette injection, puisque son sérum a acquis des propriétés cytolytiques spécifiques ; mais ces modifications sont précisément liées à la conservation de la vie de l'animal injecté, conservation qui exige, d'une part l'absence, en un point *donné* de l'organisme, d'un tissu autre que celui qui a le caractère topographique correspondant, d'autre part l'absence, en un point *quelconque* de l'organisme, d'éléments histologiques ayant le caractère *spécifique* d'une autre espèce animale. Contentons-nous de le constater sans chercher à pénétrer la nature du mécanisme qui crée ces nécessités.

§ 29. — Microbes et produits excrémentitiels

Bien entendu, il ne s'agit ici que des cas où les éléments histologiques injectés sont *détruits* par l'organisme qui les reçoit et nullement des cas tout différents dans lesquels il y a adaptation réciproque de l'organisme et de l'élément injecté (parasitisme, symbiose). Ces derniers cas se manifestent lors de l'injection à des animaux de certains microbes, capables d'engendrer des maladies chroniques ; mais même dans le cas d'une injection de microbes, il y a aussi des exemples de destruction totale de l'élément injecté ; cela a lieu par exemple dans le charbon des moutons et dans la plupart des maladies aiguës ; nous devons donc passer ces cas en revue en même temps que les précédents, pour arriver à une conclusion générale.

Lorsqu'une bactéridie charbonneuse pénètre dans un

mouton, il y a modification des conditions de vie de la bactéridie et des conditions de vie du mouton ; mais ici il n'y a pas d'accord possible entre les deux adversaires et la lutte se termine fatalement par la disparition totale de l'un d'eux. Supposons que le mouton guérisse et que les bactéridies soient détruites ; alors nous devons nous placer au point de vue mouton pour envisager les faits ; dans une lutte entre deux êtres c'est toujours celui qui résiste, le plus apte, qui nous intéresse.

*SUBSTANCES a
ET SUBSTANCES R*
Il y a ici deux choses tout à fait distinctes à considérer, le microbe lui-même et les produits excrémentitiels qu'il déverse avant de mourir dans l'organisme du mouton.

Quelles sont les conditions nécessaires à la conservation de la vie du microbe, nous ne les connaissons pas dans le détail, mais nous pouvons en parler d'une manière globale et constater que, dans le cas actuel, ces conditions ne sont pas réalisées, ou, du moins, ne sont pas favorables, puisque, au bout de quelques jours pendant lesquels ce microbe a pu se multiplier plus ou moins, il disparaît. Il disparaît comme les éléments tissus des expériences de tout à l'heure, c'est-à-dire que, non seulement il cesse de vivre, mais que, en outre, il est dissous ; il perd sa morphologie. Cette comparaison avec les globules du sang nous amène naturellement à nous demander si le sérum du mouton guéri sera capable de transporter hors de l'organisme la propriété de tuer et de dissoudre les bactéridies ; nous nous en occuperons tout à l'heure.

D'autre part nous avons à envisager les produits excrémentitiels que les bactéridies ont déversé dans l'organisme du mouton ; dans le cas actuel il est vraisemblable que ces produits excrémentitiels n'ont pas été formés en très grande quantité puisque les bactéridies ont peu survécu, mais nous devons cependant nous en occuper, puisque, pour la plupart des maladies microbiennes, on est arrivé à déterminer les symptômes les plus importants de ces maladies par des injections à des animaux de cultures filtrées, débarrassées des microbes vivants, réduites aux produits excrémentitiels de ces microbes. Il est donc vraisemblable que la maladie de l'animal est due, pour une grande part, à ces produits excrémentitiels, et que l'animal guéri doit les avoir transformés, détruits. Mais il est bien évident que les conditions de conservation ou de destruction de ces produits excrémentitiels sont entièrement différentes des conditions de conservation ou de destruction du microbe lui-même.

Si, dans la conservation du microbe, nous nous en tenons à l'une des conditions essentielles, celle de la conservation de la forme, nous pourrons tirer profit de nos observations précédentes pour prévoir ce qui se passera. Une injection de lait de vache donnait un sérum doué de propriétés spécifiques par rapport au lait, mais non aux globules sanguins de la vache; réciproquement, une injection de globules sanguins donnait un sérum doué de propriétés spécifiques par rapport aux globules sanguins et non par rapport au lait. Nous constatons de même, fait qui a étonné tant d'observateurs, que l'immunité acquise par un animal à la suite d'une injection de produits excrémentitiels, est entièrement différente de l'immunité acquise par cet animal à la suite d'une injection de microbes; cela, nous devions le prévoir, car il est bien évident que la destruction des produits excrémentitiels est un phénomène tout différent de la destruction des microbes eux-mêmes; on a confondu les deux questions uniquement parce que l'on savait que c'est surtout par ses produits excrémentitiels que le microbe nuit à l'organisme dans lequel il est introduit.

LE FACTEUR
MORPHOGÈNE.

(175)

Il existe donc une immunité contre les microbes et une immunité contre les produits excrémentitiels des microbes. C'est toujours par rapport à l'objet injecté *lui-même* que se manifeste la spécificité du caractère acquis par l'animal injecté et guéri. Il y a là une remarque très générale ; quand on a introduit, dans un organisme, un objet étranger emprunté à un autre organisme, quand l'organisme injecté est resté vivant et a détruit l'objet étranger, il a acquis pour un temps plus ou moins long une propriété nouvelle, spécifique par rapport à l'objet considéré. Suivant les cas, cette propriété est ou n'est pas transportable dans le sérum ; avant d'envisager la question intéressante des phénomènes *in vitro* et *in vivo* nous devons chercher les conséquences ultimes des faits que nous venons de passer en revue.

§ 30. — SPÉCIFICITÉ RIGOUREUSE ET NON EXCLUSIVE

Voici un sérum emprunté à un animal préparé par une injection de globules du sang de lapin et ayant acquis la propriété de dissoudre les globules du sang de lapin ; si j'injecte ce sérum à un autre animal quelconque qui reste vivant et détruit la substance injectée, cet animal aura acquis une propriété nouvelle, *spécifique par rapport à la substance injectée*, c'est-à-dire spécifique par rapport à un sérum qui dissolvait les globules du sang de lapin ; et si cette propriété nouvelle est transportable dans le sérum de l'animal considéré, ce sérum aura le pouvoir d'empêcher, dans des conditions convenables, le premier sérum de dissoudre les globules du sang de lapin. Avec un sérum *hémolytique*, on aura fabriqué, par la réaction d'un animal nouveau, un sérum *antihémolytique*, antagoniste du premier. On voit combien doivent être complexes, pour les partisans de l'existence de composés chimiques définis dans tous ces phénomènes, les réactions des organismes injectés et quel génie chimique doivent posséder, dans leur théorie, les éléments des tissus vivants!

Dans notre narration, nous avons évité, jusqu'à présent, de faire une hypothèse quelconque et nous nous en sommes tenus à cette constatation très générale que : un organisme resté vivant et ayant détruit un objet étranger qu'on lui a injecté (objet étranger emprunté à un autre organisme vivant), a acquis, pour un temps plus ou moins long, une propriété nouvelle, spécifique par rapport à l'objet considéré. Nous avons remarqué d'ailleurs que les manifestations de cette propriété nouvelle sont toujours, soit des dissolutions de colloïdes, soit des arrêts de mouvements (spermatozoïdes paralysés) soit la disparition de propriétés se traduisant par un de ces deux phénomènes (sérums anticytolytiques), soit des destructions d'éléments vivants. Sauf dans ce dernier cas, on voit immédiatement que toutes les manifestations en question sont de l'ordre des phénomènes physiques; pour ce qui est de la mort des microbes, il reste un doute. Cette mort peut être occasionnée par des phénomènes chimiques ou par des phénomènes physiques; mais, dans tous les cas, elle peut se comprendre sans action chimique directe, car on sait que la vie élémentaire manifestée d'une espèce se passe dans des conditions physiques très précises. La comparaison avec les autres cas nous amène donc, provisoirement du moins, à ne pas séparer des autres phénomènes la destruction des microbes, et à admettre que toutes les actions observées sont de l'ordre des changements d'état.

La photographie des couleurs nous a montré que des phénomènes physiques peuvent présenter une spécificité aussi rigoureuse que celle des phénomènes chimiques, mais, si j'ose m'exprimer ainsi, cette spécificité est moins exclusive ; des corps très différents peuvent avoir des couleurs qui se comportent de la même manière par rapport à la photographie ; nous devons donc rechercher si quelque chose d'analogue ne se manifeste pas dans les phénomènes d'immunité acquise.

Eh bien! nous constatons tout de suite que si la spécificité de l'immunité est parfaite, elle n'est pas exclusive. Je m'explique. Le sérum antitétanique, capable de protéger les animaux contre les poisons du tétanos est parfaitement spécifique pour le tétanos; la loi générale établie précédemment est donc vraie pour ce cas. Mais, chose tout à fait imprévue, ce sérum antitétanique est également actif contre le venin des serpents. Et cependant nous n'avons aucune raison de croire qu'il y ait un voisinage chimique quelconque entre le microbe du tétanos et les serpents venimeux.

TÉTANOS ET VENIN DES SERPENTS.

Il est plus vraisemblable de penser que, comme des corps très différents peuvent avoir la même couleur, il y a entre le venin du tétanos et celui des serpents une similitude fortuite d'*état physique*. Cela explique que la spécificité du sérum antitétanique, parfaite relativement au poison tétanique, ne lui est pas exclusive mais peut fortuitement s'étendre à toutes les substances qui ont en commun avec le poison du tétanos la particularité physique à laquelle ce poison doit son activité. De même si le hérisson se trouve, exception parmi les mammifères, doué d'immunité naturelle contre le venin des serpents, il ne faut pas y voir une ressemblance chimique très improbable entre le hérisson et les ophidiens, mais plutôt une particularité d'état physique qui fait que l'introduction du venin de serpent dans le hérisson ne trouble pas l'équilibre préexistant dans les colloïdes du hérisson.

La comparaison avec les substances différentes qui ont des couleurs semblables rend cette interprétation particulièrement facile à saisir. De même que, quoique très grand, le nombre des couleurs que notre œil peut distinguer est limité, de même les différences d'état colloïde suffisantes pour se manifester par les réactions que nous venons de passer en revue sont en nombre limité et, par conséquent, comme il y a des corps différents qui nous paraissent de même couleur, il doit aussi se produire des coïncidences entre les états colloïdes.

A ce point de vue, la spécificité de la réaction de l'organisme à l'introduction d'un élément nouveau n'est plus aussi déconcertante que dans la théorie purement chimique. Les modifications qui créent l'immunité peuvent être de simples modifications d'un état d'équilibre préexistant, modifications qui sont naturellement en rapport avec l'état particulier du corps étranger introduit, d'où la spécificité de la réaction. Nous comprendrons plus aisément ce point lorsque nous aurons étudié la question si importante des actions *in vitro* et *in vivo*.

§ 31. — ACTIONS IN VITRO ET IN VIVO

C'est une des plus anciennes erreurs que la physiologie moderne ait détruites, que la comparaison brutale des réactions qui se passent dans l'organisme vivant avec celles qui se passent dans un verre à expérience; il fallait admettre, pour que cette comparaison fût admissible, que, par un hasard bien extraordinaire, l'organisme vivant, si sensible à des actions physiques et chimiques de toutes sortes, restait précisément témoin inerte dans la réaction sur laquelle s'arrêtait l'attention de l'expérimentateur. Personne aujourd'hui ne conserve cette manière de voir ; les chimistes, sûrs de la possibilité de telle réaction chimique entre deux corps, dans des conditions données, ne s'accordent plus le droit de prévoir sans expérience ce qui se passera quand on introduira ces deux corps à la fois dans un animal vivant. Certaines transformations, même purement chimiques, se passent *in vitro* et n'ont pas lieu *in vivo ;* d'autres, au contraire, qui n'ont pas lieu *in vitro*, se produisent dans un animal. De cette dernière catégorie est le phénomène étudié en 1896 par MM. Lang, Heyman et Masoin, et que je rapporte d'après le livre de M. Metchnikoff[1] :

« Depuis les travaux de MM. Lang, Heyman et Masoin, il est bien établi que l'hyposulfite de soude est capable d'empêcher l'empoisonnement par l'acide cyanhydrique. Ce terrible poison devient inoffensif lorsqu'on a soin d'introduire dans l'organisme, par une voie quelconque (sous-cutanée, intraveineuse ou stomacale), une quantité suffisante d'hyposulfite de soude. Dans ces conditions, le sulfite se substitue à l'hydrogène de l'acide cyanhydrique, ce qui transforme le poison en acide sulfocyanique dont l'effet est nul sur l'organisme. L'hyposulfite de soude agit donc comme l'*antitoxine* de l'acide cyanhydrique, grâce à une réaction chimique de substitution entre des corps de composition simple. Et bien, on n'a jamais réussi encore à reproduire cette réaction *in vitro*, tandis que dans l'organisme elle se fait avec une très grande facilité. On a par conséquent bien le droit d'invoquer des conditions particulières de la part de l'animal vivant, ce qui n'empêche pas que la transformation de la substance toxique en une substance inoffensive soit due à une réaction chimique ».

M. Metchnikoff insiste avec raison depuis bien des

____

1. *L'immunité dans les maladies infectieuses*, 1901.

années sur la nécessité de ne pas oublier l'activité propre de l'organisme vivant dans les réactions qui se passent à son intérieur. L'exemple précédent de l'action de l'hyposulfite de soude sur l'acide cyanhydrique est excellent pour mettre en garde contre une erreur trop longtemps accréditée; mais cet exemple présente aussi le danger, à cause de son caractère très net de réaction chimique, de faire accorder, par une comparaison trop hâtive, le caractère de substances chimiques définies aux agents d'immunité que transportent les sérums. J'ai déjà insisté, au cours de ce chapitre, sur l'invraisemblance de la théorie qui veut que, en présence d'une substance active nouvellement introduite dans son sein, l'être vivant fabrique toujours l'antidote chimiquement défini qui neutralise son activité. Cela reviendrait à croire que, accoutumé progressivement à l'acide cyanhydrique (ce qui ne paraît guère possible d'ailleurs) l'animal aurait fabriqué dans son milieu intérieur, précisément l'hyposulfite de soude capable de neutraliser l'acide cyanhydrique, hyposulfite de soude que son sérum, transporté dans un autre animal, introduirait dans cet autre animal de manière à le rendre capable de résister à son tour à l'empoisonnement par l'acide cyanhydrique. C'est certainement à une synthèse chimique de ce genre que pensent les partisans de la théorie chimique en vertu de laquelle il y aurait, dans un sérum antitoxique donné, une *antitoxine* spécifique chimiquement définie.

Même dans cette observation de MM. Lang, Heyman et Masoin, l'organisme peut très bien être considéré comme fournissant seulement des conditions physiques qui permettent la production d'une réaction impossible en dehors de ces conditions particulières.

Il arrive d'ailleurs fort souvent que les propriétés acquises par un animal qui a lutté contre un agent d'infection ne peuvent pas manifester *in vitro* leur activité contre cet agent et que le sérum correspondant ne montre son activité spéciale que dans un autre organisme animal; en d'autres termes, tel sérum, résultant de la résistance d'un animal à une maladie, ne peut pas détruire, dans un verre, l'agent de cette maladie. Mais si cela est fréquent, cela n'est pas général.

§ 32. — ACTION DIRECTE D'APRÈS SVANTE ARRHÉNIUS

Nous avons vu déjà que le sérum d'un lapin auquel on a injecté du lait de vache donne, *in vitro*, une réaction spécifique avec le lait de vache; de même les sérums hémolytiques sont capables de dissoudre *in vitro* les globules rouges du sang. C'est précisément à ce dernier cas que s'est adressé Svante Arrhénius pour étudier l'action *in vitro* des sérums antihémolytiques sur les sérums hémolytiques. Je reproduis les premières lignes de son mémoire, qui ont l'avantage de bien préciser l'état de la question et de montrer la pensée des partisans de la théorie chimique :

« On connaît le principe de la sérothérapie : dans bien des cas, en injectant aux animaux certains corps plus ou moins nocifs, les toxines, on provoque la formation *d'anticorps* spécifiques, les antitoxines qui neutralisent partiellement ou totalement l'activité des toxines correspondantes. L'explication qui se présente tout d'abord à l'esprit du chimiste pour rendre compte du mode d'action de ces anticorps, c'est que la toxine et l'antitoxine réagissent chimiquement pour engendrer un composé inoffensif. A l'inverse de cette théorie à laquelle se sont attachés principalement les auteurs allemands et qui est aujourd'hui généralement admise à cause de son caractère compréhensif, une autre manière de voir était soutenue, il y a peu de temps encore, principalement par les savants français. D'après celle-ci, les antitoxines interviendraient dans la lutte de l'organisme contre les toxines, en quelque sorte comme de simples stimulants. Cette théorie est bien voisine de celle que Nernst vient de formuler et dans laquelle les antitoxines joueraient, au regard de la destruction des toxines, le rôle de simples catalysateurs.

La première manière de voir, à laquelle je me rallie avec l'immense majorité des *sérothérapeutes*, consiste à envisager la neutralisation de la toxine par son antitoxine spécifique, comme devant s'effectuer à peu près de la même manière que la neutralisation d'une base par un acide. Supposons que nous ayons en main deux solutions normales, l'une basique, la soude par exemple, l'autre acide, l'acide chlorhydrique par exemple. Ajoutons à un litre de la première des quantités successives de 10 centimètres cubes de la deuxième : *à chaque addition nous verrons disparaître exactement la même quantité de soude.....* Pareillement, les expérimentateurs pouvaient s'attendre à voir l'activité d'une quantité donnée de toxine diminuer proportionnellement aux quantités d'antitoxine ajoutées et disparaître enfin complètement pour une dose déterminée ; mais l'expérience n'a nullement confirmé cette prévision. Au contraire, la première fraction d'antitoxine se montre plus active que la seconde, celle-ci à son tour plus que la troisième et ainsi de suite..... Pour expliquer ce fait que l'on appelle phénomène d'Ehrlich (du nom du savant qui l'a découvert), Ehrlich a admis que chaque toxine se compose d'un grand nombre de poisons partiels de nature différente. Lorsqu'on ajoute de l'antitoxine à la toxine, on les voit disparaître en général l'une après l'autre dans l'ordre de

EXPLICATION
CHIMIQUE
D'EHRLICH.

(183)

leur activité décroissante. Une autre théorie, qui a pour elle l'avantage de la simplicité [1] consiste à se représenter la réaction entre la toxine et l'antitoxine *comme étant de nature incomplète* ; cette réaction se trouve ainsi régie par un *état d'équilibre* entre les corps réagissants et les produits de la réaction : c'est ce que nous voyons se produire fréquemment en chimie, surtout avec les composés organiques. Dans l'exemple précité, remplaçons la soude, base forte, et l'acide chlorhydrique, acide fort, par l'ammoniaque base faible et l'acide borique, acide faible, et le phénomène se passera comme pour la toxine et l'antitoxine [2] ». L'on voit déjà, par cette citation que si l'on peut rapprocher les réactions des sérums de celles de la chimie, il faut s'adresser, non pas aux réactions chimiques franches, mais à ces réactions d'un caractère plus douteux et qui se rapprochent au moins autant de la physique que de la chimie. Toute la biologie se passe dans cette région intermédiaire que l'on a baptisée chimie physique, et, ce que je voudrais montrer ici, c'est précisément que les immunités résultant de la résistance des organismes aux infections, si elles ressemblent aux phénomènes de la chimie physique, leur ressemblent exclusivement par le côté physique.

La conclusion des expériences d'Arrhénius est que : « l'opinion d'Ehrlich est tout à fait insoutenable et qu'au contraire, il se produit un équilibre entre la toxine, l'antitoxine et leurs produits de réaction ». Mais l'opinion qu'a émise Arrhénius lui-même dans les premières lignes de la citation précédente ne peut être acceptée, elle non plus, que sous bénéfice d'inventaire. Il ne paraît

---

1. Arrhénius ne reproche à la théorie d'Ehrlich, que sa complexité ; j'y verrais plutôt une erreur de méthode comparable à celle de Weismann.

2. Svante Arrhénius, *La chimie physique dans ses rapports avec la sérothérapie*, *Bull. Inst. Pasteur*, t. II, nᵒ 13.

pas vraisemblable que l'on puisse étudier complètement l'action des sérums antitoxiques sur les toxines en dehors des animaux dans lesquels se manifeste cette action bienfaisante. Metchnikoff, en biologiste avisé, a insisté sur la nécessité de faire intervenir l'activité propre de l'organisme dans tous les phénomènes qui se passent à son intérieur. Et en effet, si, dans beaucoup de cas, on ne peut nier une action directe *in vitro* des sérums antitoxiques sur les toxines, on n'a pas le droit pour cela de penser que cette action directe reproduit exactement celle qui se manifeste dans un animal auquel on injecte successivement ces deux produits. Une vieille *EXPÉRIENCE DE BUCHNER.* expérience de Büchner l'a amené par exemple à conclure « que l'antitoxine, au lieu d'agir directement sur la toxine, exerce son influence exclusivement sur les éléments vivants de l'organisme, les préservant contre l'intoxication. Parmi les arguments mis en avant par le savant Munichois, le principal est tiré de l'action différente des mélanges de toxine tétanique et de sérum antitétanique sur les diverses espèces animales [1] ». MM. Roux et Vaillard ont confirmé cette manière de voir. Il est vrai que les résultats de toutes ces expériences pourraient à la rigueur se comprendre grâce à la remarque d'Arrhénius que « l'action de l'antitoxine sur la toxine est une réaction incomplète, régie par un état d'équilibre » ; mais il me semble que dans l'état actuel de la science on doit accueillir avec beaucoup de défiance toutes les explications qui comparent l'organisme à un récipient ordinaire. Dans l'équilibre qui s'établit *in vivo* entre l'antitoxine et la toxine, il est bien vraisemblable que les substances vivantes prennent aussi une grande part.

---

1. Metchnikoff, *op. cit.,* p. 375.

§ 33. — LA THÉORIE CHIMIQUE

Toutes les expériences exécutées sur les questions d'immunité et de sérothérapie sont rapportées par les auteurs dans le langage chimique ; même ceux qui n'acceptent pas les théories d'Ehrlich emploient, à cause de sa commodité, son langage rempli d'hypothèses injustifiées ; c'est, en pathologie, ce qui s'est passé en biologie générale à propos de Weismann ; beaucoup de savants ont immédiatement compris l'erreur de méthode qui se cachait sous l'échafaudage ingénieux du savant allemand, mais ils ont néanmoins adopté son langage sans vouloir remarquer que l'emploi de ce langage présentait de grands dangers au point de vue des explications ultérieures des faits, car le langage Weismannien contient une interprétation inflexible des phénomènes. La même chose s'étant passée en pathologie pour le langage d'Ehrlich, il devient bien difficile aujourd'hui de raconter les expériences sans accepter la théorie chimique ; il faut, dans chaque cas, se livrer à un véritable travail de traducteur. N'envisageant dans ce chapitre que la question de méthode, je me bornerai à prendre un exemple unique et très général, sur lequel je reviendrai longuement dans la deuxième partie.

Dans la plupart des sérums actifs, c'est-à-dire des sérums capables de transporter d'un organisme à un autre une propriété acquise chez le premier par résistance et accoutumance à une infection, les partisans de la théorie chimique ont été amenés à admettre l'existence de deux substances définies ayant des rôles différents et complémentaires. Ces deux substances ont d'ailleurs été baptisées différemment par les divers auteurs et ce n'est pas une des moindres difficultés de la lecture des mémoires, que cette terminologie non réglementée. Adoptons, pour le moment, les deux expressions de *cytase* et *fixateur*. Les cytases sont, d'une manière générale, détruites à la température de 55° environ ; cette température étant peu élevée, on dit qu'elles sont *thermo-labiles*. Les fixateurs résistent au contraire à l'action de la chaleur jusqu'à 65° et plus ; aussi dit-on qu'elles sont *thermostabiles*. Ainsi chacune de ces deux catégories de substances considérées comme chimiquement définies, se présente immédiatement comme caractérisée par une propriété physique commune à toutes les substances qui en font partie ; et cela tend à faire penser que, même si ces substances sont chimiquement définies, elles agissent peut-être en vertu de quelque chose de physique plutôt que d'après leur structure chimique. Les *cytases* seraient spécifiques par rapport aux animaux qui les fournissent ; les *fixateurs* au contraire seraient spécifiques par rapport à l'agent étranger contre lequel a réagi l'animal, que cet agent étranger soit un microbe pathogène, un tissu emprunté à un autre animal, etc... Ainsi, le sérum a des propriétés qui tiennent à la fois de l'animal qui l'a fourni et des accidents particuliers qui sont arrivés à cet animal. Dans le cas de l'immunité naturelle, c'est-à-dire dans le cas où un animal est naturellement réfractaire à une infection, il n'y aurait pas normalement, dans le sérum de cet animal, de fixateur relatif à cette infection ; la présence du fixateur résulterait toujours d'une véritable lutte, d'une lutte effective de l'animal contre un agent étranger.

S'il s'agit, par exemple, d'un agent ayant une morphologie, d'un microbe ou d'un tissu qui se détruit en se dissolvant, on constate que la dissolution a lieu sous l'influence de la cytase, pourvu que l'élément en question ait subi d'abord l'influence du fixateur spécifique.

Ehrlich a donné de ce fait une interprétation purement chimique ; il a édifié toute une théorie dont le principal défaut est d'exiger, de la part des animaux produisant les sérums une connaissance immédiate et approfondie de la chimie. Comme je l'ai fait remarquer précédemment, la fabrication de l'antidote spécifique, qui se comprendrait aisément, même si cet antidote avait une spécificité d'ordre chimique, dans le cas où il s'agirait d'un agent auquel les ancêtres de l'animal considéré se seraient accoutumés par une lutte ayant duré plusieurs générations, la fabrication de l'antidote spécifique désigné a lieu même lorsque l'agent mis en expérience est tout à fait imprévu et nouveau pour l'animal étudié, lorsque par exemple on injecte du foie de veau dans le péritoine d'un cochon d'Inde! Il faudrait donc que les tissus d'un animal quelconque fussent, comme Pic de la Mirandole, préparés d'avance à toutes les surprises et capables de répondre brillamment aux questions les plus abracadabrantes dans le domaine de la chimie. « Le sérum des lapins vaccinés contre le sérum d'anguille donne un précipité avec le sérum d'anguille[1] », et l'on peut affirmer cependant sans trop s'avancer, que rien, dans l'expérience ancestrale des lapins, n'est relatif au sérum d'anguille.

§ 34. — PREMIÈRE NOTION DE L'HÉRÉDITÉ PHYSIQUE

M. Bordet, au contraire, considère l'action du fixateur comme analogue à celle des *mordants* employés en teinture ; le microbe, préparé par ce mordant, serait capable

---

1. Metchnikoff, *op. cit.*, p. 113.

de subir l'action dissolvante de la cytase, à laquelle au contraire il résisterait en l'absence du fixateur. Or, précisément, on tend aujourd'hui à donner une explication physique du rôle des mordants, ainsi que le prouve le passage suivant du mémoire déjà cité de J. Perrin[1] : « on sait... que les matières colorantes organiques, dont la structure colloïdale semble établie, se fixent fréquemment, non seulement sur le charbon, mais sur bien d'autres corps « poreux » tels que les fibres de laine ou de coton, en donnant diverses *teintures*. Sans préciser davantage, nous dirons que ces teintures ont plus de chances de réussir si la charge électrique des granules du colloïde est de signe contraire à celui de la grande paroi qu'on veut teindre. Il serait intéressant de discuter à cet égard le rôle des « mordants » que l'on emploie, et plus généralement de discuter toute l'industrie des matières colorantes, en tenant compte des lois de l'électrisation par contact. »

Ainsi, le fixateur agirait en vertu d'une de ses propriétés physiques; mais alors, si son action spécifique est d'ordre purement physique, il devient inutile de lui attribuer une constitution chimique spécifique et, quoiqu'employant le langage chimique dans ses mémoires, M. Bordet paraît être absolument partisan de la théorie physique de l'immunité. Le fait, qu'on relève à chaque pas dans l'histoire de la sérothérapie, de la spécificité *non exclusive* des sérums, cadre tout à fait avec sa manière de voir. Il ne s'agit plus de substances chimiquement définies, mais d'*états* physiques particuliers, et ce qui a conduit à la théorie chimique, c'est cette particularité, si peu ordinaire en physique, et spéciale aux substances colloïdes, que les substances colloïdes sont

---

1. J. Perrin, *op. cit.*, p. 100.

capables de transporter avec elles et cela pendant *très longtemps*, un état physique absolument précis. Bien plus, ainsi que je l'exposerai en détail dans le prochain chapitre, certaines particularités de cet état physique peuvent se transmettre au cours de l'assimilation; une cellule grand'mère des spores de *Salvinia* contient déjà en elle la particularité physique qui, transmise à toutes les cellules filles et petites-filles au cours des divisions successives, déterminera le sexe des prothalles dérivant de toutes les spores correspondantes. Il y a là une *hérédité physique* qu'il faut étudier à côté de l'hérédité chimique et qui joue un rôle également important. Le transport de l'immunité par les sérums est un phénomène du même ordre que cette hérédité physique.

Et alors, la fabrication des prétendus *anticorps* par les animaux auxquels on injecte des agents étrangers perd tout caractère mystérieux ; la spécificité de cette fabrication n'est pas plus extraordinaire que la photographie des couleurs. De même que la plaque photographique ne connaît pas la composition chimique des substances du paysage, mais est seulement impressionnée en chaque point par une quantité de lumière qui dépend de ce que l'écran de verre coloré a laissé passer en ce point précis, de même l'organisme auquel on injecte un agent étranger[1], n'a aucunement besoin de savoir quelle en est la structure chimique; il est impressionné par un certain état physique, et cet état physique peut être le même pour le venin des serpents ou la toxine tétanique. Et quand on injecte à un organisme un corps tout à fait imprévu comme le sérum d'anguille, on ne peut pas affirmer qu'il y ait là quelque chose de vraiment nouveau

L'IMMUNITÉ
PHYSIQUE.

---

[1]. Dans les cas que nous venons de passer en revue ; il est bien certain que je ne nie pas la possibilité d'empoisonnements chimiques spécifiques.

pour l'animal, quelque chose à quoi son expérience ancestrale ne l'ait aucunement préparé. Toutes les fois que nous fabriquons une substance nouvelle dans les laboratoires, nous constatons que cette substance a une certaine couleur, plus ou moins voisine, suivant les cas, de la couleur de telle ou telle autre substance déjà connue. De même, quand nous essayons sur l'organisme des substances colloïdes nouvelles, il y a, dans ces substances colloïdes, un état physique qui les rapproche, à des différences quantitatives près, d'autres substances colloïdes avec lesquelles l'organisme a déjà réagi. Pour continuer la comparaison avec la photographie des couleurs, nous pouvons dire d'une manière imagée, que l'état colloïde de la substance injectée est analysé par les colloïdes de l'organisme, comme la couleur des paysages est analysée par les verres colorés et que, dans chaque cas, la réaction de l'organisme à l'injection ne diffère que par des coefficients.

Il ne faut pas d'ailleurs voir dans cette réaction de l'organisme quelque chose de comparable a un acte raisonné ; nous observons des résultats, *lorsque l'animal injecté n'est pas mort* et seulement alors, après coup. Mais nous ne savons pas, quand nous injectons une substance nouvelle à un animal, quel sera le résultat de cette injection ; tout ce que nous pouvons affirmer c'est que, si l'animal ne meurt pas, et si la substance injectée a été détruite[1] à son intérieur, l'animal en aura été modifié, et que sa modification sera en rapport avec l'activité spéciale de la substance injectée. Si l'animal meurt, il ne nous intéresse plus ; son cas ne ressortit plus à la méthode pathologique, mais à la méthode chi-

---

1. Elle peut n'avoir pas été détruite au point de vue chimique pur et avoir perdu la propriété physique qui la rendait active pour l'organisme.

mique pure qui, dans l'état actuel des choses, est bien
insuffisante. S'il continue de vivre, c'est que les modifications qu'il a subies, modifications spécifiques par rapport à l'agent étudié, ont transformé son premier état
d'équilibre en un second état d'équilibre dans lequel la
vie est conservée, c'est-à-dire que le renouvellement du
milieu intérieur est resté possible. Et dans ces modifications conservant la vie, on voit immédiatement le
rôle des influences ancestrales, des adaptations successives; il n'y a plus rien d'extraordinaire.

Nous avons donc fait un pas de plus dans la biologie
générale par la considération des phénomènes d'immunité et de sérothérapie. L'étude purement chimique ne
nous avait permis d'atteindre que les grandes lignes, les
résultats *globaux*. Dès que nous voulons pénétrer dans
l'intimité des phénomènes, nous nous heurtons à des
manifestations physiques qui accompagnent les réactions chimiques et sont la condition nécessaire de ces
réactions; et cette simple constatation nous permet d'exposer un programme de recherches, dans un langage
qui ne limite plus les possibilités comme celui d'Ehrlich.

Fidèle à la méthode de la séparation des questions,
nous laissons donc de côté pour le moment les phénomènes purement chimiques que nous avons étudiés précédemment et nous nous attachons plus particulièrement
aux conditions physiques qui les accompagnent et les
régissent.

§ 35. — LE LANGAGE DE L'ÉQUILIBRE

Nous devons considérer d'abord les rapports d'équilibre entre l'organisme et le milieu extérieur, puis les rapports d'équilibre entre les éléments histologiques et les colloïdes qui constituent le milieu intérieur. Ce mot équilibre a été employé dans des acceptions bien vagues; j'ai essayé de préciser dans l'introduction le sens dans lequel je l'emploierai au cours de cet ouvrage. En un point quelconque de l'organisme il y aura des rapports d'équilibre à constater, soit que ce point soit pris dans une cellule, soit qu'il soit pris dans un liquide, soit encore qu'il soit placé à la surface de séparation entre la cellule et le liquide. Le langage devra être général et s'appliquer à ces trois cas à la fois, quoiqu'il soit bien certain que, dans un élément histologique vivant, il y ait des conditions, tant physiques que chimiques, qui ne se trouvent pas dans les milieux intérieurs non vivants. Il est vraisemblable à priori que, dans l'ensemble d'un individu, il y a des conditions communes, des conditions individuelles, de même qu'il y a unité du patrimoine héréditaire; sans faire aucune hypothèse, nous pouvons provisoirement appeler *taux individuel*, ce quelque chose de physique qui est caractéristique de l'individu à un moment donné. Mais il y aura, en outre, des conditions locales ou topographiques, différentes, que l'on pourra résumer sous l'appellation de *taux local* ou *topographique*. En particulier, chaque élément histologique aura ses caractères locaux auxquels il devra sa morphologie et son fonctionnement particulier ; les phagocytes et les globules rouges du sang seront à part dans cette série des éléments histologiques ; étant mobiles ils pourront s'adapter à chaque instant à des conditions locales nouvelles; leur taux devra seulement s'accomoder des conditions locales réalisées dans les plasmas aux points où ils se trouvent. Et cette adaptation constante des phagocytes à des taux nouveaux fait prévoir qu'ils seront beaucoup mieux armés que les autres tissus pour

TAUX
INDIVIDUEL
ET TAUX
LOCAL.

la lutte contre les changements subits. C'est précisément ce qu'ont mis en évidence les admirables travaux de M. Metchnikoff.

Ceci posé, introduisons dans un organisme vivant un élément colloïde étranger, vivant ou mort. De deux choses l'une : (nous laissons naturellement de côté les actions chimiques pures).

Ou bien le taux de ce colloïde sera tel qu'il sera susceptible d'un équilibre immédiat avec les colloïdes ambiants ; alors, il n'y aura pas de modification ; la substance injectée ne sera pas *active* par rapport à l'organisme ; tel le venin des serpents inoculé aux serpents. Si l'élément injecté est vivant, il entrera dans ce cas en symbiose avec l'organisme (sauf incompatibilité d'ordre chimique).

Ou bien le taux du colloïde injecté sera incompatible avec celui qui est réalisé dans l'organisme au point considéré. Alors l'équilibre sera rompu.

LUTTE DES TAUX.

Si l'animal meurt il ne nous intéresse plus ; s'il survit, c'est qu'un nouvel équilibre se sera produit, compatible avec l'état de vie ; et dans ce nouvel équilibre il y aura eu modification, d'une part, de l'organisme lui-même, d'autre part de la substance injectée.

Si cette substance injectée était une substance morte, n'ayant pas d'individualité et caractérisée seulement par ses propriétés actuelles, on devra dire que, étant transformée, elle est détruite.

Si c'était un élément ayant une morphologie, on sera tenté de lui conserver sa dénomination tant qu'il ne sera pas dissous ; on ne le déclarera détruit que quand il aura disparu morphologiquement et cependant il aura pu subir, même sans se dissoudre, des modifications aussi importantes que celles qui accompagnent sa dissolution.

Si l'agent injecté était un microbe vivant, de deux choses l'une : ou il s'adaptera et une symbiose résultera des modifications de l'hôte et du parasite, symbiose plus ou moins longue, et plus ou moins nuisible, suivant les cas, à chacun des antagonistes ; ou il sera tué et traité comme un élément de l'alinéa précédent.

Dans tous les cas, lorsque le nouvel état d'équilibre se sera produit, on pourra affirmer qu'il sera en rapport avec le taux initial de l'élément injecté et de celui qui a reçu l'injection ; c'est en cela que consistera la spécificité de l'immunité consécutive à la guérison. La modification résultante sera certainement générale dans l'individu guéri, mais il se pourra que, suivant les cas, elle soit transportable par le sérum, ou ne puisse se manifester en l'absence d'éléments vivants, de phagocytes par exemple. Il sera aisé, en faisant intervenir les phénomènes d'accoutumance, d'habitude, de raconter, dans ce langage, tous les phénomènes d'immunité et de sérothérapie.

RÉSULTAT SPÉCIFIQUE DE LA LUTTE.

Je réserve cette étude de détail pour la seconde partie de cet ouvrage ; je fais seulement remarquer que, lorsqu'on injectera à un animal neuf un sérum immunisant, on devra raisonner sur ce sérum particulier comme sur les colloïdes quelconques, et ne pas croire, chose absolument insoutenable, que ce sérum se conservera tel quel dans l'organisme ; il est injecté avec son taux spécifique, dans un milieu intérieur qui a un taux différent et ici, comme dans les autres cas, il y a rupture d'équilibre et acquisition d'un taux nouveau. Si les phénomènes les plus importants de ce changement d'équilibre se produisent entre le sérum injecté et les plasmas, on pourra reproduire *in vitro* une réaction *analogue* ; mais le plus souvent les éléments vivants interviendront activement dans la réaction et alors l'étude in vitro sera impossible.

Je me contente de signaler en gros toutes ces particularités ; je rappelle aussi avant de finir la relation de cause à effet établie par tant d'expériences, entre les phénomènes chimiques et les phénomènes physiques (morphologiques par exemple) et la réversibilité de cette relation, qui ressort des constatations d'hérédité des caractères acquis.

Je voudrais avoir montré dans cette étude préliminaire le grand intérêt qu'il il y a à ne pas accepter a priori l'interprétation purement chimique d'Ehrlich, interprétation qui choque d'ailleurs notre bon sens à cause du génie chimique qu'elle prête gratuitement aux éléments histologiques ; au contraire, avec la narration dans le langage de la chimie physique, les phénomènes d'immunité et de sérothérapie prennent une ampleur et une généralité inattendues ; la méthode pathologique, ainsi conçue, conduira aux études de détail et particulièrement à la question si mystérieuse de la différenciation cellulaire. Provisoirement, et sans faire aucune hypothèse, on peut résumer dans la loi de Le Châtelier, les modifications que subit un organisme QUAND IL SURVIT A L'INFECTION ÉTUDIÉE : « La modification produite dans un système de corps à l'état d'équilibre par une variation de l'un des facteurs de l'équilibre est de nature telle qu'elle tend à s'opposer à la variation qui la détermine ».

Cette loi est même tellement générale qu'on peut pour ainsi dire y voir une simple définition.

LA LOI DE LE CHATELIER.

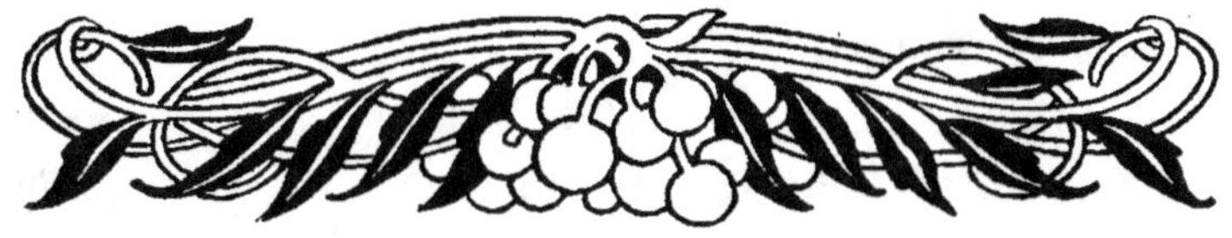

CHAPITRE VIII

L'HÉRÉDITÉ PHYSIQUE

§ 36. Premier modèle tiré de la génération alternante. — § 37. Deuxième modèle tiré du sexe prothallique. — § 38. Troisième modèle tiré du sexe somatique. — § 39. Etapes dans l'hérédité. — § 40. Habitudes et luttes physiques.

§ 36. — Premier modèle tiré de la génération alternante

Les considérations précédentes suffisent à montrer que, dans beaucoup de cas, des particularités physiques d'état colloïde sont transportables au même titre que des particularités chimiques; un sérum peut avoir une spécificité d'ordre physique aussi précise, sinon aussi exclusive qu'une solution d'une substance chimique définie. Les sérums ne sont pas vivants quoique empruntés à des êtres vivants, mais si nous nous reportons aux cellules vivantes elles-mêmes, nous constatons ordinairement un parallélisme très étroit entre l'état physique de ces cellules et leurs propriétés chimiques. L'état physique n'est cependant pas transmissible dans la reproduction au même titre que le patrimoine héréditaire chimique, et en effet, au cours de l'évolution individuelle,

(197)

on voit dériver d'une cellule ayant l'*état œuf*, des cellules ayant des états aussi différents que l'*état muscle*, l'*état nerf*, l'*état phagocyte*, quoique leur patrimoine héréditaire reste constant. Il est donc certain que l'hérédité physique n'accompagne pas fatalement l'hérédité chimique; des conditions locales peuvent intervenir pour modifier l'état physique des descendants d'une cellule donnée. Nous connaissons cependant des cas où la transmission de particularités physiques est évidente; j'ai déjà signalé précédemment les cas de détermination du sexe somatique dans l'œuf ou même dans les ancêtres de l'œuf parthénogénétique ou de la spore; je vais étudier ces cas en détail car ils jetteront quelque lumière sur les phénomènes beaucoup plus obscurs que nous avons signalés précédemment à propos de l'habitude, comme la conservation du rhythme biquotidien chez les convolutes, celle du rhythme saisonnier chez les plantes.

On sait que la question sexuelle est liée chez tous les êtres ou à peu près, à la nécessité d'une génération alternante; cette génération alternante est particulièrement facile à mettre en évidence chez les cryptogames vasculaires comme les fougères ou les presles, parce que dans ces espèces, les deux générations successives sont extérieures l'une à l'autre.

FOUGÈRE ET PROTHALLE.

Dans une fougère feuillée, il apparaît des spores qui sont à l'état de repos chimique, à la condition n° 3, jusqu'au moment où elles tombent sur la terre humide; là elles germent et donnent naissance à un amas cellulaire qui, quoique dérivant de la fougère par l'hérédité la plus parfaite, par l'hérédité asexuée, ne lui ressemble en aucune manière. C'est ce qu'on appelle un *prothalle*. Cette différence morphologique entre des êtres qui ont certainement même patrimoine héréditaire est évidemment due à un état physique particulier des protoplasmas. Et en effet, cet état physique se manifeste à chaque karyokinèse[1] par l'apparition de n chromosomes chez le prothalle, de $2n$ chromosomes chez la fougère feuillée.

Au bout d'un certain temps, il apparaît, en certains points du pothalle, des éléments particuliers qui seront les éléments sexuels; ces éléments ont des caractères très spéciaux auxquels il est très facile de les reconnaître. Ils sont les uns et les autres incapables d'assimilation, de multiplication, mais ils appartiennent à deux types, le type oosphère et le type anthérozoïde, ou, pour employer un langage plus général, le type mâle et le type femelle, tels qu'un élément du type femelle *attire* les éléments du type mâle, et que deux éléments de type contraire, s'attirant puis se fusionnant, forment un œuf, cellule complète capable d'assimilation. Cette formation de l'œuf par fusion d'un élément mâle avec un élément femelle s'appelle *amphimixie* ou *fécondation*. Il en résulte quelque chose de nouveau, tant au point de vue physique qu'au point de vue chimique (sauf dans le cas où les deux éléments fusionnés étant empruntés au même prothalle, ont le même patrimoine héréditaire). Dans tous les cas, l'état physique réalisé dans les cellules qui proviennent de l'œuf est différent de celui qui était réalisé dans les cellules du prothalle, puisque, à chaque karyokinèse qui se produit en elle, il apparaît $2n$ chromosomes et non plus n seulement.

De l'œuf provient en effet une fougère feuillée ressemblant à la grand-mère. Arrêtons-nous un instant à la formation des éléments sexuels dans le prothalle.

Ces éléments sexuels, ainsi que le prouvent les phénomènes de transmission héréditaire que j'ai étudiés ailleurs, ont même patrimoine héréditaire; la différence

---

1. Voy. *Traité de Biologie*, chap. iv et v.

qui les sépare est donc d'ordre physique, et en effet les éléments de nom contraires s'attirent. On convient d'appeler *femelles* les éléments qui sont gros et immobiles, *mâles* les éléments antagonistes et complémentaires qui sont petits et mobiles; on dissimule sous cette appellation l'ignorance dans laquelle on se trouve vis-à-vis de la nature même des différences qui les séparent.

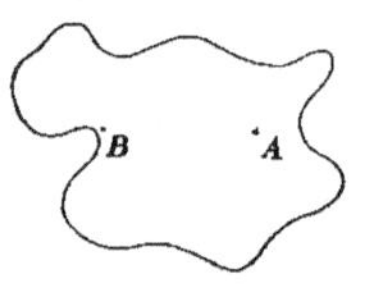

Fig. 11.

Quoi qu'il en soit, dans un prothalle unique (fig. 11), il apparaît en un point A des éléments femelles, en un point B des éléments mâles. Pourquoi! nous l'ignorons totalement. Il y a en chacun de ces points des conditions physiques et chimiques, intrinsèques et extrinsèques, que nous ne savons pas analyser; nous nous contentons donc de déclarer que le prothalle de fougère fournit des éléments des deux sexes.

§ 37. — Deuxième modèle tiré du sexe prothallique

Chez les Presles, les phénomènes sont différents. La plante feuillée fournit bien encore des spores toutes semblables, mais ces spores, germant sur la terre humide, donnent naissance à des prothalles de deux sortes : les uns sont très petits, les autres beaucoup plus grands; on peut appeler les premiers microprothalles, les seconds macroprothalles, sans faire aucune hypothèse sur la nature de leurs différences. Ici encore ces différences sont évidemment d'ordre physique, puisque les phénomènes d'hérédité montrent qu'ils ont même patrimoine héréditaire. Or les prothalles de Presles fournissent bien encore des éléments sexuels, mais les microprothalles ne donnent que des éléments mâles, les macroprothalles ne donnent que des éléments femelles. C'est donc aux conditions physiques *intrinsèques* du prothalle qu'est due la détermination du sexe des éléments sexuels produits par lui; on résume ces conditions physiques dont on ne sait pas faire le détail, sous le nom de *sexe prothallique;* on dit que les microprothalles ont le *sexe prothallique* mâle, que les macroprothalles ont le *sexe prothallique* femelle. Ce *sexe prothallique* est différent du *sexe génital*; il est même regrettable qu'on lui ait donné le même nom de sexe, car les éléments du prothalle, sauf aux points particuliers où se développent les anthérozoïdes et les oosphères, ne sont pas sexués au sens où nous l'avons défini précédemment; ce sont des élé-

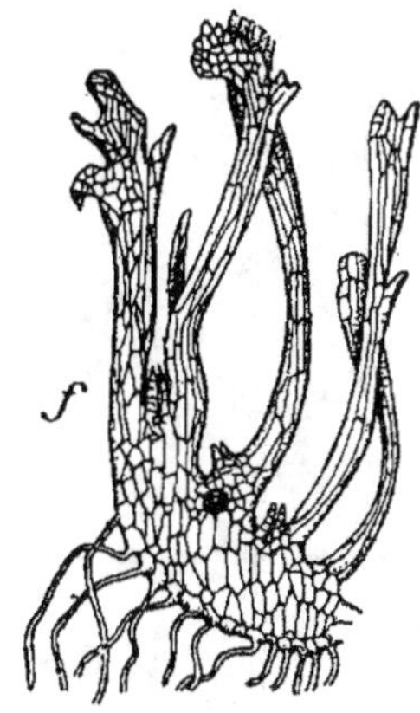

FIG. 12. — Prothalles de Presles.
m, prothalle mâle. — *f*, prothalle femelle.

ments complets, qui assimilent et se multiplient par eux-mêmes. Il y a seulement une relation de cause à effet entre le sexe prothallique et le sexe génital, c'est-à-dire que, quand les conditions qui déterminent la maturation génitale se réalisent, elles font naître des éléments sexuels mâles chez un microprothalle doué de sexe prothallique mâle, et des éléments sexuels femelles, chez un macroprothalle doué de sexe prothallique femelle.

Le sexe prothallique résulte-t-il des conditions dans lesquelles a germé la spore dont est issu le prothalle, ou était-il d'avance déterminé dans cette spore de telle manière qu'il y ait eu *hérédité physique* de la spore au prothalle ? Nous l'ignorons pour les presles chez lesquels les spores sont toutes identiques, mais nous le savons pertinemment pour d'autres espèces de cryptogames vasculaires, les *Salvinia* par exemple.

Chez les Salvinia, en effet, les microprothalles dérivent de microspores, qui sont elles-mêmes contenues chez la plante mère dans des microsporanges enfermés dans des microsporocarpes (fig. 13) ; les macroprothalles au contraire dérivent de macrospores issues de macrosporanges enfermés dans des macrosporocarpes ;

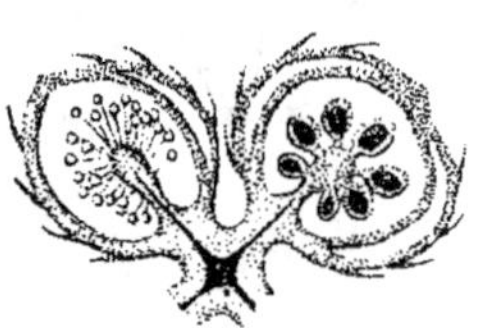

Fig. 13. — Sporocarpes mâles et femelles de Salvinia.

en observant, chez la plante mère feuillée, les bipartitions cellulaires dont résultent les sporocarpes, on peut donc, dès le début, prévoir quel sera le sexe prothallique des prothalles qui dériveront des spores formées dans les sporanges du sporocarpe considéré ; il y a donc là hérédité physique certaine, transmission à travers des multiplications cellulaires successives de ce quelque chose d'inconnu qui, dans les prothalles dérivant des spores, déterminera le sexe génital des éléments reproducteurs. Le sexe prothallique est déterminé d'avance dans les cellules mères des sporocarpes. Voilà un cas d'hérédité physique bien remarquable.

Nous en trouvons de plus remarquables encore quand nous arrivons aux plantes supérieures et aux animaux dans lesquels les prothalles, génération à n chromosomes issue des spores, sont parasites dans l'individu à $2n$ chromosomes, que l'on appelle *soma*. Chez quelques-uns de ces êtres, un soma unique peut contenir, soit des prothalles indifférents comme celui de la fougère (c'est le cas de l'escargot, fig. 14), soit des prothalles de sexe

prothallique différent et situés en des points différents
de l'organisme ; cela se produit par exemple dans la
sangsue (fig. 15) ou dans les plantes à fleurs hermaphrodites ou monoïques, comme le fraisier ou le bouleau.

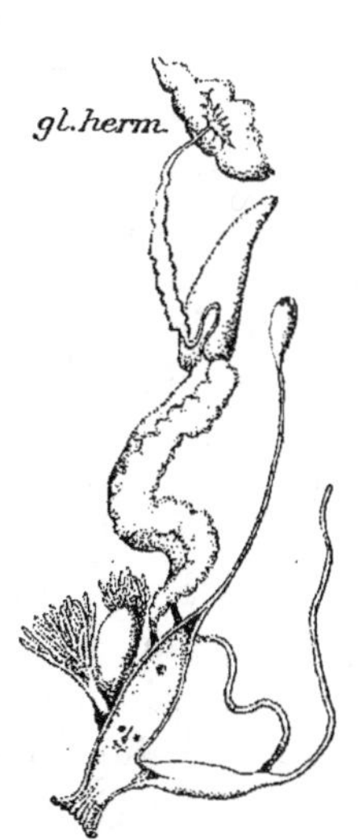

FIG. 14. — Appareil génital
de l'escargot.

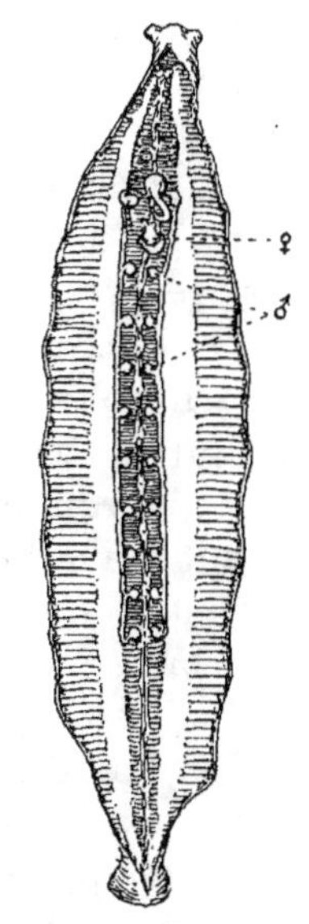

FIG. 15. — Appareil génital
de la sangsue.

Déjà entre ces deux catégories de plantes, il y a des différences au point de vue de la précocité de la détermination du sexe prothallique ; chez le bouleau par exemple,
le bourgeon qui donnera une inflorescence mâle a déjà,
déterminé en lui, le sexe prothallique de tous les prothalles qui apparaîtront dans l'inflorescence, tandis que,
dans le bourgeon d'une fleur de fraisier rien n'est encore
prévu ; il apparaît, dans la même fleur, des étamines ou
un pistil.

§ 38. — Troisième modèle tiré du sexe somatique

Des plantes monoïques comme le bouleau, on passe aisément aux plantes dioïques comme le saule ; de même, des animaux hermaphrodites du type de la sangsue, on passe aux animaux à sexes séparés comme l'homme. Ici l'hérédité physique qui détermine le sexe prothallique est plus précoce encore ; elle est commune à un être tout entier. On donne alors le nom de *sexe somatique*[1] à cette particularité physique commune à toutes les parties d'un être et qui fait que, lorsque des spores apparaissent en un point quelconque de cet être, ces spores déterminent fatalement d'avance le sexe prothallique des prothalles parasites qui en dériveront.

Ici encore se pose la question qui se posait au sujet des prothalles de presles ; le sexe somatique est-il déterminé dans l'œuf qui produit le soma ou résulte-t-il des conditions extérieures réalisées autour de lui au cours de son développement ? Il est vraisemblable que, dans certains cas, cette détermination est faite dès l'œuf, mais dans beaucoup de cas aussi elle peut dépendre des conditions extérieures. L'hérédité physique a toujours quelque chose de plus caduc que l'hérédité chimique.

CADUCITÉ DE CERTAINES HÉRÉDITES PHYSIQUES.

On a constaté par exemple, que certaines plantes dioïques ne donnant, par conséquent, que des prothalles

---

1. On m'a reproché d'avoir dit que l'on ne doit considérer comme femelle qu'un individu qui produit des éléments sexuels femelles ; c'est en effet, dans l'état actuel de la science le seul moyen que nous ayons de reconnaître chez cet individu le sexe somatique femelle ; c'est seulement lorsqu'on saura reconnaître directement par un procédé physique, le sexe somatique d'un animal qui ne produit pas d'éléments sexuels, que l'on pourra trancher la question de savoir si les êtres parthénogénétiques sont femelles. Pour le moment, il vaut mieux dire qu'ils n'ont pas de sexe.

d'un sexe donné, changeaient de sexe somatique après une transplantation. Le même changement du sexe somatique s'est produit chez des Papayers auxquels on a simplement coupé la tête. Enfin il se produit normalement dans l'évolution de la myxine qui, douée de sexe somatique mâle tant qu'elle vit en liberté, devient au contraire femelle quand elle s'introduit dans un hôte pour y commencer la seconde période ou période parasitaire de son évolution individuelle. Si l'on coupe un très grand nombre de rameaux d'un individu donné d'une certaine espèce de saule, et qu'on en fasse des boutures, les plantes qui en résulteront présenteront des types des deux sexes. Dans tous ces exemples, le sexe somatique entretenu par hérédité physique a été modifié par une influence des conditions extérieures. Il existe cependant, dans cet ordre d'idées, et même dans le genre saule, un exemple d'une hérédité physique ayant résisté à une quantité prodigieuse de changements extérieurs ; le saule pleureur n'existe dans nos pays qu'à l'état femelle ; il se reproduit sans cesse par boutures, dans les endroits les plus variés, et néanmoins son sexe somatique ne change pas. On peut se demander s'il n'y a pas eu chez cette plante, retentissement de l'hérédité physique qui détermine le sexe somatique femelle, sur le patrimoine héréditaire qui n'a plus jamais été renouvelé par amphimixie depuis que le salix babylonica est introduit chez nous (?)

Cette absence d'amphimixie se retrouve dans les cas des animaux qui se reproduisent par parthénogénèse. Aussi trouvons-nous parmi eux des exemples d'hérédité physique franchissant les générations somatiques ; cela a lieu par exemple chez des Rotifères comme *Hydatina senta* et *Brachionus urceolaris.*

Les œufs fécondés donnent naissance à des individus

parthénogénétiques, c'est-à-dire se reproduisant sans fécondation ; mais ces individus asexués ont néanmoins deux types différents. Les uns pondent de gros œufs parthénogénétiques, les autres des petits ; or les gros œufs donnent des individus ayant le sexe somatique femelle ; les petits donnent des individus ayant le sexe somatique mâle. Ce sexe somatique est donc déterminé d'avance dans l'individu de la génération précédente que l'on appelle suivant les cas, pondeur d'œufs mâles ou pondeur d'œufs femelles.

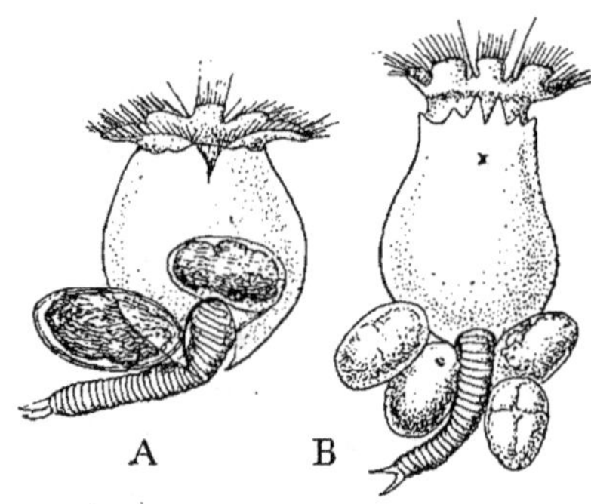

FIG. 16. — Brachionus urceolaris (d'après Cohn).
A, pondeuse d'œufs femelles. — B. pondeuse d'œufs mâles.

Chez les Daphnies ou puces d'eau, les choses sont moins régulières ; il y a une série indéfinie de générations parthénogénétiques tant que les conditions extérieures sont convenables ; puis, à un certain moment, on voit les œufs parthénogénétiques d'un même individu donner des somas mâles et des somas femelles ; ici le sexe somatique des individus sexués n'est déterminé que tout à fait tardivement.

Dans le cas des Hydatina, il faut remarquer, outre la précocité de la détermination du sexe somatique, l'alternance régulière, le rythme établi entre les générations sexuées et asexuées, et c'est là encore un caractère physique qui semble s'être incrusté dans le patrimoine héréditaire. Nous avons donc vu tous les passages entre une hérédité physique ayant des effets à très longue échéance et une hérédité physique très caduque ; nous trouverons l'équivalent de ces faits en dehors de la question très particulière du sexe.

Avant de quitter cette question si facile à exposer comme exemple d'hérédité physique, signalons encore une particularité remarquable. Dans un animal supérieur, dans un vertébré, il y a un grand nombre de tissus différents qui semblent être des états colloïdes différents d'un même ensemble chimiquement défini par le patrimoine héréditaire de l'individu ; on peut dire qu'il y a entre les divers muscles ou entre les divers phagocytes une similitude d'état physique, sans avoir besoin pour cela de savoir en quoi consiste exactement cette similitude. Or, il n'arrive jamais que l'un de ces éléments que l'on appelle « éléments différenciés » soit atteint de maturité sexuelle ; cette maturité qui fait de la cellule quelque chose d'incomplet, quelque chose d'incapable d'assimilation ne se produit que pour certains éléments spéciaux de la génération à n chromosomes. Il semble donc que ce phénomène si essentiel de la maturation soit lié à un certain état physique des protoplasmas ; c'est pour cela que l'on peut dire que la future production des éléments sexuels est, sous bénéfice de certaines conditions nouvelles, déterminée dans la cellule aïeule d'où sortent les éléments du prothalle. Il y a, de cette cellule aïeule jusqu'aux éléments sexuels, transmission par hérédité physique de quelque chose qui permet la maturation génitale. Comme toutes les hérédités physiques, cette transmission est d'ailleurs subordonnée aux circonstances ambiantes, et l'on voit, dans certains cas, la série des générations cellulaires du prothalle s'arrêter brusquement avant la maturation, par la formation inattendue d'une cellule à $2n$ chromosomes qui est le point de départ d'un individu nouveau ; c'est ce qui a lieu dans l'apogamie des fougères.

LES TISSUS DIF-FÉRENCIÉS NE MURISSENT PAS.

(207)

Dans les cas où la maturation va jusqu'au bout, cette maturation est déterminée par des conditions réalisées au niveau de la cellule qui mûrit, mais souvent, nous l'avons vu, le sens dans lequel elle se fera est fixé d'avance par ce qu'on appelle le *sexe prothallique*, particularité physique qui se transmet de cellule en cellule en même temps que la particularité de pouvoir mûrir. On constate alors deux hérédités physiques parallèles qui se transmettent conjointement de cellule à cellule ; mais l'une d'elles peut exister seule comme dans les fougères où le sexe prothallique n'existe pas. Quoi qu'il en soit, nous ne devons pas nous étonner si nous constatons la transmission par la même cellule de plusieurs particularités physiques distinctes l'une de l'autre.

§ 39. — Etapes dans l'hérédité

Tous ces exemples tirés de l'étude du sexe ne laissent à mon avis aucun doute sur l'existence de ce que j'appelle l'hérédité physique, c'est-à-dire la transmission de cellule à cellule, tant que n'intervient pas un phénomène extérieur ou une conjugaison capable de les modifier, de certaines particularités de l'état physique des protoplasmas. Et cette notion nouvelle me paraît susceptible de simplifier le langage, surtout en pathologie et dans l'étude de tous les phénomènes de détail.

Voici un être vivant ; il est en rapport avec le milieu ambiant et cela de deux manières, au point de vue physique et au point de vue chimique ; il est possible que, dans certains cas, les rapports chimiques de l'être et du milieu soient *directs* ; il est possible, par exemple, que tel protoplasma nu voie réagir ses substances constitutives avec une substance chimique répandue dans le milieu, de la même manière que si ces substances constitutives existaient en solution vraie et non sous forme de protoplasma, mais cela doit être rare; il est plus probable que les relations *directes* de la substance vivante et du milieu sont ordinairement des relations d'ordre physique qui sont l'intermédiaire obligé des réactions chimiques. En particulier, les considérations d'équilibre vital me paraissent devoir être plutôt d'ordre physique; autrement dit, il me paraît vraisemblable qu'une substance chimique définie agit d'abord sur le protoplasma par son état physique et que cette première lutte d'ordre purement physique influe sur les réactions chimiques ultérieures. Cette manière de voir correspond, pour le protoplasma considéré lui-même, à l'opinion de Lamarck sur les relations des organismes supérieurs avec le milieu; elle fait intervenir la notion de mécanisme. C'est à travers le fonctionnement de mécanisme individuel que les adaptations Lamarckiennes arrivent à modifier le patrimoine héréditaire; de même, me semble-t-il, les réactions chimiques proprement dites n'arrivent le plus souvent à la substance vivante que par l'intermédiaire du mécanisme protoplasmique; j'ai déjà été conduit précédemment à cette manière de voir (voy. chap. iv, *L'habitude*) en comparant, à l'animal supérieur composé de cellules, le protozoaire composé d'éléments vivants susceptibles de variations indépendantes, ce qui permettait d'étendre à l'être unicellulaire la notion d'adaptation individuelle[1].

Étant données les relations réciproques de cause à effet que l'étude de la Biologie nous porte à admettre entre

---

1. Avec cette manière de voir, le protoplasma devant déjà être considéré comme un mécanisme, l'être supérieur serait un mécanisme de mécanismes, ou même un mécanisme de mécanismes de mécanismes, et l'hérédité physique devrait franchir plusieurs étapes avant de s'inscrire dans le patrimoine héréditaire.

les phénomènes chimiques vitaux et les manifestations physiques ou mécaniques des êtres vivants, nous concevons donc maintenant l'existence de deux étapes au moins dans *l'acquisition définitive* d'une propriété par un être vivant.

Il y aurait d'abord adaptation physique ou mécanique à des conditions extérieures données; cette adaptation physique ou mécanique se conserverait tant qu'agirait la cause modificatrice considérée, et même plus ou moins longtemps ensuite, par hérédité physique. Et ce serait seulement à la longue que le patrimoine héréditaire se modifierait sous l'influence de ces conditions physiques réalisées dans l'être; après l'adaptation du mécanisme de l'être aux conditions extérieures, il y aurait adaptation progressive du chimisme de l'être à son mécanisme et ce serait seulement cette dernière adaptation qui inscrirait la modification considérée dans le patrimoine héréditaire.

RELATIONS RÉVERSIBLES DU PHYSIQUE AU CHIMIQUE. Ce qu'il y a de particulièrement remarquable chez les êtres vivants, c'est précisément cette réciprocité, cette réversibilité établie entre les phénomènes chimiques et et les manifestations physiques correspondantes. Nous n'avons pas à nous demander comment est établie cette réciprocité, nous la constatons dans le phénomène de l'hérédité des caractères acquis. Une modification du mécanisme retentit sur le patrimoine héréditaire de telle manière que ce patrimoine héréditaire construira ensuite un ou plusieurs êtres nouveaux doués de cette modification de mécanisme. J'ai dit souvent que la vie est caractérisée par l'hérédité; on pourrait dire d'une manière plus précise, par l'hérédité des caractères acquis; il y a d'abord habitude simple (hérédité physique plus ou moins durable) puis, si cela dure, inscription de l'habitude dans le patrimoine chimique héréditaire.

Cette réversibilité admirable placerait quelques-uns

au moins des phénomènes vitaux dans cette partie de la chimie qui donne la main à la physique, à côté des réactions réversibles comme celles qui se passent sous l'influence de la pression entre la chaux et l'acide carbonique au-dessus de 960°. Si l'on augmente la pression il se produit du carbonate de chaux et réciproquement; il y a entre la variation physique de pression et la réaction chimique « formation de carbonate de chaux » une relation réciproque de cause à effet. De même relativement à toutes les conditions extérieures capables de faire naître une habitude transmissible, il y a relation réciproque de cause à effet entre le mécanisme de l'être vivant et son patrimoine héréditaire. C'est à ce point de vue que l'on peut dire en toute rigueur que la vie est du ressort de la chimie physique.

Il y aurait donc deux étapes dans l'hérédité : d'abord l'hérédité physique que l'on peut à peu près confondre avec l'habitude; cette hérédité physique ne se conserverait que plus ou moins longtemps et pourrait même disparaître sans laisser de trace tant qu'elle n'aurait pas réalisé son inscription dans le patrimoine chimique héréditaire. Au contraire, une fois inscrite dans ce patrimoine, l'hérédité chimique serait extrêmement tenace comme le prouve la conservation très longue des organes rudimentaires.

Si l'on admet cette manière de voir, on comprendra tout de suite que le retentissement chimique sera plus ou moins lent suivant que l'organisme qui contracte une habitude sera plus ou moins complexe. Chez une bactérie on pourra parler presqu'immédiatement de variations chimiques, tandis que chez l'homme, le nombre des étapes qui sépare l'acte mécanique de son inscription au patrimoine héréditaire sera beaucoup plus considérable. Réciproquement, l'animal complexe pourra supporter

*DES BACTÉRIES
A L'HOMME.*

(211)

certaines variations brusques qui seraient fatales à un être inférieur, car, chez le premier, le retentissement de ces variations brusques sur la substance vivante se fera à travers des étapes nombreuses qui en diminueront le caractère brutal. Un homme peut sans danger boire successivement de l'eau douce et de l'eau salée, tandis qu'un protozoaire, passant brusquement de l'une à l'autre, serait tué infailliblement. Mais néanmoins, en considérant les êtres supérieurs comme des mécanismes formés de mécanismes délicats, on est conduit à prévoir la lenteur nécessaire des phénomènes d'accoutumance, d'acclimatation.

§ 40. — HABITUDES ET LUTTES PHYSIQUES

Si chaque être a son chimisme particulier, il a aussi, nous venons de le voir, des particularités d'ordre physique qui sont essentielles à la conservation de sa vie ; ces particularités physiques lorsqu'elles sont très anciennement acquises, peuvent être devenues inséparables de l'hérédité chimique ou proprement dite de l'être, mais il y en a d'autres, plus récentes et qui, n'étant pas encore inscrites au patrimoine héréditaire méritent simplement le nom d'habitudes. Il faut tenir compte des unes et des autres pour connaître les conditions de conservation de la vie de l'être considéré ; pour un être unicellulaire par exemple, un changement brusque d'habitudes entraîne la mort ; cependant, s'il s'agit simplement d'une habitude non inscrite au patrimoine héréditaire, une adaptation progressive à des conditions nouvelles peut se faire sans danger. Cette question est très importante quand il s'agit de l'introduction, dans un être vivant donné, d'un être unicellulaire quelconque. L'être vivant que l'on a choisi comme hôte du microbe a, précisément parce qu'il est vivant, un certain nombre de conditions physiques réalisées en chaque point de son organisme; quelques-unes de ces conditions physiques sont immuables sous peine de mort ou du moins susceptibles de variations extrêmement faibles, car elles sont sous la dépendance du patrimoine héréditaire; d'autres au contraire sont de simples habitudes susceptibles de modifications progressives.

EXIGENCES DE L'HOTE ET DU PARASITE.

Lorsqu'on introduit, en un point donné de l'hôte, l'être unicellulaire que l'on veut essayer d'y acclimater comme parasite, il y a conflit en ce point, entre les conditions physiques réalisées par le premier et les conditions physiques nécessaires au second. Et, sans qu'intervienne un autre phénomène quelconque, un phénomène chimique, par exemple, il peut y avoir mort immédiate du microbe inoculé.

Il y a tous les passages entre ce cas extrême et le cas extrême opposé où le microbe inoculé trouve réalisées dans l'hôte précisément toutes les conditions physiques et chimiques qui leur sont nécessaires et réalise avec l'hôte une symbiose pacifique. Le peu que nous avons dit des conditions topographiques déterminées aux divers points d'un animal supérieur suffit à faire comprendre que cette symbiose puisse se réaliser en un point et non en un autre, dans tel tissu et non dans tel autre. Tous les cas d'infection se trouvent entre les deux cas extrêmes que nous venons de signaler.

Le plus souvent, il n'y a ni symbiose sans lutte, ni destruction immédiate de l'intrus. Le chapitre le plus vaste de la pathologie est précisément celui qui s'occupe des conflits d'habitudes et d'hérédités entre l'hôte et le parasite. Ces conflits sont d'ordre très complexe; il y a lutte physique directe et lutte chimique indirecte; dans

COMPLEXITÉ DES CONFLITS.

cette lutte chimique indirecte, il faut considérer les liquides intercellulaires et les cellules de l'hôte d'une part, d'autre part les excréments des microbes et les microbes eux-mêmes. Et, entre les liquides de l'hôte et les excréments du parasite il n'y a même pas conflit purement chimique, car ce sont là des substances colloïdes et non des liquides vrais; là encore l'élément physique intervient. Et l'on peut, puisque l'hérédité physique n'est pas caractéristique des êtres vivants, se demander s'il n'y a pas quelque chose qui ressemble à de l'hérédité physique entre l'hôte et ses liquides, entre le microbe et ses excréments; un colloïde sortant par excrétion d'un autre colloïde peut tenir du premier certains caractères physiques. Ces quelques mots suffisent à faire prévoir la complexité des phénomènes qui suivent l'introduction d'un parasite dans un hôte; dans tous les cas, en étudiant par le détail quelques-uns des faits saillants de cette histoire, nous devrons nous garder bien soigneusement des considérations trop exclusivement chimiques. Il y a de la physique partout du moment qu'il s'agit de colloïdes.

Toutes ces notions encore vagues se préciseront quand nous étudierons quelques exemples particuliers, dans la deuxième partie de cet ouvrage; nous arriverons en fin de compte à concevoir que le fonctionnement d'un organe a pour résultat de lui conserver son hérédité physique; et même nous ne pourrons définir la fonction qu'a posteriori, par l'équilibre de l'élément avec les autres éléments de l'organisme et avec le milieu dans lequel cet organisme renouvelle son milieu intérieur.

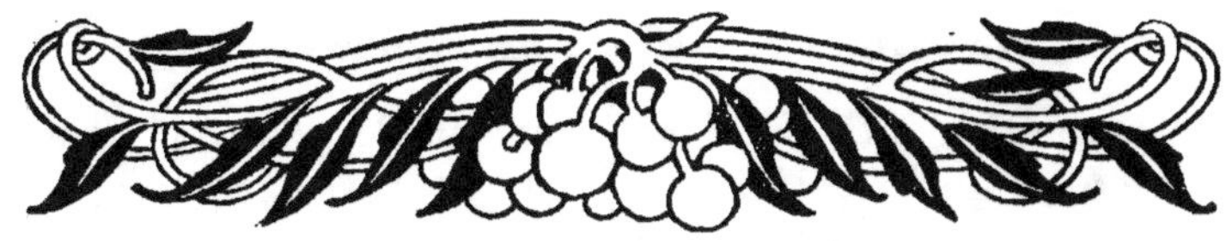

CHAPITRE IX

L'HÉRÉDITÉ MENDÉLIENNE OU HÉRÉDITÉ DES COMMENSAUX

§ 41. LES COMPLICATIONS RÉSULTANT DE LA GÉNÉRATION SEXUELLE. — § 42. LES VARIATIONS SPORTIVES. — § 43. MICROBES INVISIBLES OU PARTICULES REPRÉSENTATIVES. — § 44. CONFUSION ENTRE DIVERS TYPES D'HÉRÉDITÉ.

§ 41. — LES COMPLICATIONS RÉSULTANT DE LA GÉNÉRATION SEXUELLE

Dans la plupart des cas, l'immunité acquise par un animal après une infection aiguë est de l'ordre des habitudes ; elle se conserve plus ou moins longtemps ; elle se renforce par une nouvelle lutte comparable à la première, par une nouvelle atteinte de la maladie ; elle tend donc à disparaître par désuétude, comme c'est le cas fatalement pour les propriétés d'ordre physique qui n'ont pas réussi à inscrire leur trace dans le patrimoine héréditaire. Aussi a-t-on difficilement donné une formule générale relative à l'hérédité de l'immunité, à la transmissibilité de l'immunité des parents aux enfants. Chez les animaux supérieurs la reproduction ne se fait que par voie sexuelle ; il y a donc, dans la fabrication de l'œuf initial de l'individu

(215)

de seconde génération, intervention de deux éléments protoplasmiques, l'élément mâle et l'élément femelle, qui, en dehors de leurs patrimoines héréditaires différents empruntés à deux parents différents, ont, en outre d'hérédités physiques différentes, des habitudes personnelles. Et le conflit de ces états physiques de deux colloïdes qui se fondent l'un avec l'autre ne nous permet pas de prévoir le résultat physique de la fusion. L'œuf est quelque chose de *nouveau*. Il n'en est plus de même quand il s'agit d'une immunité invétérée, acquise dans une espèce par une habitude assez prolongée pour avoir été inscrite dans le patrimoine héréditaire comme celle des loups pour le charbon des moutons. Alors, cette particularité existant dans les deux conjoints, dans les deux éléments sexuels qui se fusionnent, il est tout naturel qu'elle se conserve dans le résultat de leur fusion ; cela est surtout vraisemblable si le caractère physique considéré est désormais lié indissolublement à une particularité chimique réalisée petit à petit dans le patrimoine héréditaire ; il y a des chances pour que tout ce qui est commun aux deux parents se transmette à l'enfant ; mais si le quelque chose de commun aux deux parents n'est qu'une habitude, il ne peut se transmettre que comme habitude et par conséquent avoir une influence plus ou moins passagère. Encore faut-il que cette habitude soit déjà assez ancienne pour avoir pu s'inscrire dans la physique cellulaire de tout l'organisme, car nous avons vu que l'homme est un mécanisme de mécanismes de mécanismes.

Je suppose par exemple qu'un homme ait le dos courbé sous un faix pendant assez longtemps ; il y aura d'abord adaptation du mécanisme *total* à cette posture, développement de certains tissus, atrophie de certains autres ; puis l'état physique des cellules de l'organisme éprouvera des modifications en rapport avec cet état du mécanisme

(216)

total puis enfin, troisième étape, l'habitude cellulaire s'inscrira définitivement dans le patrimoine héréditaire. C'est seulement lorsqu'une habitude en est à l'une des deux dernières étapes, qu'elle peut être représentée dans l'élément sexuel ; elle se transmet donc, si elle est commune aux deux conjoints, mais avec un résultat plus ou moins passager, plus ou moins durable, suivant qu'elle était encore d'ordre physique ou d'ordre chimique. Si elle est d'ordre chimique, mais n'existe pas chez un conjoint, elle peut se transmettre ou ne se transmettre pas, comme les autres caractères personnels, suivant les hasards de l'amphimixie, et cette remarque est importante pour la question de l'hérédité des tares.

Pour ce qui est de la transmission de l'immunité, il y a un cas où les phénomènes consécutifs à l'amphimixie sont encore dignes d'attention ; c'est celui des mammifères, par exemple, chez lequel le fœtus est, pendant un temps assez long, parasite de la mère ; il est bien, en quelque façon, extérieur à la mère, puisqu'il est dans une cavité extérieure à son corps, mais il a néanmoins avec elle des relations d'échanges tellement intimes que l'on peut se demander où s'arrête la similitude d'état physique qui en résulte pour tous les deux ; on peut se demander si, par les échanges d'éléments colloïdes doués de particularités physiques données, la mère ne transmet pas son immunité au fœtus, ou si, au contraire, le fœtus, étant, par son hérédité, notablement différent, ne détruit pas, par ses échanges, l'immunité de la mère. Cette question n'est pas seulement intéressante au point de vue pratique ; elle jetterait, si elle était bien résolue, un jour singulier sur la pathologie générale, sur le détail des faits biologiques.

Pour ce qui est de la formation de l'œuf lui-même, il est bien certain que, de la conjugaison de l'élément mâle avec l'élément femelle, résulte quelque chose de nouveau, tant au point de vue physique qu'au point de vue du patrimoine héréditaire proprement dit, sauf dans le cas où le père et la mère sont identiques, sauf tout au moins pour les particularités communes au père et à la mère.

§ 42. — LES VARIÉTÉS SPORTIVES

Giard, dans sa conférence à l'exposition de Saint-Louis[1]. ne me semble pas éloigné d'accepter la notion d'hérédité physique et celle de la formation, par l'amphimixie, de quelque chose de nouveau à ce point de vue, quand il parle de ces variations brusques, dites variations sportives, qui se manifestent quelquefois par hasard et dont H. de Vries a tiré tant de parti. Je vais citer tout au long le remarquable passage de sa conférence.

« Les Biologistes connaissaient bien ce genre de variations qu'ils appelaient variations sportives. De Vries les a nommées *mutations* et il a montré l'importance de la mutabilité en étudiant plus spécialement une plante bisannuelle, l'*Œnothera Lamarckiana*, espèce américaine introduite en Europe et subspontanée dans plusieurs localités des Pays-Bas. De 1880 à 1899, de Vries a semé tous les ans au jardin botanique d'Amsterdam jusqu'à 15 ou 20.000 graines de cette plante. A côté de milliers d'individus normaux, ses cultures ont produit *sept* types nouveaux représentés chaque année par un nombre variable d'individus et susceptible de se reproduire par graines avec une grande fixité. Sur les 50.000 *Œnothera* qu'il a observés pendant dix ans, de Vries en a compté 800 qu'on ne pouvait légitimement désigner sous le nom d'*Œnothera*

MUTATIONS DE DE VRIES.

---

1. *Revue scientifique*, 4 et 11 février 1905.

Lamarckiana, mais qui se répartissaient, comme nous venons de le dire, en sept groupes auxquels on était en droit de donner la valeur systématique de sous-espèces, ce que les botanistes n'eussent pas manqué de faire si ces plantes avaient été rencontrées dans les champs sans qu'on en connût l'origine.

Un grand nombre de biologistes ont cru trouver dans les beaux travaux de de Vries des armes redoutables contre la théorie de la sélection. Il m'est impossible de partager leur opinion. Je dirai même qu'en examinant la question de très près et en pénétrant au fond des choses, je ne puis trouver dans la théorie de la mutation autre chose qu'un utile complément des doctrines Lamarckiennes et Darwiniennes de la variation continue.

Comme le disait l'économiste Bastiat, dans tout phénomène complexe où interviennent en sens divers des causes multiples, il y a ce qu'on voit et il y a aussi ce qu'on ne voit pas.

Ce que l'on voit dans une mutation c'est l'apparition brusque et soudaine d'un caractère qui n'existait pas antérieurement, mais ce caractère n'est que la manifestation subite d'un état qui a pu être longtemps préparé chez les ancêtres de l'individu où il se produit. Pour obtenir une variation chimique, pour faire virer la coloration d'un liquide, il faut souvent ajouter goutte à goutte le réactif, jusqu'au moment où, tout à coup, la réaction se produit et la coloration nouvelle apparaît. *La mutation est le résultat d'un nouvel état d'équilibre dans l'organisme en variation.* Tous les individus chez lesquels cet équilibre nouveau se prépare sont intérieurement dans un état différent de celui de leurs ancêtres, ils sont en fluctuation interne et c'est là ce qu'on ne voit pas[1].

OPINION DE GIARD.

---

1. Un botaniste dont les recherches originales sur la variation des végé-

Si des modifications doivent se produire dans la nervation des ailes d'un insecte, par exemple, il est impossible que ces modifications se traduisent autrement que par un nouveau dispositif mécanique constituant, par rapport au précédent, une variation brusque de l'agencement des cellules et des nervures. De même l'apparition d'une vertèbre nouvelle ou d'un métamère nouveau chez un animal dont la métamérisation était fixée, ne peut se faire que d'une façon discontinue et non par fraction infinitésimale de vertèbre ou de métamère. Le fait que les variations sportives apparaissent toujours en nombre limité (7 dans le cas de *Œnothera Lamarckiana*) montre bien qu'il s'agit d'un certain nombre de *positions d'équilibre* entre lesquelles il n'y a pas de transitions morphologiques réalisables et dont quelques-unes mêmes semblent difficiles à obtenir. Des sept sous-espèces d'Œnothera, une seule, l'*Œnothera Gigas* s'est montrée robuste. Les autres sont pour la plupart très faibles et ont besoin de beaucoup de soin pour fleurir et pour mûrir leurs graines. Souvent même il n'y a que deux équilibres possibles, c'est ce qui a lieu dans les cas de dimorphisme ou de *ditaxies* des couleurs, pour employer le langage de Coutagne, si fréquents chez les végétaux, chez les mollusques, les lépidoptères, etc.

---

taux n'ont pas assez attiré l'attention. A. T. Carrière, fait à ce propos une ingénieuse comparaison : « Nous pouvons, dit-il, afin de nous représenter le double effet, l'effet lent et l'effet brusque, sous lequel se montre le dimorphisme (ce que nous appellerions aujourd'hui une mutation ditasique), supposer une horloge à secondes dont on ne verrait que le cadran. Dans ce cas, l'effet continu, mais lent, nous serait représenté par le balancier, qui, bien que nous ne le voyions pas, ne s'arrête cependant jamais et l'effet brusque ou intermittent par chaque saut que feraient les aiguilles, saut qui est la résultante d'une action incessante tellement lente qu'elle n'est point appréciable à nos sens et qui ne se manifeste d'une manière sensible que lorsqu'il y a production d'une certaine quantité de force accumulée. » (A. Carrière, Production et fixation des variétés dans les végétaux. *Revue horticole,* Paris 1863, n. 42, p. 71.)

En réalité, comme je l'écrivais il y a une dizaine d'années, tandis que les fluctuations peuvent être comparées à des mouvements graduels d'oscillation de part et d'autre d'une position moyenne, les mutations représentent autant d'états d'équilibre stable entre lesquels ne peuvent s'établir des passages continus. Les formes intermédiaires à ces états d'équilibre ne sont pas réalisées explicitement parce qu'elles ne correspondent pas à des états de stabilité suffisante. Pour me servir d'une comparaison triviale qui fera mieux comprendre ma pensée, *on ne peut monter la moitié ou une fraction quelconque d'une marche d'escalier.* Dans des cas semblables, le progrès est forcément discontinu, ou, ce qui revient au même, ne se manifeste que d'une façon discontinue. Mais on ne peut tirer de ces faits aucun argument contre la formation des espèces par sélection naturelle; à plus forte raison ne faut-il pas y chercher la solution unique et complète des problèmes si complexes de transformisme[2].

D'ailleurs, de même que Darwin n'a jamais nié l'importance des mutations qu'il appelait variations singulières (*single variations*), de son côté de Vries n'a jamais cherché à ruiner la théorie de la sélection. Au lieu d'opérer seulement sur les individus en fluctuation, celle-ci opère sur les espèces naissantes, la concurrence vitale s'exerçant entre les mutations et les formes d'où elles procèdent. »

Il est bien facile de trouver dans ce que Giard appelle les « états d'équilibre », les « positions d'équilibre » l'équivalent de ce que nous avons appelé dans les pages précédentes, des états physiques, des particularités phy-

---

1. A. Giard, Sur un exemplaire de *Pterodala pedicularia*, L. à nervation doublement anormale. *Actes de la société scientifique du Chili*, t. V, 1895.

siques ; le fait que ces *états* une fois obtenus se conservent dans les descendants du plant porteur de la mutation est un phénomène de ce que nous avons appelé « hérédité physique ». Et certainement, dans les mutations les plus remarquables signalées par de Vries, il n'y en a pas de plus brusque que celle qui consiste dans le passage de la forme fougère à la forme prothalle, de la forme à $2n$ chromosomes à la forme à n chromosomes. J'ai donné dans mon *Traité de Biologie* une interprétation atomique provisoire de cette mutation particulière appelée génération alternante. Elle entre même mieux, à mon avis, dans le cadre de ces « positions d'équilibre entre lesquelles il n'y a pas de transitions morphologiques réalisables » comme dit Giard ; elle y entre mieux que les mutations de de Vries lesquelles résultent d'une fécondation, d'une amphimixie, c'est-à-dire d'une fusion entre deux éléments ayant des propriétés différentes, fusion de laquelle résulte fatalement quelque chose de nouveau. Toute fécondation entre des éléments empruntés à des êtres différents représente forcément une *discontinuité* dans la variation. Il y a fabrication brusque d'une personnalité qui présente avec ses deux parents des différences *finies*. Chaque amphimixie est une discontinuité, et la discontinuité « fougère-prothalle » parce qu'elle se produit sans amphimixie, est bien plus caractéristique à mon avis de ces « marches d'escalier » dont on ne peut monter une fraction. Giard passe d'ailleurs directement, dans sa conférence, des mutations de de Vries à ces phénomènes particuliers qui se manifestent dans les hybridations et que l'on appelle phénomènes *Mendéliens*.

« Une autre application intéressante des mathématiques aux sciences morphologiques, dit-il, se présente dans l'étude des formes hybrides. Les lois de Mendel, récemment vérifiées par de Vries, Tschermack, Bateson, etc. relèvent en dernier ressort du calcul des probabilités. Il serait hors de propos d'insister plus longuement sur les problèmes nombreux et importants relatifs à l'hérédité morphologique, dont la solution dépend de l'étude raisonnée de données numériques aussi nombreuses que possible. »

§ 43. — MICROBES INVISIBLES OU PARTICULES REPRÉSENTATIVES

Je crois que ces phénomènes mendéliens et les mutations de de Vries peuvent se raconter dans une formule unique et je vais essayer de le montrer ici quoique je l'aie déjà fait ailleurs[1], parce que ces phénomènes mendéliens me paraissent avoir une relation étroite avec la pathologie parasitaire. J'ai tenu néanmoins à signaler précédemment l'opinion de mon maître Giard pour prouver que son esprit si ingénieux a depuis longtemps conçu la nécessité de la considération des hérédités physiques.

Voici comment M. Cuénot[2] caractérise les phénomènes mendéliens :

« Supposons que l'on croise deux plantes qui diffèrent entre elles par *n* caractères dont le plus frappant est, par exemple, la couleur de la fleur : appelons *a* la couleur de l'une des plantes et *b* celle de l'autre. Si ces caractères suivent la règle de Mendel, les produits du croisement présentent une uniformité absolue : tous les hybrides ont la couleur *a* sans aucune trace de la teinte *b* : on dit alors que le caractère *a* est *dominant* et que le caractère *b* est

CARACTÈRES DOMINANTS ET RÉCESSIFS.

---

1. *Les Influences ancestrales.*

2. La loi de Mendel et l'hérédité de la pigmentation chez les souris. (*Arch. de Zool. exp.* et *gén.*, 1902.)

récessif (je préférerais le mot dominé). Si ces hybrides sont croisés entre eux, on obtient une deuxième génération qui se distingue de la précédente par le dimorphisme des individus : 75 p. 100 d'entre eux présentent le caractère dominant a, et 25 p. 100 le caractère dominé b. Pour expliquer la réapparition du caractère dominé et le dimorphisme des descendants d'hybrides, Mendel et Naudin, mais le premier avec beaucoup plus de précision que le second, ont pensé que les caractères antagonistes a et b, juxtaposés dans l'œuf fécondé et sans doute dans les cellules somatiques qui en descendent, se disjoignent dans les gamètes qui, par conséquent, ne sont plus hybrides : la moitié de ceux-ci possèdent seulement le caractère a, l'autre moitié seulement le caractère b. Quant on croise les hybrides entre eux, il peut donc se former les quatre combinaisons suivantes de gamètes :

$$(a + a) \ (a + b) \ (b + a) \ (b + b)$$

Dans les trois premiers cas, la plante aura le caractère dominant a ; dans le quatrième, le caractère dominé b ; les plantes issues de $(a + a)$ et de $(b + b)$ possèdent les caractères a et b à l'état de pureté comme au début : $(a + b)$ et $(b + a)$ sont des hybrides identiques à ceux qui résultaient du premier croisement. Cette hypothèse très simple de la disjonction a été surabondamment vérifiée par les différents auteurs cités plus haut, et il n'est pas douteux qu'elle corresponde bien à la réalité des faits ».

Ainsi donc, pour qu'un caractère suive la loi de Mendel, il faut qu'il réalise deux conditions :

La première et, à mon avis la plus importante, est que, d'un individu à l'autre, la différence dont il est tenu compte dans les expériences d'hybridation consiste dans le fait que ce caractère *existe* chez le premier et est *absent* chez le second. C'est tout l'un ou tout l'autre. On n'a pas à s'occuper des différences individuelles du degré ; le caractère existe ou n'existe pas ; le phénomène est *discontinu* et parfaitement comparable aux « marches d'escalier » de la citation de Giard. Ce n'est évidemment pas un caractère du même ordre que l'existence du nez ou de la bouche ; nous ne sommes pas habitués à observer des croisements entre individus pourvus de nez et individus privés de cet appendice et à voir naître, de leurs accouplements, des individus dont les uns ont un nez, les autres pas. Au contraire, nous constatons une variété infinie dans les nez qui résultent des accouplements humains ; il y a entre les diverses parties de ces divers organes des différences individuelles de degré ; et ce sont précisément ces différences individuelles de degré qu'il faut expliquer dans les théories de l'hérédité.

La deuxième condition est relative à la prédominance d'un caractère sur un autre, prédominance qui se constate par l'uniformité des individus de première génération, lesquels ont uniquement le caractère mendélien d'un des parents ; cette deuxième condition est beaucoup moins importante que la première ; nous y reviendrons tout à l'heure.

J'insiste d'abord sur la discontinuité, sur le caractère en marche d'escalier. Les souris sont grises ou albinos ; elles sont tout l'un ou tout l'autre (je suppose pour simplifier le langage qu'il n'existe que ces deux types ; en réalité, la complexité est plus grande). Les descendants d'un accouplement de grise et d'albinos sont, ou complètement gris ou complètement albinos ; il n'y a pas de milieu, ou, du moins, s'il existe des différences individuelles dans le pelage des souris grises, cela n'empêche pas qu'elles soient toutes séparées, par une large discontinuité, des souris albinos. De même un homme est syphilitique où il ne l'est pas ; il peut y avoir des degrés dans la syphilis des gens infectés, mais cela n'empêche pas qu'il y ait une ligne de démarcation absolument tranchée entre ceux qui sont syphilitiques et ceux qui ne le sont pas.

Cette simple comparaison nous amène à baptiser *diathèses* les caractères que l'on appelle couramment *mendéliens*, et alors, nous emploierons pour raconter les phénomènes de croisement entre individus pourvus de diathèses différentes, non plus le langage de Weismann, mais simplement celui de Pasteur. Et les lois de probabilité nous feront trouver exactement la règle de Mendel. Il faut d'ailleurs bien constater que les *particules représentatives* de Darwin ou de Weismann, susceptibles de se multiplier pour leur propre compte dans l'économie, se comportent exactement comme de petits microbes parasites, comparables aux microbes invisibles dont nous parlerons plus tard. Il n'y a donc rien d'étonnant à ce que, quand il s'agit d'une *infection* facultative, le langage de Weismann soit parallèle à celui de Pasteur.

WEISMANN ET PASTEUR.

Voici une souris atteinte de diathèse grise ; toutes ses cellules, gamètes ou autres, sont infectées de microbes g ; je la croise avec une souris atteinte de diathèse albinos et dont les cellules sont toutes infectées de microbes a [1]. Tous les œufs résultants des fécondations seront infectés de microbes g (à cause du gamète gris) et des microbes a

---

1. En réalité, pour les souris, le cas est plus compliqué que ne le ferait croire ce schéma. Il y a plus de deux diathèses ; il y a des souris noires et des souris jaunes ; ce qui donne les pigmentations, ce ne sont plus des microbes purs, mais des associations de microbes ; pour qu'une souris soit noire, par exemple, il faudra qu'elle soit infectée à la fois par le microbe spécifique mélanogène et par un autre microbe chromogène sans lequel le premier ne produit pas de matière noire ; les albinos sont dépourvus de microbes chromogènes (ou, si l'on préfère, pourvus d'un microbe qui empêche les autres de produire leur couleur grise, jaune ou noire ; on fera l'hypothèse la plus adéquate aux résultats des croisements). On conçoit donc que des souris albinos, infectées néanmoins de microbes mélanogènes, par exemple, pourront donner des petits noirs si on les croise avec une souris quelconque pourvue de chromogènes, c'est-à-dire, non albinos.

(à cause du gamète albinos). Mais il se trouve que la diathèse grise se manifeste seule dans les individus pourvus des deux microbes a et g (antagonismes microbiens que nous étudierons plus tard); tous les petits seront donc gris, mais leurs gamètes seront infectés d'après le calcul des probabilités (surtout si l'on admet que la place est restreinte dans les gamètes), les uns de microbes a seulement, les autres de microbes g seulement; d'autres peut-être contiendront des mélanges $(a + g)$; on fera l'hypothèse qui conviendra le mieux à la narration des résultats des seconds croisements. Si l'on admet que chaque gamète ne peut contenir qu'un microbe, et il y aura disjonction des diathèses dans les gamètes. Et, par conséquent, dans les produits de seconde génération, il y aura des albinos purs, des gris purs et des gris infectés d'albinisme latent. C'est exactement la narration que j'empruntais tout à l'heure à M. Cuénot.

La même narration est évidemment applicable à tous les cas d'hérédité mendélienne.

Dans les lignes précédentes, j'ai simplement transcrit la narration des auteurs Weismanniens en mettant microbe à la place de particule représentative et, dans l'espèce, cela ne change pas grand'chose, puisque les particules représentatives sont précisément pourvues des propriétés des microbes. En d'autres termes, je remplace les particules *représentatives* par des particules productrices de diathèses et cela n'a aucun inconvénient au point de vue de la narration des expériences, mais cela a un grand avantage en ce sens que cela met les diathèses, les caractères à hérédité discontinue ou mendélienne, *en dehors* des caractères à hérédité continue[1] qui sont précisément

---

1. J'ai consacré une grande partie de mon *Traité de Biologie* à l'étude de cette hérédité continue ou hérédité proprement dite, à la manière dont

ceux dont la transmission aux enfants nous intéresse particulièrement. Il est bien entendu que le bacille de Koch donne la tuberculose, que la bactéridie de Davaine donne le charbon, et l'on peut raconter de la même manière qu'un microbe mélanogène donne du pigment noir ; mais il faut se défier d'un langage qu'employait Weismann pour raconter la genèse du nez et de la bouche, et ne pas profiter des résultats précédents pour annoncer qu'il y a dans l'œuf un microbe *rhinogène* qui nous donne notre nez comme le veut le système des particules représentatives. Il ne s'agit donc pas d'hérédité proprement dite dans ces cas d'hérédité mendélienne, mais bien d'une sorte de contagion dont les gamètes seraient l'objet. En tout cas, il est bien évident que ces phénomènes d'hérédité discontinue ou de contagion ne sauraient aucunement nous renseigner sur les phénomènes d'hérédité continue ou proprement dite. En accumulant les diathèses on ne fera pas un homme, et, précisément, l'erreur de la théorie des particules représentatives était de croire qu'un œuf d'homme est formé d'une accumulation de petits microbes. Les faits d'hérédité mendélienne sont, pour ainsi dire, des accidents surajoutés à l'hérédité normale, comme une maladie est ajoutée à la physiologie normale d'un individu.

CARACTÈRES CORRÉLATIFS. Les manifestations locales d'une même diathèse peuvent être fort différents les uns des autres suivant l'organe atteint ; de même la tuberculose osseuse diffère de la tuberculose pulmonaire. On donne le nom de caractères corrélatifs à ces diverses manifestations locales d'une diathèse unique ; naturellement tous ces caractères corrélatifs sont hérités ensemble ; en voici quelques exemples :

---

se fabrique, à chaque fécondation, le patrimoine héréditaire du nouvel être.

« Dans les croisements de *Pisum arvense*, il y a quatre caractères qui s'héritent du même coup : fleurs rouges, taches rouge violet à la base d'insertion des feuilles, tégument de la graine jaune verdâtre avec ponctuation violette et écusson brun brillant [1] » ; ce sont là évidemment les manifestations locales d'une même diathèse ; il en est de même dans l'exemple suivant :

« Chez certaines espèces telle que la Douce-Amère, la Bardane, il est facile de reconnaître les pieds à fleurs blanches longtemps avant la floraison par la teinte vert clair du feuillage. Sur les œillets de Provence, j'ai pu vérifier grâce à M. Chabaud de Toulon, que la couleur rouge, jaune ou blanche de la fleur est indiquée d'avance par la teinte correspondante des racines [2]. »

§ 44. — CONFUSION ENTRE DIVERS TYPES D'HÉRÉDITÉ

Dans les cas d'hérédité mendélienne que nous avons passés en revue, le caractère de « marche d'escalier » suivant l'expression pittoresque de Giard, était évident. Cela se manifestera chaque fois que la première condition mendélienne (hérédité discontinue) sera accompagnée de la seconde (prédominance d'un caractère). Par exemple, quand on croise une bryone dioïque avec une bryone blanche monoïque, il est indispensable que le caractère de dioïcité se trouve seul chez les hybrides de première génération, car une plante ne peut pas être à la fois monoïque et dioïque, de même qu'un journal ne peut être hebdomadaire et quotidien. Mais, il se pourrait, par exemple,

---

1. Cuénot. *Les recherches expérimentales sur l'hérédité mendélienne*, Rev. gén. sc., 30 mars 1904.

2. Giard. *Caractères dominants transitoires chez certains hybrides*, C. R. Soc. Biol., 28 mars 1903.

que les souris qui ont à la fois l'infection grise et l'infection blanche fussent d'un gris clair au lieu d'être entièrement grises. Cela n'empêcherait pas les choses de se passer comme elles se passent à la seconde génération. Et il y a peut-être lieu d'ajouter à la liste des caractères mendéliens d'autres caractères qui ont bien la particularité de l'hérédité discontinue sans présenter de type dominant et de type récessif. Il sera facile de s'en assurer par des observations suivies.

PHYSIQUE OU SYMBIOTIQUE. Mais il se peut aussi, comme nous le fait croire l'exemple de la bryone, que l'on ait réuni sous le nom de caractères mendéliens des choses qui n'ont aucun rapport entre elles. Que la Bryone soit monoïque ou dioïque c'est là, nous l'avons vu, un fait de sexe somatique et cela entre dans le cas des phénomènes d'hérédité physique. Il n'est pas tout à fait impossible que cette hérédité physique soit elle-même, dans certains cas, sous la dépendance d'un microbe, visible ou invisible, parasite dans les tissus de la plante, car nous savons que les parasites interviennent, tant au point de vue physique qu'au point de vue chimique, dans l'économie générale de leur hôte ; mais cette hypothèse est au moins inutile, ainsi que le prouve la discontinuité, certainement purement physique, entre la fougère et le prothalle. De même, pour les mutations de de Vries, il est possible que quelques-unes d'entre elles soient dues, comme le suggère Giard, à des apparitions de particularités physiques réalisées par les hasards de l'amphimixie, ou à des distributions spéciales de parasites invisibles habituels aux espèces considérées, distributions qui sont également réglées par les caprices de l'amphimixie et qui correspondraient au cas de l'apparition fortuite d'un albinos dans une famille de gens normalement pigmentés.

La conclusion de toutes ces considérations sera donc,

que l'on doit s'attendre à trouver dans un individu des particularités de trois ordres différents, particularités susceptibles de se transmettre héréditairement de cellule en cellule jusqu'au moment ou une amphimixie réalise quelque chose de nouveau aux trois points de vue à la fois. Ce sont :

1º Les particularités d'ordre chimique, les plus fondamentales et les plus anciennement acquises, les plus durables aussi, les plus indélébiles, et qui ne sont remaniées par l'amphimixie qu'en tant qu'elles n'appartiennent pas en commun aux deux individus qui se conjuguent : elles constituent à proprement parler le patrimoine héréditaire.

2º Les particularités d'ordre physique, acquises plus ou moins profondément, dans le mécanisme général de l'individu ou dans son mécanisme cellulaire, et susceptibles de se perdre plus ou moins vite suivant qu'elles sont plus ou moins ancrées. L'amphimixie peut, pour ces particularités aussi, créer quelque chose de nouveau.

3º Les particularités d'ordre symbiotique, dues à des commensaux habitués depuis longtemps à l'espèce ; elles peuvent être l'objet d'une distribution particulière à chaque amphimixie ; si les commensaux ne sont pas encore tout à fait habitués à l'organisme ils sont pathogènes comme dans les maladies chroniques. Ils peuvent exister dans toutes les cellules ou manquer dans quelques-unes, ce qui fait que leur transmission aux enfants est soumise au hasard.

En résumé, il a trois sortes d'hérédité dont il faut tenir compte pour la transmission possible des tares : l'hérédité chimique, l'hérédité physique et l'hérédité des commensaux.

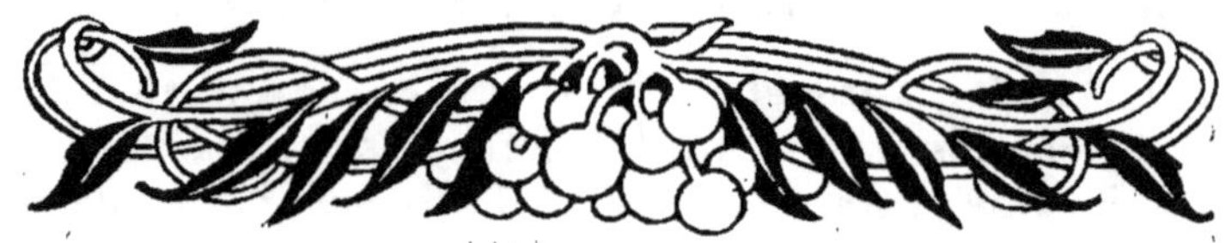

CHAPITRE X

L'ACTION BIOLOGIQUE DES RADIATIONS

§ 45. ACTION DIRECTE OU INDIRECTE. — § 46. BIPOLARITÉ DE LA SUBSTANCE VIVANTE. — § 47. CLASSIFICATION DES RAYONS. — § 48. ACTION PHYSIOLOGIQUE ET BACTÉRICIDE.

§ 45. — ACTION DIRECTE ET INDIRECTE

Avant d'entrer dans les études de détail qui formeront la seconde partie de cet ouvrage, et comme complément naturel aux questions d'hérédité physique, il faut dire quelques mots de l'action des diverses radiations sur les tissus vivants. Cette action est évidemment d'ordre physique, au moins dans ses moyens, les radiations agissant ordinairement d'abord sur l'état colloïde des protoplasmas, mais nous savons que les variations survenant dans l'état des colloïdes peuvent avoir ensuite un retentissement sur la chimie même des substances qui les constituent ; nous savons aussi que certaines radiations peuvent, dans le domaine de la chimie pure, dans des substances non colloïdes, avoir une action directe sur les structures moléculaires ; il y a des radiations chimiques, ainsi nommées parce qu'elles sont capables de réaliser des réactions chimiques ; telle, par exemple, la combinaison brusque de l'hydrogène et du chlore sous l'influence des rayons du soleil. Mais indépendamment de ces actions qui sont directement de l'ordre de grandeur des phénomènes atomiques, il y en a d'autres qui peuvent se limiter à des variations dans l'état colloïde des substances impressionnées ; lorsque nous recevons, par exemple, de la lumière dans l'œil, l'image qui se forme sur notre rétine y produit des modifications qui nous la rendent sensible ; ces modifications se limitent-elles à l'état colloïde des terminaisons nerveuses, ou vont-elles jusqu'à la chimie même des substances vivantes ? Le caractère fugitif des sensations visuelles semble militer plutôt en faveur d'une action simplement physique[1].

Ce que nous savons relativement à l'importance des phénomènes électriques dans l'état colloïde, nous fait prévoir que les radiations ayant pour effet de décharger les corps électrisés auront une action particulièrement remarquable. Et si les variations obtenues sont susceptibles de se conserver par hérédité physique pendant un temps plus ou moins long, elles pourront agir comme un nouveau facteur stable dans l'organisme, et l'on constatera ainsi des effets *après coup*, des influences nocives se manifestant longtemps après l'action directe de la radiation.

RADIATIONS QUI DÉCHARGENT LES CORPS ÉLECTRISÉS.

De ces phénomènes d'ordre électrique nous avons peut-être un exemple grossier dans cette sensation de malaise difficile à définir qu'éprouvent certaines personnes avant qu'un orage éclate, lorsque l'atmosphère est fortement

---

1. Dans mes ouvrages précédents, où je ne me préoccupais qu'incidemment des phénomènes de détail, j'ai toujours confondu la chimie vraie et la chimie de dimension supérieure ou physique des colloïdes ; ainsi j'ai parlé maintes fois de l'action chimique des rayons lumineux sur les protoplasmas rétiniens.

électrisée. Peut-être y a-t-il là une influence directe de l'électricité atmosphérique sur les distances et les tensions intraglobulaires de nos colloïdes protoplasmiques.

§ 46. — BIPOLARITÉ DE LA SUBSTANCE VIVANTE

Mais si de telles influences peuvent se produire dans un colloïde quelconque, combien plus importantes et plus

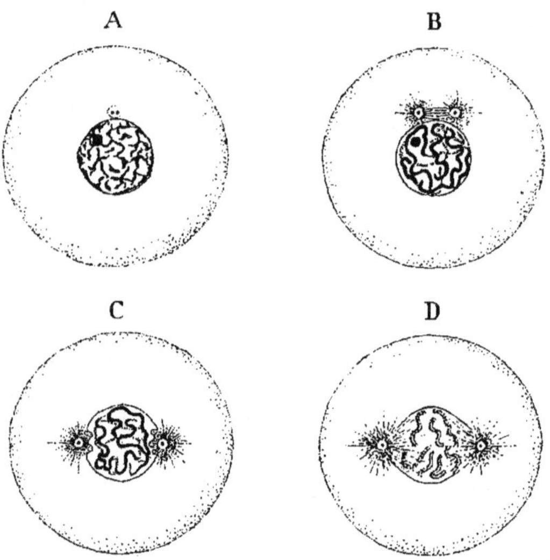

FIG. 17. — Phénomènes de la prophase, fonction et marche des centrosomes.

compliquées doivent-elles être dans les colloïdes vivants, où les manifestations sexuelles font deviner une bipolarité qui n'est peut-être pas sans rapport avec les phénomènes électriques. J'ai longuement étudié ailleurs[1] cette bipolarité qui se manifeste dans les karyokinèses et les

LA KARYOKINESE.

[1]. *Traité de Biologie*, chap. IV.

maturations sexuelles ; je me contente de la rappeler en quelques mots.

Au moment de la division, dans la plupart des cellules, on voit apparaître des figures bizarres (fig. 17) indiquant une orientation de certaines particules du cytoplasma autour de points particuliers que l'on appelle

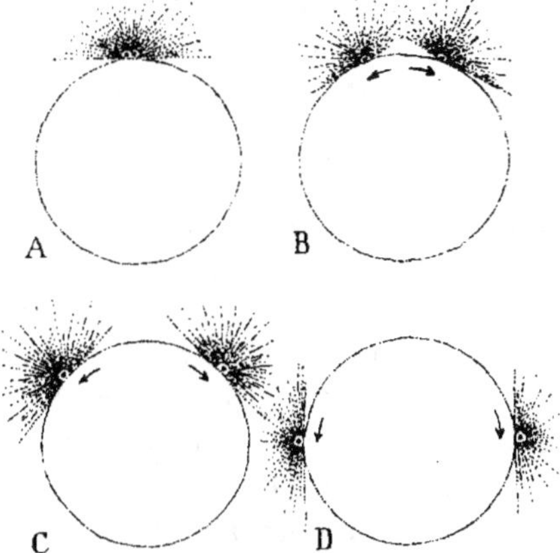

Fig. 18. — Schéma des attractions exercées sur les centrosomes.

centrosomes et qui ont tout l'aspect de centres d'attraction. Il semble donc que le protoplasma contienne à ce moment des corpuscules de nom contraire capables de s'attirer réciproquement comme des corpuscules électrisés positivement attirent des corpuscules électrisés négativement. La manière dont se comporte le centrosome après sa division en deux parties, lorsque la membrane nucléaire est conservée semble donner une preuve indiscutable de cette bipolarité de la substance vivante. Voici d'abord (fig. 18 A), au bord supérieur du contour sphérique du noyau, le centrosome divisé en deux parties. Ce corps est toujours au voisinage de la surface nucléaire ; il est entouré d'un *aster* dont les radiations vont à toutes les parties de la cellule, sauf à celles pour lesquelles le noyau forme écran. Sous l'influence de quel dynamisme le centrosome d'abord unique s'est-il dédoublé, nous l'ignorons, mais ce que nous comprenons parfaitement c'est que les deux moitiés de ce corpuscule s'écartent fatalement l'une de l'autre sous l'influence des attractions par les corpuscules de nom contraire répartis dans le cytoplasma, attractions figurées par l'aster. (Il y a peut-être aussi répulsion réciproque de ces deux corpuscules de même nom.) A cause du noyau qui forme écran, ces attractions sont d'abord limitées au-dessus du plan tangent au noyau au point où a apparu le corpuscule centrosome, et là, dans le sens où la cellule est le plus développée, il se produit naturellement des tractions en sens inverse sur les deux moitiés de ce corpuscule qui doivent par suite s'écarter. (La figure 18 ne représente que le noyau et les asters; il faut imaginer tout autour le cytoplasma d'une cellule dans laquelle sont distribués les corpuscules de nom contraire, et ce sera naturellement dans le sens de la plus grande longueur de la cellule que les attractions se feront le plus vivement sentir, ce qui déterminera le mouvement des centrosomes.)

A mesure que les deux centrosomes s'écartent, la région du cytoplasma qui peut agir sur chacun d'eux s'augmente sans cesse de tout ce que découvre le nouveau plan tangent passant par le point où est arrivé le corpuscule (fig. 18, B, C) et ainsi, de nouvelles tractions s'opèrent sur chacun des corpuscules vers le bas de la figure 18. De telle manière que le résultat évident de ces tractions est de faire suivre aux deux centrosomes le contour même du noyau, jusqu'à ce qu'ils arrivent à des situations diamétralement opposées où, se trouvant sollicitées vers le haut et vers le bas par des tractions égales et de sens contraire, ils s'arrêtent en équilibre.

Ces simples considérations prouvent qu'il est tout naturel d'admettre dans la substance vivante des particules de nom contraire capables de s'attirer les unes les autres. Mais la maturation des produits sexuels prouve que ces particules de nom contraire sont précisément en rapport avec les différences des éléments mâles et des éléments femelles qui, on le sait, s'attirent réciproquement. De plus, quand l'élément mâle qui est petit a pénétré dans le cytoplasma de l'élément femelle qui est grand, il se forme autour de lui (fig. 19) un aster tout à

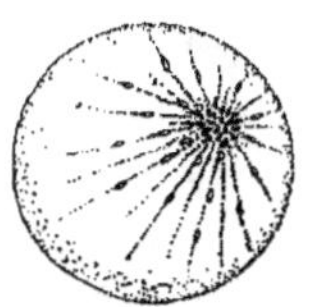

Fig. 19.

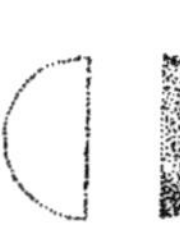

Fig. 20.

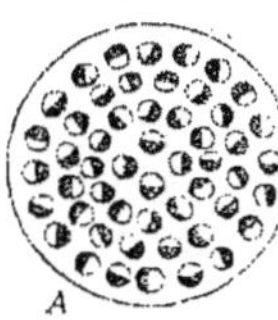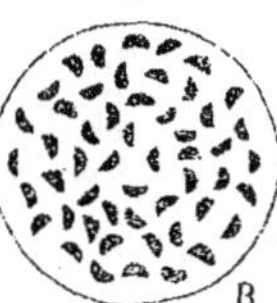

Fig. 21.

fait analogue à celui qui tout à l'heure entourait le centrosome. Nous pouvons donc donner le nom de corpuscules mâles et de corpuscules femelles aux corpuscules de nom contraire qui existent dans la matière vivante.

Une étude d'ensemble de ces phénomènes m'a amené à concevoir la particule vivante complète comme constituée, en dehors des périodes de karyokinèse ou de maturation sexuelle, par deux demi-particules m et f (fig. 20), de sorte que la totalité d'une cellule pourrait se représenter schématiquement par la figure 21, A. La maturation sexuelle ferait disparaître les moitiés de même nom de toutes les molécules. La figure 21, B représenterait par exemple un élément femelle composé uniquement de demi-particules femelles, et l'on comprend très bien que, dans ces conditions, l'introduction d'un élément mâle petit et condensé détermine la formation d'un aster comme dans la figure 19.

Ce que l'on sait aujourd'hui des phénomènes électriques donne à penser que le sexe proprement dit[1] est en rapport direct avec l'électrisation positive et négative, et représente dans la chimie vivante l'équivalent de la structure en *ions* des substances brutes. Des expériences récentes ont semblé prouver en effet que les attractions ou répulsions électriques agissent différemment sur des cellules ayant de gros ou de petits noyaux, ce qui montrerait que le noyau a en général, une électrisation différente de celle du protoplasma qui l'entoure.

Je me contente de signaler ces remarques pour que l'on comprenne de combien d'importance peut être sur l'équilibre interne des substances vivantes l'action des radiations capables de modifier l'état électrique des corps. Outre les particularités relatives à l'électrisation de contact, particularités communes à tous les colloïdes et sur lesquelles j'ai précédemment appelé l'attention à propos du mémoire de J. Perrin[2], il y aurait en effet en outre, dans les substances vivantes, une structure bipolaire sexuelle ayant du rapport avec les phénomènes d'électrisation. La stérilité des animaux dont les testicules sont soumis à l'action des rayons X serait une démonstration directe de la nature électrique des différences sexuelles; je vais passer rapidement en revue l'action biologique actuellement connue des divers rayons étudiés en physique; je n'aurai pour cela qu'à suivre l'excellent travail d'ensemble que H. Mouton a publié récemment dans le *Bulletin de l'Institut Pasteur*[3].

---

1. Je dis sexe proprement dit par opposition avec le sexe prothallique et le sexe somatique dont j'ai parlé précédemment à propos de l'hérédité physique.

2. Voy. plus haut, chap. VI.

3. Mouton. *Les divers rayons et leur action physiologique et thérapeutique.* Bull. Inst. Pasteur, 1904.

§ 47. — CLASSIFICATION DES RAYONS

Parmi les rayons, on peut distinguer trois groupes :

1° Les *radiations*, dont le rayon lumineux est l'exemple le plus connu et qui, dans l'hypothèse de Fresnel sont dus à des mouvements vibratoires transversaux à la direction de propagation et ayant une vitesse de 3oo.ooo kilomètres à la seconde dans le vide. Dans la théorie plus récente de Maxwell, ces radiations au lieu d'être dues à des déplacements vibratoires effectifs d'une particule matérielle seraient occasionnées simplement par une variation oscillatoire d'un état électro-magnétique ; mais cela ne change pas la forme des équations et l'on peut employer le même langage, que l'on se reporte à l'une ou l'autre des hypothèses. Cependant, au point de vue de l'action sur les corps électrisés, le système de Maxwell est plus satisfaisant pour l'esprit ;

2° Les rayons dus à la projection très rapide d'électrons comme les rayons cathodiques et les rayons canaux ;

3° Les rayons X ou de Röntgen que plusieurs physiciens considèrent simplement comme des radiations de longueur d'onde très courte.

On sait que la lumière blanche est susceptible d'être décomposée par le prisme en un grand nombre de radiations de réfrangibilités différentes dont chacune est caractérisée par sa longueur d'onde ; on appelle ainsi le quotient obtenu en divisant l'espace parcouru en une seconde par le nombre de vibrations exécuté à la seconde dans la radiation considérée. Ce nombre de vibrations varie de 410 trillions pour le dernier rouge visible, à 755 trillions pour le dernier violet sensible à l'œil ; les

*LUMIÈRE PRO-
PREMENT DITE.*

longueurs d'onde des lumières visibles varient donc de $0^\mu,734$ à $0^\mu,396$. Mais cette échelle de radiations se continue dans les deux sens par des radiations non visibles. Au delà du rouge, par exemple, on découvre une série de radiations ayant les mêmes propriétés sauf la visibilité ; ce sont des radiations calorifiques ; leur longueur d'onde varie de celle du rouge jusqu'à environ 60 μ. C'est ce qu'on appelle le spectre *infra rouge*. On peut y ajouter les oscillations hertziennes dont la longueur d'onde varie de 3 millimètres à quelques mètres, mais rien ne comble encore la lacune existant entre la longueur d'onde 60 μ de l'extrémité du spectre infra-rouge et la longueur d'onde 3 millimètres du début du spectre hertzien. Toutes ces radiations à très grande longueur d'onde ne paraissent d'ailleurs pas avoir sur l'organisme vivant d'action bien remarquable ; seules les radiations des régions rouge et infra-rouge produisent une élévation de température.

Mais, dans la région violette du spectre, et dans la région ultra-violette non visible dont la longueur d'onde varie de $0^\mu,396$ à $0^\mu,1$, environ, les radiations si elles n'agissent pas sur le thermomètre, n'en jouissent pas moins de propriétés très remarquables : « elles sont capables de rendre fluorescentes diverses substances, d'impressionner des plaques photographiques, et, en général, d'exercer la plupart des actions chimiques que l'on attribue ordinairement à l'action de la lumière..... Les rayons du violet et surtout de l'ultra-violet jouissent de plus de la propriété *de décharger les corps électrisés négativement sur lesquels ils viennent tomber*. On a même pu montrer que ceux qui ont les plus courtes longueurs d'onde connues rendent faiblement conducteurs les gaz qu'ils traversent, en sorte qu'ils déchargent les conducteurs chargés à des potentiels différents, entre lesquels ils passent sans les toucher ; mais ces rayons extrêmes sont difficiles à mettre en évidence parce que leur activité sur les divers moyens de détection qu'on peut leur appliquer est faible et que tous les corps les absorbent très rapidement ».

Les rayons de la deuxième catégorie, constitués par des projections matérielles transportant des charges électriques, se produisent dans le tube de Crookes, c'est-à-dire dans une ampoule de verre où le vide a été poussé très loin et où l'on fait éclater entre les deux électrodes les décharges d'une bobine d'induction.

RAYONS CATHODIQUES.

La cathode émet des rayons invisibles dits rayons cathodiques qui se propagent en ligne droite et rendent phosphorescentes des substances convenables placées sur leur trajet. « Le verre des ampoules lui-même subit cette influence et brille pendant tout le passage des décharges d'une lueur verte ou bleue suivant sa composition. Ces rayons transportent des charges électriques négatives... On ne peut les faire sortir du tube où ils ont été engendrées qu'à travers une paroi extraordinairement mince d'aluminium (4 µ d'épaisseur) et si on les reçoit alors dans l'air ils sont absorbés en quelques millimètres de parcours. » Cette dernière propriété a empêché d'étudier leur action sur les organismes vivants ; il en est de même des rayons canaux[1] ou rayons de Goldstein qui se produisent aussi dans le tube de Crookes lorsqu'on emploie une cathode remplissant certaines conditions, et qui sont chargés positivement. Je ne les signale donc ici que pour mémoire.

Les rayons X, qui naissent au point où un obstacle arrête les rayons cathodiques sont au contraire très faciles

RAYONS X.

---

1. Les rayons canaux doivent ce nom à ce qu'ils se produisent derrière la cathode quand cette cathode est percée de trous ou canaux très fins.

à étudier au point de vue biologique : « Ils rendent fluo-rescentes diverses matières et notamment le platinocya-nure de baryum ; ils impressionnent les plaques photogra-phiques, ils *déchargent les corps électrisés ;* il n'est pas nécessaire pour cela qu'ils touchent ces corps : il suffit en effet de soumettre à l'action des rayons une portion de l'air qui sépare les deux conducteurs à des potentiels dif-férents, ou même de faire passer lentement entre eux de l'air préalablement soumis à l'action des rayons X. Les rayons X ne peuvent être ni réfléchis, ni réfractés, ni diffractés. On ne sait pas les faire interférer ni les polari-ser. Les champs électrostatique ou magnétique ne les dévient pas : on n'a, en somme, aucun moyen de les détourner de la direction dans laquelle ils sont lancés à partir de la source. Les diverses substances les absorbent très inégalement : on n'en connaît aucune qui sous une épaisseur faible, leur soit complètement opaque. Les métaux en général leur sont très peu transparents, sauf l'aluminium ; les verres, les pierres, les os, le sont un peu plus. Les matières organiques (carton, bois, papier, tissus mous des animaux) sont au contraire très transpa-rents à ces rayons (radioscopie, radiographie). »

RAYONS DU RADIUM. Les corps radio-actifs dont le radium est le plus célèbre émettent constamment un grand nombre de rayons ; ils fournissent de la lumière visible et de la chaleur ; mais ils ont aussi un rayonnement invisible dans lequel on peut distinguer des rayons analogues aux rayons catho-diques, des rayons analogues aux rayons canaux et des rayons analogues aux rayons X. Ce sont ces derniers rayons dont on étudie ordinairement l'action biologique : « ils rendent fluorescent le platinocyanure de baryum, agissent sur les plaques photographiques, *déchargent les corps électrisés* et rendent conducteurs les gaz ou même les liquides isolants ; ils sont très pénétrants... Enfin, le

radium émet encore en dehors de ces divers rayons, une
« émanation » dont les propriétés sont très singulières...
Elle transforme l'oxygène en ozone, le phosphore blanc
en phosphore rouge ; au fur et à mesure que l'émanation
se dissipe en rayons identiques à ceux que fournit le
radium lui-même, elle laisse à sa place un corps simple
nouveau, l'*hélium* ».

§ 48. — ACTION PHYSIOLOGIQUE ET BACTÉRICIDE

Cette rapide revue des connaissances des physiciens
sur les divers rayons était nécessaire à l'étude de leur
action biologique que nous allons faire maintenant en
quelques lignes.

L'action sur nous-mêmes de la lumière proprement
dite et de la chaleur nous
est familière ; on a constaté
de même une influence des
radiations lumineuses et
calorifiques sur un grand
nombre d'êtres inférieurs
mobiles ; j'ai étudié ailleurs[1]

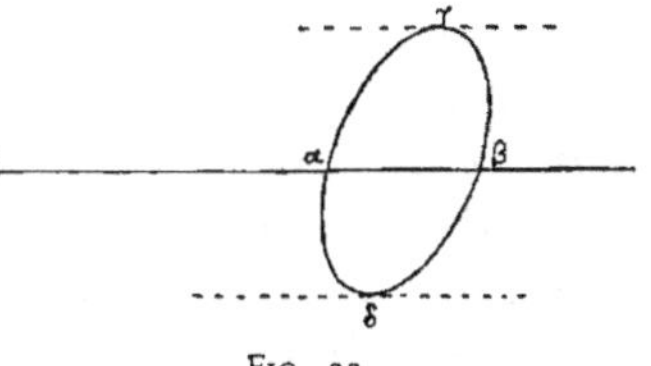

Fig. 22.

les phénomènes de thermotropisme de phototropisme
et j'ai montré que ces phénomènes indiquent seulement que les radiations considérées *agissent* sur les
substances vivantes sans nous renseigner sur la manière dont elles agissent. Un rayon pénétrant par α dans
un plastide vivant et sortant par β, sort *différent* de
ce qu'il était entré, puisque sur le trajet αβ, le rayon, par
cela même qu'il agit sur la substance vivante est partiellement absorbé par elle. On peut donc diviser la surface

*PHOTO-
TROPISME.*

---

1. *Traité de Biologie. op. cit.*

extérieure du plastide en deux régions par la courbe
déterminée par le contact $\gamma\delta$ du cylindre tangent parallèle
à $\alpha\beta$. La région à gauche de $\gamma\delta$ ne reçoit que des rayons
affaiblis, tandis que celle qui est à droite reçoit des
rayons directs ; et cela suffit à établir dans les conditions
d'équilibre du plastide par rapport au milieu ambiant
une différence qui est en rapport avec la direction de la
lumière incidente.

« Des expériences nombreuses ont en outre fait connaître depuis longtemps l'action bactéricide de la lumière
et l'on a vu que c'était à la partie des rayons la plus voisine du violet dans le spectre qu'est due cette action. Des
expériences plus récentes montrent que le pouvoir bactéricide est aussi intense dans l'ultra-violet qu'à la limite
du spectre visible ». Si nous nous rappelons ce que nous
avons dit tout à l'heure, que les rayons du violet et surtout de l'ultra-violet jouissent de la propriété de *décharger les corps électrisés négativement sur lesquels ils viennent tomber*, nous sommes en droit de nous demander si
l'action bactéricide de ces rayons est due à une action
chimique directe sur les substances vivantes et si elle
n'est pas plutôt le résultat de la modification de l'état
colloïde des protoplasmas. Cette dernière hypothèse est
séduisante et s'accorde bien avec les autres faits du même
ordre que nous étudierons tout à l'heure ; les effets biolo-
logiques des rayons X et des rayons du radium peuvent
en effet être rapprochés de ceux du violet et de l'ultra-
violet par ce caractère commun que ces deux groupes de
rayons déchargent les corps électrisés.

Quoi qu'il en soit, cette action bactéricide de la lumière
violette a été appliquée dans la pratique à la guérison
de certaines maladies cutanées microbiennes comme le
lupus tuberculeux.

Les rayons X et les rayons du radium ont des actions

comparables, ce qui n'est pas étonnant puisque, comme nous l'avons fait remarquer précédemment, on étudie surtout dans l'action biologique du radium, l'effet des rayons de ce corps qui sont analogues aux rayons X. Ici encore on constate la mort d'êtres vivants exposés aux rayons pendant un temps assez prolongé, mais cette action ne se borne plus à des êtres aussi inférieurs que des microbes ; des animaux aussi grands que des cobayes ou des lapins meurent souvent en moins de dix jours ; ce phénomène serait dû à une abondante destruction des hématies. Tous ces phénomènes s'expliquent facilement par les modifications électriques déterminées dans l'état colloïde des protoplasmas ; le plus remarquable à ce point de vue est sans contredit celui que j'ai déjà signalé tout à l'heure : « la curieuse infécondité des animaux mâles (lapins et cobayes) exposés au rayonnement par la face ventrale (Albers Schönberg) ». Si les rayons X agissent réellement comme modificateurs électriques cela serait une preuve nouvelle du rapport qui existe entre les manifestations électriques et les phénomènes de la maturation sexuelle.

On a utilisé l'action microbicide des rayons X pour guérir la teigne ; mais il y a là une action simultanée sur la peau même de l'individu et sur son parasite.

Une des choses les plus dignes d'attention dans l'action physiologique des rayons X et des rayons du radium est l'apparition *tardive* des phénomènes manifestés par l'animal d'expérience. « Lorsque, dans le but d'obtenir des radiographies on avait exposé trop longtemps une partie du corps à l'action des rayons, le patient n'éprouvait tout d'abord aucune sensation particulière ; tout ou plus voyaiton apparaître une légère rougeur de la peau. Ce n'est qu'au bout de quelques jours que se produisait une escharre profonde laissant une plaie difficile à guérir ». De même,

ACTION APRÈS COUP.

des embryons ou des œufs d'animaux divers (grenouilles, oursins) subissent « après être restés quelque temps dans le même voisinage un développement anormal qui les amène le plus souvent à la mort. »

On ne peut se refuser à voir, dans ces phénomènes si curieux, un cas d'hérédité physique analogue à celui que nous avons signalé précédemment dans la détermination précoce du sexe prothallique ou somatique. Il est vraisemblable que l'intervention prolongée des rayons, si elle ne détermine pas la mort immédiate, produit une modification d'état colloïde qui se transmet de cellule à cellule au cours du développement des jeunes animaux et intervient efficacement dans les conséquences morphologiques de ce développement ; la mort proviendrait alors de ce que cette nouvelle forme d'état colloïde n'est plus adaptée à la viabilité de l'animal. Il y a là une voie féconde de recherches qui pourra amener à des résultats imprévus. Il serait à souhaiter aussi que l'on fît l'étude expérimentale de l'action des rayons X et des rayons du radium sur les divers sérums, sur les colloïdes actifs en général ; si ces corps sont actifs par leur état colloïde, par une sorte d'hérédité physique autorisant un transport d'activité, l'action des rayons X modifierait vraisemblablement quelques-unes au moins de ces activités. Je dis quelques-unes, car nous trouvons dans ces actions biologiques des divers rayons une *spécificité* très remarquable.

SPÉCIFICITÉ DE L'ACTION DES RAYONS.

Chaque catégorie de rayons est capable de produire des effets qui dépendent de la nature des rayons eux-mêmes ; c'est pour cela que nous *voyons* les couleurs ; chaque radiation colorée agit sur notre rétine d'après sa longueur d'onde, et n'impressionne peut-être que telle particularité d'état colloïde qui est insensible à l'action d'une radiation différente ; j'ai déjà signalé précédemment, à propos de la photographie des couleurs, cette spécificité remarquable des actions physiques. L'action des rayons du radium sur les mammifères montre un choix dans les tissus impressionnés, qui militerait en faveur de l'hypothèse que les tissus sont seulement des modalités diverses d'état colloïde : « L'étude histologique de la peau impressionnée par les rayons de Becquerel a été faite avec beaucoup de soin par Halkin[1] sur des animaux d'expérience, cobayes et jeunes porcs ; c'est seulement le troisième jour qu'apparaissent les premières modifications des tissus : les capillaires font plus fortement saillie à la surface du chorion qu'à l'état normal ; après cinq jours on observe une dilatation notable de ces vaisseaux, puis surviennent des infiltrations périvasculaires : les cellules de l'endothélium sont gonflées et les noyaux plus gros qu'à l'état normal... D'après les expériences de Danysz, la peau et les centres nerveux seuls paraissent sensibles à l'action du radium, de telle sorte que ce corps (enfermé dans un tube scellé) peut être sans inconvénient introduit dans le péritoine. » Il y a là une spécificité bien remarquable et qui peut être rapprochée de la spécificité de l'action des diastases dont nous nous occuperons plus tard.

Ces phénomènes de spécificité, d'hérédité physique, sont peut-être ceux qui nous permettront un jour d'étudier avec le plus de précision les phénomènes de détail de l'organisme et la différenciation cellulaire. Je voudrais seulement avoir montré dans cette rapide revue, quel rôle important semblent jouer dans notre physiologie les manifestations électriques[2] ; on sait d'ailleurs depuis

---

1. *Arch. für. Dermat. u. Syph.*, t. LXV (1903), p. 201.

2. « Dans les centres nerveux des animaux soumis à l'influence du radium, M. Manouelian a vu, à côté de nombreux leucocytes polynucléaires, des cellules en voie de division présentant des phénomènes nets de karyo-

longtemps que l'influx nerveux s'accompagne d'une « oscillation négative » et il ne faut pas oublier que si Volta a trouvé l'électricité dynamique dans la chimie, c'est dans la vie que Galvani l'a pour la première fois mise en évidence.

---

kinèse. » (Mouton, *op. cit.*, p. 192). Il y aurait peut-être là une observation intéressante relativement à la théorie sexuelle de la karyokinèse.

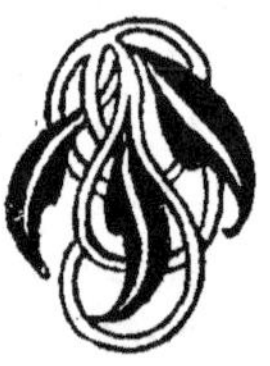

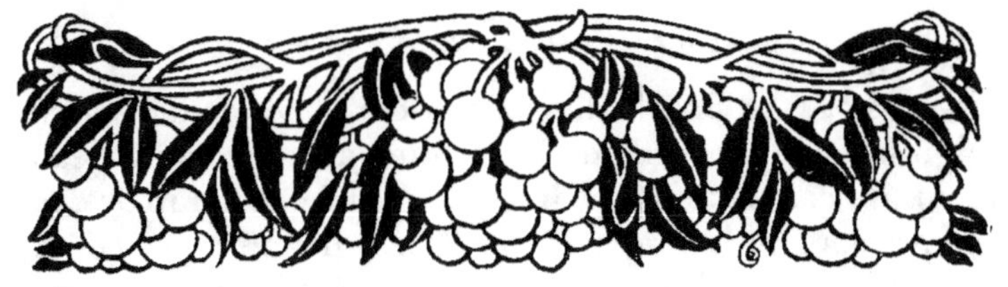

DEUXIÈME PARTIE

LA RÉSISTANCE DE L'ORGANISME AUX AGENTS DE TROUBLE

CHAPITRE XI

CONSIDÉRATIONS GÉNÉRALES SUR L'INFECTION [1]

§ 49. Le mot infection. — § 50. Insectes parasites. — § 51. Parasites diffus. — § 52. Infections a accès. — § 53. Maladies aigues. — § 54. Microbes invisibles. — § 55. Microbes restant a la porte d'entrée.

§ 49. — Le mot infection

La fortune du mot *infection* est singulière. Dans les dictionnaires d'il y a cinquante années, l'adjectif *infect*, qui n'a d'ailleurs pas beaucoup changé de sens, avait la signification du latin *infectus* dont il dérive : « qui répand des exhalaisons puantes ». L'*infection* était « l'action d'infecter, de répandre des exhalaisons puantes », et aussi « d'imprégner un endroit, un objet, d'émanations

---

1. *Revue de Paris*, 1905.

infectes ». On pourrait, à la rigueur, trouver dans cette signification l'origine de l'acception actuelle ; dans beaucoup de cas, les odeurs infectes sont le résultat de fermentations produites par des êtres vivants ; par conséquent, on ne s'étonnerait pas trop que le sens du mot « infection » se fût étendu à l'introduction, dans un organisme ou dans un liquide, de microbes capables de dégager des odeurs nauséabondes. La vérité est ailleurs.

INFESTER ET INFECTION.

Quand, sous l'impulsion du génie de Pasteur, on a compris que beaucoup de maladies étaient dues à l'introduction d'organismes pathogènes dans les individus, on a comparé ce phénomène à l'introduction, dans un pays, d'ennemis dangereux. De même que « des troupes de brigands *infestent* les campagnes » et que « les mauvaises herbes *infestent* les champs cultivés », on a dit que l'organisme malade est « infesté par des parasites nuisibles ». Mais le mot *infestation* n'existe pas et n'a pas été créé [1] ; on lui a substitué « infection » qui existait et qui, dans certaines maladies accompagnées d'exhalaisons putrides, pouvait paraître correct. Pasteur était chagrin de cet à peu près. Il disait *infester* et *infection*. Aujourd'hui on a définitivement abandonné *infester* ; on dit *infecter* comme on dit *infection* et ces deux mots ont des sens qui n'ont plus aucun rapport avec la signification du mot *infect* dont ils dérivent. Un organisme infecté n'est pas pour cela infect.

Infection veut dire, d'une manière générale, « introduction d'êtres étrangers, de parasites, dans un individu vivant », et même, le langage scientifique actuel ne prend plus ce mot en mauvaise part : on dit parfois qu'un orga-

---

1. A. Giard me fait remarquer que cela n'est pas exact. Le mot infestation a été employé par beaucoup de zoologistes ; seuls les médecins ont préféré infection qui a définitivement prévalu.

nisme est infecté quand il a des hôtes qui lui sont utiles,
si bien que le sens du mot *infesté* a été dépassé ; il se
rapportait à l'introduction, à la présence d'*ennemis* intérieurs ; l'infection comprend aujourd'hui tous les cas où
un être d'une espèce est l'hôte d'un être d'une espèce
différente. L'étude de l'infection comprend donc tous les
chapitres de la biologie qui sont relatifs au parasitisme
et à la symbiose.

Si l'on y regarde de près, on s'aperçoit qu'aucune
démarcation bien tranchée ne sépare l'infection ainsi
définie de la *concurrence vitale* entre individus se mangeant les uns les autres, car dans beaucoup de cas le
parasite dévore purement et simplement son hôte, comme
les loups dévorent les moutons ; quelquefois même, lorsque
le parasite est extérieur comme le pou ou le ricin, il ne
doit son nom de parasite qu'à sa taille très petite et l'on
passe aisément de ce cas très simple à celui où les parasites sont intérieurs à l'individu qu'ils mangent ; petit à
petit, de ces exemples grossiers, on arrive à ceux où
l'agent pathogène n'est plus qu'un microbe invisible et
finalement aux cas où le microbe ne pénètre plus dans
le malade, mais l'infecte seulement de ses produits excrémentitiels. De même que la Pathologie n'est qu'un chapitre de la Biologie, de même l'Infection n'est qu'un
chapitre de la Lutte pour l'existence. Je vais essayer de
le démontrer en racontant simplement une série de petits
drames dont tout observateur attentif pourrait être témoin
pendant les loisirs de ses vacances.

INFECTION ET
LUTTE POUR
L'EXISTENCE.

§ 50. — INSECTES PARASITES

Une taupe étant prise au piège, le paysan la jette pardessus le talus, sur la route. Quelques heures après un

promeneur remarque le cadavre et s'étonne qu'il remue ; le soulevant du bout de sa canne, il voit des coléoptères qui travaillent dessous ; ce sont des *fossoyeurs* attirés par l'odeur de la viande, que, d'ailleurs, ils ne mangent pas. Le lendemain, la taupe est à moitié enterrée ; le jour suivant elle a disparu sous le sol. Si l'on a marqué l'endroit et si l'on revient au bout d'une semaine, il est facile, avec un couteau, de retrouver le cadavre, enfoui à une profondeur de quelques centimètres, mais réduit à un sac de peau rempli de grosses larves blanchâtres. Ce sont des larves provenant des œufs que les fossoyeurs prévoyants ont déposés dans la taupe morte, après l'avoir enfouie pour la mettre à l'abri des chouettes, des pies ou des cochons. Ici, les larves de ces intéressants coléoptères tirent leur nourriture d'un cadavre ; il n'y a pas encore à proprement parler infection.

INSTINCTS DES HYMÉNOPTÈRES.　Mais voici le sphex, un carnivore, qui ressemble à une fourmi longue et ailée. Il meurt l'hiver et ses œufs ne doivent éclore qu'au printemps ; pourtant il a le souci de cette progéniture qu'il ne connaîtra pas et il lui prépare des vivres ; comment, à si longue échéance, faire une provision de viande ? Un cadavre aurait cent fois le temps de pourrir. Mais le sphex possède le plus merveilleux instinct qui soit connu dans le règne animal pourtant si fertile en merveilles. Il attaque un grillon et, aussi habile que le meilleur chirurgien, sans d'ailleurs avoir appris la recette de ses parents qu'il n'a jamais connus, enfonce son dard dans un ganglion nerveux de sa victime et détermine une paralysie qui immobilise le grillon, mais ne le tue pas et, par conséquent, l'empêche de pourrir ; voilà de la viande fraîche pour les petits à venir !

Cette habileté, qui tient du prodige, n'est pas très commune parmi les insectes ; mais beaucoup d'entre eux ont acquis l'habitude de pondre leurs œufs dans l'intérieur d'hôtes vivants où leurs larves doivent trouver le vivre assuré. Ils possèdent à cet effet une tarière remplissant le même rôle que l'aiguille creuse de la seringue à injections hypodermiques, et c'est par ce canal qu'ils introduisent leur ponte à l'endroit convenable. L'hôte ne se prête pas toujours volontiers à cette inoculation ; il faut employer la ruse ; cette ruse va jusqu'à l'imitation morphologique appelée *mimétisme* par laquelle certains insectes arrivent à ressembler étonnamment à d'autres animaux d'espèce très lointaine cependant, dans lesquels ils pondent leurs œufs [1] ; et ils s'en approchent à la faveur de cette ressemblance comme des Japonais revêtus d'uniformes russes s'approcheraient des troupes de Kouropatkine ; le *droit des animaux* est moins scrupuleux que le *droit des gens*.

Ce qui est plus simple encore pour un parasite, c'est de pondre ses œufs dans l'œuf même d'où sortira l'hôte qui naîtra ainsi infecté et pourra néanmoins, dans certains cas, atteindre son développement normal. Bien des insectes charmants que nous voyons butiner dans les campagnes ensoleillées sont remplis de larves d'espèces différentes qui un jour écloront et s'envoleront à leur tour, en tuant le plus souvent l'hôte qui les a nourris. Quelquefois ces parasites semblent inoffensifs ; quelquefois, sans s'opposer au développement de l'hôte, ils en détruisent les organes génitaux et le stérilisent ; ainsi font les *Stylops* dans les *Andrènes* [2] qu'a étudiées autrefois M. Pérez père et qui sont le premier exemple connu de cette « castra-

---

1. L'homme n'est pas à l'abri d'une infection de cette nature ; à l'ombre des caféiers, dans les plantations du Brésil, une grosse mouche pond dans le nez des dormeurs ; les larves se développent dans les sinus frontaux de l'homme qui meurt après avoir atrocement souffert.

2. Les Andrènes ressemblent à des abeilles ; les stylops sont bien plus petits.

tion parasitaire », dont A. Giard a fait l'objet de si admirables travaux.

Au lieu de pondre dans des animaux, un très grand nombre d'insectes pondent dans des végétaux sans défense ; l'infection produite par les jeunes larves qui GALLES. proviennent de ces œufs détermine des tumeurs pathologiques que l'on appelle des *galles*, et dont la forme dépend de la nature de l'hôte et de celle du parasite. Un naturaliste exercé sait discerner d'après la forme d'une galle, à la fois l'espèce végétale qui l'a fournie et l'espèce animale qui lui a donné naissance. Tout le monde connaît la *noix de galle* causée par la piqûre d'un *Cynips* dans la feuille d'un chêne vert. Il est impossible de se promener quelques minutes dans un sentier sans trouver des exemples nombreux et variés de ces excroissances pathologiques ; bien rares sont les plantes qui ne sont pas infectées par des insectes ou des champignons.

L'homme aussi, et les mammifères, peuvent avoir à leur intérieur des parasites qui consomment leur substance ; la *trichine* se développe aux dépens de nos muscles ; la larve du tænia vit dans les tissus du cochon ladre. Mais cette infection par des animaux déjà élevés en organisation est plus rare et moins intéressante que celle qui résulte de parasites d'ordre inférieur, de ceux que l'on appelle plus particulièrement microbes (*protozoaires*, si on les classe dans le règne animal, *protophytes* ou *bactéries*, si on les classe dans le règne végétal[1]) ; arrêtons-nous à l'étude des parasites de cette catégorie.

---

1. Quand on n'observe que les espèces supérieures du règne animal et du règne végétal, on n'éprouve aucune difficulté à distinguer ces deux règnes ; dans les formes inférieures, on est obligé de s'en tenir à une distinction conventionnelle ; on appelle végétaux les êtres qui produisent de la *cellulose* (c'est la substance du papier) et animaux ceux qui n'en produisent pas.

§ 51. — Parasites diffus

L'industrie de la soie a été menacée, il y a trente ans,
d'une ruine définitive : sur les feuilles de mûrier les éle-
veurs voyaient les jeunes vers mourir, sans former de
cocons. Pasteur a sauvé la sériciculture, sans pourtant
avoir compris la nature de l'être qui causait le mal. C'est
Balbiani et ensuite son élève Thélohan qui ont définitivement établi la valeur biologique des corpuscules que
Pasteur prenait pour des bactéries. Et ce pauvre Balbiani,
qui joua de malheur toute sa vie et qui a toujours passé
à côté des plus grandes découvertes, n'a jamais pardonné
à Pasteur de s'être permis de guérir la *pébrine* sans savoir
ce que c'était une *myxposoridie.*

Ce que Pasteur a découvert, c'est que, dans l'œuf du ver
à soie, peut exister un corpuscule visible au microscope
par transparence, et qui est le germe de la maladie appelée
pébrine. Si on laisse cet œuf se développer, la chenille qui
en sort est malade, meurt sans faire de cocon et infecte
ses voisines. Il faut donc observer attentivement au
microscope tous les œufs et rejeter ceux qui contiennent
le germe morbide; on le fait aujourd'hui dans les bonnes
maisons qui fournissent aux magnaneries la *graine* de
vers à soie. Mais ce que Pasteur n'a pas trouvé et qui fait
de la pébrine l'un des types d'infection les plus intéressants, c'est la forme que prend le parasite issu du corpuscule situé dans l'œuf quand l'œuf se développe et devient
ver à son tour. Et même, il est exagéré de parler de la
forme de ce parasite qui n'est qu'une masse de protoplasma fluide, ressemblant à une solution de colle et qui
s'infiltre dans les interstices des tissus de l'hôte comme de
l'eau s'introduit entre des cailloux; ce parasite est très

*LA PÉBRINE
DU VER A SOIE.*

difficile à voir au microscope et Pasteur ne l'a pas vu ; mais il s'accroît aux dépens de son hôte qu'il *mange* avidement, ou dont plutôt, il consomme la substance, car, peut-on dire *manger* quand il s'agit d'une goutte de gelée informe qui n'a ni bouche ni organes ? Il est possible d'ailleurs qu'il nuise également à la chenille par ses excréments, dans un grand nombre de maladies, l'agent pathogène est plus dangereux par ses excréments que par sa nutrition aux dépens du malade. Quoi qu'il en soit et malgré sa morphologie rudimentaire, le parasite de la pébrine[1] peut être comparé sans exagération aux larves d'insectes, vivant à l'intérieur d'autres insectes et il constitue un intermédiaire entre ces cas d'infection grossière et ceux auxquels nous allons arriver. Le règne végétal fourmille d'exemples analogues, dans lesquels le parasite se développe insidieusement dans les interstices des tissus de l'hôte ; ainsi le champignon du charbon des céréales s'introduit dans la plante jeune et s'y développe pendant que la plante grandit, semblable en apparence à une graminée non infectée ; mais au moment de la floraison du blé, on voit les épis se remplir d'une poussière noire ; ce sont les *spores* du champignon qui se sont substituées au grain.

Dans les divers types d'infection que nous venons de passer en revue, il y a cohabitation très longue de l'hôte et du parasite ; il y a infection *chronique* et non, à proprement parler, maladie, et il y a dans la plupart de ces cas, ce que l'on appelle *spécificité* de l'infection : n'importe quelle espèce de parasite n'infecte pas n'importe quel hôte ; le plus souvent, au contraire, un parasite d'espèce donnée ne se trouve que sur un hôte d'espèce

---

1. Il y a peut être lieu de faire des réserves sur la réalité de la transmission héréditaire de la pébrine par des spores situées dans les œufs ; néanmoins, comme la chose est affirmée dans les traités classiques, je garde cet exemple qui est commode pour ce type particulier d'infection.

également déterminée ou, tout au moins, sur des hôtes d'espèces très voisines. Un champignon de la famille des Urédinées, par exemple, est presque toujours entièrement connu quand on sait sur quelle plante il a été trouvé. Et l'une des particularités les plus curieuses de l'histoire naturelle est que, dans certains cas, cette spécificité du parasite est, comme on dit, alternante. Le jeune tænia, parasite du porc ladre, y reste à l'état embryonnaire et ne devient adulte que dans l'intestin de l'homme qui a mangé le porc. De même l'évolution complète du champignon de la *rouille du blé* ne peut se terminer qu'à la condition d'un stage obligatoire sur les feuilles de l'*Épine-vinette*. Supprimez donc toutes les épines-vinettes d'un pays, et la rouille du blé disparaîtra fatalement. Voilà des merveilles que nous constatons sans pouvoir les comprendre encore, mais qui cependant nous mettent sur la voie d'une explication plus complète des phénomènes vitaux ; car ce sont les bizarreries de la pathologie qui serviront à nous enseigner la nature intime des phénomènes de l'état de santé.

Quelques-unes de ces infections chroniques méritent une mention à part ; ce sont celles qui sont, non seulement utiles, mais encore indispensables au développement, normal à nos yeux, de l'espèce infectée. Les graines des orchidées ne peuvent germer qu'à la condition d'être unies à un champignon spécial ; l'honnête pomme de terre ne se développe sur les racines de la solanée de Parmentier, qu'à la faveur d'une infection particulière, ainsi que l'a récemment montré Noël Bernard.

§ 52. — INFECTIONS A ACCÈS

Entre les infections chroniques et les infections aiguës, se placent les infections durables, qui donnent de temps en temps des maladies aiguës, des *accès* morbides. La plus typique de ces maladies *intermittentes* est la fièvre paludéenne ou *malaria*. La malaria se rapproche de la pébrine par la forme de son agent pathogène qui, à un moment au moins de son existence, n'est qu'une gouttelette de gelée vivante. La malaria se rapproche aussi de la rouille du blé par son caractère alternant quoique l'alternance de l'hôte homme à l'hôte moustique soit facultative et non obligatoire. Voici les traits les plus particuliers de son évolution.

FIÈVRE INTERMITTENTE. Un moustique me perce la peau et introduit dans mon sang un germe de malaria ; ce germe pénètre dans un de mes globules rouges et s'y développe à l'état de gelée informe, en mangeant la substance du globule comme la pébrine mange le ver à soie. Je suppose qu'il s'agisse d'une fièvre tierce, dont l'accès revient le troisième jour, c'est-à-dire quarante-huit heures après le précédent. Alors, au bout de quarante-huit heures, toute la substance du globule rouge étant consommée, la masse de gelée vivante se transforme en quinze à vingt petites masses groupées comme les grains d'une mûre, et dont chacun équivaut au germe initial introduit par le moustique. Ces quinze ou vingt petites masses vivantes s'éparpillent dans mon sang et chacune d'elles pénètre à son tour dans un de mes globules rouges pour y recommencer la même évolution. Quarante-huit heures après, c'est donc $20 \times 20 = 400$ germes que je possède ; deux jours plus tard, ce sera 400×20 ou $8\,000$, puis $8\,000 \times 20$ ou $160\,000$; au bout d'un mois, le nombre en sera incalculable, et je serai très malade, tandis que je n'éprouvais aucun malaise quand je n'avais qu'un petit nombre de globules atteints.

A partir de ce moment, j'aurai des accès de fièvre séparés par quarante-huit heures d'intervalle. Pourquoi cet intervalle? Il est vraisemblable que, tant que les parasites sont dans les globules, leurs produits excrémentitiels, ne se répandant pas au dehors ne nous font pas de mal mais, au moment où, les globules se trouvant détruits, les germes se répandent dans mon liquide sanguin, tous les poisons accumulés pendant quarante-huit heures dans ces globules se déversent à la fois dans mon milieu intérieur, et je me trouve brusquement très malade. Cette crise cesse lorsque les germes sont entrés dans de nouveaux globules et que mes reins ou ma sueur m'ont débarrassé du poison accumulé en moi ; tous les impaludés ont observé la couleur spéciale de l'urine qui suit les accès de fièvre. Puis deux jours après, j'ai un nouvel accès quand, de nouveau, les globules crèvent, vidés par les parasites qu'ils contiennent ; j'élimine de nouveau mes poisons et ainsi de suite...

On peut se demander, le nombre des parasites étant multiplié par 20 tous les deux jours, comment il se fait que je ne meure pas fatalement au bout de peu de temps. Comme la levure de bière meurt dans un excès de l'alcool qu'elle a excrété, il est possible que le parasite de la malaria meure aussi de l'accumulation de ses propres poisons ; mais le fonctionnement de notre rein ou de notre peau, qui nous débarrasse de ces substances toxiques, sauve en même temps ceux de nos parasites qui ne sont pas encore morts ; et c'est cette troupe décimée qui recommence la bataille. En prenant de la quinine à un moment convenable on augmente la destruction de l'ennemi, mais il est bien rare qu'il n'en réchappe pas quelques-uns[1]...

---

1. Ce cycle déjà si curieux, du parasite découvert par le Dr Laveran, est encore compliqué par des phénomènes de sexualité qui ne nous intéressent pas ici.

§ 53. — MALADIES AIGUES

Le type des maladies aiguës ordinaires peut être fourni par la rougeole, la variole, la scarlatine, le rouget des porcs, le choléra des poules, le charbon des moutons, etc. Nous prendrons comme exemple le charbon des moutons parce qu'il est le mieux étudié.

CHARBON DES MOUTONS. Cette maladie est causée par l'introduction, dans le sang du mouton, d'un petit microbe appelé *bactéridie charbonneuse,* et qui a la forme d'un bâtonnet d'environ cinq millièmes de millimètre de long sur une largeur quatre fois moindre. Il est très facile de cultiver la bactéridie charbonneuse dans des bouillons purs, à la température d'environ 35°; le microbe y pullule rapidement et dans la culture *vieillie* finit par former des *spores.* Ces spores ou germes sont la forme de résistance de la bactéridie; sans se détruire elles peuvent traverser des circonstances qui auraient tué les bactéridies normales, puis germer, quand le hasard les transporte dans un milieu favorable, dans un bouillon *neuf* ou dans le sang d'un mouton vivant.

Suppons donc qu'on arrose, avec une vieille culture de charbon, des herbages qui vont être mangés par des moutons. Que va-t-il se passer? S'il n'y a parmi ces herbages que des plantes sans épines, les moutons ne seront pas infectés; j'ai expliqué dans un chapitre précédent, que le contenu du tube digestif est *extérieur* au corps de l'animal; les spores avalées seront digérées ou rendues avec les excréments. Il n'en sera pas de même si le fourrage contient des chardons ou des ajoncs, voire même des épis d'orge ou toute autre plante capable de perforer le tube digestif; alors, il y aura *inoculation* des spores à travers la paroi de l'intestin; le parasite sera introduit dans le sang et s'y développera, *s'il est virulent pour le mouton considéré.*

C'est ainsi que les choses se passent dans les pâturages infectés, mais il est bien évident que les bergers ne s'amusent pas à arroser les chardons et autres plantes épineuses avec des cultures *vieillies* de spores charbonneuses ; au contraire, quand un mouton est mort de ce terrible mal, ils l'enterrent (ou du moins ils l'enterraient avant les travaux de Pasteur), à une très grande profondeur. Or la bactéridie ne donne de spores qu'en culture vieillie ; elle n'en donne pas dans le sang d'un mouton vivant, car le sang d'un mouton vivant est sans cesse débarrassé, par le rein, de ses produits excrémentitiels, que ces produits viennent des tissus même du mouton ou des parasites qu'il contient. Il se passe là quelque chose d'analogue à ce que nous avons vu tout à l'heure pour le parasite de la malaria ; c'est le rein de l'homme qui, au cours de l'accès de fièvre, débarrasse à la fois l'homme et ses parasites de produits excrémentitiels qui leur sont nuisibles à tous deux ; mais, dans le charbon des moutons, l'accumulation des produits excrémentitiels détermine la *sporulation* et non la mort des bactéries. Donc, dans le mouton vivant, il ne se forme pas de spores, et, quand le mouton meurt, l'on pourrait penser que les bactéridies qu'il contient meurent très rapidement. Cela n'a pas lieu. Le mouton mort et enfoui, son rein ne fonctionne plus, et tant que le cadavre n'est pas trop pourri, le sang constitue un milieu de culture susceptible de vieillir ; il s'y produit donc des spores. Les vers de terre, qui se nourrissent de tous les détritus enfouis dans le sol, absorbent sans les digérer ces spores de charbon et viennent les apporter à la surface de la terre, dans ces petits boudins d'humus, généralement enroulés en spirale, qui sont leurs excréments, et que l'on voit si nombreux après la pluie.

(261)

Et ainsi sont ramenés et répandus parmi les herbages superficiels des spores qui proviennent de cadavres profondément enfouis. Ce cycle continu peut durer fort longtemps ; au temps des expériences de Pasteur, de Chamberland et de Roux, il y avait en Beauce des *champs maudits* que de père en fils, redoutaient les bergers expérimentés.

Cette histoire du charbon des moutons est un excellent type pour l'étude de l'infection dans les maladies aiguës. Si amusantes qu'elles puissent être, je ne perdrai pas mon temps à raconter, pour des maladies différentes, des histoires analogues ; le véhicule du microbe, la porte d'entrée dans l'organisme, le tissu d'élection dans lequel se localise le parasite, tout cela change d'une maladie à l'autre, mais le lecteur ne tirerait de cette série d'anecdotes aucune notion nouvelle.

RELATIVITÉ DU MOT VIRULENCE. Il y a en revanche un point sur lequel il faut insister dès maintenant quoique je doive y revenir longuement plus tard. Je disais tout à l'heure : « Le parasite sera introduit dans le sang et s'y développera *s'il est virulent pour le mouton considéré* ». Il est bien difficile de définir la virulence, du moins, en lui conservant sa signification ordinaire de *qualité dangereuse*. Le langage de Darwin nous autorise bien à définir la virulence par l'adaptation et à dire : « Tel parasite est virulent pour tel animal, s'il est apte à se développer dans l'intérieur de cet animal. » Mais si nous acceptons cette définition, nous devrons appliquer le mot *virulence*, même aux espèces *utiles* à leurs hôtes ; nous devrons dire par exemple que tel champignon, indispensable au développement d'une orchidée, est virulent pour cette orchidée et ce sera là un langage défectueux. Il vaudrait mieux renoncer au mot *virulence* qui ne saurait être pris qu'en mauvaise part et le remplacer par *aptitude* ou *adaptation*, ce qui aurait le grand avantage de rapprocher la pathologie de la biologie générale par l'unification du langage.

Je n'espère pas qu'on y arrive de sitôt et cependant, ce mot virulence présente encore un autre inconvénient très grave; c'est qu'on le prend généralement dans un sens absolu; on dit : « tel microbe est virulent » sans dire pour qui, ce qui ne signifie rien. Des savants fort importants ont pris la peine de rechercher si les protozoaires sont sensibles aux toxines microbiennes, c'est-à-dire aux substances excrémentitielles qui, sécrétées par ces microbes dans un animal supérieur donné, rendent cet animal malade. Ils se sont étonnés du résultat négatif de leurs recherches; c'est comme si on s'étonnait de voir une chèvre manger, avec satisfaction, une ration de tabac qui empoisonnerait dix hommes. Les poisons sont *spécifiques* comme les aptitudes; la virulence est spécifique. Le charbon le plus virulent pour le mouton est inoffensif pour le loup. Et même, la propriété de virulence est individuelle, il existe des moutons rendus réfractaires au charbon le plus virulent. Il faut donc dire, pour parler correctement : telle bactéridie est virulente pour tel mouton. Dans l'état actuel de la science, si l'on nous donne un mouton et une bactéridie, le seul moyen de savoir si cette bactéridie est virulente pour ce mouton sera de la lui inoculer et alors nous affirmerons, *après coup*, une chose que nous n'aurions pas su prédire[1]. C'est bien là le caractère du langage Darwinien; de deux individus qui luttent ensemble pour la vie, quel est le plus apte ?

RELATIVITÉ
DU MOT
APTITUDE.

---

[1]. Sauf dans les cas où nous connaissons déjà le mouton et où nous lui avons déjà inoculé les deux vaccins charbonneux; alors nous pouvons prédire qu'il sortira vainqueur de la lutte, quelle que soit d'ailleurs la valeur de la bactéridie considérée. Et c'est là un résultat admirable et vraiment scientifique, puisque la science consiste à prévoir; ce qui n'est pas hélas ! souvent possible en biologie.

(263)

Nous le savons après coup en constatant le résultat de la lutte.

Ainsi, la virulence entre bien dans le cadre de l'aptitude; on doit dire qu'un microbe est virulent pour un être donné; de même, on dit qu'un individu est plus apte qu'un autre *dans certaines conditions* et non *plus apte* d'une manière absolue, ce qui ne signifierait rien.

La pathologie est un chapitre de la Biologie. Elle en est même le chapitre le plus fécond, quoiqu'il ait été jusqu'à présent peu exploité. Constater qu'un individu peut vivre dans un autre individu qui continue lui-même à vivre, cela nous fait connaître des qualités de la substance vivante que la chimie ordinaire ne saurait atteindre. Quand on veut traiter une substance vivante par un réactif chimique énergique, on le tue et on n'observe plus que de la mort; quand on traite un être vivant par un autre être vivant qui ne le tue pas, on le rend seulement malade, et la maladie est encore la vie; dans quelques années, la Biologie aura été renouvelée par l'étude des conditions du parasitisme.

§ 54. — MICROBES INVISIBLES

Parmi les microbes qui donnent des affections aiguës, quelques-uns sont particulièrement intéressants; ce sont les microbes dits *invisibles*. Ils sont tellement petits qu'on ne peut pas les voir aux plus forts grossissements du microscope. Et cependant, quelques-uns d'entre eux sont aussi bien connus que les microbes visibles. La *clavelée* des moutons, la *peste bovine* de l'Afrique du Sud, la *peste des oiseaux*, la *péripneumonie bovine*, la *fièvre aphteuse*, etc. sont dues à des microbes que l'on n'a jamais vus et que l'on peut cependant cultiver et atténuer de manière à en faire des vaccins; on sait qu'un bouillon dans lequel on les a ensemencés n'est pas resté stérile, lorsque l'on constate que ce bouillon, inoculé à un animal, lui transmet la maladie.

C'est donc bien la seule propriété d'*assimilation*, de *multiplication*, qui permet dans ce cas de reconnaître la nature vivante du virus considéré. On est même arrivé à savoir à peu près quelles sont les dimensions de ces microbes invisibles, en filtrant leurs cultures sur des filtres gradués à pores de plus en plus fins. Supposons que l'on ait, par exemple dix filtres étalons numérotés de 1 à 10. On dira que tel microbe est de la dimension n° 5 si sa culture, virulente après une filtration sur le filtre n° 4, est inoffensive après une filtration sur le filtre n° 5, puisque ce microbe est de dimensions telles qu'il soit arrêté par les pores du filtre n° 5. Jusqu'à présent, on ne connaît pas de microbes dont la culture reste virulente après passage à travers les filtres les plus fins, ce qui prouve qu'il y a une limite inférieure pour la taille des microbes invisibles. On a cependant prétendu qu'il existe des microbes *solubles* quoique vivants, c'est-à-dire des êtres capables de se multiplier par assimilation dans un liquide au sein duquel ils sont dissous; c'est là une chose bien peu probable, mais qui, si elle était démontrée, serait grosse de conséquences biologiques.

LES MICROBES SOLUBLES.

D'autres microbes invisibles sont également connus par leurs effets pathogènes, mais n'ont pu, jusqu'à présent, donner dans des bouillons une culture virulente; leur étude est donc moins avancée que celle des précédents quoiqu'on sache préparer leurs vaccins : c'est le cas de la *rage* et de la *variole*. Mais on ne peut conserver ces virus qu'en les inoculant directement d'individu à individu; il est impossible de les cultiver en milieu liquide et, par conséquent, de faire sur eux des expériences de filtration. Le parasite qui donne la rage, et qui se cultive dans le système nerveux des animaux, est-il invisible parce qu'il est trop petit, ou bien parce qu'il est diffus dans les tissus comme la pébrine des vers à soie, ou bien parce qu'il est soluble? Nous n'avons aucun moyen de répondre à ces questions, et cependant Pasteur nous a appris à transmettre avec certitude la rage aux lapins, et à vacciner l'homme contre cette terrible maladie.

§ 55. — MICROBES RESTANT A LA PORTE D'ENTRÉE

Je signale seulement, pour être complet dans cette énumération rapide des divers modes d'infection, les microbes qui, comme le tétanos et la diphtérie, se cantonnent au point d'inoculation et inondent l'organisme de leurs produits excrémentitiels, ou qui, comme le choléra asiatique, vivent dans le contenu intestinal d'où leurs poisons sont absorbés avec les substances alimentaires. Ils conduisent tout simplement au cas de la morsure des serpents qui introduit un venin dans notre milieu intérieur, et à l'empoisonnement par les substances végétales, puis en dernier ressort, à l'intoxication par des poisons minéraux. Il n'y a pas d'endroit, dans toute cette série où l'on puisse dire : halte-là ; ici cesse l'infection et commence l'empoisonnement. Et cela prouve de nouveau que la biologie est *une*, et que toutes les questions de la pathologie sont connexes les unes des autres. Aussi le mot *infection* a-t-il pris un sens de plus en plus général ; on est même arrivé à passer de l'organisme vivant aux substances inertes ; on dit que des vêtements sont infectés de gale et on les soumet à la désinfection ; on dit qu'un bouillon est infecté, quand il n'est plus stérile, qu'une

*VENINS
ET POISONS.*

culture est infectée quand elle n'est plus pure. L'infection
revient en définitive, à l'introduction, dans quelque
chose, d'un facteur d'action qui n'est pas habituel. Ici
encore, nous sommes ramenés à cette question de l'*habitude* qui domine toute la Biologie et que nous avons
étudiée précédemment.

Surtout lorsque l'infection se transmet uniquement
d'animal à animal, sans que nous sachions cultiver les
microbes dans les bouillons, bien des personnes se de-
mandent comment a pu commencer la série morbide.
Quand je faisais le service de la rage à l'institut Pasteur,
il m'arrivait quotidiennement d'affirmer aux patients
inquiets, que cette maladie ne peut être spontanée chez
le chien, qu'elle doit lui être inoculée par un autre
animal : « mais, le premier chien ? » me demandait-on ;
et j'étais embarrassé pour expliquer à des ignorants une
chose que je trouvais cependant toute simple.

Après cette étude de l'infection, je pense que toute difficulté a disparu. Quoique n'ayant jamais vu le microbe
de la rage, je suis convaincu que ses ancêtres ont dû
vivre ailleurs que dans les chiens et que certaines variations ont permis un parasitisme qui était impossible
jusque-là, mais qui s'est conservé depuis. De même je
suis convaincu qu'il y a eu un moment où les ancêtres
des *Cynips* ne pondaient pas dans les ancêtres des
chênes et où les ancêtres du tænia n'infectaient pas les
ancêtres du cochon.

Pour que deux êtres puissent vivre l'un dans l'autre,
il faut des conditions précises qui résultent d'une adaptation, suite de variations prolongées. N'avons-nous pas
eu, il y a seize ans, la chance peu enviable de voir
apparaître une nouvelle maladie de l'homme, l'influenza ?
Une bactérie banale est devenue pathogène ; pourquoi ?
contentons-nous de le constater. Bien des savants admet-

*APPARITION
D'UNE MALADIE.*

tent que le *Bacillus coli* qui vit dans l'intestin normal, peut, dans certaines conditions, acquérir de la virulence et devenir le bacille typhique. Tout varie à chaque instant dans le monde vivant ; tous nos caractères résultent d'adaptations successives. L'infection d'une espèce par une autre espèce résulte d'une adaptation réciproque et voilà tout. Si nous ne connaissons aujourd'hui aucun cas d'apparition de rage spontanée chez le chien, cela prouve que les conditions dans lesquelles l'ancêtre du microbe rabique s'est adapté dans l'ancêtre du chien ne peuvent plus se reproduire de nos jours ; et cela n'est pas pour nous étonner, car les microbes et les chiens ont changé depuis, et nous aussi.

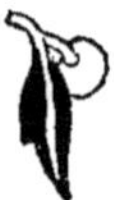

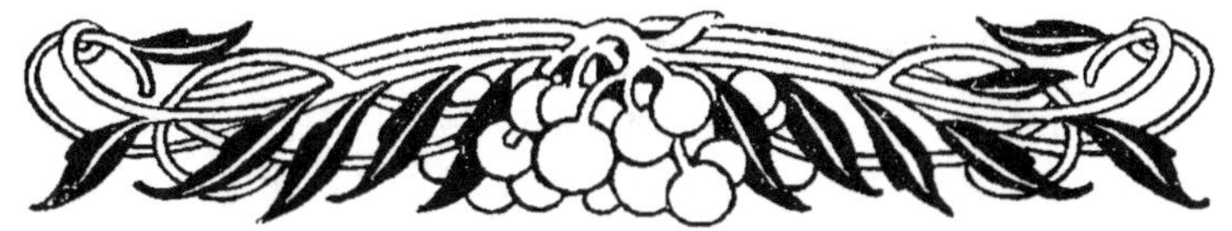

CHAPITRE XII

L'INFECTION CHEZ LES ÊTRES UNICELLULAIRES

§ 56. Comparaison avec les êtres pluricellulaires. — § 57. Introduction du parasite par la voie alimentaire. — § 58. Digestion intracellulaire. — § 59. Action des diastases. — § 60. Symbiose. — § 61. Maladies microbiennes des êtres unicellulaires. — § 62. Résistance des êtres unicellulaires a des colloïdes morts.

§ 56. — Comparaison avec les êtres pluricellulaires

Lorsqu'on observe à un faible grossissement et sans précaution particulière, sans préparation histologique, les petits animaux qui fourmillent dans les mares, on ne constate pas de différence essentielle entre ceux qu'une étude plus approfondie fait ranger dans les crustacés ou les plathelminthes, et ceux qui, n'étant formés que d'une cellule, sont placés dans les protozoaires ; la complexité des fonctions accomplies par un infusoire hypotriche comme un Euplotes ou un Stylonychia, ne le cède en rien à celle que l'on remarque chez un nauplius ou une planaire ; et cependant, ces derniers animaux sont formés d'un assemblage considérable de cellules, tandis que les premiers sont généralement considérés comme unicellulaires malgré leur noyau dédoublé, et, par conséquent, équivalent morphologiquement à une des cellules constitutives des animaux supérieurs.

Nous avons vu précédemment, à propos de l'habitude, comment il était possible d'introduire, dans l'unité apparente de l'infusoire cilié, le langage du mécanisme employé pour les êtres supérieurs en considérant la masse totale de cet infusoire comme formée de parties plus ou moins indépendantes et capables de varier séparément. Il n'y a, en effet, aucune raison à priori pour considérer que la cellule est le plus petit assemblage vivant susceptible de variations indépendantes, et lorsqu'on observe, par exemple, un stylonychia mytilus en train de vivre, on est au contraire amené à supposer immédiatement qu'il n'y a pas dans cet être homogénéité de structure ; le protoplasma des cirrhes ventraux paraît doué de propriétés très différentes de celles

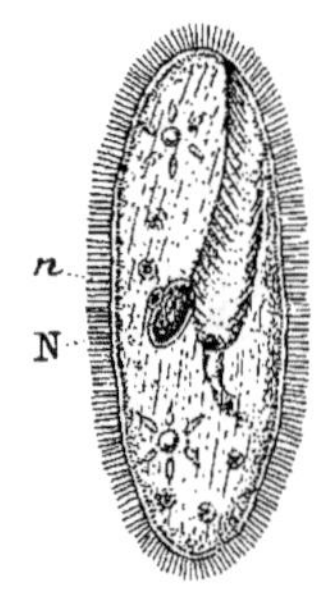

Fig. 23. — Un infusoire cilié.

du protoplasma d'un point quelconque de la région dorsale de l'individu ; il est bien vraisemblable pour un observateur dénué d'idées préconçues, que l'*état colloïde* varie d'un point à l'autre de l'individu, comme il varie d'une cellule à l'autre dans un animal pluricellulaire ; mais il semble que cet état varie d'une manière continue, tandis que, d'une cellule à l'autre, il y a une brusque discontinuité.

On constate d'ailleurs, chez certains animaux du groupe des cœlentérés, le passage graduel d'une cellule unique à protoplasma d'apparence plus ou moins homogène, à une cellule dans laquelle se font des localisations progressives d'état colloïdal caractérisant le muscle, l'épithélium, le neurone. La figure 24 représente ainsi trois types d'agglomération colloïde dont l'une peut s'appeler cellule épithéliale, l'autre cellule épithélio-musculaire, la troisième cellule épithélio-neuro-musculaire. On conçoit très bien que, sans que ces groupes colloïdes s'individualisent et prennent un noyau propre, il peut y avoir, dans une cel-

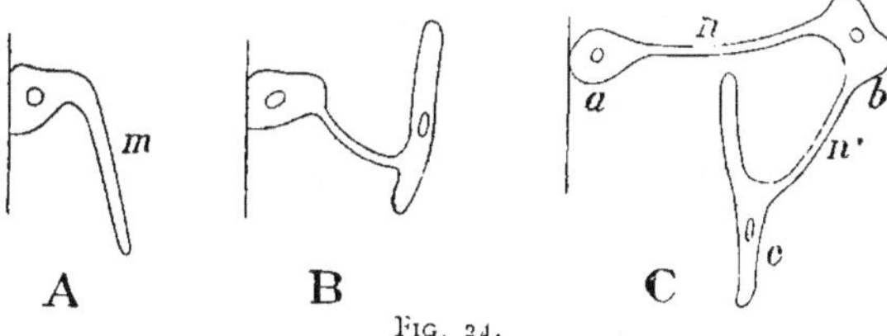

Fig. 24.

lule unique comme l'infusoire, des différenciations tenant à des variations continues de l'état protoplasmique ; et, sans connaître ces variations dans le détail, on peut leur appliquer le langage de Lamarck comme nous l'avons fait précédemment [1] de manière à expliquer comment un être unicellulaire est susceptible d'adaptation individuelle au même titre qu'un animal supérieur.

Au point de vue de l'infection il y aura néanmoins une différence évidente tenant précisément à la continuité de la structure. Dans un être supérieur, un parasite pathogène ou symbiotique pouvait être localisé dans une cellule à l'exclusion de cellules voisines ; il pouvait aussi se trouver entre les cellules, dans le milieu intérieur. Lorsque l'hôte sera un être unicellulaire, de telles distinctions seront impossibles ; on dira simplement que le parasite est à l'intérieur du corps de l'animal ; on pourra remarquer que ce parasite est dans le protoplasma ou

----

1. Voy. chap. IV, l'habitude.

dans le noyau, mais s'il est dans le protoplasma, on ne saura pas en général définir l'état colloïde de la région qu'il occupe dans ce protoplasma, comme on le fait dans un être supérieur, simplement en donnant le nom du tissu infecté. Et puis, la continuité des variations d'état, d'un point à l'autre du corps de l'infusoire, permettra le plus souvent une généralisation du parasite à toute l'étendue du protoplasma de l'hôte. Il y aura donc moins de précision dans le langage qui racontera l'infection, et les différents parasites occupant les divers points de l'hôte pourront y acquérir, par adaptation à des conditions différentes, des propriétés différentes, sans que l'observateur en soit averti.

Ces observations préliminaires terminées, voyons quelles sont les conditions que crée, pour un être unicellulaire vivant son introduction dans un autre être unicellulaire vivant. Il est évident à priori qu'il y aura des cas très variés dans l'histoire de l'infection, car il y a manière et manière de s'introduire dans un être unicellulaire. Il n'y a certainement aucune comparaison à faire entre le cas d'un chitridium qui pénètre par effraction dans la substance d'une Euglène et celui d'une bactérie qui est avalée par une Paramécie.

§ 57. — INTRODUCTION DU PARASITE PAR LA VOIE ALIMENTAIRE

Arrêtons-nous d'abord au cas des êtres vivants qui sont introduits dans la substance des protozoaires par la voie normale de l'alimentation. J'ai constaté[1] que, même dans

---

1. Études biologiques comparatives sur les Rhizopodes lobés et réticulés d'eau douce. *Bull. sc. Fr. et Belgique*, 1894.

ce cas particulier, il y a deux types d'introduction très différents. Le premier qui est réalisé, par exemple, chez les Gromies consiste dans l'introduction *directe* des éléments étrangers à l'intérieur du protoplasma de l'animal. Grâce à une particularité très spéciale du protoplasma

GROMIE.

de ces êtres, protoplasma qui est séparé de l'eau ambiante par une tension superficielle très faible, il y a contact direct entre le protoplasma et le corps étranger introduit ; ce corps étranger *baigne* directement dans la substance même de la Gromie. Si donc ce corps étranger est vivant, ses conditions d'existence sont entièrement modifiées parce que ses échanges physiques et chimiques se font désormais avec le protoplasma de la Gromie et non avec l'eau

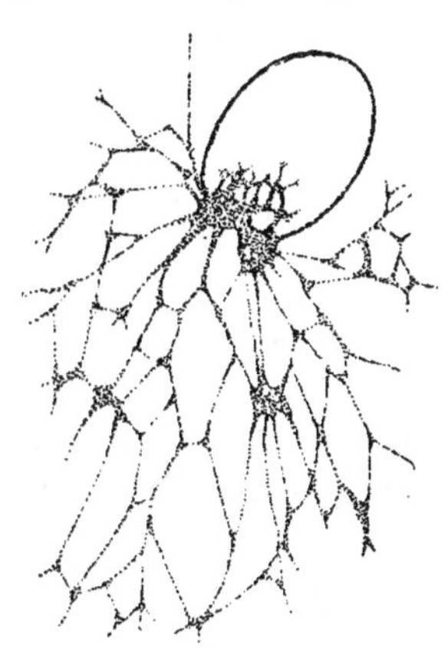

Fig. 25. — Gromia fluviatilis
(Dujardin).

extérieure ; aussi le plus souvent, cet être, ingéré par la Gromie, meurt peu de temps après son ingestion. Il y a cependant des cas de symbiose établie entre des éléments ainsi ingérés et des êtres analogues à la Gromie comme les radiolaires marins dont le protoplasma est généralement infecté de petites algues jaunes appelées *zooxanthelles* qui vivent en parfaite intelligence avec leur hôte ; nous examinerons ce cas quand nous aurons signalé les autres procédés d'introduction d'éléments étrangers au sein de la masse protoplasmique d'un être unicellulaire.

Chez les Amibes et chez les Infusoires capables d'ingérer des corps solides, le contact direct entre le proto-

AMIBES ET INFUSOIRES. plasma et un corps étranger mouillé par l'eau est impossible ; quand un corps quelconque est ingéré par l'amibe, il entraîne avec lui une gouttelette d'eau qui le sépare momentanément de la substance de l'amibe ; on dit qu'il est dans une vacuole (fig. 26). Cette vacuole est d'ailleurs le siège de phénomènes rapides et très importants ; il n'est pas indifférent qu'une goutte d'eau soit ainsi brusquement introduite dans de la substance vivante. Cette goutte d'eau était en équilibre physico-chimique avec l'eau extérieure ; il va falloir qu'elle subisse des modifications avant de se trouver en équilibre physico-chimique avec le protoplasma qui l'entoure. Nous ne savons

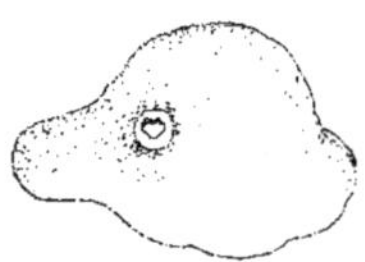

Fig. 26. — Vacuole dans une amibe.

LA VACUOLE. pas suivre dans le détail les phénomènes qui se produisent dans cette récupération d'équilibre ; ils sont encore plus compliqués si le corps introduit dans la vacuole est vivant, car on a alors à considérer à la fois les échanges de l'eau de la vacuole avec l'être vivant qu'elle contient et avec le protoplasma qui l'entoure. On peut néanmoins comprendre que, dans cette vacuole, il doit exister une pression très considérable à cause de ses petites dimensions ; on sait en effet qu'une surface sphérique élastique comme celle qui limite la vacuole détermine dans cette vacuole une pression proportionnelle à la tension superficielle des deux liquides d'une part, inversement proportionnelle d'autre part au rayon de la sphère ; comme ce rayon est très petit, la pression doit être très grande si la tension superficielle n'est pas négligeable. Voilà donc déjà, pour l'être ingéré, une condition défavorable ; il était adapté à de l'eau à la pression atmosphérique et il est subitement soumis à une pression beaucoup plus forte ; s'il est très sensible aux variations de pression, cela peut suffire à le tuer.

Indépendamment de cette variation brusque de pression, nous devons penser que l'eau de la vacuole va tendre à se mettre en équilibre, avec les protoplasmas qui la touchent; tant que l'être introduit et l'être introducteur seront vivants, chacun d'eux ayant ses propriétés physiques et chimiques caractéristiques, on peut dire, dans un langage imagé, que l'eau de la vacuole sera tiraillée entre deux tendances contraires, celle de l'équilibre avec le corps vivant qu'elle contient, et celle de l'équilibre avec le protoplasma ambiant. Le sort de la lutte ainsi engagée peut différer suivant les cas :

Il peut se faire que le corps ingéré soit tué et ne conserve plus ses propriétés spécifiques, mais se trouve, comme un colloïde quelconque, amené par des modifications successives, à être en équilibre avec le protoplasma ambiant; on dit dans ce cas que cet être ingéré a été *digéré* par l'être qui l'a avalé.

Il peut se faire aussi que les conditions spécifiques des deux êtres en présence leur permettent un équilibre réciproque sans que l'un ou l'autre perde la vie; alors il s'établit ce qu'on appelle une symbiose, un consortium; cet état résulte, soit d'un équilibre préétabli fortuitement entre l'être ingérant et l'être ingéré, soit de la possibilité d'une adaptation réciproque due à des variations qui n'entraînent la mort d'aucun des deux adversaires.

Enfin, il se peut que, dans la lutte pour l'obtention de l'équilibre, ce soit le corps ingéré qui l'emporte sur le corps ingérant; le corps ingéré s'implante alors dans l'hôte, s'y développe aux dépens de la substance de l'hôte et finit par détruire celui-ci; on dit alors que l'hôte est atteint d'une maladie; il finit par être détruit par le parasite pathogène et ce cas se rapproche alors beaucoup de celui des Euglènes infectées par le chytridium quoique le mode d'infection soit différent.

(275)

Nous allons étudier successivement les trois cas.

§ 58. — DIGESTION INTRACELLULAIRE

Arrêtons-nous d'abord au cas de la digestion intracellulaire ; ce phénomène est difficile à étudier dans ses détails, la vacuole où il se passe étant très petite ; quelques-unes des parties du phénomène ont pu néanmoins être mises en évidence, mais il faut se garder d'une interprétation trop hâtive qui attribuerait une importance exclusive à ce qui peut être observé directement. Au moyen de réactifs colorés sensibles à l'acidité et à l'alcalinité, on constate que l'eau de la vacuole, même lorsqu'elle est alcaline comme cela se produit ordinairement dans un laboratoire où il y a des vapeurs ammoniacales, devient rapidement acide. Ce phénomène s'explique tout naturellement par le fait bien connu que, dans une dialyse, les acides passent beaucoup plus vite que les bases ; ainsi, une goutte d'eau alcaline, plongée dans un protoplasma alcalin, devient d'abord acide, ce qui peut paraître étrange à beaucoup.

DISPARITION DE LA VACUOLE. Un deuxième phénomène est souvent facile à observer ; les bords de la vacuole dans laquelle s'effectue une digestion deviennent bientôt de moins en moins nets ; ses bords s'effacent ; finalement elle n'est plus visible. Cela tient évidemment à ce que l'équilibre s'établit par des échanges entre le contenu de la vacuole et l'ambiance de manière que la tension superficielle séparant le contenu du contenant diminue progressivement et finisse par devenir trop faible pour s'opposer à un mélange des deux liquides. A partir de ce moment on est ramené à un cas analogue à celui qui se produit probablement tout de suite chez la Gromie ; le corps ingéré est baigné directement dans le protoplasma ingérant, mais il a pu subir déjà à ce moment des modifications importantes. Nous verrons tout à l'heure, à propos de l'établissement de la symbiose, combien peut influer sur l'avenir des adversaires en présence la conservation plus ou moins longue de la vacuole.

Quoi qu'il en soit, tant avant qu'après la disparition du contour apparent de la vacuole digestive, on constate que beaucoup de corps ingérés sont digérés, c'est-à-dire dissous dans le corps des amibes et des infusoires. Je suppose, par exemple, ce qui est fréquent, que le corps avalé soit lui-même un petit infusoire; ce corps est donc une petite masse colloïde qui a des propriétés physiques et chimiques et une forme qui résulte de ces propriétés ; dire que ce corps est dissous, cela revient à dire que son état colloïde a changé, puisque maintenant il n'a plus de forme (ceci, indépendamment des modifications chimiques qui ont pu se produire en même temps dans sa substance); le phénomène observable au microscope est précisément cette modification d'état colloïde, modification d'ordre physique. Cette modification a lieu dans un milieu acide, mais l'acidité du milieu ne suffit pas à expliquer une digestion qui, in vitro, ne se produirait pas dans un milieu purement acide. Une comparaison avec ce qui se passe dans l'estomac de l'homme a donc conduit à rechercher si, dans la vacuole digestive, il n'apparaît pas, outre l'acide, quelque chose qui expliquerait la dissolution du corps de l'infusoire ingéré. On sait que, dans le suc gastrique acide de l'homme existe un colloïde, la pepsine, qui, dans certaines conditions, par un effet physique ou chimique, détermine la digestion de substances analogues à de la substance d'infusoire. M. Mouton a pu en effet extraire du corps des amibes une substance jouis- *AMIBODIASTASE* sant également, mais surtout en milieu alcalin, de la   *DE MOUTON.*

propriété de dissoudre des corps albuminoïdes. Pour cela il a commencé par se procurer des amibes en grande quantité en les cultivant sur gélose : « Il prélevait des quantités d'amibes, et après les avoir centrifugées avec de l'eau, il traitait le dépôt avec de la glycérine. A l'aide de l'alcool il obtenait un précipité qui se dissolvait facilement dans l'eau. Le liquide obtenu exerçait une influence digestive incontestable sur les substances albuminoïdes. Il liquéfiait facilement la gélatine et attaquait même, quoique faiblement, l'albumine coagulée par la chaleur. Les flocons de fibrine chauffés à 58° restaient inaltérés. Il y avait donc, dans le liquide préparé avec les amibes, une diastase protéolytique, mais d'activité faible. Par contre, le même extrait ne renfermait ni sucrase, capable d'intervertir le sucre de canne, ni lipase pour digérer les matières grasses. L'amibodiastase de M. Mouton doit être rangée dans le groupe des trypsines. Elle est très active dans un milieu nettement alcalin et continue à digérer lorsque le milieu devient faiblement acide (ce qui correspond à la réaction que l'on observe sur des amibes traitées avec des matières colorantes appropriées). Le chauffage de l'amibodiastase à 54° commence déjà à l'attaquer ; la température de 60° la détruit complètement[1]. »

ACTION INCOMPLETE IN VITRO. Ce qu'il faut conclure de cette découverte de M. Mouton, c'est que *l'un* des facteurs de la transformation des substances ingérées par les amibes peut être transporté in vitro au moyen d'un véhicule liquide ; mais il faudrait se garder de croire que l'on a transporté avec ce facteur *toutes* les conditions réalisées dans la vacuole. D'abord, il a été impossible d'extraire une diastase analogue des corps d'infusoires très capables cependant d'effectuer des digestions dans leurs vacuoles, mais il y a encore autre

---

1. Metchnikoff, *L'Immunité*, p. 18.

chose : « Les expériences de M. Mouton, dirigées vers l'action de l'amibodiastase sur les bactéries et faites avec des colibacilles vivants[1] lui ont donné des résultats négatifs. Mais ces microbes préalablement tués par la chaleur ou par le chloroforme, ont été bien attaqués par le ferment soluble des amibes. Des émulsions troubles de colibacilles morts, incapables de subir une auto-digestion quelconque devenaient transparentes après quelque temps de contact avec l'extrait des amibes. L'amibodiastase digère donc bien *in vitro* les bactéries mortes, tandis que dans le corps des amibes elle attaque les bactéries englobées à l'état vivant. Il faut en conclure que ce n'est qu'une faible partie de cette diastase qui passe dans les extraits préparés par M. Mouton[2] ».

Cette interprétation de M. Metchnikoff contient à mon avis une hypothèse inutile, à savoir que l'action de l'amibe sur le corps ingéré se réduit à celle d'un liquide transportable in vitro. Le fait que les bactéries sont tuées et digérées dans l'amibe et qu'elles ne sont digérées qu'après avoir été préalablement tuées dans le liquide de M. Mouton, semble au contraire prouver qu'il y a, dans le cas de la bactérie ingérée, une action directe non transportable, non chimique par conséquent, de l'amibe en train de vivre. Nous avons dû comprendre, en effet, que dans un corps vivant en train d'assimiler, l'assimilation phénomène chimique s'accompagne de circonstances physiques spéciales à l'espèce et même à l'individu ; lorsque la bactérie est dans l'amibe, il y a en présence deux foyers antagonistes d'assimilation qui sont en même temps des foyers de production de phénomènes physiques incompatibles. On doit donc ici parler de lutte pour la

---

1. Nourriture ordinaire des amibes dans les cultures de M. Mouton.
2. Metchnikoff, *op. cit.*, p. 18.

*LE ROLE DU
TAUX PHYSIQUE.* vie, au sens le plus direct ; j'ai proposé d'appeler *taux individuel* l'ensemble des circonstances physiques accompagnant la vie élémentaire d'une substance vivante ; nous savons qu'il y a relation réciproque de cause à effet entre l'assimilation et ce taux individuel, c'est-à-dire que, d'une part, l'assimilation entretient le taux, que d'autre part le taux est une condition nécessaire de l'assimilation. La bactérie étant englobée par l'amibe, on conçoit que le taux individuel de l'amibe tende à se substituer à celui de la bactérie incluse, ce qui suffit, si la bactérie n'est pas capable de résister et d'imposer son taux personnel, à amener sa mort. Cette mort peut donc ne pas se produire *in vitro* dans l'amibodiastase parce que le taux de l'amibe n'est pas transporté dans ce liquide ou, s'il est transporté, n'est plus maintenu par un phénomène vital comme dans l'amibe, de sorte que la bactérie peut y prospérer en imposant le sien dans son voisinage immédiat.

Voilà, une fois de plus, une constatation du danger du langage chimique qui considère comme transportables tous les facteurs d'action.

*LA FONTE
NUCLÉAIRE
DES INFUSOIRES.* Nous en trouverons un nouvel exemple dans la narration d'un autre phénomène que l'on a comparé à la digestion intracellulaire et qui se produit dans les Infusoires au moment du rajeunissement karyogamique. On sait que les Infusoires ciliés, au bout d'un certain nombre de bipartitions, deviennent incapables de continuer à vivre à moins que n'intervienne une conjugaison amenant leur rajeunissement. Ces Infusoires sénescents sont devenus des éléments sexuels ; il faut qu'ils s'accolent deux à deux pour se compléter et recommencer une série de bipartitions. Or, à un certain moment, dans ce phénomène, le macronucléus se fragmente et disparaît dans le cytoplasma de l'Infusoire. M. Metchnikoff, racontant ce phé-

nomène, s'exprime ainsi : « Le macronucléus est complètement digéré par le protoplasma, comme n'importe
quel corps alimentaire introduit du dehors; il faut
admettre, ajoute l'illustre biologiste, que ce noyau cesse
de produire à ce moment la *substance
protectrice* qui l'empêche d'être digéré
dans les conditions ordinaires de l'existence[1]. »

Cette phrase est tout à fait caractéristique de ce que j'appelle les interprétations chimiques. Au cours de
l'évolution d'une cellule, on voit successivement apparaître et disparaître
à son intérieur, des éléments figurés
dont la forme et la disposition sont
précisément les seuls renseignements

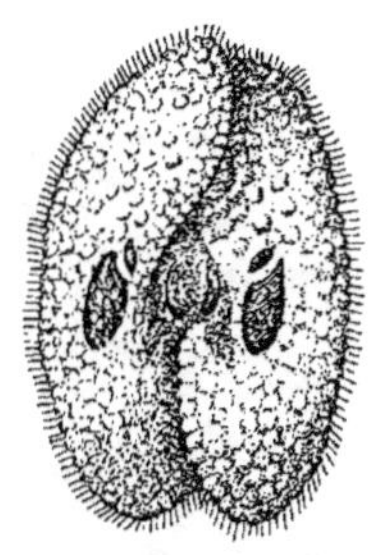

Fig. 27. — Conjugaison
de deux paramécies.

que nous puissions nous procurer sur les conditions
locales d'équilibre en chaque point du corps protoplasmique; elles sont, à chaque instant, les conséquences
de ces états d'équilibre dans lesquels interviennent certainement des conditions physiques et des conditions chimiques.

Lorsque, au cours de l'évolution cellulaire, les conditions d'équilibre se modifient, les éléments figurés de la
cellule se modifient aussi : quelques-uns disparaissent,
d'autres apparaissent; l'interprétation que je viens de
signaler aurait pour résultat de limiter les activités intracellulaires à des processus transportables *in vitro* comme
des activités chimiques; mais si cette interprétation
étroite est admissible à la rigueur lorsqu'un élément figuré
disparaît, elle ne saurait s'appliquer au cas où il apparaît au contraire, et il me semble que les apparitions et

---

1. Metchnikoff., *L'Immunité*, p. 19.

les disparitions d'éléments figurés, au cours de la karyokinèse, par exemple, sont également imputables à des
variations locales d'état d'équilibre.

Cette allusion à la karyokinèse me fait penser naturellement à un autre phénomène dans lequel bien des
auteurs ont voulu voir un phénomène de digestion, de
nutrition intracellulaire ; je veux parler de la fécondation

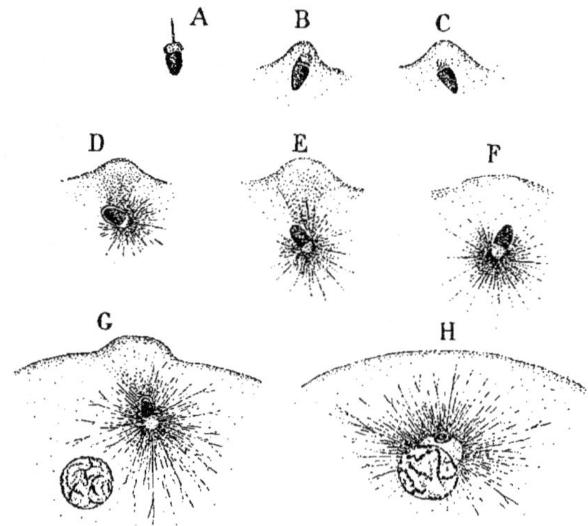

FIG. 28. — Fécondation d'un ovule d'oursin (*Toxopneustes*) par un spermatozoïde
(d'après WILSON).

de l'ovule par le spermatozoïde. L'ovule attire le spermatozoïde qui pénètre à son intérieur ; la figure 28
montre le détail des phénomènes qui suivent cette pénétration. Le spermatozoïde A pénètre dans la substance
de l'ovule et y subit une rotation (B, C, D, E, F), tout en
se rapprochant du pronucléus femelle auquel il s'accole
en H. En même temps il s'entoure de rayons figurant un
aster, et il suffit d'examiner la figure sans idées préconçues pour comprendre qu'il se passe là des phéno-

mènes physiques importants; c'est, à mon avis, la reconstruction du mécanisme bipolaire détruit par la maturation dans l'élément mâle et l'élément femelle; il n'y a là aucun phénomène qui rappelle, même de loin, la digestion d'une bactérie par une amibe; au lieu d'une lutte de deux taux individuels, il y a au contraire collaboration de deux éléments de signe contraire à la construction du taux individuel de l'œuf. Mais, une fois ce taux reconstitué, l'œuf est redevenu une cellule vivante; si alors, comme dans les cas de polyspermie, de nouveaux spermatozoïdes y pénètrent, ils sont simplement digérés comme des bactéries dans une amibe, et cela, d'autant plus facilement que, les spermatozoïdes n'étant pas doués d'assimilation, de vie élémentaire, n'ont aucun moyen d'entretenir par eux-mêmes leur taux individuel; ils sont traités comme une substance morte.

Un autre exemple nous montre l'importance de la conservation par la vie du taux individuel, dans la lutte contre la digestion intracellulaire; c'est celui de ces acinétiens, petits infusoires suceurs, qui ayant paralysé au moyen de leurs tentacules un gros Infusoire cilié plus gros qu'eux-mêmes, aspirent à l'intérieur de leur enveloppe personnelle toute la substance cytoplasmique de leur proie, et se gonflent ainsi prodigieusement; on pourrait se demander ce qui résultera du phénomène, étant donné que la quantité de protoplasma absorbé est plus considérable que celle de l'acinétien suceur; mais l'acinétien est vivant, tandis que le protoplasma sucé, dépourvu désormais de ses rapports avec son noyau, est mort; le protoplasma absorbé est donc lentement assimilé par le vorace acinétien.

Toutes ces considérations ont pour but de montrer le danger qu'il y a à appliquer aux êtres vivants des raisonnements calqués sur ceux qui servent à expliquer les phénomènes se produisant *in vitro*. Il est certain que nous pouvons pénétrer plus intimement dans la connaissance des activités reproduites en grand dans les récipients de laboratoire, mais si ces activités sont éminemment intéressantes, elles ne représentent souvent qu'une partie de l'activité correspondante dans l'être vivant. Cela est vrai surtout lorsqu'il s'agit de phénomènes *intracellulaires ;* il n'en est plus de même évidemment lorsque les phénomènes à étudier se passent, même chez l'être vivant, *en dehors* de sa substance vivante, comme par exemple, cela a lieu pour l'action du suc gastrique de l'homme dans son estomac ; là le liquide est sorti ou à peu près de la zone d'action directe des substances vivantes ; il se comporte comme dans un vase dont on maintiendrait la température à celle du corps ; c'est pour ce genre d'études que les considérations sur les diastases sont extrêmement importantes.

§ 59. — ACTION DES DIASTASES

On sait que les diastases possèdent les propriétés générales suivantes : Chaque diastase agit sur des corps bien déterminés (c'est la spécificité physique que nous avons déjà trouvée dans l'action des radiations et dans bien d'autres, et que nous retrouverons à chaque instant au cours de ces études) ; toutes les diastases forment des solutions colloïdales ; il y a une disproportion énorme entre la quantité d'une diastase et la quantité de corps qu'elle peut transformer (comme entre l'allumette et l'incendie) ; les diastases ne s'affaiblissent pas pendant leur action ; les actions diastasiques font donc partie du groupe des actions catalytiques produites par les colloïdes.

Qu'il existe des diastases dans les vacuoles des amibes, c'est ce qu'ont prouvé les travaux de Mouton, mais les mêmes travaux ont prouvé en même temps que, dans une vacuole digestive d'amibe il se produit des phénomènes autres que ceux qui sont imputables aux diastases et transportables avec elles, puisque les microbes ne sont pas tués par elles *in vitro* (de même que des quantités de microbes peuvent vivre dans notre intestin, c'est-à-dire en dehors de notre corps, au sein de ferments digestifs puissants). Chaque microbe entretient pendant sa vie un taux physique qui lui est propre et qui lutte souvent victorieusement contre les propriétés physiques des diastases dans lesquels il baigne et qu'il peut même détruire comme nous le verrons pour certaines levures qui détruisent les toxines. Je ne saurais trop insister, ainsi que l'a d'ailleurs fait M. Metchnikoff à chaque page de son beau *ACTIONS VITALES.* livre, sur la nécessité de distinguer les cas dans lesquels il y a en jeu une substance vivante, centre de production et de conservation de phénomènes physiques et chimiques, et ceux dans lesquels n'agissent que des substances mortes, ayant leurs propriétés une fois pour toutes et incapables de les récupérer si elles les ont une fois perdues.

On ne saurait donc expliquer *complètement* ce qui se passe dans la vacuole digestive au sein du protoplasma actif d'une amibe vivante, par des expériences *in vitro* qui ne reproduisent certainement qu'une partie des éléments en jeu. Et ce que j'ai dit de la vacuole digestive sera encore plus vrai dans le cas où les substances ingérées sont introduites directement au contact de la substance protoplasmique comme cela a lieu dans la gromie et dans les radiolaires. Il est vrai que, même chez l'amibe, la vacuole formée par l'eau ingérée ne tarde pas à disparaître et que, à partir de ce moment, il y a contact entre le protoplasma et les ingesta, mais tous les auteurs ne sont pas d'accord à ce sujet. M. Metchnikoff, par exemple,

racontant les expériences de Mouton, s'exprime ainsi :
« Il s'est servi de cultures d'amibes sur gélose, faites en
commun avec le colibacille qui leur servait de nourriture.
Les petits microbes étaient englobés en grande quantité,
après quoi ils étaient entourés de vacuoles et soumis à la
digestion[1]. » Je crois qu'il ne faut pas confondre la
vacuole initiale, formée d'une goutte d'eau entraînée par
le corps solide avalé, avec cette aire claire à contour circulaire qui se manifeste souvent autour des ingesta longtemps après leur ingestion et qui indique seulement que,
dans un certain rayon autour du centre d'action considéré, il se passe des phénomènes qui ne se passent pas
ailleurs dans le corps protoplasmique. L'étude de ces
aires claires dans lesquelles on ne voit pas de granula-
tions du protoplasma peut être d'un grand profit pour la
compréhension de la dynamique intracellulaire. Nous ne
nous en préoccuperons plus quand il s'agira de phagocytose car les auteurs ne sont pas d'accord sur la nature
des vacuoles décrites autour des ingesta et ne distinguent pas les vacuoles initiales des aires claires ayant
apparu plus tard ; ces deux genres de vacuoles diffèrent
cependant essentiellement en ce que les premières éta-
blissent une discontinuité entre leur contenu et la substance vivante qui les entoure tandis que les secondes
localisent seulement une différence d'état physique du
protoplasma.

§ 60. — SYMBIOSE

Arrivons maintenant au second cas signalé tout à
l'heure, celui dans lequel l'être vivant englobé par une

---

1. Metchnikoff, *op. cit.*, p. 17.

cellule n'est pas tué et digéré par elle, mais ne lui fait non plus aucun mal; les taux des deux êtres juxtaposés s'accommodent l'un de l'autre et leurs échanges chimiques sont profitables à l'un et à l'autre; on dit alors qu'il y a symbiose ou consortium. Cela se manifeste par exemple chez les radiolaires infectés de zooxanthelles et chez les paramécies ou autres infusoires infectés de zoochlorelles. J'ai étudié plus particulièrement [1] le cas de *Paramécium bursaria* et je vais le prendre comme exemple.

Les Paramecium bursaria se rencontrent fréquemment dans les mares d'eau douce; on les y trouve quelquefois incolores, quelquefois entièrement vertes à cause de la présence à leur intérieur d'une foule de petites algues rondes appelées zoochlorelles. Cette infection est contagieuse ainsi que je m'en suis assuré en mettant dans un même bocal des individus verts et des individus incolores; elle est utile aux individus qui en sont porteurs ainsi que le prouve leur multiplication plus rapide et aussi le souci beaucoup moindre qu'ils ont d'absorber de la nourriture solide; on pourrait dire avec quelque exagération que ces individus sont nourris par les algues qu'ils contiennent. La symbiose est donc nettement établie; elle est utile aux Paramécies, mais elle est utile aussi aux zoochlorelles qu'il est en effet beaucoup plus difficile de cultiver abondamment en dehors du protoplasma des Paramécies.

INFECTIONS DES PARAMÉCIES PAR LES ZOOCHLORELLES.

C'est donc que, tant au point de vue chimique qu'au point de vue physique il n'y a aucune incompatibilité entre les deux espèces considérées; les substances excrémentitielles de l'une d'elles doivent être employées par l'autre comme substances alimentaires et, de plus, le taux physique doit être le même pour les deux espèces ou du

---

1. *Recherches sur la symbiose des algues et des protozoaires*, Ann. Inst. Pasteur, 1891.

moins permettre un équilibre stable au niveau de la surface de contact d'une zoochlorelle et du protoplasma ambiant.

L'infection se fait par la voie alimentaire; si l'on écrase une Paramécie verte dans une goutte d'eau contenant des paramécies incolores, on répand les zoochlorelles dans le liquide et une observation soutenue au microscope permet de voir ingérer l'une de ces algues par une paramécie incolore.

Le phénomène est très intéressant.

Alors qu'une algue verte quelconque ingérée par une paramécie subit bientôt dans la vacuole digestive des modifications évidentes, se manifestant par exemple par la teinte brune que prend rapidement sa chlorophylle, la zoochlorelle manifeste au contraire, vis-à-vis de la digestion dans la vacuole, une immunité très remarquable. En très peu de temps le contour de la vacuole disparaît, ce qui prouve que l'équilibre s'établit très vite entre son contenu et le protoplasma ambiant. Et cela n'est pas étonnant si l'on veut bien réfléchir que, l'algue ingérée et le protoplasma de paramécie ayant les mêmes exigences physiques, leurs actions se combinent pour établir l'équilibre, au lieu de se contrecarrer comme cela a lieu vraisemblablement quand un microbe ingéré lutte contre la digestion, contre la mort; aussi, au bout de quelques instants, il y a contact direct entre la zoochlorelle et le protoplasma de paramécie et l'équilibre étant établi, la symbiose commence.

Une remarque s'impose ici au sujet de la spécificité physique des états protoplasmiques. Étant donné que les paramécies, comme tous les infusoires ciliés, se reproduisent de temps en temps par le processus sexuel, il doit y avoir des différences individuelles assez marquées entre les divers échantillons de cette espèce; il est donc vrai-

semblable que d'une paramécie verte à une paramécie
incolore il y a quelques divergences dans le taux personnel et que la zoochlorelle ingérée ne doit pas se trouver
immédiatement en accord parfait avec le protoplasma qui
la baigne; elle doit traverser une période d'acclimatation,
d'accoutumance, qui réalise un équilibre parfait entre les
deux associés (dont le second, la paramécie varie probablement aussi pour se mettre au niveau de son hôte).
Quoi qu'il en soit, les différences individuelles ne sont
jamais assez fortes pour que la zoochlo-
relle sortant d'une paramécie soit détruite et digérée par une autre paramécie; de même une bactéridie sortant d'un
mouton est généralement inoculable à un
autre mouton[1]; mais il n'en est plus de
même lorsque, cultivée en milieu mort,
la bactéridie a pu subir des variations
physiques ou chimiques qui lui ont fait
perdre son accoutumance à la vie dans le
mouton. Il serait intéressant de voir si,

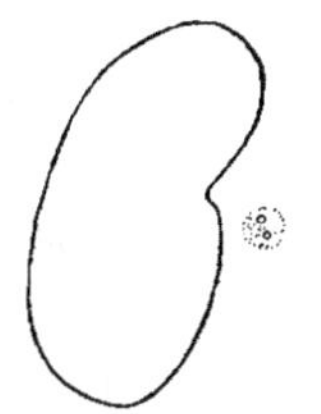

Fig. 29. — Sphérule
avec deux zoochlo-
relles en présence
d'une paramécie in-
colore.

cultivées sur gélose, les zoochlorelles ne peuvent pas,
elles aussi, perdre leur aptitude à vivre dans une paramécie.

J'ai fait, au cours de mes observations sur l'infection
des Paramécies par les zoochlorelles, une remarque intéressante. Tous ceux qui ont regardé des Infusoires au
microscope savent que le porte objet en les aplatissant
progressivement par évaporation de l'eau fait saillir sur
leur contour de véritables petites hernies protoplas-

---

1. La comparaison n'est pas parfaite car la bactéridie ne s'accoutume à
vivre dans le mouton qu'en tuant le mouton; de même le mouton qui a
résisté à une bactéridie devient réfractaire à l'attaque de ses congénères.
Ces faits d'immunité consécutive à une maladie aiguë n'ont pas leur équivalent dans les maladies chroniques et les symbioses.

miques dont quelques-unes se détachent sous forme de sphères parfaites ; j'avais obtenu ainsi plusieurs sphères dont l'une, contenant des zoochlorelles, fut avalée par une paramécie incolore ; je suivis avec intérêt le sort des zoochlorelles ingérées dans ces conditions particulières et je constatai avec étonnement qu'elles furent digérées ; elles devinrent brunes et moururent ; voici, me semble-t-il à quoi fut dû ce sort imprévu.

Au lieu d'être en contact direct avec le liquide de la vacuole, les zoochlorelles s'en trouvaient séparées par une couche de protoplasma de paramécie, protoplasma *mort* par suite de la perte de ses connexions nucléaires et ayant déjà subi peut-être, au contact direct de l'eau, une certaine décomposition. L'équilibre de la vacuole dut donc s'établir, non plus entre une zoochlorelle et un protoplasma vivant de paramécie, mais entre ce protoplasma vivant et une substance alimentaire quelconque ayant un taux quelconque ; aussi, cet équilibre s'établit-il bien plus lentement que s'il s'était agi d'une zoochlorelle nue ; la sphère de protoplasma mort fut soumise à des actions digestives et subit des transformations incompatibles avec la vie des zoochlorelles intérieures qui, ne pouvant continuer de vivre, furent digérées comme des algues ordinaires. Cette observation me semble apporter un nouvel appoint à la manière de voir précédemment exposée.

Les cas de symbiose sont très fréquents : nous en retrouverons chez les végétaux et chez les animaux supérieurs.

§ 61. — MALADIES MICROBIENNES DES ÊTRES UNICELLULAIRES

Arrivons maintenant au troisième cas qui est celui de l'infection proprement dite déterminant des maladies.

Le cas le plus anciennement connu est celui des maladies causées par les *chytridiens*, champignons inférieurs, sur les protozoaires. M. Metchnikoff fait remarquer que la plupart des protozoaires sujets à être infectés par ces petits champignons sont surtout des Infusoires flagellés qui n'ont pas l'habitude de se nourrir en englobant des matières nutritives dans des vacuoles digestives, mais qui se contentent d'échanges avec l'extérieur à travers leur paroi cellulaire. Il y aurait, dans le fait que ces petits êtres se laissent infecter par des chytridiens sans les digérer, une conséquence de leur inaptitude à la digestion intracellulaire. Lorsque l'infection porte sur des infusoires ciliés habitués à digérer des proies introduites dans leur protoplasma, comme les vorticelliens, les nassules, le parasite s'introduit ordinairement dans l'hôte à la faveur de l'état enkysté pendant lequel cet hôte ne prend pas de nourriture.

Le cas, précédemment rapporté, des zoochlorelles s'établissant en symbiose dans les paramécies permet de donner de ces remarques une interprétation plus générale. Quand un protozoaire et un chytridien entrent en contact intime, il ne faut pas attribuer une importance trop exagérée à la question de savoir lequel est intérieur à l'autre, quoique, nous le verrons plus tard, cette position relative des deux antagonistes ait souvent de la valeur. Au niveau de la surface de contact entre les deux ennemis il se manifeste un déséquilibre tenant aux propriétés physico-chimiques différentes des deux espèces et il n'y a aucune raison à priori pour que ce soit plutôt l'un des deux qui impose à l'autre son taux et ses qualités; dans le cas où l'un des ennemis est un chytridium on sait, par suite d'observations antérieures, que ce chytridium l'emportera sur les Euglènes, les Volvox, etc., et aussi sur les Infusoires ciliés qui se trouvent à l'état de kyste;

LUTTES A ARMES ÉGALES.

de même on sait que la paramécie digèrera la plupart des algues et des bactéries introduites dans sa substance, mais cela n'est pas vrai pour les zoochlorelles qui s'inoculent en elle par voie digestive; Hafkine a étudié aussi l'infection des paramécies par une bactérie filiforme; il est vrai que ces bactéries se développent dans l'un des noyaux de l'Infusoire et non dans son protoplasma; mais ces exemples prouvent néanmoins que, quoique rare, l'infection d'infusoires ciliés est possible.

On pourrait d'ailleurs raconter l'histoire de l'immunité relative des infusoires ciliés par rapport aux infections intra-protoplasmiques comme on raconte la genèse de leur chimiotaxie positive pour les substances utiles et de leur chimiotaxie négative pour les substances nuisibles.

On sait en effet que la plupart des êtres unicellulaires mobiles sont attirés par les substances qu'ils consomment volontiers comme aliments et repoussés par celles qui sont des poisons pour eux; beaucoup de naturalistes ont voulu y voir la manifestation d'une réflexion comparable à celle de l'homme et d'une véritable divination du danger; il a fallu en rabattre quand on a observé que cette adaptation des êtres unicellulaires à fuir les substances nuisibles n'était réalisée que tant qu'il s'agit de substances avec lesquelles leur espèce s'est trouvée en contact habituel. En empruntant aux laboratoires de chimie des substances nouvelles, on a vu les protozoaires et les protophytes fuir des subtances qui leur eussent été profitables et se précipiter vers d'autres qui causaient immédiatement leur mort. La sélection naturelle explique facilement ces résultats. Si une substance nuisible à une espèce a été fréquemment répandue dans les liquides où vivait cette espèce, il est certain que seuls ont survécu ceux qui ont eu la propriété de la fuir; les protozoaires d'aujourd'hui descendent d'une élite triée à chaque instant

INSTINCTS DES INFUSOIRES.

(292)

par la condition de fuir les substances nuisibles et de se rapprocher des substances utiles.

De même, les loups habitués à manger des cadavres de moutons sont aujourd'hui réfractaires au charbon parce que leur espèce aurait disparu si elle n'avait pas acquis cette immunité. Les chiens mangent dans les rues des immondices qui ne leur font aucun mal parce que leurs ancêtres s'y sont habitués. Les protozoaires qui se nourrissent par ingestion de corpuscules répandus dans le liquide ont dû acquérir, pour se conserver, soit l'aptitude à détruire dans leur protoplasma les espèces microbiennes nuisibles, soit un instinct particulier qui les pousse à avaler certains corps à l'exclusion de certains autres; on a en effet observé cet instinct dans plusieurs cas ainsi que le prouve le passage suivant de M. Metchnikoff :

« Lorsqu'on observe les manœuvres des amibes ou de certains infusoires au milieu de toute une flore et une faune microscopiques, on est souvent frappé du choix que ces protozoaires font de leur nourriture. Souvent on voit des amibes rechercher uniquement des diattomées, dédaignant toutes les autres algues, ou bien choisir une espèce de palmellacées au milieu d'une flore très variée. Les infusoires ont aussi leur nourriture de prédilection. Beaucoup de ciliés choisissent presque exclusivement des bactéries; d'autres, comme les *Nassula*, ont une prédilection particulière pour les oscillariées. L'exemple le plus frappant est présenté par l'*amphileptus claparedei*, un cilié vorace qui, au milieu de tous les animalcules, fait un choix exclusif des vorticelliens qu'il dévore, après quoi il se transforme en kyste fixé sur le pédoncule des vorticelliens. Cette sensibilité doit évidemment guider les protozoaires dans leurs relations avec d'autres organismes et leur permettre d'échapper à l'invasion des parasites[1]. »

SPÉCIFICITÉ DE
LA NUTRITION.

---

1. *Op. cit.*, p. 21.

Nous verrons un peu plus tard que ces différents modes de défense contre les microbes se retrouvent chez les phagocytes ; ou bien ils fuient les microbes dangereux, ou bien ils englobent dans leur substance ceux qu'ils sont capables de détruire ou au moins avec lesquels ils peuvent vivre en bonne intelligence comme les paramécies avec les zoochlorelles.

On s'est souvent demandé s'il y avait chez les protozoaires et les protophytes des exemples d'immunité contre les maladies infectieuses. Il y a, cela n'est pas douteux, des cas d'immunité acquise ancestralement et devenue aujourd'hui immunité naturelle ; nous venons en effet de signaler des cas dans lesquels l'observateur qui voit deux adversaires en présence peut *prévoir* avec certitude le résultat de la lutte ; le chytridium l'emporte toujours sur l'Euglène et a par conséquent une immunité naturelle contre cette espèce ; de même l'amibe l'emporte toujours sur le colibacille qui est digéré dans ses vacuoles. Voilà des cas d'immunité certaine. Les cas qui pourraient nous renseigner sur une immunité acquise seraient ceux dans lesquels les résultats de la lutte sont douteux ; si une espèce A est ingérée par B et que le résultat de l'ingestion soit douteux, il pourra arriver : 1° que, dans certains cas, A ingérée par B se développe à son intérieur en détruisant la substance de son hôte ; alors on pourra se demander si A n'a pas acquis par là même une immunité passagère contre l'espèce B et si ses descendants ne seront pas plus aptes à triompher d'individus nouveaux de cette espèce B ; 2° que, dans d'autres cas, A, ingérée par B soit digérée par lui ; et alors B aura probablement acquis une immunité passagère contre de nouveaux individus de l'espèce A qu'il digèrera facilement ensuite.

En d'autres termes si B est atteint d'une maladie causée

par A *et dont le résultat est douteux*, ou bien il en guérira
et se trouvera ainsi réfractaire à une nouvelle atteinte, ou
bien il y succombera et c'est alors A qui, vainqueur dans
un premier combat sera réfractaire par rapport à l'espèce B.

Malheureusement, en dehors des Paramécies de Hafkine, nous ne connaissons guère de maladie des protozoaires ou des protophytes dont le résultat soit douteux ;
en général les ennemis que nous voyons aux prises ont un
sort facile à prévoir d'avance, et c'est pour cela que nous
connaissons tant de cas d'immunité naturelle, et que nous
ne savons pas en citer un seul d'immunité acquise. L'introduction de l'espèce A dans l'espèce B se termine par
la victoire prévue de A ou de B, ou encore par leur accoutumance réciproque (symbiose, maladies chroniques).

§ 62. — Résistance des êtres unicellulaires
a des colloides morts

A propos de l'immunité naturelle ou acquise des êtres
unicellulaires par rapport à l'infection proprement dite,
il convient de rappeler quelques expériences qui ont été
faites au sujet de l'action, sur ces êtres, de substances non
vivantes très actives quand il s'agit de certains mammifères. Ces substances non vivantes sont le plus souvent
des substances résultant de l'activité d'êtres vivants,
comme les toxines microbiennes et les sérums d'animaux
supérieurs. Elles sont colloïdes et l'on doit par conséquent
se demander si leur activité propre est d'ordre chimique
ou tient simplement à l'ensemble de propriétés physiques
encore mal défini que nous appelons leur taux. Étant
donné ce que nous savons de la spécificité des taux physiques, nous devons prévoir qu'il n'y aura ici aucune règle

générale et que telle substance nuisible pour un mammifère pourra être inoffensive pour une paramécie ou un rhizopode.

C'est en effet ce que l'on a constaté expérimentalement. La plupart des toxines microbiennes, les plus actives que l'on connaisse pour l'homme et les mammifères comme la toxine tétanique et la toxine diphtérique, sont inoffensives pour les infusoires et les bactéries. On a vu au contraire que, généralement, il est difficile de conserver à l'abri de l'infection les liquides contenant ces toxines ; il y pousse rapidement, lorsqu'elles sont abandonnées à l'air, des bactéries et des levures qui détruisent rapidement la toxine ; et cette destruction se comprend également, soit que la levure consomme comme aliment la toxine considérée comme produit chimique, soit plutôt que, se multipliant en abondance dans le liquide où se trouve cette toxine, les levures substituent à son taux actif, un taux nouveau résultant de leur propre activité vitale.

Il y a, dans ce résultat négatif, relatif à la toxicité des toxines microbiennes pour les êtres unicellulaires, autre chose qu'un résultat purement négatif, si on le compare à l'activité considérable relativement à certains êtres unicellaires, de sérums empruntés à des mammifères ou à d'autres animaux supérieurs. Si ces résultats étaient multipliés, on pourrait se demander s'ils ne mettent pas en évidence, à côté des propriétés toxiques spécifiques, une sorte de groupement des toxicités en classes ou en embranchements parallèles aux classes et aux embranchements du règne animal ou végétal. Une toxine microbienne est inoffensive pour les microbes et dangereuse pour des mammifères ; réciproquement, une toxine de mammifère (sérum) est inoffensive pour d'autres mammifères[1] et

ASSIMILATION DES TOXINES PAR LES LEVURES.

---

1. Il y a évidemment des exceptions ; le sérum de hérisson, par exemple,

dangereuse pour des bactéries. Cela n'est certainement pas à prendre au pied de la lettre, mais il me semble néanmoins qu'il y a là quelque chose méritant l'attention.

Le sérum de rat est mortel pour les bactéridies charbonneuses : « Ce fait, découvert en 1888 par M. von Behring l'a amené à conclure que le sang de rat renferme une base organique capable de tuer et de dissoudre une grande quantité de bacilles charbonneux. Plusieurs observateurs ont pu confirmer la découverte de M. von Behring et y ont ajouté le fait que la bactéridie peut être facilement accoutumée au sérum de rat. Ainsi M. Sawtchenko a pu, par des cultures successives, habituer le bacille charbonneux à vivre dans le sérum de rat pur. Il s'est donc produit dans ce cas une véritable immunité acquise d'une plante inférieure vis-à-vis d'une substance toxique d'origine animale. Plus récemment M. Danysz a vérifié le même fait et y a ajouté plusieurs autres dans le but de préciser le mécanisme par lequel la bactéridie s'adapte au poison... Il a constaté que le bacille charbonneux se défend contre l'action toxique du sérum en s'entourant d'une gaine épaisse, constituée par une sorte de mucus qui fixe et rend inoffensive la toxine du rat. Ce même mucus, mais en moindre quantité, se produit aussi dans une culture de la bactéridie développée dans du bouillon ordinaire[1]. »

Ce passage du livre de M. Metchnikoff met en évidence à deux reprises la tendance des auteurs à donner des explications immédiates du détail des faits ; M. Behring attribue immédiatement la toxicité du sang de rat « à une base organique capable de tuer et de dissoudre une grande

ACCOUTUMANCE DES BACTÉRIDIES AU SÉRUM DE RAT.

---

est toxique pour d'autres mammifères ; de même nous connaissons des antagonismes microbiens, telle espèce s'opposant au développement de telle autre dans le milieu qu'elle habite.

1. Metchnikoff, *op. cit.*, p. 23.

quantité de bacilles charbonneux » et M. Danysz explique l'adaptation de la bactéridie au sérum « par la formation d'une gaine épaisse, constituée par une sorte de mucus qui fixe et rend inoffensive la toxine du rat. » J'ai insisté précédemment sur le grand avantage qu'il y a au contraire à employer provisoirement le langage très général de l'habitude, plutôt que de proposer des explications hypothétiques dont le seul résultat est de rétrécir le champ des recherches ultérieures. Avec l'interprétation par la « gaine muqueuse », l'histoire de l'accoutumance de la bactéridie au sérum devient un petit cas simplement curieux, tandis que, racontée sans interprétation, cette histoire est exactement parallèle à celle que nous rencontrerons plus loin de l'accoutumance des mammifères aux toxines microbiennes.

Le langage de l'équilibre qui, nous l'avons vu précédemment, n'est que la traduction du langage de l'habitude, fait concevoir la nécessité, pour l'accoutumance, de la progression lente des doses. Une variation brusque entraîne une rupture brusque de l'équilibre et par contre-coup la mort de l'individu en expérience ; au contraire, la nécessité de la progression lente est une démonstration du bien fondé de l'hypothèse qui voit dans les manifestations vitales une succession de phénomènes d'équilibre.

ADAPTATION A LA SALURE.

L'adaptation progressive des protozoaires à la salure de l'eau est encore un phénomène du même ordre ; il faut que l'accroissement de la salure soit lent, sous peine de mort. Enfin, on a pu habituer des stentors à des poisons de la chimie minérale. Des stentors « maintenus pendant deux jours dans une faible solution de sublimé (0,00005 p. 100), acquièrent une immunité contre la dose quatre fois mortelle de ce poison pour des individus maintenus dans l'eau pure. La même règle a été observée pour l'action toxique de la quinine. Cette immunité ne peut pas être attribuée à une sélection d'infusoires qui possèdent une résistance naturelle pour le sublimé. Elle est réellement acquise à la suite d'une influence *chimique* directe et graduelle sur le protoplasma des stentors qui, une fois accoutumés, survivent tous à des doses mortelles pour les témoins non habitués[1] ».

Il faut s'entendre sur la signification du mot « chimique ». On a constaté depuis longtemps que le bichlorure de mercure a pour effet de coaguler les substances vivantes ; c'est là, au sens où nous l'entendons ici, une modification physique d'état colloïde. On pourrait me semble-t-il, se demander si le fait pour une action biologique, d'être susceptible de donner lieu au phénomène d'accoutumance ne serait pas une preuve de la nature physique de cette action ; la chose est difficile à vérifier expérimentalement à cause du retentissement des variations physiques sur le chimisme des substances vivantes, mais nous serons peut-être bien aises de nous rabattre sur cette manière de voir quand nous serons aux prises avec les fabrications d'*anticorps* qui, si on les interprète en chimie pure, sont si inquiétants pour notre esprit.

Nous ne devons plus être gênés par la spécificité très étroite de certaines adaptations, puisque nous avons acquis la notion de spécificité physique dans des cas absolument indiscutables. De même, l'hérédité physique nous permettra de comprendre que, par exemple, la levure de bière accoutumée à des doses croissantes d'acide fluorhydrique donne des descendants qui, cultivés dans du moût de bière ordinaire conservent quelque temps cette accoutumance. Cette accoutumance est en outre rigoureu-

ACTION PHYSIQUE DES POISONS CHIMIQUES.

---

1. Metchnikoff, *op. cit.*, p. 27.

sement spécifique et ne concerne que l'acide fluorhydrique ; il est possible cependant que cette spécificité ne
soit pas aussi rigoureuse qu'on le croit et que l'accoutumance à l'acide fluorhydrique soit en même temps valable
pour une autre substance chimiquement très différente,
mais ayant en commun avec l'acide fluorhydrique certaines
propriétés physiques ; nous avons déjà signalé un exemple
de la *largeur* de la spécificité physique à propos de la
toxine tétanique et du sérum d'anguille ; nous en verrons
bien d'autres exemples.

Si l'interprétation par la formation d'une gaine muqueuse de l'immunité des bactéridies contre le sérum de
rat me paraît de nature à rétrécir le champ des investigations sur l'accoutumance, il n'en est pas moins vrai
que, dans certains cas, dans le règne végétal par exemple,
de telles interprétations semblent tout à fait valables. Il
n'est pas douteux que chez les plantes, les parois résistantes des cellules soient dans beaucoup de cas un obstacle
à l'infection. C'est ce qu'ont démontré par exemple les
recherches de De Bary sur l'infection des plantes par le
champignon appelé *Sclerotinia libertiana ;* ce champignon envahit principalement les jeunes plantes en traversant leur membrane cellulaire avec ses filaments mycé-
liens ; il ne peut attaquer les plantes plus vieilles dont les
parois cellulaires sont plus résistantes et plus épaisses.
M. Metchnikoff fait remarquer que c'est là le principal
mode de résistance des plantes à l'infection en général ; la
subérification des enveloppes les rend impénétrables à
beaucoup de parasites. « Beaucoup de plantes pansent
leurs plaies et utilisent pour cela des sucs qui durcissent
une fois à l'air. »

Je n'insisterai pas davantage sur la manière dont les
plantes réagissent à l'infection ; précisément à cause de
leurs membranes coriaces, elles sont dans un cas tout

différent de celui des animaux supérieurs que nous avons surtout l'intention d'étudier ici. Les considérations générales rapportées dans ce chapitre au sujet de l'infection chez les êtres unicellulaires, nous ont maintenant préparés à l'étude du processus phagocytaire qu'ont rendu si célèbre les admirables travaux de M. Metchnikoff.

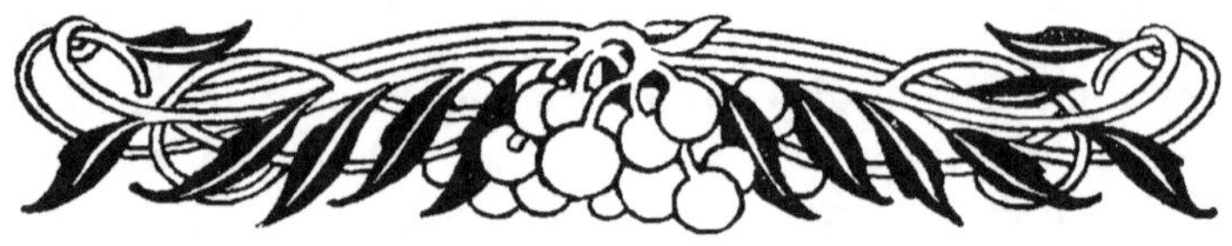

CHAPITRE XIII

LA PHAGOCYTOSE

§ 63. Éléments fixes et éléments mobiles. — § 64. Attraction des phagocytes. — § 65. Phagolyse. — § 66. Les macrophages. — § 67. Action sur les hématies. — § 68. Action incomplète in vitro. — § 69. Les microphages. — § 70. Lutte directe du phagocyte et de l'élément de trouble. — § 71. — Retentissement sur l'organisme. — § 72. — Vieillesse et phagocytose

§ 63. — ÉLÉMENTS FIXES ET ÉLÉMENTS MOBILES

Au lieu d'étudier la résistance des animaux supérieurs à l'invasion par les bactéries en regardant les uns et les autres comme des individus en lutte réciproque, et à cause de l'énorme disproportion des antagonistes en présence, nous pouvons envisager la question à un autre point de vue et nous demander ce qui se passe dans l'organisme d'un mammifère considéré comme un récipient dans lequel divers éléments cellulaires sont en présence ; mais il ne faudra jamais oublier que ce récipient lui-même est vivant et que l'intérêt de la lutte des éléments cellulaires entre eux ne réside pas dans le sort de tel ou tel de ces éléments cellulaires, mais dans la conservation de la vie de l'individu théâtre de la lutte.

Considérons donc un être supérieur, un mammifère par

exemple, et supposons-le dans un état normal, c'est-à-dire, dans un état d'équilibre réalisé depuis quelque temps et se conservant semblable à lui-même, sans modification sensible de son régime en chaque point. Il ne faut pas oublier que la circulation brasse sans cesse le milieu intérieur de cet animal et que, en un point A quelconque, le régime ressemble beaucoup plus à celui d'un courant d'eau d'allure constante qu'à celui d'un lac. Les courants circulatoires entraînent avec eux les éléments mobiles, tandis que les éléments fixes peuvent être considérés comme des riverains assistant immobiles au passage du fleuve. Dans les gros vaisseaux, veines ou artères, la circulation entraîne mécaniquement et pêle-mêle tous les éléments mobiles ; mais dans les vaisseaux très étroits, dans les capillaires, le mouvement est assez gêné par des résistances passives pour que l'entraînement des éléments mobiles ne les soustraie pas fatalement à toute action s'exerçant en dehors du courant ; néanmoins, on peut considérer les éléments mobiles comme susceptibles de se trouver transportés d'un moment à l'autre aux endroits les plus variés de l'économie ; ils doivent donc être *habitués* à la vie en n'importe quel point de l'individu, ils n'ont pas de siège de prédilection, ce que j'ai exprimé précédemment en disant que contrairement aux éléments histologiques fixes, les éléments mobiles *n'ont pas de caractère topographique.* En d'autres termes, dans les conditions d'équilibre réalisées au niveau de la surface de séparation de l'élément mobile et du milieu intérieur où il baigne, il ne doit pas y avoir de particularité caractéristique d'un endroit du corps plutôt que d'un autre. C'est là l'une des raisons principales du rôle très important des éléments mobiles.

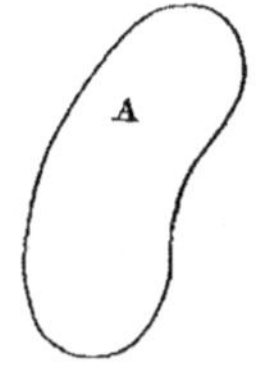

Fig. 30.

Je suppose maintenant qu'un élément de trouble soit introduit au point A ; cet élément de trouble peut être de diverses natures ; si c'est une substance chimique soluble dans les plasmas du milieu intérieur ou au moins diffusible avec eux et entraînable dans leur mouvement, son action ne reste pas locale, mais se généralise rapidement à toute l'économie comme le fait, par exemple, une piqûre de morphine qui a une action évidente sur l'ensemble de l'organisme. Encore ne faut-il pas toujours raisonner ainsi ; depuis quelque temps on a préconisé, dans le traitement des affections locales, les injections locales de substances actives que l'on faisait prendre autrefois par le tube digestif, comme le salicylate de soude pour les rhumatismes par exemple ; il semble que cette méthode ait donné des résultats locaux équivalant à ceux qui résultent de l'emploi d'une dose bien plus considérable du même médicament introduite par la voie digestive, et cela prouverait que la substance introduite au point A reste plus abondante au voisinage de ce point. Il est vraisemblable en effet que, si la substance est injectée assez loin des grands vaisseaux de la circulation, elle peut être absorbée en quantité plus ou moins considérable par les éléments histologiques fixes de la région avant d'avoir eu le temps de se diluer dans l'ensemble du milieu intérieur ; elle équivaut donc comme effet local à une dose généralisée beaucoup plus forte.

DIVERS TYPES D'ÉLÉMENTS MOBILES.

Lorsqu'il s'agit d'une substance capable de se généraliser à toute l'économie, les éléments mobiles se trouvent, vis-à-vis d'elle, dans une situation analogue à celle des éléments fixes. Il n'en est plus de même lorsqu'il s'agit d'un élément de trouble réellement localisé au point A, car, vis-à-vis de cet élément de trouble localisé, les éléments fixes sont désarmés tandis que les éléments mobiles sont susceptibles d'échapper, par la fuite par exemple, à son influence malfaisante. Encore faut-il distinguer plusieurs catégories dans les éléments mobiles ; les uns, les globules rouges ou hématies, sont entraînés mécaniquement par le torrent circulatoire comme des bouchons que l'on jette sur un fleuve ; ils ne semblent guère capables de subir d'autres actions que celle du courant lui-même et de la résistance des canaux étroits qu'ils doivent traverser ; l'élément de trouble localisé en A n'a d'autre action sur leur mouvement que celle qu'il peut réaliser dans le courant circulatoire lui-même, en obstruant certains canalicules ou, si c'est une déchirure dans les tissus, en créant des lacs sur le parcours des vaisseaux.

D'autres, les éléments amiboïdes, sont comparables au contraire à des poissons qui vivent dans le courant d'un fleuve et qui, lorsque le courant n'est pas trop fort (comme cela a lieu dans les capillaires par exemple), sont susceptibles de mouvements indépendants de celui du fleuve sous l'influence de conditions qui intéressent la conservation de leur vie ; c'est ainsi que l'on voit les truites remonter le cours des rivières où se tenir immobiles par rapport au fond dans des endroits où elles ont un avantage à séjourner.

§ 64. — Attraction des phagocytes

Les éléments amiboïdes sont soumis à d'autres actions que l'entraînement mécanique ; ils *subissent*[1] des attractions et des répulsions qui donnent à leur course une

---

1. Je souligne le mot *subissent* pour mettre le lecteur en garde contre le langage que j'emploierai probablement, après beaucoup d'autres auteurs, et dans lequel je prêterai aux phagocytes une activité spontanée qui est plus commode pour la narration des faits, mais qui est dangereuse au point de vue philosophique.

allure capricieuse pour l'observateur ; en particulier, ces attractions et ces répulsions les amènent facilement à sortir des capillaires par les interstices des cellules ; c'est ce qu'on appelle la diapédèse des globules blancs (fig. 31). Une fois soustraits au courant des vaisseaux sanguins, les leucocytes subissent bien plus complètement l'action de tous les autres agents directeurs et ils suivent, à travers les tissus, un chemin souvent très tortueux, dans la détermination duquel interviennent des facteurs

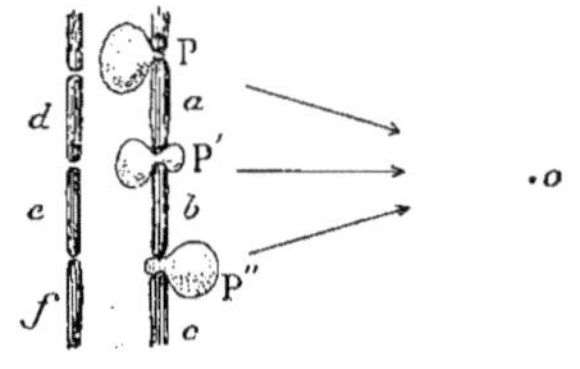

Fig. 31. — Schéma de la diapédèse.

qu'il nous est ordinairement difficile d'analyser.

Un élément de trouble étant donc introduit au point A, cet élément de trouble pourra intervenir avec les autres facteurs préexistants, dans la détermination du parcours des leucocytes, du moins dans la région où cet élément de trouble modifie réellement les conditions d'équilibre de l'organisme, dans ce qu'on appelle sa zone d'action. Les leucocytes qui se trouvent déjà, dans cette zone d'action, en dehors des capillaires, seront plus directement soumis à l'influence de l'élément A, mais, si la circulation n'est pas interrompue aux divers points de cette zone d'action, l'influence de l'élément A pourra déterminer une diapédèse des leucocytes arrivant à chaque instant dans les capillaires et augmenter ainsi le nombre des globules blancs soumis à son action dans les tissus environnants. On conçoit donc, en s'en tenant à des considérations extrêmement générales, qu'un facteur d'action quelconque, localisé en un point A du corps, puisse modifier le nombre des leucocytes dans la région de l'individu soumise à son influence.

S'il agit comme élément d'attraction, il créera une

collection de leucocytes dans son voisinage ; s'il agit comme élément de répulsion, il videra de leucocytes la zone dans laquelle son influence se fait sentir. Enfin il y a d'autres éléments de trouble qui manifestent leur action sur les leucocytes en les modifiant eux-mêmes dans leur forme et dans leurs propriétés ; on dit alors que les leucocytes sont tétanisés ; ils perdent leur sensibilité amiboïde et sont désormais traités comme des corps inertes ne subissant plus, comme les hématies, que l'influence des courants.

C'est surtout dans le cas où les leucocytes sont attirés vers le point A que leur rôle est intéressant.

Supposons d'abord que le corps localisé au point A ne soit pas un corps vivant ; s'il attire les leucocytes, c'est que son influence physique ou chimique sur les régions ambiantes de l'individu n'est pas nulle. Attirant les leucocytes, il se trouve bientôt entouré par eux ; il se trouve baigné dans une collection de ces petits êtres amiboïdes, collection qui l'isole plus ou moins complètement du reste de l'organisme et qui peut empêcher son influence nuisible de se manifester au delà de cette barrière vivante. Ainsi, quoique soumis passivement à des attractions et à des répulsions, les leucocytes peuvent être considérés comme des soldats qui courent à la défense de l'organisme menacé.

Le cas le moins intéressant pour nous est celui où l'élément de trouble introduit au point A n'est pas susceptible d'être modifié par les leucocytes, si c'est, par exemple, un morceau d'épine de rosier ou un corps analogue ; alors le trouble causé dans l'organisme par cet élément n'est plus, pour ainsi dire, activement imputable à sa nature propre ; il a agi comme élément de trouble uniquement parce qu'il a modifié l'équilibre préexistant, et c'est cette rupture locale d'équilibre qui seule peut

*ISOLEMENT DU
CORPS ÉTRANGER
PAR LES
PHAGOCYTES.*

être considérée comme ayant déterminé l'attraction des
leucocytes. Au bout d'un temps plus ou moins long, tant
sous l'influence des leucocytes que peut-être par l'action
d'éléments du milieu intérieur, un nouvel état d'équilibre, un nouveau régime se trouve réalisé ; le corps étranger est entouré d'une gaine, d'un kyste dont les rapports
avec les régions ambiantes de l'organisme n'entraînent
plus de troubles locaux. Ce cas est peu intéressant au
point de vue de la pathologie générale.

Le phénomène est plus instructif quand le corps qui
a attiré les leucocytes est susceptible d'être modifié par
eux ; nous aurons à étudier des cas dans lesquels le corps
étranger introduit dans l'organisme est entièrement
digéré par les globules blancs ; cela se produit par exemple quand ce corps étranger se compose d'éléments de
tissus, de colloïdes empruntés à d'autres êtres vivants.

Enfin, le cas de beaucoup le plus intéressant est celui
où le corps étranger localisé en A est un élément vivant.
PHAGOCYTES Alors, cet élément est un centre non seulement de diffu-
ET MICROBES sion, mais, tant que l'élément vit, de production et de
VIVANTS. conservation de facteurs physiques et chimiques. Les facteurs physiques se font sentir dans une zone plus ou moins
étendue autour du centre actif, les facteurs chimiques
peuvent se généraliser à l'économie tout entière, quoique
ayant peut-être, dans certains cas, une action plus intense
dans le voisinage de leur centre de production. Ceux des
leucocytes qui jouissent de la propriété d'être attirés par
l'élément vivant en question arrivent fatalement à l'englober ou à l'entourer d'une collection leucocytaire, et, à
partir de ce moment, l'influence de cet élément vivant
ne se fait plus sentir dans l'individu infecté qu'à travers
la muraille phagocytaire, ce qui modifie évidemment la
nature de cette influence. Désormais, la lutte semble
donc localisée entre l'élément étranger et le ou les leuco-

cytes qui l'entourent et le sort de cette bataille locale peut décider du résultat définitif de la lutte entre le parasite et l'hôte tout entier. En particulier, le résultat est définitif lorsque le parasite est tué par le phagocyte ; alors, si les substances actives qu'il a répandues par diffusion dans l'organisme ne sont pas encore en proportion suffisante pour amener la mort de l'hôte, la maladie doit guérir. Mais on voit par ce simple aperçu combien sont complexes les luttes que l'on appelle les maladies microbiennes.

Dans le cas où le microbe repousse les phagocytes au lieu de les attirer, ou encore lorsque le point A est placé dans une région du corps où il y a peu ou pas de phagocytes, la bataille se livre directement entre l'organisme et le parasite.

§ 65. — PHAGOLYSE

Il y a encore des cas où la bataille change d'aspect au bout de quelque temps. M. Metchnikoff a donné le nom de *phagolyse* au phénomène qui se produit lorsque la rupture d'équilibre déterminée par l'introduction du corps étranger a pour résultat immédiat d'amener, non une attraction ou une répulsion, mais une destruction des phagocytes situés dans le voisinage ; mais, si l'on en croit M. Metchnikoff, ces premiers soldats qui meurent dans la première attaque ne meurent pas inutilement ; le résultat de leur destruction, se répandant dans le milieu intérieur modifie les conditions réalisées dans ce milieu d'une manière favorable pour les autres phagocytes, défavorable au contraire pour le corps étranger qu'il s'agit de combattre. Quoi qu'il en soit du plus ou moins de certitude de cette interprétation, on constate souvent que après une phagolyse indiquant que la brusquerie de la rupture d'équilibre avait été néfaste aux phagocytes, d'autres phagocytes sont attirés par le corps étranger et l'englobent ; le langage de l'habitude suffit à raconter ce fait sans hypothèse ; au voisinage immédiat du corps étranger, la rupture brusque d'équilibre a détruit les phagocytes locaux, mais, l'hôte restant vivant, cette rupture brusque d'équilibre est fatalement compensée au bout de peu de temps sans quoi la mort de l'hôte serait fatale ; de plus, le retentissement de cette rupture d'équilibre à des distances croissantes est de plus en plus faible et les phagocytes qui sont attirés vers le point A s'y accoutument progressivement. Néanmoins il semble difficile déjà d'attribuer aux phagocytes *seuls* la modification locale qui amène de la phase de phagolyse à la phase de phagocytose.

Avant d'étudier ce qui se passe au contact des phagocytes et des éléments étrangers introduits, il faut d'abord dire quelques mots des diverses espèces de phagocytes.

§ 66. — LES MACROPHAGES

Le mot phagocyte ayant été créé par M. Metchnikoff pour rappeler la propriété qu'ont ces éléments histologiques, non de se mouvoir d'un point à un autre comme nous venons de le voir pour les leucocytes en général, mais d'englober dans leur substance, de *manger* les corpuscules solides, il convient de remarquer tout de suite que cette propriété phagocytaire est dévolue à certains éléments histologiques fixes comme « les cellules nerveuses, les grosses cellules de la pulpe splénique et des ganglions lymphatiques, certaines cellules endothéliales, les cellules de la névroglie et quelques cellules du tissu conjonctif ».

Au contraire, certains leucocytes mobiles n'ont pas la propriété phagocytaire ; tels sont, par exemple, les jeunes leucocytes que l'on appelle lymphocytes.

Parmi ceux qui jouissent à la fois de la propriété d'être mobiles et de celle d'englober dans leur substance les corpuscules étrangers, les histologistes ont décrit un assez grand nombre de types différant à la fois par leurs caractères morphologiques (par leur noyau par exemple), par leurs caractères physiologiques, et aussi par leur origine, les uns provenant de cellules de la moelle des os, les autres de la rate et des ganglions lymphatiques. Cette question d'origine n'étant pas la même dans les divers types animaux, il vaut mieux n'en pas tenir compte dans une classification générale ; au point de vue de la résistance à l'infection, M. Metchnikoff a proposé de distinguer deux groupes de phagocytes mobiles, les *macrophages* et les *microphages*. Les premiers ont un noyau plus massif, les seconds un noyau qui, découpé en plusieurs lobes peut donner l'illusion d'un noyau multiple. Les macrophages et les microphages présentent une spécificité fonctionnelle caractéristique. Si l'on injecte à un mammifère des éléments de tissu empruntés à un autre vertébré, des globules du sang, des spermatozoïdes, etc. ; ce sont généralement les macrophages qui sont attirés et qui englobent les éléments étrangers ; au contraire, si l'on injecte des microbes, ce sont presqu'exclusivement les microphages qui assurent la défense cellulaire de l'organisme attaqué.

Arrêtons-nous d'abord au cas des macrophages ; j'emprunte à M. Metchnikoff la description de ce qui se passe quand on injecte du sang défibriné d'oie dans la cavité péritonéale de cobayes[1] : « Les premières heures après

LES MACROPHA-
GES ENGLOBENT
LES ÉLEMENTS
ANIMAUX.

---

1. Metchnikoff, *op. cit.*, p. 86.

(311)

l'injection, nous retrouverons les hématies ovales et nucléées intactes dans le liquide de la lymphe péritonéale. Le plasma par lui-même n'exerce aucune action destructive ou dissolvante sur les globules rouges d'oie.

Aussitôt après l'injection dans le péritoine, la lymphe de cette cavité commence à manifester des changements importants. Les globules blancs qui, à l'état normal, y sont assez abondants, disparaissent presque complètement ; on trouve bien quelques petits lymphocytes présentant leur aspect ordinaire, mais les rares macrophages et les microphages qui restent accusent des signes de lésions très graves ; ils perdent leur mobilité, se réunissent en grumeaux et deviennent incapables d'englober des corps étrangers. Les phagocytes subissent à ce moment une crise que nous avons désignée sous le nom de *phagolyse*. Cet état se prolonge pendant une heure ; quelquefois il dure plus longtemps selon le cas et les circonstances, après quoi le liquide péritonéal se remplit de leucocytes nouvellement arrivés. Ces cellules pénètrent à la suite d'une diapédèse à travers les vaisseaux congestionnés du péritoine. Il se produit une véritable inflammation aseptique qui amène une exsudation d'un grand nombre de globules blancs, parmi lesquels on trouve des microphages et encore plus de macrophages. Ce sont ces derniers qui accusent une chimiotaxie positive très prononcée, vis-à-vis des globules rouges d'oie injectés. Bientôt après leur apparition, c'est-à-dire deux ou trois heures après l'injection du sang, les macrophages poussent de tout petits prolongements et les fixent sur la paroi des hématies. Il s'ensuit un accolement des macrophages de cobaye aux globules rouges d'oie, ce qui produit des amas caractéristiques dans lesquels on reconnaît les deux sortes de cellules. Cet accolement avec de tout petits pseudopodes est le début de l'englobement des hématies par les macrophages. Le globule rouge, saisi par des prolongements amiboïdes pénètre dans l'intérieur du macrophage. Mais celui-ci ne se contente que très rarement d'englober une seule hématie. Le plus souvent il en dévore un grand nombre et quelquefois on trouve des macrophages énormes remplis d'une vingtaine de globules rouges.

Si la quantité de sang d'oie, injectée à des cobayes est considérable (5 à 7 centimètres cubes), l'englobement des hématies par les macrophages se prolonge pendant un temps assez long et dure souvent jusqu'à trois et quatre jours. Pendant toute cette période, un certain nombre d'hématies restent libres dans le plasma péritonéal et, malgré ce séjour prolongé, aucune d'elles ne subit de dissolution extracellulaire. En poursuivant le sort des macrophages qui ont résorbé les hématies, on les retrouve dans les gros vaisseaux hépatiques, dans la veine cave et même dans le sang du cœur. Seulement, dans ces derniers endroits ils ne renferment que quelques restes à peine reconnaissables de leur proie. Ces phagocytes, issus du sang pendant l'inflammation qui suit l'injection des hématies d'oie, y rentrent après avoir accompli leur fonction, à la période finale de la résorption. Celle-ci doit être considérée incontestablement comme une digestion intracellulaire ».

Cette intéressante observation mérite de nous arrêter quelques instants.

§ 67. — ACTION SUR LES HÉMATIES

Les globules du sang de l'oie entraînent avec eux les propriétés physiques et chimiques particulières à leur espèce ; dès qu'elles entrent dans le péritoine de cobaye où sont réalisées des conditions différentes caractéristiques de l'espèce cobaye, il y a rupture d'équilibre, tant pour les ingesta que pour l'hôte. Les hématies d'oie étant très résistantes, cette rupture d'équilibre ne se manifeste pas chez elles par une destruction évidente au microscope, quoique probablement, certaines modifications importantes se produisent dans leur contexture. M. Metchnikoff fait remarquer en effet, un peu plus loin [1], que si au lieu de globules d'oie on injecte du sang de poule avec des globules peu résistants « un certain nombre d'entre eux subissent pendant les premiers moments une dissolution partielle dans le liquide péritonéal ». Ainsi donc, si les hématies d'oie ne manifestent pas immédiatement au microscope l'effet de la rupture d'équilibre ressentie, cela tient simplement à ce qu'elles offrent une solidité morphologique particulière.

LA LUTTE EST RÉCIPROQUE.

Du côté cobaye la rupture d'équilibre se manifeste immédiatement par une *phagolyse*, c'est-à-dire par la destruction des phagocytes voisins du lieu de l'injection. Si donc on s'en tenait aux premiers résultats observables de la guerre cellulaire, les hématies d'oie sembleraient avoir le dessus ; mais, ainsi que je l'ai fait remarquer au début, la guerre cellulaire dans un animal vivant n'est pas comparable à celle qui se produit dans un bocal. Si la quantité de sang d'oie injectée n'est pas suffisante pour entraîner la mort du cobaye, cet animal, restant vivant, amène constamment sur le champ de bataille des troupes fraîches, des phagocytes nouveaux apportés d'autres points du corps par la circulation. De plus, ces nouveaux phagocytes trouvent un champ de bataille dans lequel, au bout de peu de temps, les conditions « cobaye » si j'ose m'exprimer ainsi, se trouvent rétablies à peu

PHAGOCYTES PROTÉGÉS PAR LEUR HOTE.

---

1. *Op. cit.*, p. 90.

près dans leur état primitif, par la persistance de la vie du cobaye ; la rupture brusque d'équilibre, du moment qu'elle n'a pas tué l'animal, s'atténue progressivement par le maintien même de la vie de l'animal. De sorte que, avant d'assister à une défense de l'organisme par les phagocytes, nous constatons une défense des phagocytes par l'organisme ; c'est l'organisme dans son ensemble qui prépare le terrain sur lequel ses soldats seront désormais sûrs de vaincre isolément. Tout à l'heure quand nous nous occuperons de l'injection à un mammifère de microbes capables de vivre dans son intérieur, le cas ne sera plus le même ; si les phagocytes sont chez eux dans la bataille, les microbes capables de s'adapter sans mourir à la vie dans l'animal hôte (et même adaptés d'avance s'ils proviennent du sang d'un animal de même espèce), ne se trouveront pas non plus dans des conditions trop défavorables et le résultat de la lutte sera douteux. Mais les hématies d'oie ne peuvent vivre que dans l'oie ; une fois introduits dans le cobaye, elles perdent leur qualité d'éléments vivants ; ce ne sont plus que de petites masses colloïdes plus ou moins résistantes, ayant une hérédité physique plus ou moins solide qu'elles perdront plus ou moins vite en adoptant celle des phagocytes qui les engloberont et les feront disparaître en tant qu'unité morphologique.

Ces unités étrangères avec leur structure colloïde propre sont bien, tant qu'elles n'ont pas adopté le taux de l'intérieur du cobaye, des éléments de trouble à l'intérieur de cet animal, et c'est en tant qu'éléments de trouble qu'elles attirent les phagocytes, mais n'étant plus capables de vivre, ces unités morphologiques ont, si j'ose m'exprimer ainsi, une provision rapidement épuisable d'hérédité physique ; et si cette hérédité physique peut résister longtemps à l'action d'un liquide non vivant qui possède, à un degré peut-être atténué, le taux de la substance vivante de cobaye, il n'en est plus de même quand, englobée par un phagocyte, l'hématie de cobaye est entièrement et directement plongée dans de la substance vivante de cobaye. Une fois englobée elle doit perdre totalement son taux primitif pour adopter celui de son adversaire ; à partir de ce moment elle est d'ailleurs traitée comme substance alimentaire et est employée à nourrir le phagocyte dont elle adopte, par assimilation, l'hérédité chimique après avoir d'abord adopté son hérédité physique dans le phénomène appelé digestion.

La même narration est valable pour le cas où l'on injecte à un cobaye, au lieu d'hématies d'oie, des spermatozoïdes de taureau, ou encore des globules blancs provenant de la moelle des os, de la rate ou des ganglions lymphatiques des animaux. Il y a toujours phagolyse d'abord par rupture d'équilibre puis arrivée de nouveaux macrophages qui englobent et font disparaître les éléments étrangers. Et le cas où ces éléments sont des leucocytes empruntés à un autre animal est particulièrement intéressant en ce sens qu'il montre bien que les phagocytes ne courent à la victoire que lorsque l'organisme qui les abrite leur a d'abord préparé le terrain. Il y a là en effet lutte de phagocytes contre phagocytes ; mais les uns sont chez eux, les autres sont incapables de vivre et traités comme des colloïdes inertes.

§ 68. — ACTION INCOMPLÈTE IN VITRO

La comparaison de la destruction des éléments étrangers dans les macrophages avec la digestion des substances albuminoïdes chez les animaux a conduit M. Metchnikoff à rechercher si l'on ne pourrait pas extraire du corps des macrophages un liquide capable d'exercer par lui-même la propriété digestive observée chez ces éléments cellulaires; voici ce que rapporte à ce sujet l'illustre chercheur[1] : « Comme ce sont en très majeure partie les macrophages qui opèrent la résorption des cellules, il est évident qu'il faut choisir les centres de leur formation pour rechercher les ferments digestifs. Prenons donc les ganglions lymphatiques du mésentère, la partie ganglionnaire de l'épiploon et la rate, ces trois organes macrophagiques par excellence, et voyons si avec leur extrait préparé avec de l'eau physiologique (à 0,75 p. 100 de chlorure de sodium), on peut obtenir un effet digestif quelconque. Nous avons d'abord fait macérer les trois organes mentionnés de cobaye et nous avons mis les extraits ainsi obtenus en contact avec les hématies d'oie qui nous avaient déjà renseignés sur les phénomènes de résorption dans l'organisme vivant. Chez presque tous les cobayes, nous avons pu constater une dissolution des hématies d'oie avec l'extrait de la partie ganglionnaire de l'épiploon. Les ganglions mésentériques donnaient également un extrait le plus souvent dissolvant. L'extrait de la rate n'était actif que dans un nombre de cas plus restreint. Dans tous ces exemples les extraits des organes macrophagiques amenaient la dissolution de l'hémoglobine, mais laissaient intacte la membrane et le noyau des hématies. Sous ce rapport il existe donc une certaine différence avec la digestion des globules rouges dans les macrophages des exsudats où la membrane et même le noyau finissent par se dissoudre totalement. Mais cette différence s'explique bien par le fait que, dans la préparation de l'extrait dans de l'eau

---

1. Metchnikoff, *op. cit.*, p. 91.

physiologique, une partie seulement du ferment digestif soluble peut être mise en liberté ».

Cette réussite partielle d'une expérience de digestion *in vitro* peut être aisément rapprochée de celle que nous avons rapportée précédemment au sujet de l'amibodiastase de M. Mouton[1]. Dans ce dernier cas, les colibacilles tués et digérés dans les amibes n'étaient pas tués par l'amibodiastase, et n'étaient digérés *in vitro* que si on les tuait préalablement; de même ici, des hématies entièrement dissoutes dans les macrophages ne le sont que partiellement dans leur extrait. C'est donc que l'activité spéciale de ces éléments n'est que partiellement transportable dans un extrait fabriqué *in vitro*. Le mot pouvoir *RELATIVITÉ* digestif est d'ailleurs un mot assez vague ; on ne peut pas *DU POUVOIR* *DIGESTIF.* parler de pouvoir digestif d'une manière absolue, mais de conditions spécifiques d'équilibre. Par exemple, si l'on injecte à un cobaye des macrophages d'une autre espèce animale, on voit, après une période de phagolyse, les macrophages du cobaye s'approcher des macrophages étrangers, les englober et les digérer ; or les deux éléments en présence ont, l'un et l'autre, un pouvoir digestif spécifique et, si l'on parle seulement de pouvoir digestif transportable dans un extrait à l'eau physiologique, il n'y a aucune raison pour que les phagocytes étrangers ne digèrent pas les phagocytes de cobaye, aussi bien que l'inverse se produit ; il faut tenir compte d'un ensemble plus complexe de conditions d'équilibre ; le phagocyte de cobaye, vivant dans le milieu cobaye, entretient par les réactions mêmes de sa vie son taux personnel, comme Antée retrouvait ses forces en touchant la Terre ; au contraire, le phagocyte étranger n'est plus ici qu'une masse colloïde dépourvue d'assimilation et ne

___

1. Voy. plus haut, p. 278.

possède qu'une provision épuisable d'hérédité physique ;
il est donc digéré ; mais il est évident que si l'on tenait
compte seulement de la quantité de ferment digestif
adhérente à chaque phagocyte, la digestion n'aurait pas
plus de raison de se faire dans un sens que dans l'autre.

Que se passe-t-il quand on fait un extrait de phagocytes avec de l'eau physiologique ? L'eau physiologique
à 0,75 pour cent de sel marin est précisément appelée
ainsi parce que son état physique est compatible avec
la conservation intégrale des éléments vivants ; si l'on
injecte cette eau à un animal, il ne se produit ni phagolyse ni cytolyse quelconque. C'est donc que l'équilibre
physiochimique réalisé dans l'animal n'est pas modifié
par l'introduction de ce liquide dans le milieu intérieur,
et c'est par conséquent un véhicule excellent pour transporter, sans le modifier, ce qui, dans un phagocyte par
exemple, est susceptible d'être transporté. L'expérience
ci-dessus relatée prouve qu'une partie de l'activité digestive du phagocyte par rapport aux hématies d'oie est
transportable dans l'eau physiologique et voilà tout. Cela
n'empêche pas que le langage des équilibres soit infiniment plus commode que celui des « pouvoirs digestifs ».
Si l'on emploie le langage des pouvoirs digestif, on est
fatalement amené à imaginer une substance spéciale que
sécréterait le phagocyte lui-même pour se mettre à l'abri
de sa propre digestion, comme nous l'avons vu précédemment pour l'Infusoire cilié qui, au moment du rajeunissement karyogamique, digère son macronucléus[1]. De plus,
le langage des équilibres implique nécessairement la
spécificité de toutes les actions digestives. Nous verrons
qu'il est de plus en plus fécond à mesure que se compli-
quent les faits dont il s'agit de faire la narration.

---

1. Voy. plus haut, p. 281.

M. Metchnikoff propose d'appeler *macrocytase* le ferment digestif des macrophages d'une espèce donnée, c'est-à-dire ce qui, de leur activité propre, est transportable dans un extrait; il pense que ce ferment digestif est propre aux macrophages et ne se produit qu'en eux; si l'on en trouve quelquefois dans les liquides de l'animal cela tient simplement aux phénomènes de phagolyse qui, détruisant les macrophages, mettent en liberté leur contenu exactement comme dans l'extrait à l'eau physiologique; ou encore, à la surproduction de macrocytase par les macrophages occupés à digérer. Cette macrocytase se détruit à 55°; elle entre dans la catégorie des substances dites thermolabiles. J'ai déjà fait remarquer précédemment combien le fait, commun à toutes les substances de cet ordre, d'être détruites à une même température, militait en faveur de l'hypothèse que ces prétendues substances chimiquement définies sont simplement des états physiques particuliers. Nous reviendrons sur cette question quand nous nous occuperons des modifications acquises par l'organisme du cobaye après la résorption des éléments cellulaires étrangers injectés à son intérieur; passons maintenant à l'étude des microphages.

§ 69. — LES MICROPHAGES

« Tandis que, dans la résorption des globules sanguins et des cellules animales en général, ce sont surtout les macrophages qui interviennent, dans l'immunité naturelle contre les microbes, la chimiotaxie positive se manifeste pour les microphages encore plus que pour les macrophages. Lorsqu'on examine un exsudat inflammatoire et que l'on constate une majorité prépondérante de microphages, on est sûr de l'intervention des microbes

(320)

dans ce cas. Même dans les exemples où ce sont principalement les macrophages qui détruisent les microbes (comme dans le cas de résistance de l'organisme animal contre les bacilles tuberculeux), au début il se produit un fort afflux de microphages[1]. »

L'histoire des microphages va donc être à peu près une répétition de celle des macrophages, avec cette différence que les éléments étrangers introduits seront des microbes et non des éléments histologiques d'animaux supérieurs ; cette différence sera d'ailleurs tout à fait essentielle quand les microbes introduits seront capables de *rester vivants* dans l'intérieur de l'hôte.

Des microbes sont injectés à un animal donné ; ces microbes ont leurs propriétés physiques et chimiques de même que l'hôte auquel on les inocule ; le premier résultat de l'inoculation est donc une rupture brusque d'équilibre rupture d'équilibre qui affecte également les deux adversaires ; si les microbes sont injectés en quantité suffisante pour que l'animal soit tué par la rupture d'équilibre produite, le cas ne nous intéresse plus ; nous supposons donc que l'hôte reste vivant au moins assez longtemps pour que l'équilibre se rétablisse. Le sort des microbes variera suivant les cas ; quelques-uns seront immédiatement tués par la rupture d'équilibre brusque[2], et se comporteront alors d'une manière qui ne différera pas beaucoup de celle que nous avons signalée plus haut pour les éléments histologiques empruntés à un animal supérieur, et qui eux, meurent toujours ; ils attireront les phagocytes et seront englobés par eux, seulement, ici,

---

1. Metchnikoff, *op. cit.*, p. 186.

2. Il est probablement rare que les microbes soient tués immédiatement par suite de leur introduction même dans le milieu intérieur d'un animal ; du moins cela semble-t-il difficile pour les bactéries qui sont très résistantes ; nous verrons cependant plus loin le phénomène de Pfeiffer.

ces phagocytes seront principalement des microphages.

Le cas est plus intéressant quand il s'agit de microbes qui ne sont pas tués par l'introduction brusque dans le milieu intérieur d'un animal, mais qui au contraire sont capables d'y vivre et de s'y multiplier. Alors, chaque microbe est le centre d'une région troublée dans laquelle le trouble est entretenu incessamment par la vie même du microbe, par son influence physique et chimique. Il n'est pas impossible que l'accord se fasse, comme nous l'avons vu précédemment pour les zoochlorelles et les paramécies; alors il y a symbiose par adaptation réciproque; l'équilibre est rétabli sans qu'aucun des deux adversaires ait été fatalement condamné à mort.

Plaçons-nous dans le cas, plus intéressant, où cet équilibre n'est pas obtenu :

De deux choses l'une ; ou la rupture d'équilibre réalisée autour de l'un des microbes attirera les leucocytes, ou elle les repoussera (ou encore elle les tétanisera). C'est seulement le cas où il y a attraction qui nous préoccupe maintenant; lorsqu'il n'y a pas attraction l'animal est bien menacé car si le microbe a l'aptitude à se développer en lui sans être gêné par rien, il y a bien des chances pour que l'hôte finisse par succomber à l'envahissement par les microbes.

Je suppose donc qu'il y ait attraction et, par suite, englobement des microbes par les phagocytes ; dans certains cas cet englobement est très rapide; un seul microphage peut englober tout un amas de bactéries. N'oublions pas que nous nous sommes placés dans le cas où ces bactéries ont survécu à leur inoculation; il s'agit donc d'un englobement de *bactéries vivantes* par des microphages. Certains auteurs avaient prétendu que les phagocytes ne peuvent englober que des microbes morts. M. Metchnikoff et ses élèves ont prouvé qu'il n'en était

MICROBES VIVANTS ET VIRULENTS.

rien en cultivant des microbes déjà englobés et non encore tués. D'autres ont soutenu que cet englobement ne pouvait avoir lieu tant que les microbes étaient virulents ; M. Metchnikoff a répondu de la même manière en retirant des phagocytes des microbes capables de donner une culture virulente ; j'avoue d'ailleurs ne pas comprendre ce que l'on dit quand on affirme que les microbes ne peuvent pas être englobés tant qu'ils sont virulents ; la virulence d'un microbe consiste dans la possibilité de prévoir les résultats de la lutte entre lui et son hôte ; on dit que le microbe est virulent quand l'hôte a des chances de succomber ; nous nous étendrons d'ailleurs un peu plus loin sur la définition de la virulence, mais il est bien certain qu'il ne faut pas confondre virulence pour l'hôte et virulence pour le phagocyte de l'hôte ; je l'ai fait remarquer au commencement de ce chapitre, ce qui nous intéresse dans la bataille, c'est non pas le sort des phagocytes mais celui de l'hôte qu'ils défendent. Or l'hôte peut mourir quoique les phagocytes aient détruit les microbes, uniquement sous l'influence des poisons laissés par les parasites ; d'autre part un grand nombre de phagocytes pourraient succomber dans la lutte sans que, pour cela, la vie de l'hôte fût compromise ; on ne peut par conséquent considérer la virulence comme une qualité entrant en ligne de compte dans la bataille des phagocytes avec les microbes ; elle est relative à autre chose.

Voici donc des microbes englobés dans un phagocyte ; puisque nous avons supposé que l'équilibre était rompu au niveau du microbe et du milieu intérieur, nous devons penser qu'il l'est encore au contact du microbe et du phagocyte qui participe aux propriétés physiques et chimiques de l'hôte. Le problème se pose donc dans le phagocyte comme il se posait dans l'hôte lui-même ; que va-t-il advenir de la rupture d'équilibre existant entre le microbe et le phagocyte ? La seule différence dans le problème est que, maintenant, le microbe, au lieu de plonger seulement dans les liquides morts constituant le milieu intérieur, est entièrement entouré par la substance vivante même de l'hôte. Tout à l'heure, dans le milieu intérieur, le microbe avait le grand avantage de l'être vivant qui, par cela même qu'il vit, entretient comme une provision inépuisable ses propriétés physiques et chimiques [1] ; maintenant son adversaire immédiat, le phagocyte, est dans le même cas que lui ; nous voyons aux prises, directement, une masse de substance vivante et une autre masse de substance vivante ; il s'agit de savoir ce qui en résultera.

§ 70. — LUTTE DIRECTE DU PHAGOCYTE ET DE L'ÉLÉMENT DE TROUBLE

BÉNÉFICE DE L'ENGLOBEMENT.

En tout cas, une conséquence immédiate de l'englobement des microbes est déjà que le reste de l'organisme se trouve plus ou moins abrité contre leur action ; un microbe englobé dans un phagocyte ne peut plus influencer l'organisme *qu'à travers* une muraille de substance vivante qui, tant qu'elle reste vivante, est en équilibre avec l'organisme ambiant auquel elle appartient. Il y a donc là une défense provisoire certaine quel que soit d'ailleurs le résultat ultérieur de la lutte.

Ce qui nous intéresse maintenant, c'est donc la lutte immédiate engagée entre le phagocyte et le microbe englobé ; elle nous rappelle celle que nous avons cons-

---

1. Il est vrai que le milieu intérieur de l'hôte vivant était renouvelé également, mais pour ainsi dire secondairement ; dans la petite sphère d'activité du microbe baignant dans le milieu il était bien plus facile au microbe de maintenir son taux.

tatée précisément à propos des amibes. En réalité, il ne
faut pas attribuer une importance trop considérable à la
position relative des deux adversaires; l'un d'eux est
englobé, l'autre englobant, mais nous connaissons des
cas où c'est le parasite englobé qui l'emporte sur l'hôte
englobant; cela a lieu par exemple pour les coccidies. *CAS OU L'ENGLOBÉ TRIOMPHE.*

Une sporozoïte de coccidie entre, attiré chimiotactiquement et grâce à sa pointe pénétrante, dans une cel-

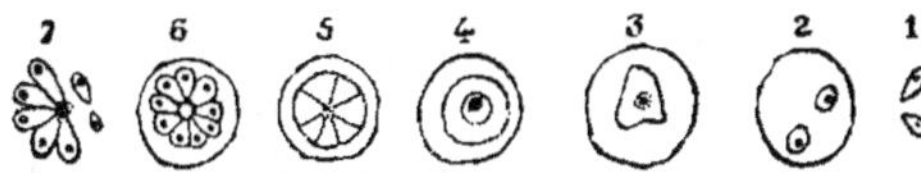

FIG. 32. — Évolution de la coccidie de Laveran.

lule de l'épithélium des canaux biliaires du lapin; il se
trouve logé en plein protoplasma et néanmoins semble se
comporter comme dans un milieu de culture non vivant;
il grossit aux dépens de la cellule hôte et cela si rapidement que l'on peut se demander si l'introduction de la
coccidie n'a pas suffi à tuer immédiatement la cellule
où elle a pénétré.

Une coccidie particulièrement célèbre est celle que
M. Laveran a démontrée être l'agent de la fièvre paludéenne; ses sporozoïtes pénètrent dans les globules
rouges et, quoique parfaitement englobés dans la substance de ces globules, la détruisent et s'en nourrissent.
Il ne faut donc pas, *a priori*, croire que la position d'englobé soit fatale.

Mais, nous l'avons déjà remarqué pour les amibes et
les protozoaires, ces êtres unicellulaires n'englobant que
les éléments vers lesquels ils sont attirés par une chimiotaxie positive, la sélection naturelle a fait que cette chimiotaxie positive correspond en général aux éléments
dont l'ingestion est utile et non fatale aux amibes[1]. Dans

1. Voy. plus haut, p. 292.

le cas des phagocytes, nous devons trouver quelque chose d'analogue ; or, nous avons d'abord écarté le cas où les microbes introduits repoussent les phagocytes par chimiotaxie négative ; dans ce cas en effet, et dans celui de la tétanisation, il n'y a pas englobement. Lors donc qu'il y a englobement, et c'est ce que nous étudierons maintenant, c'est qu'il y a déjà eu un choix opéré, choix qui rend moins douteux les résultats du combat. C'est dans la chimiotaxie positive que réside le meilleur élément de pronostic ; de même que la coccidie, attirée par une cellule hôte, et logée à son intérieur la dévorait, de même le phagocyte, attiré par une bactérie et l'englobant a des chances de la digérer. C'est donc celui des ennemis qui est attiré vers l'autre qui a des chances de l'emporter[1].

TRIOMPHE DE L'ÊTRE ATTIRÉ.

Une telle affirmation fera sourire les mathématiciens ; le principe de l'égalité de l'action et de la réaction exige qu'un corps attiré par un autre corps, l'attire également, et l'on doit penser par conséquent que, si le microbe attire le phagocyte, le phagocyte aussi attire le microbe. Dans le cas de la chimiotaxie, il n'y a rien de semblable ainsi que je l'ai expliqué longuement dans mon *Traité de Biologie*. La figure 33 reproduit le schéma explicatif de l'expérience de Pfeiffer. Autour d'un centre qui, dans l'espèce, est l'ouverture d'un tube capillaire contenant une substance chimiotactique, cette substance se diffuse dans le milieu de telle manière que les zones d'égale teneur soient représentées par des sphères concentriques. Un plastide vivant plongeant dans ce milieu spécial tend à passer (s'il est chimiotactiquement positif) du milieu de teneur plus faible au milieu de teneur plus forte, et

EXPÉRIENCE DE PFEIFFER.

---

1. Je dis des chances, car le pronostic n'est pas certain, quand il s'agit d'éléments nouveaux pour lesquels les ancêtres des éléments considérés n'ont pas acquis assez d'expérience.

ainsi, il se rapproche du centre quoique n'exerçant sur
ce centre aucune attraction. Si le centre est un microbe
et le plastide un phagocyte, le phagocyte peut être attiré
vers le microbe ; l'attraction du microbe vers le phagocyte serait due à tout autre chose, à la diffusion réalisée autour du phagocyte, si cette diffusion était capable
de mettre le microbe en branle. Il y a là une attraction
se manifestant *par l'intermédiaire de phénomènes secon-*

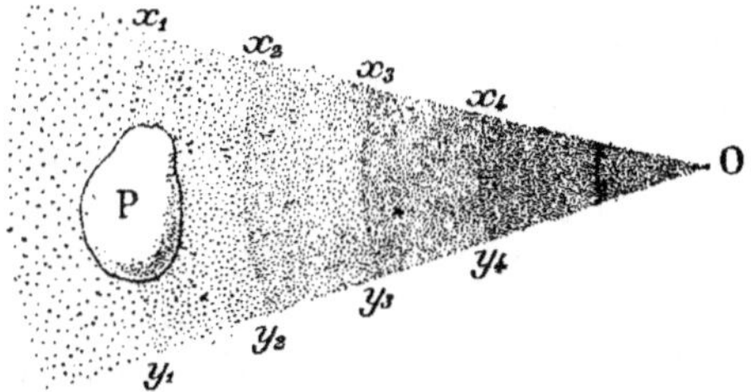

Fig. 33. — Schéma de l'expérience de Pfeiffer.

daires, et qui, par suite n'est pas réciproque. De même
les moutons attirent les loups et les loups n'attirent pas
les moutons, au contraire.

Nous dirons donc que, à cause de l'action prolongée de
la sélection naturelle, il y a beaucoup de chances pour
que, dans une lutte entre éléments cellulaires, ce soit
celui qui est attiré vers l'autre qui ait les chances les plus
sérieuses de l'emporter. Mais ceci ne peut pas permettre
une prévision absolue des faits ; il peut arriver, par
exemple, que tel microbe, inconnu à une espèce animale
et injecté dans son intérieur, attire les phagocytes et
néanmoins les détruise ; on dira alors, dans le langage
anthropomorphique courant, que les phagocytes ont été
punis d'une gourmandise, d'une curiosité malsaine ; mais
c'est de la curiosité que vient l'expérience.

Les cellules mobiles ont donc un élément de supériorité sur les cellules immobiles comme les bactéries, mais les bactéries ont d'autres avantages et en particulier une membrane plus résistante qui leur permet de résister plus longtemps aux chances de destruction.

Nous pouvons répéter maintenant pour les phagocytes ce que nous avons dit précédemment pour les amibes ou infusoires ayant englobé des êtres vivants. Dans certains cas, il est possible que le microbe soit tué dès qu'il est englobé à cause de la rupture d'équilibre dont il est victime; alors il est simplement digéré petit à petit; dans d'autres cas, il lutte plus ou moins longtemps. Les observateurs décrivent quelquefois les microbes englobés comme entourés de vacuoles, d'autrefois comme baignant directement dans le protoplasma. Comme on ne voit pas en général l'acte même de l'ingestion, on ne sait pas s'il s'agit d'une vacuole d'ingestion proprement dite comme dans les amibes, ou simplement d'une aire claire indiquant simplement que, dans une certaine sphère autour de la bactérie ingérée, il y a un état local particulier. Quoi qu'il en soit, on voit souvent des microbes

DÉFENSE DU MICROBE. entièrement digérés par les phagocytes, mais il y a aussi des cas où la bactérie continue à vivre très longtemps dans son nouvel hôte. C'est ce qui se passe, par exemple, lorsque les bacilles tuberculeux sont englobés dans les macrophages appelés cellules géantes. Ils peuvent y vivre très longtemps. Mais, si l'on en croit M. Metchnikoff, le contact entre les deux antagonistes devient de moins en moins immédiat; dans une cellule géante de la gerbille, par exemple, il a constaté que les bacilles tuberculeux étaient, au bout de quelque temps, entourés de plusieurs gaines transparentes emboîtées les unes dans les autres et s'opposant au contact direct du bacille avec le protoplasma ambiant. Quoi qu'il en soit de cette interprétation, on peut dire, sans faire aucune hypothèse particulière que, dans quelques cas, il y a adaptation réciproque du microbe englobé et du phagocyte englobant, comme il y avait adaptation des zoochlorelles et des paramécies ; la cellule géante pleine de bacilles réalise une symbiose analogue à un lichen. On trouve un grand nombre de cas intermédiaires entre ceux où la destruction des bactéries est immédiate et ceux où une symbiose réelle est possible ; c'est-à-dire que, suivant les cas, la destruction des bactéries par les phagocytes est plus ou moins rapide ; nous avons vu pourquoi la destruction inverse des phagocytes par les bactéries englobées est plus rare ; les bactéries capables de détruire les phagocytes les repoussent ou les tétanisent et ne sont pas englobées par eux.

De même que pour les macrophages, on s'est demandé si le pouvoir destructeur des microphages était transportable dans un extrait liquide ; la chose fut d'abord contestée ; des auteurs firent remarquer que le liquide des exsudats très riches en leucocytes est souvent beaucoup moins bactéricide que le sérum du sang des mêmes animaux. M. Metchnikoff pensant que ce résultat était dû à une confusion des macrophages avec les microphages fit faire par un de ses élèves des expériences dans lesquelles on était sûr de récolter surtout des microphages dans les exsudats ; voici comment il raconte l'expérience[1] : « Pour obtenir des exsudats très riches en microphages, M. Gengou injectait dans la plèvre de chiens et de lapins de la gluten-caséine d'après la méthode de M. Büchner. Généralement, vingt-quatre heures après il pouvait recueillir une grande quantité de liquide avec une masse de leucocytes, presque exclusivement microphages. Pour avoir des exsudats macrophagiques,

TRANSPORTABI-LITÉ DE L'ACTION MICROPHAGIQUE.

---

1. *Op. cit.*, p. 196.

M. Gengou injectait dans la cavité pleurale de ses animaux des globules rouges lavés du cobaye ; deux jours après il retirait de la plèvre un liquide très visqueux ne renfermant, en fait d'éléments figurés, que des macrophages. Après l'isolement des leucocytes par la centrifugation des exsudats, M. Gengou lavait les cellules avec de l'eau physiologique et leur ajoutait ensuite un volume égal de bouillon. Ce mélange subissait la congélation, d'après la méthode de M. Büchner, après quoi on le soumettait à la température de 37°. Dans ces conditions, les leucocytes, tués par le froid, abandonnaient au liquide leur substance bactéricide. Étudié de cette façon, le pouvoir bactéricide de l'extrait des microphages s'est montré toujours supérieur à celui du sérum sanguin correspondant. La plus grande différence a été obtenue chez le chien où le sérum du sang est dépourvu de propriété bactéricide vis-à-vis de la bactéridie, tandis que l'extrait des microphages la manifeste d'une façon considérable. L'extrait microphagique des exsudats de lapins s'est montré plus actif que le sérum sanguin dans la destruction des bacilles charbonneux, typhique, coli et du vibrion cholérique. Le résultat de toutes ces expériences ne peut être mis en doute. Les microphages recueillis dans les exsudats aseptiques du chien et du lapin, contiennent plus de substance bactéricide que le sérum sanguin des mêmes animaux. Il n'est pas douteux non plus que cette substance bactéricide soit la même dans les microphages et dans le sérum sanguin : dans les deux cas, elle est détruite par le chauffage à 55° et, sous tous les autres rapports, elle se comporte de la même façon. »

J'ai fait remarquer précédemment combien est imparfaite cette méthode qui, pour les amibes, les macrophages et les microphages, substitue à l'action de la substance vivante elle-même celle de quelque chose de transportable que l'on extrait de cette substance ; mais, dans le cas présent, cette méthode présente néanmoins un grand intérêt théorique, car, lorsque les liquides du milieu intérieur des animaux possèdent en petit les propriétés destructives des microphages, on peut se demander avec M. Metchnikoff si ces propriétés des sérums ne leur viennent pas des microphages eux-mêmes. Le savant professeur conclut de nombreuses expériences que tel est bien le cas en effet, mais que c'est seulement par la destruction ou l'avarie plus ou moins grave des phagocytes que les propriétés d'abord localisées dans ces éléments histologiques se communiquent aux liquides qui les baignent. Jamais les leucocytes vivants et bien portants ne laissent diffuser dans les milieux ambiants le quelque chose qui leur permet de détruire les bactéries. C'est ainsi, comme nous le verrons plus tard que certains sérums extraits du corps des animaux ont des propriétés actives que ne manifestent pas par eux-mêmes les liquides correspondants de l'animal vivant. On comprend ce fait dans la théorie de M. Metchnikoff si l'on veut bien penser à la manière dont se prépare le sérum ; on extrait du sang à l'animal et c'est ensuite de ce sang que l'on extrait le sérum, mais, le sang étant sorti du corps, la température et d'autres conditions physiques changent et les phagocytes qui se trouvent dans le sang se détruisent, laissant passer dans le sérum des propriétés qui n'existaient pas dans le liquide du sang. Nous étudierons tout à l'heure cette question des sérums avec les modifications qui suivent, chez un animal qui y a résisté, l'injection de substances étrangères vivantes ou mortes. En terminant ce chapitre, résumons les notions que nous avons acquises sur le rôle des phagocytes dans l'économie.

PHAGOLYSE
ET SÉRUMS.

(331)

§ 71. — Retentissement sur l'organisme

Il y a phagocytose quand une rupture d'équilibre localisée en un point de l'animal vivant détermine un afflux de phagocytes vers ce point. Si la rupture d'équilibre est due à une bactérie vivante, les phagocytes attirés sont principalement des microphages ; si elle est due à l'injection d'hématies ou d'éléments histologiques quelconques empruntés à un autre animal, les phagocytes attirés sont principalement des macrophages. Il y a donc là une spécificité des éléments mobiles marquée par la nature des objets qui les attirent.

Qu'il s'agisse de macrophages ou de microphages, le corps étranger introduit et capable d'attirer les phagocytes se trouve bientôt, soit baigné d'un amas de phagocytes, soit englobé dans un phagocyte unique, suivant ses dimensions. A partir de ce moment, la lutte est localisée et le corps ne peut plus agir sur l'organisme qu'à travers une muraille de substance vivante phagocytaire ; c'est entre le phagocyte et le corps étranger que se concentre l'intérêt de la bataille, mais il ne faut pas oublier pour cela que le phagocyte fait partie de l'animal vivant qu'il est avec lui en relations assez étroites pour que les modifications de l'animal retentissent sur le phagocyte et réciproquement. Il ne faut pas oublier non plus que le phagocyte ne reste vivant et actif que tant que sa vie et son activité sont entretenues par un milieu convenable que lui fournit l'hôte dont il fait partie. La lutte du phagocyte contre le parasite est, sans aucun doute, profitable à l'hôte, mais, si l'activité du phagocyte entretient l'intégrité du milieu de l'hôte, cette intégrité est également nécessaire à la vie du phagocyte. En limitant son observation au champ de bataille proprement dit, on risque d'avoir une vue incomplète des choses, d'autant plus que l'intérêt réel de la bataille ne réside pas dans son résultat immédiat ; la défaite et la destruction du phagocyte peut être dans certains cas utile à l'hôte, puisque, d'après M. Metchnikoff, la phagolyse déverse dans le milieu intérieur des substances nuisibles au parasite. Ce qui importe, c'est la conservation de la vie de l'individu, fût-ce au prix d'une destruction considérable de phagocytes, car les phagocytes ne jouent pas de rôle dans la coordination de l'animal non infecté ; un grand nombre peuvent mourir sans que l'animal en souffre ; il y a d'ailleurs, dans l'animal, des parties spéciales capables de fournir à nouveau en peu de temps une nouvelle armée de macrophages ou de microphages.

Si donc les phagocytes considérés individuellement subissent indubitablement des variations, des adaptations au cours de la bataille livrée contre l'ennemi introduit, l'importance de ces variations, de ces adaptations n'est réelle que si elles retentissent sur l'organisme lui-même, si elles sont accompagnées d'une variation, d'une adaptation corrélative de l'organisme qui, non seulement conservera les adaptations des phagocytes, mais encore fournira cette adaptation aux nouveaux phagocytes que cet organisme engendrera. Il est certainement d'un intérêt très grand que l'on connaisse le détail de la bataille contre l'intrus ; il est très suggestif de comprendre que, si l'action des liquides intérieurs est insuffisante, il faut faire donner la substance vivante même de l'hôte sous forme phagocytaire, car cela prouve que les propriétés actives des substances vivantes ne sont jamais complètement transmises aux liquides intérieurs non vivants. Les phagocytes représentent donc la réserve transportable de substance vivante de l'hôte ; ces phagocytes ont leurs

INDÉPENDANCE DES PHAGOCYTES ET DE L'INDIVIDU.

(333)

caractères propres comme tous les autres tissus qui représentent, chacun pour son compte, un état colloïde spécial d'une même espèce chimiquement définie ; chaque tissu a précisément l'état colloïde qui convient à sa fonction ; cet état acquis par adaptation et sélection naturelle se transmet par hérédité physique. Les phagocytes sont, comme les autres tissus, adaptés à leur fonction et c'est pour cela que leur activité destructive vis-à-vis des ennemis ordinaires de l'hôte est considérable, mais leur activité particulière est subordonnée à des phénomènes d'ensemble qui seuls nous intéressent dans le résultat final, et c'est ainsi que, après avoir étudié dans le détail l'activité défensive des phagocytes, nous devons, sous peine d'erreur, pour prévoir les résultats d'une bataille entre un hôte et un intrus, considérer l'hôte dans son ensemble comme une unité de combat luttant contre une autre unité de combat, l'armée parasitaire. C'est seulement en appliquant à l'hôte tout entier et non à tel ou tel de ses éléments en particulier le langage de l'habitude, que nous aurons des chances de prévoir les modifications conséquences de la victoire ; mais nous serons bien aises de connaître le détail des phénomènes quand il s'agira de comprendre ensuite pourquoi, dans tel cas, telle propriété est transportable d'un individu à un autre, et ne l'est pas dans tel autre cas.

§ 72. — VIEILLESSE ET PHAGOCYTOSE

M. Metchnikoff ayant constaté le rôle que jouent les macrophages dans la résorption des éléments cellulaires qui sont en voie de destruction, soit parce qu'ils ne sont plus en équilibre à leur place (métamorphoses) soit parce qu'on les a injectés à un animal de leur espèce ou d'une espèce différente, a naturellement été conduit à se demander quel était leur rôle vis-à-vis des tissus vieillissant. « Dans un grand nombre de maladies chroniques, dit-il[1], on observe des éléments nobles des plus différenciés, comme les cellules nerveuses hépatiques ou rénales, envahis par les macrophages. Souvent on voit ces phagocytes s'accumuler autour des éléments qui se présentent au microscope, encore intacts au point de vue morphologique. Cette destruction de cellules très importantes pour la vie normale de l'organisme, par des macrophages, constitue la base des phénomènes scléreux, dans lesquels les phagocytes mononucléaires remplacent les éléments atrophiés par du tissu conjonctif.

« Ces scléroses des tissus nobles sont tellement répandues que, très souvent, on les prend pour un processus normal qui s'accomplit dans le courant de la vie et qui caractériserait l'atrophie sénile. Autrefois on considérait aussi les maladies de la dentition et plusieurs autres maladies des enfants, comme tout à fait naturelles et inévitables. Avec le progrès de la médecine scientifique, on a bien compris toute l'erreur de cette opinion. Il en sera de même pour les maladies de la vieillesse, lorsqu'on les connaîtra mieux qu'actuellement. L'étude de l'atrophie sénile nous prouve qu'il s'agit ici, non pas de phénomènes réguliers, mais bien de quelque chose qui manifeste un caractère anormal et précoce. M. Matchinsky a fait, dans mon laboratoire, des recherches minutieuses sur les tissus des vieux chiens au point de vue histologique. Ces observations donnent des résultats beaucoup plus précis que l'étude des modifications des tissus chez les vieillards, car les vieux chiens peuvent être sacrifiés au moment néces-

---

1. *Les poisons cellulaires.* Rev. gén. des sciences, 15 janvier 1901, p. 15.

saire, ce qui permet de conserver leurs organes dans des conditions meilleures que chez l'homme.

« Eh bien ! l'étude des tissus des vieux chiens démontre que leur atrophie est loin de présenter une marche concordante et régulière. Tandis que les cellules du cerveau et d'autres centres nerveux subissent un envahissement progressif par des macrophages (phénomène qui s'observe, quoique moins constamment dans les reins et le foie), les cellules des testicules, de la rate et des ganglions lymphatiques accusent un état de prolifération tout à fait remarquable. Il y a donc, dans l'organisme de tous ces vieux chiens, des éléments qui prospèrent à une époque de la vie où certaines cellules nobles se trouvent déjà en voie d'atrophie complète. La dégénérescence sénile de l'homme présente les mêmes particularités et doit être également considérée comme quelque chose de prématuré et d'anormal. »

Ces considérations ont conduit M. Metchnikoff à essayer si « un sérum leucotoxique pourrait arrêter l'envahissement des tissus par des macrophages qui détruisent des cellules nobles affaiblies. » Il a été arrêté dans cette voie en constatant que les sérums qui détruisent les macrophages détruisent aussi les microphages et, par ce côté, sont nuisibles à l'organisme en le désarmant contre les infections microbiennes, résultat intéressant en lui-même, parce qu'il montre que la spécificité physique de ce sérum antimacrophagique n'est pas exclusive. Mais il me semble que, même si l'opération avait réussi, si le sérum avait détruit les macrophages seuls, il n'aurait pas, pour cela, sauvegardé l'organisme. L'appel même des phagocytes vers les cellules ayant encore bon aspect morphologique prouve qu'il y a rupture d'équilibre et que l'aspect des cellules est trompeur. Il en est de même dans les métamorphoses où l'on voit les pha-

(336)

gocytes dévorer des tissus qui ont tout l'aspect de la santé et qui néanmoins sont condamnés à mort parce qu'ils ne sont plus adaptés à leur situation topographique dans les conditions nouvelles où se trouve l'individu. La vieillesse est une métamorphose lente qui met hors d'emploi des éléments dont l'hérédité physique et surtout le squelette intracellulaire entretiennent encore l'aspect morphologique ; il faudrait empêcher les neurones de vieillir et non les phagocytes de les manger quand ils sont vieux. Certains tissus qui prolifèrent sans cesse, ne sont jamais atteints par la vieillesse avant la mort de l'homme ; ils ne s'encroûtent pas ; au contraire, les éléments *nobles*, ceux qui sont le plus indispensables à la coordination et dont la désintégration amène la mort individuelle, sont, probablement à cause de leur fonctionnement spécial et répété, envahis de bonne heure par la sénilité. Si on détruit les macrophages dans un animal vieillissant, il me semble bien probable que l'on aura fait un sacrifice inutile d'éléments jeunes et bien vivaces sans rendre pour cela la vivacité à des éléments qui n'ont plus que l'aspect de ce qu'ils étaient autrefois.

Je crois que les phénomènes d'encroûtement sont inévitables et qu'il faudra nous résigner à devenir vieux quoique ayant encore des phagocytes, des testicules, des rates et des ganglions lymphatiques parfaitement jeunes et vigoureux.

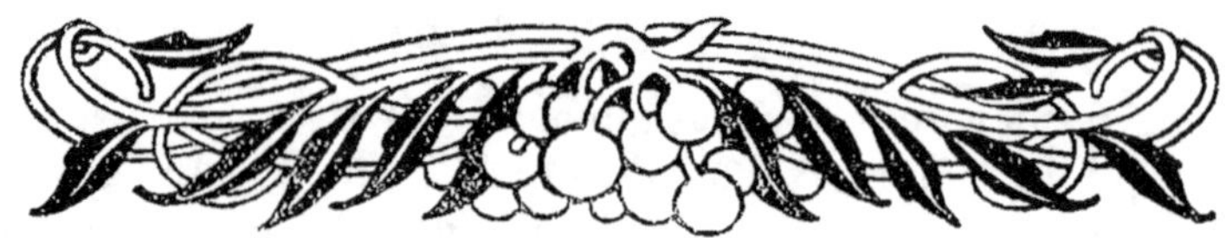

CHAPITRE XIV

RÉACTION DE L'ORGANISME A L'INJECTION DE SUBSTANCES MORTES

§ 73. Programme. — § 74. Action des sécrétions microbiennes sur les animaux réfractaires. — § 75. La lutte des diastases. — § 76. Avantage des êtres vivants dans la lutte — § 77. Narration des faits dans le langage de l'équilibre. — § 78. Résumé. — § 79. Injection de toxines ou de venins a des espèces non réfractaires. — § 80. Action de l'antitoxine sur la toxine. — § 81. Un modèle d'action colloïde. — § 82. Origine des antitoxines.

§ 73. — Programme

Dans la première partie de cet ouvrage, nous avons déjà passé rapidement en revue les résultats de l'injection à un animal *restant vivant* de diverses substances non vivantes telles que sérums et liquides albuminoïdes, éléments de tissus empruntés à un autre animal, etc., et nous nous sommes convaincus que les phénomènes consécutifs à l'injection étaient toujours d'accord avec la loi de Le Châtelier : « La modification produite dans un système de corps à l'état d'équilibre par une variation de l'un des facteurs de l'équilibre est de nature telle qu'elle semble s'opposer à la variation qui la détermine. »

Plus récemment, au chapitre de la phagocytose, nous avons étudié dans le détail les phénomènes optiquement constatables de la résorption des éléments figurés ou, ce qui revient au même, le rôle des éléments figurés de l'hôte dans la destruction des éléments figurés qui lui sont injectés, et nous avons constaté que les phagocytes remplissent dans ce phénomène la fonction la plus remarquable.

Nous devons maintenant nous occuper, au point de vue pratique de la conservation de la vie, des divers cas qui peuvent se présenter dans l'injection d'éléments non doués de vie (ou au moins incapables de vivre dans l'hôte auquel on les injecte). Cette revision faite en détail nous permettra de préciser un certain nombre de faits que nous avons pressentis sans en voir le fond ; je fais remarquer avant de commencer que nous aurons désormais peu d'avantage à nous intéresser aux phagocytes et aux détails de la lutte ; il sera préférable de considérer seulement l'être attaqué comme formé de deux parties, la substance vivante et le milieu intérieur ; les considérations si séduisantes de M. Metchnikoff auront eu pour résultat principal de nous obliger à nous placer sans cesse au point de vue biologique, de ne pas envisager les phénomènes qui se passent *in vivo*, même dans le milieu intérieur non vivant, comme identiques à ceux que l'on peut observer *in vitro* après avoir extrait des liquides des organismes.

Les principales substances auxquelles nous aurons à nous intéresser seront d'abord les substances albuminoïdes empruntées à la vie des êtres vivants, sécrétions des microbes, sécrétions et humeurs des animaux supérieurs, cadavres de microbes, éléments de tissus des animaux supérieurs ; puis nous devrons prêter également quelque attention à l'injection de substances non colloïdes, empruntées à la chimie organique ou inorganique.

Dans un autre chapitre nous étudierons les résultats de l'injection de microbes vivants, et nous aurons alors à constater une lutte pour l'existence entre deux espèces antagonistes ; dans cette lutte pour l'existence interviendra comme facteur secondaire la résistance des hôtes aux sécrétions des microbes, résistance que nous allons étudier maintenant, mais nous aurons aussi à prendre en considération la résistance des microbes eux-mêmes aux humeurs de l'hôte et d'une manière générale, à des liquides albuminoïdes non doués de vie. Pour être préparés à cette étude d'importance capitale, il faudra donc que, dans le présent chapitre, nous ne nous intéressions pas seulement à la résistance d'animaux supérieurs à des substances mortes variées, mais aussi à la résistance des microbes dans les mêmes conditions. Le microbe étant ordinairement considéré comme l'ennemi, le pathologiste s'intéresse surtout aux cas où le microbe meurt, aux conditions de destruction des microbes, mais pour comprendre l'ensemble des phénomènes de la lutte des microbes contre l'hôte, il faut connaître aussi les résultats de l'adaptation, de l'accoutumance des microbes aux substances qui mettent leur vie en danger. Il sera donc bon, quand nous aurons étudié une question au point de vue animal supérieur, de l'étudier ensuite au point de vue microbe ; cela complétera heureusement notre documentation. Par exemple, lorsque nous aurons étudié la résistance des animaux supérieurs aux substances sécrétées par les microbes, nous devrons nous arrêter à la résistance des microbes aux humeurs et aux sécrétions des animaux supérieurs ; quand nous aurons injecté à un cobaye du sérum de hérisson ou d'anguille, nous devrons nous demander aussi ce que devient une bactéridie char-

NÉCESSITÉ D'UN
LANGAGE
SYMÉTRIQUE.

bonneuse dans des sécrétions de diphtérie ou de tétanos.

§ 74. — ACTION DES SÉCRÉTIONS MICROBIENNES
    SUR LES ANIMAUX RÉFRACTAIRES

Il est bien probable que la réaction des organismes
supérieurs à l'injection de sécrétions microbiennes est
susceptible d'être représentée par une formule générale
qui se rapporte à l'injection à n'importe quel animal de
n'importe quelle sécrétion microbienne, mais les expériences faites à ce sujet ne permettent pas d'établir une
telle formule, car on n'a guère étudié, au point de vue de
l'action de leurs sécrétions sur les animaux que les microbes connus pour donner des maladies à telle ou telle
espèce animale ; on ne connaît guère, pour employer
l'expression courante, que les sécrétions des microbes
virulents ou pathogènes.

Nous n'avons pas encore défini ce qu'on appelle virulence et nous verrons que la virulence n'est en aucun cas
susceptible d'une définition absolue. On constate que tel
microbe est pathogène pour telle espèce animale, mais
cela ne l'empêche pas d'être inoffensif pour telle autre
espèce souvent voisine de la première dans la classification zoologique. On a l'habitude d'appeler pathogène
d'une manière générale, une espèce microbienne capable
d'infecter une espèce animale donnée, et l'on appelle bactéries banales les bactéries auxquelles on ne connaît pas
d'hôte vivant possible ; car, nous l'avons vu au chapitre
de l'infection, une bactérie ne peut être pathogène que
si elle est susceptible de VIVRE soit dans l'intérieur d'un
hôte, soit dans une région de l'hôte d'où ses produits de
sécrétion peuvent être introduits dans le milieu intérieur

de l'hôte. Mais il n'y a aucune raison pour que les sécrétions des bactéries banales soient inoffensives pour toutes les espèces animales ; il n'est pas certain que le fait de produire des excréments dangereux pour un animal entraîne pour la bactérie la possibilité de vivre dans cet hôte. Quoi qu'il en soit, comme on a, dans bien des cas, attribué à l'action de leurs excréments l'effet pathogène de certaines bactéries, on a donné d'une manière générale le nom de *toxine* aux sécrétions des microbes qui sont pathogènes pour une espèce.

DANGER DU MOT TOXINE.

Cette appellation est défectueuse car elle semble indiquer une propriété absolue alors que tel microbe, nuisible à une espèce donnée, est entièrement inoffensif pour une autre espèce, tant par lui-même que par ses sécrétions. Le mot *toxine*, comme le mot pathogène ou virulent, ne peut avoir qu'une signification relative. L'impropriété de ces expressions a du moins eu un résultat heureux ; des expérimentateurs, leur attribuant probablement un sens plus absolu que celui qu'elles méritent, ont en effet étudié l'action des microbes ou de leurs sécrétions sur des espèces qui leur étaient insensibles, vis-à-vis desquelles, par conséquent, ces microbes étaient des bactéries *banales*, et, grâce à cette curiosité, nous avons dans la science des comptes rendus de recherches sur des bactéries non pathogènes pour l'espèce à laquelle on les a injectées.

Quand on a constaté que les excréments de la diphtérie ou du tétanos, espèces si dangereuses pour l'homme par exemple, n'étaient pas nuisibles aux reptiles, ou aux poules, ou aux rats, on a parlé de l'*immunité naturelle* de ces animaux particuliers, soit contre la toxine diphtérique, soit contre la toxine tétanique et l'on s'en est étonné ; on a recherché par quel mécanisme ces animaux résistent à ces toxines si dangereuses, parce qu'on a oublié la valeur purement relative du mot toxine. Je le répète, nous ne devons pas regretter cette confusion qui nous a valu des expériences intéressantes, et la généralisation des résultats obtenus dans les cas de toxicité réelle. Quand, par exemple, un animal, doué d'immunité naturelle vis-à-vis d'une toxine, fournit néanmoins, à la suite de l'injection de cette toxine inoffensive, un sérum antitoxique correspondant qu'il ne possédait pas naturellement, cela nous montre toute la généralité du processus résumé dans la loi d'équilibre de Le Châtelier.

Nous conserverons ici l'appellation courante de toxine, malgré les dangers philosophiques qu'elle présente, et uniquement pour être compris de ceux qui en ont l'habitude invétérée, mais il sera bien entendu que nous ne donnons pas à ce mot sa valeur étymologique de substance nuisible, de poison. Quand nous parlerons de toxine microbienne, cela signifiera seulement que nous nous occupons d'un produit d'excrétion *spécifique*, caractéristique d'une espèce microbienne, ou même *individuel* et caractéristique d'un individu particulier de cette espèce, car nous verrons que les variations individuelles jouent un rôle important dans l'histoire de tous les phénomènes étudiés ici.

Si l'on prend une culture microbienne abondante et que, par un procédé mécanique quelconque, on la débarrasse des microbes vivants qu'elle contient, on obtient un liquide ayant des propriétés spécifiques par rapport au microbe considéré. Ce liquide peut être différent suivant le mode de préparation ; il peut contenir plus ou moins des substances localisées dans les microbes eux-mêmes suivant que ces microbes ont été, dans l'opération mécanique dont je viens de parler, plus ou moins triturés ou comprimés ; pour obtenir des résultats expérimentaux comparables entre eux, il faut donc bien spécifier, dans chaque cas, le mode de préparation de l'extrait liquide sur lequel on expérimente.

Les extraits ainsi préparés sont des substances colloïdes et peuvent par conséquent transporter avec eux, pendant un temps plus ou moins long, des propriétés physiques aussi bien que des propriétés chimiques. Il y aura donc toujours lieu de se demander lorsqu'on obtiendra un effet quelconque en injectant cet extrait à un animal, si l'effet observé est dû à une influence chimique directe ou à une influence physique.

INJECTION ET RUPTURE D'ÉQUILIBRE. Injectons à un animal vivant une dose déterminée de l'extrait microbien préparé ; il y aura immédiatement rupture d'équilibre, car le microbe et l'animal étant choisis au hasard, il n'y a aucune raison pour que l'équilibre existe entre leurs propriétés spécifiques. Le premier phénomène est donc certainement une rupture d'équilibre.

Les conséquences de cette rupture d'équilibre varient suivant les cas ; ou bien, après une période de trouble sensible ou insensible pour l'animal (qui éprouve ou n'éprouve pas de malaise local ou général), un équilibre nouveau se rétablit, l'animal continuant de vivre et de renouveler normalement son milieu intérieur, ou bien au contraire l'équilibre ne peut pas se rétablir, le déséquilibre produit par l'injection entraînant la mort de l'animal.

Si l'animal meurt, notre expérience nous a appris seulement que l'extrait microbien considéré est fatal à l'espèce étudiée ; nous pouvons à l'autopsie constater que le déséquilibre a produit la mort grâce à telle ou telle lésion organique, mais nous n'avons aucun renseignement précis sur la manière dont l'animal a réagi à l'injection de la substance microbienne.

(344)

Il est certain que, dans ce cas, la question de dose est importante.

La substance injectée étant morte ne peut pas se multiplier dans l'organisme, et, par conséquent, il ne doit pas être indifférent que l'on ait introduit dans l'animal peu ou beaucoup de cette substance. On recommence donc l'expérience sur un autre animal de même espèce avec une dose moindre, et, sauf dans des cas particulièrement intéressants et que nous étudierons plus tard, on arrive ordinairement à trouver une dose assez minime pour que l'animal, après une période de trouble plus ou moins longue, retrouve un nouvel équilibre. Alors on a, dans cette espèce animale, un merveilleux outil d'étude, un réactif *biologique* excellent pour l'étude de la sécrétion microbienne considérée ; c'est grâce à l'existence de ces animaux *sensibles* à l'espèce microbienne donnée, que l'on pourra étudier les résultats de l'injection des mêmes produits microbiens à des animaux *insensibles*. Je m'explique. Soit une espèce microbienne A dont les excréments tuent l'espèce animale B et ne semblent pas faire de mal à l'espèce animale C. Si j'injecte à C des excréments de A, il n'y aura pas de modification *apparente* dans la vie de cet animal et cependant on peut quelquefois mettre en évidence dans l'animal C une variation qui a une valeur spécifique par rapport au microbe A ; on le peut, grâce à l'existence de l'espèce sensible B. Une poule par exemple ou un caïman, ne se portant pas plus mal après avoir reçu une injection de toxine tétanique, ont cependant, au bout d'un temps plus ou moins long, acquis une propriété nouvelle que l'on met en évidence grâce à la souris, espèce sensible à la toxine tétanique. En effet, le sang de la poule ou du caïman, injecté à la souris, l'empêche de succomber à une dose de toxine tétanique qui, sans cela, eût été mortelle pour elle. Le sang de

IMPORTANCE
DE LA DOSE.

(345)

poule ou de caïman a donc *acquis* au cours de la résorption de la toxine inoffensive injectée, une propriété antitoxique qui peut se transporter à un animal sensible. Je dis *acquis* car on s'est demandé si, pour être réfractaire aux excréments du tétanos, la poule ou le caïman n'avaient pas déjà le sang *antitoxique* vis-à-vis de ces excréments, et on a constaté que non.

Ces faits de transport, à un animal, d'une propriété acquise par un autre animal, sont la base de la sérothérapie dont nous avons déjà signalé le principe dans la première partie de cet ouvrage et qui sont d'un intérêt pratique si puissant.

Malheureusement, au point de vue théorique, ils sont peu commodes, au moins pour le début, car ils ne nous permettent de constater le résultat d'une injection faite à un animal, que par une autre injection faite à un autre animal, et dans laquelle se passent vraisemblablement des phénomènes aussi compliqués que les premiers. Nous ne pouvons comprendre ce qui s'est passé dans un réactif biologique que par l'emploi d'un second réactif biologique du même ordre. Une remarque va nous permettre de ramener ces expériences intéressantes à un cas plus simple.

§ 75. — LA LUTTE DES DIASTASES

MM. Roux et Yersin ont fait en 1888 et 1889 d'admirables recherches sur la toxine diphtérique ; ils en ont conclu que, contrairement à l'opinion reçue jusqu'alors, l'activité des sécrétions des microbes sur les animaux sensibles est due, non pas à la présence d'une ptomaïne voisine des alcaloïdes, mais à une *diastase*, un *ferment soluble*, substances colloïdes d'une activité extraordinaire.

Les plus anciennement connues de ces diastases sont la *présure* qui coagule le lait, les ferments digestifs de l'homme et des animaux, etc... On a fait depuis quelques années des recherches très suivies sur la manière d'agir des diastases; voici quelles sont leurs principales propriétés, que j'ai déjà signalées précédemment d'après les travaux récents de M. Victor Henri.

Toutes les diastases possèdent les propriétés générales suivantes : chaque diastase agit sur des corps bien déterminés, *spécificité* qui est le principal caractère de ces agents ; toutes les diastases forment des solutions colloïdales ; il y a une disproportion énorme entre la quantité d'une diastase et la quantité de corps qu'elle peut transformer ; les diastases ne s'affaiblissent pas pendant leur action. Ces propriétés montrent que les actions diastatiques font partie du groupe des actions catalytiques produites par les colloïdes. Les actions diastatiques sont lentes ; la vitesse initiale d'une réaction diastasique dépend de la concentration du corps à transformer ; les produits d'une réaction diastasique ralentissent cette réaction ; un grand nombre de corps solubles accélèrent ou ralentissent la vitesse d'action d'une diastase.

PROPRIÉTÉS DES DIASTASES.

La spécificité étant le premier caractère des diastases, il n'est pas surprenant que les toxines microbiennes appartenant à cette catégorie soient nuisibles à certains animaux et inoffensives pour d'autres ; au contraire, étant donné le mode d'action particulier de ces agents, on peut penser que le fait, pour des animaux différents, d'être sensible à une certaine toxine, établit la présence d'un caractère (probablement physique) commun à ces animaux, et cela permet une classification des espèces qui n'est en général pas parallèle à la classification zoologique, la classification par la sensibilité aux diverses toxines connues.

Mais, cela étant établi, l'injection à une espèce insensible d'une toxine microbienne doit produire des effets comparables à ceux qui résultent de l'introduction dans les animaux d'expérience d'une diastase quelconque ayant une spécificité connue relativement à des substances mortes ; voici, empruntés au livre de M. Metchnikoff[1], quelques-uns des résultats obtenus au sujet des diastases non toxiques :

LES
ANTIDIASTASES.

« On savait déjà depuis assez longtemps que le sérum sanguin de beaucoup d'animaux empêche l'action de certains enzymes ou diastases. Ainsi, Röden a établi que le sérum de cheval normal retarde ou même empêche complètement la coagulation du lait par la présure. On a observé souvent aussi que les sérums normaux gênent plus ou moins la digestion des albumines par la trypsine. Mais ce n'est que plus récemment qu'on s'est mis à préparer des anti-enzymes par l'injection à des animaux d'enzymes correspondants. Ainsi, M. Hildebrandt a réussi à obtenir une anti-émulsine dans le sérum de lapins auxquels il injectait de l'émulsine à plusieurs reprises. MM. Fermi et Pernossi ont préparé une antitrypsine. M. V. Dungern a obtenu une antidiastase contre les enzymes protéolytiques de certaines bactéries. Mais de toutes les anti-enzymes, la mieux étudiée jusqu'à présent est l'antiprésure obtenue indépendamment par MM. Morgenroth et Briot. Le premier de ces savants traitait des chèvres avec des quantités croissantes de présure et pouvait s'assurer, par des recherches comparatives minutieuses, de l'apparition et de l'augmentation de la quantité d'antiprésure dans le sérum du sang. La chèvre qui a donné le meilleur résultat s'est arrêtée dans le développement de l'antiprésure et il a été impossible de faire

---

1. *Op. cit.*, p. 116.

dépasser au pouvoir antiprésurant une certaine limite. M. Briot a obtenu l'antiprésure aussi chez les lapins auxquels il injectait de la présure liquide à plusieurs reprises. Il a pu s'assurer que l'antiprésure du sérum de cheval est une substance non dialysable et précipitable par l'alcool et certains sels. Comme les précipitines et la diastase qui digère la gélatine, l'antiprésure résiste parfaitement au chauffage à 55°-56°; même le chauffage à 58° n'a aucun effet sur le sérum antiprésurant. Mais à 60° la chaleur commence à devenir nuisible et après trois heures à 62° le sérum a perdu tout pouvoir d'empêcher la coagulation de la caséine par la présure. MM. Morgenroth et Briot admettent tous les deux que l'antiprésure neutralise la présure par action directe. »

Je fais remarquer en passant le langage chimique employé sans cesse par les auteurs et qui laisse supposer la présence d'un composé chimique défini dans tout sérum ayant une action empêchante vis-à-vis d'une diastase. Il faut rapprocher aussi de ces destructions de diastases par les animaux auxquels on les injecte, la destruction des toxines microbiennes par les microbes étrangers ou levures qui se cultivent à leur intérieur quand on les laisse exposées à l'air, car il n'y a aucune raison pour séparer les microbes des animaux supérieurs au point de vue de leur réaction contre les diastases; on pourrait même se demander si la culture d'une espèce vivante quelconque dans une solution de diastase ne donne pas à cette solution un pouvoir antidiastasant analogue à celui qui résulte de l'injection de la même solution à une chèvre ou à un lapin; mais le langage a créé une différence entre les bactéries et les animaux; on dit toxine quand il s'agit des premières, sérum quand il s'agit des secondes et cela empêche de penser qu'un résultat obtenu pour les uns se manifesterait également chez les autres.

ACTION DES ÉTRES UNI-CELLULAIRES.

Quoi qu'il en soit, nous avons constaté que de la présure injectée à un mammifère donne, au bout de quelque temps, au sérum de ce mammifère, une propriété nouvelle, celle d'empêcher le lait de cailler sous l'influence de la présure. C'est là une propriété qui se traduit par une réaction *in vitro*; elle est donc plus facile à constater que celle dont nous parlions tout à l'heure pour le sang des poules ou des caïmans injectés avec de la toxine tétanique; mais il est bien évident que l'on peut raconter les deux expériences dans le même langage. Dans les deux cas, on a injecté à un animal une diastase qui n'avait pas de propriété spécifique à son égard; dans les deux cas l'animal a subi une modification se traduisant par l'action empêchante de son sérum vis-à-vis de la réaction caractéristique de la diastase, la coagulation du lait pour la présure, la mort de la souris pour la toxine tétanique. Sauf la complexité plus grande du réactif souris, les deux cas sont absolument comparables.

LE RÉSULTAT EST TOUJOURS SPÉCIFIQUE. — Lorsqu'au lieu d'une diastase inoffensive on injecte à un animal d'autres colloïdes qui ne sont pas des diastases, on obtient de même une modification du sérum de l'animal qui est spécifique par rapport au corps injecté. Nous avons déjà vu précédemment, dans la première partie de cet ouvrage [1] que « les injections intrapéritonéales de lait de vache à des lapins provoquent dans le sérum sanguin de ces derniers la propriété de donner un précipité spécifique avec du lait de vache seulement ». De même, on obtient des résultats *spécifiques* en injectant à des animaux des globules du sang ou d'autres éléments histologiques d'espèces différentes; ces résultats sont spécifiques non seulement par rapport à l'espèce animale qui a fourni le tissu, mais encore par rapport au tissu

---

1. Voy. chap. VII.

lui-même; je ne reviens pas sur cette question des sérums cytotoxiques ou cytolytiques que j'ai étudiée précédemment. Les cas les plus simples sont certainement ceux qui, comme pour les sérums antiprésurants ou hémolytiques permettent une vérification *in vitro*. Arrêtonsnous donc au sérum antiprésurant, pour tâcher de trouver une formule générale de ces faits qui semblent s'étendre à la biologie tout entière.

Le lait de vache est un colloïde qui a un état d'équilibre particulier. La présure est un autre colloïde qui a, non seulement son état particulier, mais la propriété étonnante de modifier, lorsqu'on l'emploie en très petite quantité, l'état d'équilibre du lait de vache; on peut comparer grossièrement son action à celle de la flamme d'une allumette qui, approchée d'un tas de paille, suffit à enflammer le tas de paille tout entier; ce n'est pas l'allumette qui fournit les matériaux de l'incendie; il y avait en présence, avant son introduction, la paille et l'oxygène de l'air qui sont les véritables agents de l'incendie; mais l'allumette a amorcé un phénomène qui, sans elle, n'aurait pas eu lieu; elle a porté, en un point, la paille à une température suffisante pour que sa réaction avec l'oxygène fut possible; une flamme s'est produite en un point du tas de paille et cette flamme a fait pour les points voisins ce que l'allumette avait fait pour le premier et, ainsi de suite; l'allumette enflammée sans avoir perdu de ses propriétés plus qu'elle n'eût fait si on ne l'avait pas approchée du tas de paille, a donc été la cause déterminante d'un incendie qui s'est répandu de proche en proche et qui aurait pu continuer indéfiniment si on lui avait fourni des matériaux combustibles.

De même aussi, un petit cristal introduit dans une solution sursaturée de la substance correspondante, détermine la cristallisation dans toute l'étendue de la solution.

FLAMMES ET DIASTASES.

(351)

Et ce phénomène est évidemment d'ordre physique puisqu'un cristal isomorphe, jouissant de propriétés chimiques différentes, mais de propriétés physiques analogues peut déterminer le même phénomène.

C'est donc qu'il y avait là des substances dans un certain état d'équilibre, mais susceptibles de prendre et de conserver dans les mêmes conditions un second état d'équilibre différent du premier; du moment que le premier équilibre était rompu en un point, il se rompait forcément de proche en proche de manière que l'ensemble considéré finissait par prendre tout entier le second état d'équilibre très différent du premier et plus stable que lui.

STABILITÉ DES ÉQUILIBRES.

Il a suffi d'une allumette pour produire l'incendie du tas de paille; une flammèche moins considérable eût pu s'éteindre au contact de la paille sans déterminer l'incendie. Si la solution avait été seulement presque saturée et non sursaturée, le cristal introduit à son intérieur eût été dissous dans le liquide au lieu de provoquer la cristallisation générale de l'ensemble; voilà deux cas différents dans lesquels le phénomène d'amorçage n'aurait pas eu lieu. Il est certain que ce phénomène sera d'autant plus facile que la différence de stabilité des deux équilibres différents est plus grande dans les conditions données. De même pour une balance, l'addition d'un poids léger détermine une variation légère si la balance est en équilibre stable, et une rupture totale d'équilibre si la balance est en équilibre instable. Ce qui domine tous les phénomènes que nous étudions en ce moment, c'est qu'un corps vivant, en train de vivre, est comparable à un système en équilibre stable; l'introduction d'un facteur de trouble, s'il n'est pas suffisant pour produire la grande modification qui fait passer de vie à trépas, est forcément combattu par une variation qui suit la loi de Le Châtelier. C'est ce qui se produit, par exemple, lorsqu'on injecte dans un organisme une diastase inoffensive pour l'organisme considéré ; lorsque, par un hasard extraordinaire, cette diastase est en équilibre avec le milieu dans lequel elle baigne, il ne se produit rien de particulier ; lorsqu'elle introduit une rupture d'équilibre on peut se demander lequel des deux colloïdes en présence, l'emportera sur l'autre, assimilera l'autre, si l'on peut employer ici cette expression nouvelle d'*assimilation physique* ; de même, en présence d'une solution dont on ignore si elle est presque saturée ou sursaturée, on ne peut pas prévoir en y introduisant un cristal, si c'est le cristal qui assimilera l'ensemble en lui donnant la forme d'équilibre cristallisée, ou si c'est le liquide qui assimilera le cristal en le dissolvant.

Mais, puisque nous avons supposé que la diastase injectée est inoffensive pour l'organisme, c'est que l'organisme l'emporte immédiatement sur elle (nous laissons pour plus tard les cas où il y a doute pendant quelque temps, où la diastase rend l'organisme malade). Alors, on peut tout à fait considérer l'organisme vivant comme en état parfaitement stable ; l'état d'équilibre qui résultera de l'introduction de la diastase sera donc très voisin de l'état précédent de l'animal ; la diastase aura été assimilée au sens physique du mot (en attendant peut-être que ses éléments constitutifs soient ensuite assimilés au sens chimique ou proprement dit). Si on continue à injecter petit à petit de cette même diastase, elle sera progressivement assimilée physiquement et le phénomène sera tel, d'après la loi de Le Châtelier, que la rupture d'équilibre causée par l'introduction d'une nouvelle quantité de diastase sera de plus en plus faible.

Ainsi, quoique nous ignorions le détail du mécanisme colloïde des êtres vivants, le langage de l'équilibre nous permet de comprendre que la variation résultant de l'introduction d'une diastase inoffensive détermine ce que nous avons appelé l'*assimilation physique* de cette diastase, c'est-à-dire l'apparition d'un taux tel que ce taux soit de moins en moins troublé par l'introduction de nouvelles doses de diastase. On comprend que ce taux acquis soit spécifique par rapport à la diastase considérée, mais que cette spécificité, pour être parfaite, ne soit pas absolue ; deux diastases différentes ayant en commun certaines particularités physiques pourront déterminer dans le taux de l'individu des variations de même ordre ; c'est ainsi que, nous l'avons vu, un sérum peut être à la fois spécifique pour la toxine tétanique et efficace contre le venin des serpents.

Ce que nous avons dit de l'injection d'une diastase proprement dite, nous pouvons le répéter pour des colloïdes quelconques empruntés à des êtres vivants et inoffensifs pour l'animal qui reçoit l'injection ; par exemple, le lait de vache ou des éléments cellulaires empruntés à un autre animal, hématies, tissu hépatique, etc... Chacun de ces colloïdes a un taux qui lui est particulier et qui correspond à son état d'équilibre propre ; ce taux entraînant une rupture d'équilibre au niveau de l'injection, il se produit une assimilation physique qui établit un équilibre nouveau dans l'animal restant vivant. Étant donné que les êtres vivants ou les morceaux d'êtres vivants employés dans les expériences peuvent être successivement, suivant les cas, vainqueurs ou vaincus dans l'assimilation physique, il est bon d'employer un langage absolument symétrique, qui ne fasse *a priori* aucune différence entre le vainqueur et le vaincu ; le mot taux a ce grand avantage ; le mot diastase a l'inconvénient contraire, car il semble que la diastase soit toujours un agent actif et vainqueur ; et cependant nous avons vu la présure vaincue dans la lutte contre des animaux qui lui imposent leur taux vital. Mais si ce mot diastase a un inconvénient, il a aussi un avantage, c'est qu'il représente la transportabilité du taux et fait un pont entre le langage physique et le langage chimique plus courant et plus commode.

On peut obvier à l'inconvénient de son emploi en généralisant sa signification ; par exemple, lorsque le globule sanguin a son état d'équilibre morphologique, son taux personnel, *on peut convenir de dire*[1] qu'il con-

LANGAGE SYMÉTRIQUE CONVENTIONNEL.

---

1. Cette convention si commode pour la symétrie du langage, est autorisée par le vague qui s'attache encore aujourd'hui à l'expression *diastase*. Voici, par exemple, un cas où la diastase peut rester active après la destruction de tout son support organique : « La laccase, diastase oxydante-provient du suc laiteux de l'arbre à laque employé en Asie orientale pour la confection des meubles. La laccase a été rencontrée aussi chez beaucoup d'animaux et, pour ainsi dire, dans toutes les plantes. Elle intervient dans les phénomènes respiratoires et, souvent, trahit sa présence par des changements de couleur.

Ainsi, quand on a coupé une pomme, on voit la chair prendre lentement une coloration rougeâtre par oxydation du tannin sous l'influence de l'air et de la laccase. Dans des conditions analogues, certains champignons deviennent verts ou bleus, etc. Or, voici ce que j'ai trouvé. Quand on chauffe la laccase dans une capsule de platine, à la température du rouge, la matière organique dont elle est presque entièrement formée brûle et disparaît ; il reste une faible quantité de cendres rouge brun, dans lesquelles l'analyse chimique démontre la présence du manganèse. Trois échantillons de laccase ont donné les chiffres suivants :

N° 1 . . . . 0,159 p. 100 de Mn ;
N° 2 . . . . 0,126 — —
N° 3 . . . . 0.098 — —

Si on fait agir ces trois échantillons sur une dissolution d'hydroquinone, on constate une oxydation énergique de l'hydroquinone. En même temps, l'oxygène de l'air est vivement absorbé. Si l'on opère dans des conditions comparables, on trouve que les volumes d'oxygène sont respectivement :

Avec l'échantillon n° 1 . . . . $19,1$ cm^2
— — n° 2 . . . . $15,5$ —
— — n° 3 . . . . $10,6$ —

C'est-à-dire qu'ils varient dans le même sens que la teneur en manganèse. Ce n'est pas là une simple coïncidence, car, si on enlève le manga-

tient une diastase correspondant à ce taux et qui lui conserve sa forme, son intégrité. Alors donc qu'on injecte des hématies d'oie à un cobaye, il y a lutte entre deux diastases, pour l'assimilation physique ; dans le cas actuel c'est le cobaye qui l'emporte, la diastase morphogène du globule rouge étant détruite, le globule rouge

---

nèse par un artifice convenable, le résidu organique de la laccase perd la propriété d'oxyder l'hydroquinone. Il la récupère plus tard quand on lui rend le manganèse. Tous ces résultats sont faciles à interpréter, si on considère ce qui se passe quand, au lieu de laccase, on fait agir du sel de manganèse, minéral ou organique, sur l'hydroquinone.

Le sel, en solution aqueuse, est particulièrement hydrolysé, c'est-à-dire décomposé par fixation d'eau en un mélange d'acide libre et de protoxyde de manganèse.

$$RMn + H^2O = RH^2 + MnO.$$

Le protoxyde de manganèse, on le sait, s'oxyde spontanément au contact de l'air. Cette propriété est même exploitée industriellement dans le procédé Weldon pour la régénération de bioxyde servant à préparer le chlore. Au cours de cette oxydation, la molécule d'oxygène libre O^2 est dédoublée de ses deux atomes, atomes non saturés et par conséquent plus actifs ; l'un d'eux se fixe sur le protoxyde de manganèse pour donner du bioxyde :

$$MnO + O^2 = MnO^2 + O,$$

tandis que l'autre se porte sur l'hydroquinone qui, seul, résisterait au contact de l'oxygène moléculaire. L'expérience montre, en effet qu'une solution d'hydroquinone contenant du protoxyde de manganèse en suspension donne à la fois, au contact de l'air, du bioxyde et de la quinone. Cette réaction doit donc se passer quand on ajoute un sel manganeux à une solution d'hydroquinone. Mais alors il y a, en présence de l'acide libre, du bioxyde de manganèse et un excès du corps organique. Grâce à ce dernier dont la chaleur d'oxydation s'ajoute à la chaleur de formation du sel manganeux, il y a réaction entre l'acide et le bioxyde :

$$RH^2 + MnO^2 = RMn + H^2O + O$$

L'action d'oxygène mis en liberté attaque une nouvelle quantité d'hydrogène *et le sel primitif est régénéré*. Il résulte de cet ensemble de réactions qu'un poids déterminé même très petit de sel manganeux oxyde, aux dépens de l'air, un poids illimité d'hydroquinone. C'est aussi ce que fait la laccase. Seulement, il y a une différence entre les deux cas, entre celui des sels dont je viens de parler et celui de la substance diastasique ; l'oxydation est beaucoup plus rapide avec cette dernière ; tout comme si le manganèse était plus actif lorsqu'il est lié à la substance organique de la

lui-même est *digéré ;* mais il y a d'autres cas où la diastase introduite l'emporte sur le cobaye ; si c'est par exemple une toxine très active par rapport à l'espèce cobaye, c'est le cobaye qui est physiquement assimilé par elle, et qui meurt. Ce langage conventionnel symé-

---

laccase que lorsqu'il est lié à un autre composé acide. On pourrait résumer ces notions en disant que, dans les oxydations effectuées par la laccase, il entre en jeu ce système de deux substances complémentaires : l'une représentée par le manganèse, suffit à produire la réaction considérée et pourrait, à cause de cela, être appelée la *complémentaire active :* l'autre, de nature organique, altérable par la chaleur, est la *complémentaire activante* » (G. Bertrand. *Rev. Gén. des sciences, 30 mai* 1905, p. 458).

A propos de ces faits et d'autres analogues, J. Perrin s'exprime comme il suit dans le mémoire auquel j'ai déjà fait des emprunts :

« Supposons que l'on ait en vue de détruire rapidement de l'eau oxygénée dans une solution aqueuse. On peut accélérer cette destruction en y mettant un morceau de platine, mais l'action catalytique de platine, *proportionnelle à sa surface*, deviendra immensément plus grande si ce morceau de platine est disséminé en granules comme il arrive dans l'hydrosol de platine. Seulement, un tel hydrosol est instable et sera coagulé tout de suite si la liqueur contient une trace de sel quelconque. Un peu de gélatine ou de gomme le protégera et fera persister du même coup, la vitesse de destruction de l'eau oxygénée. Or il semble que certaines diastases, les oxydases contiennent, en outre de matières organiques, des traces de manganèse qui ne peuvent être supprimées sans que l'oxydase cesse de fonctionner (G. Bertrand) ; et on sait d'autre part que le bioxyde de manganèse en solution colloïdale a des propriétés catalytiques très marquées mais que cet hydrosol est très instable. Plus généralement, des traces de divers métaux, tel que le fer, sont indispensables à la matière vivante ; et on sait d'autre part que les hydrosols des oxydes de ces métaux sont des catalysateurs puissants mais instables. L'on doit remarquer, à l'appui de cette hypothèse, que précisément les colloïdes hydrophiles (et par suite protecteurs) abondent dans la matière vivante et que même on n'en a trouvé que là. Bref, et *sans supposer que toutes les diastases sont construites sur ce modèle*, nous arriverons à l'énoncé suivant :

Une diastase pourrait bien être fréquemment formée par un colloïde minéral instable exerçant toutes les catalyses qui caractérisent la diastase, protégé contre la coagulation par un colloïde hydrophile » (J. Perrin, *op. cit.*, p. 103).

Il est donc vraisemblable que les diastases, se reconnaissant surtout à leur action, sont construites sur des modèles variés ; rien ne nous empêche de convenir d'appeler provisoirement diastase l'ensemble des causes qui donnent à un élément vivant sa forme d'équilibre vital. Nous savons d'ailleurs que chaque tissu vivant manifeste une affinité particulière pour certains éléments de la chimie des métaux ou des métalloïdes.

trique a encore un autre avantage ; si un colloïde présente plusieurs propriétés juxtaposées et coexistantes, on peut, dans le langage, attribuer à ce colloïde plusieurs diastases dont chacune correspondra à l'une des propriétés du colloïde. Par exemple, un élément histologique de mouton aura à la fois la diastase mouton (caractère physique spécifique), et la diastase tissu (caractère physique topographique) et pourra être attaqué à ces deux points de vue séparément ou conjointement ; séparément, si on l'injecte à un mouton en un point de l'organisme différent de celui qu'il occupe normalement (si on injecte du foie dans le péritoine par exemple) ; conjointement si l'on introduit du foie de mouton dans le péritoine d'un cobaye où il ne trouve ni son taux spécifique ni son taux topographique. Le langage sera facilité par cet accroissement du nombre des diastases, mais il aura un inconvénient qui sera de faire considérer quelquefois comme séparables des qualités qui ne le sont pas ; c'est l'expérience qui renseignera à ce sujet.

Le grand avantage de ce langage symétrique et conventionnel, sera, je le répète, de s'appliquer de la même manière à un colloïde donné, qu'il soit vainqueur ou victime ; les phénomènes qui suivent l'introduction d'un colloïde dans un autre colloïde se ramèneront donc à une *lutte de diastases.*

§ 76. — Avantage des êtres vivants dans la lutte

Dans cette lutte de diastases, les corps vivants seront toujours avantagés tant qu'ils resteront vivants, ou du moins, nous reconnaîtrons, à ce qu'ils restent vivants, qu'ils l'emportent dans la lutte. Tant qu'un corps est vivant en effet, il doit conserver un taux qui ne varie que très lentement sous l'influence des phénomènes *d'habitude*. Je considère un de ces corps (fig. 34), et je m'occupe à la fois d'un élément vivant B, et d'un élément étranger de trouble A introduit dans le milieu intérieur. A modifie le milieu intérieur et engage la lutte des diastases ; s'il est vaincu immédiatement, le cas est peu intéressant, il n'y a plus ensuite qu'à constater que l'élément B *s'habitue* à la modification peu importante introduite par A dans le milieu, se remet en équilibre avec le

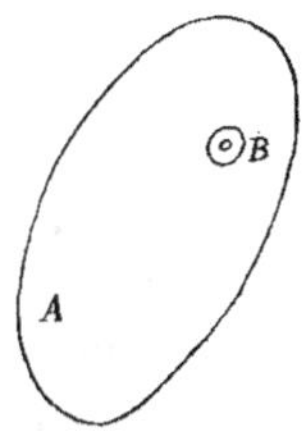

FIG. 34.

milieu intérieur dans lequel il baigne, en se modifiant lui-même tissu, et en modifiant le milieu ; finalement un équilibre nouveau est obtenu.

Je suppose maintenant que A commence par l'emporter sur le milieu intérieur ; alors une rupture d'équilibre se manifestera entre ce milieu intérieur et B, et, tant que B restera vivant, le milieu intérieur subira, de sa part, une modification tendant à rétablir l'équilibre (on dira par exemple que B sécrète une diastase dans le milieu intérieur). A subira de nouveau l'assaut du milieu intérieur ainsi armé par l'élément B et ainsi de suite ; le milieu intérieur se trouvera pris entre deux foyers de modification, A et B. Si A est une substance morte, elle aura un désavantage dans la lutte, puisque, par cela même qu'elle est morte, elle ne peut pas réparer les pertes qu'elle subit, tandis que les éléments *restant vivants* sont des foyers incessants de *production* d'état physique.

Or, j'ai parlé de B comme s'il était seul, mais B s'appelle légion ; il représente tous les éléments de l'organisme qui sont capables de se défendre contre A ; cha-

(359)

cun se défendant pour son compte comme s'il était seul, il se trouve au bout de quelque temps que l'effet produit dans le milieu est très supérieur à celui qui aurait été nécessaire pour la destruction de l'effet de A ; de sorte que le milieu intérieur, non seulement détruit l'effet de A, mais est encore capable de détruire l'effet de quantités nouvelles de la même substance nuisible; aussi une nouvelle injection de substance identique trouve l'organisme armé, aguerri ; l'effet de A est directement détruit par le milieu intérieur sans qu'il soit besoin de provoquer une nouvelle réaction de l'organisme vivant. Les liquides de ce milieu intérieur sont en même temps capables de transporter dans un autre animal, ou même *in vitro* quelquefois, la propriété de détruire l'effet de A, ainsi que nous le verrons tout à l'heure.

Si quelques éléments B ont été détruits dans la bataille (phagolyse[1] par exemple), il se peut que leur mort introduise en outre dans le milieu des produits utiles à la neutralisation de A ; on comprend bien, dans tous les cas, le grand avantage qu'il y a pour l'organisme à ce que A soit englobé par B, car alors, tant que B reste vivant, le milieu intérieur n'a plus à rester en équilibre qu'avec B, élément de son individu ; le déséquilibre causé par A est maintenant l'affaire de B tout seul et, *si B reste vivant,* le reste de l'organisme est protégé[2].

Cette manière de voir nous amène en effet à considérer l'organisme comme un sac contenant des éléments

---

1. Cet exemple de la phagolyse prouve qu'il n'y a pas trop d'inconvénient à employer le langage conventionnel qui attribue aux globules sanguins par exemple une diastase morphogène propre; cette diastase digère en effet des phagocytes vivants dans l'acte de la phagolyse.

2. Mais il est vraisemblable aussi que, une fois le corps englobé, les autres éléments vivants ne fabriqueront plus de diastase spécifique puisqu'ils seront désintéressés de la lutte et cela nous expliquera la différence entre l'immunité et le pouvoir immunisant.

histologiques divers, *lesquels sont tous en équilibre avec un même milieu intérieur*, quoiqu'ayant, chacun pour son compte son taux particulier, sa diastase de tissu. Cet équilibre nécessaire de tous les tissus divers avec le même milieu sans cesse brassé de toutes parts crée *l'unité physique de l'individu*, unité physique qui est naturellement la conséquence et le conservateur de l'unité chimique représentée par le patrimoine héréditaire, à cause des relations de cause à effet établies dans les colloïdes vivants entre le physique et le chimique, à cause de cette réversibilité qui se manifeste dans l'hérédité des caractères acquis.

L'équilibre de l'ensemble du sac est d'ailleurs entretenu par des échanges constants avec l'extérieur, échanges qui constituent la vie de l'animal ; grâce à ces échanges, et à un certain point de vue, nous pouvons parler de l'animal complexe dans les mêmes termes que ceux qui nous servent à raconter la conservation de la vie d'un protozoaire ou d'une bactérie. Suivant les cas, nous aurons avantage à employer le langage d'ensemble ou le langage de détail, mais, je l'ai déjà fait remarquer à plusieurs reprises, il ne faudra jamais oublier que la légitimité du langage de détail est subordonnée à la possibilité du langage d'ensemble, à la conservation de la vie de l'individu total.

§ 77. — Narration des faits dans le langage de l'équilibre

Nous sommes maintenant en mesure de raconter simplement, et dans un langage unique, les divers phénomènes résultant de l'injection à un être vivant de substances colloïdes mortes, phénomènes que nous avons déjà racontés séparément à plusieurs reprises, comme autant de petits épisodes distincts et isolés. Commençons par le cas où les substances ne semblent pas nuire à l'individu.

Ces cas comprennent l'injection de substances considérées comme alimentaires (lait, tissu, albumine de l'œuf, etc.), de diastases inoffensives (présure, émulsine, etc.), et enfin, ce qui revient au même, de toxines microbiennes chez des animaux doués d'immunité naturelle.

INGESTION DANS LE TUBE DIGESTIF. Il faut d'abord constater que le phénomène est différent suivant que ces substances sont introduites directement dans le milieu intérieur, ou ingérées dans le tube digestif qui, je l'ai déjà fait remarquer à plusieurs reprises, est extérieur à l'individu. Un aliment introduit dans le tube digestif se trouve en contact avec les cellules de la paroi intestinale, et c'est là que se produit la rupture d'équilibre, car ces cellules de la paroi, si elles baignent dans le milieu intérieur par une de leurs faces, baignent dans le contenu de l'intestin par leur autre face ; elles ont donc deux équilibres différents à maintenir ; leur fonctionnement est plus compliqué que pour les cellules baignant en entier dans le milieu intérieur. La lutte des cellules pariétales de l'intestin contre la rupture d'équilibre due aux aliments se traduit naturellement par une action physique spécifique par rapport à ces aliments, par une neutralisation de leur diastase morphogène, au moyen d'une diastase antagoniste réalisant ce qu'on appelle leur digestion. Une fois cette digestion réalisée, l'équilibre d'ensemble s'établit entre l'animal et le contenu de son tube digestif par des phénomènes d'échange (absorption, etc.). Mais on voit que, par cette voie intestinale, les diastases étrangères ne sont introduites dans le milieu intérieur qu'après avoir été modifiées par les diastases des sécrétions intestinales ; il doit donc y avoir une différence entre ce cas et celui de l'injection directe des substances colloïdes dans le milieu intérieur, différence qui peut aller, dans certains cas, jusqu'à la suppression presque complète des phénomènes qui auraient suivi l'injection directe. Cette différence n'est cependant pas absolue, ainsi que le prouve la possibilité de faire de l'opothérapie par voie intestinale.

Ici doit se placer une remarque importante; lorsqu'il s'agit d'un aliment habituel à une espèce, il peut se faire que la sécrétion spécifique relative à cet aliment se fasse dans l'intestin sans que l'aliment ait été ingéré, uniquement parce que l'animal reconnaît à l'odeur la nature sapide de l'aliment en question; c'est là un résultat de la coordination individuelle fixée par hérédité des caractères acquis; on a des milliers d'exemples analogues en biologie; par exemple les passions amoureuses, déterminées primitivement pour le besoin sexuel ont pu se transformer petit à petit au point de produire leur effet physiologique dans des conditions où il n'est plus aucunement question de reproduction. J'ai développé ailleurs cette étude des caractères acquis et j'ai montré qu'ils finissent fatalement par prendre une apparence absolue qui fait souvent oublier leur point de départ. Le phénomène de la sécrétion de sucs digestifs dans l'intestin à la suite d'une simple impression olfactive est, sans contredit, justiciable de cette explication. Mais si ces caractères acquis peuvent être dans beaucoup de cas utiles à l'organisme, ils sont embarrassants pour le physiologiste qui essaie de séparer les questions pour les étudier; nous devrons toujours, dans notre étude actuelle, nous défier des influences nerveuses qui résultent d'une coordination précédemment acquise.

Quand les cellules intestinales luttent contre les corps étrangers du tube digestif, le résultat de leur activité peut se faire sentir également dans le milieu intérieur qui les baigne au même titre que le contenu intestinal, et c'est pour cela que l'on trouve souvent dans le milieu intérieur des ferments digestifs identiques à ceux de l'intestin ; ils sont sécrétés par les cellules digestives, en même temps dedans et dehors.

INOCULATION DIRECTE. Arrivons maintenant à l'introduction directe d'un colloïde dans le milieu intérieur. Ce colloïde étant inoffensif, la victoire reste toujours à l'organisme dans la lutte des diastases ; mais il y a des cas où cette lutte n'existe pour ainsi dire pas, où l'organisme paraît indifférent à l'introduction expérimentale de la diastase considérée, vraisemblablement parce que la rupture d'équilibre due à cette introduction est nulle. En face du cas où la diastase est spécifique et mortelle pour les individus, il peut y en avoir d'autres exactement opposés, où la diastase est entièrement étrangère aux réactions de l'organisme, où elle ne peut influer sur rien de ce qui se passe à son intérieur ; alors, son introduction n'est suivie *d'aucun phénomène*. Tel semble être le cas, par exemple, pour l'injection de la toxine tétanique à un scorpion, à une larve d'oryctes, à un lézard ou à une tortue. Ces animaux ne sont aucunement gênés par l'existence de cette toxine ; bien plus, ils ne la digèrent pas, ne l'assimilent pas ; elle est pour eux comme si elle n'était pas ; on retrouve la toxine intacte dans leur sang au bout de plusieurs mois. Il n'y a donc aucune réaction spécifique de l'organisme, et c'est en vain que l'on voudrait y trouver une fabrication d'un sérum antitoxique quelconque.

De même le hérisson se trouve dans une situation toute particulière vis-à-vis d'un grand nombre de poisons actifs sur d'autres animaux ; il ne souffre pas de leur injection et n'y réagit pas en produisant un sérum antitoxique.

Un second cas, tout différent du premier, mais dans

lequel l'animal ne réagit pas davantage est celui où la toxine injectée se trouve immédiatement en équilibre avec le taux intérieur de l'animal; l'assimilation étant réalisée d'avance n'a pas à se perpétrer; elle est et voilà tout. C'est ce qui se produit par exemple quand on injecte son propre venin à une vipère ou à un scorpion. L'animal n'est pas plus intéressé par cette injection que nous ne le serions par un peu d'un liquide extrait purement de notre propre organisme. L'unité physique réalisée dans un de ces animaux fait que tous les éléments de son corps sont en équilibre avec le milieu intérieur; or le venin n'est guère qu'une concentration locale de ce milieu intérieur[1]; sa réintroduction dans ledit milieu passe donc inaperçue. Le sang des serpents se comporte d'ailleurs comme du venin dilué; quoique toxique pour eux, il permet de vacciner de petits animaux sensibles, de les accoutumer à des injections de venin concentré; encore faut-il pour cela qu'on l'ait chauffé à 58°, tant il est actif. Une autre particularité intéressante pour le biologiste est que tous les serpents paraissent jouir de la même immunité par rapport au venin de l'un d'eux; les serpents venimeux ne se distingueraient des serpents non venimeux que par l'absence d'un endroit du corps où se concentre, pour être inoculé, le venin naturel à leur organisme; cela donne une homogénéité particulière à ce groupe si spécialisé des ophidiens.

Passons maintenant au cas où, tout en étant d'avance assuré de la victoire, l'organisme injecté n'est pas indifférent à l'injection de la diastase expérimentée; alors il

---

[1]. On peut néanmoins concevoir qu'un venin d'une espèce soit venimeux pour cette espèce même; cela se produirait au cas où le venin devrait son activité, non pas à un caractère général de l'individu, mais à un caractère local, particulier à un tissu et capable de nuire à d'autres tissus (sérums cytotoxiques par exemple).

faut que l'effet de cette diastase soit détruit par une réaction spécifique de l'individu. Supposons d'abord, ce qui est le cas le plus facile à suivre, que la rupture d'équilibre se produise immédiatement entre la diastase et le milieu intérieur; alors, par suite de l'unité physique de l'organisme, cette rupture d'équilibre impressionnant à la fois toutes les cellules de l'organisme qui peuvent en souffrir et y réagir, chacune de ces cellules réagira comme si elle était seule et introduira dans le milieu une quantité de résistance proportionnée à l'intensité de la rupture ; il y aura donc *excès* de processus défensif, et, grâce à cet excès, le sérum de l'animal considéré sera capable d'ores et déjà de neutraliser une rupture nouvelle d'équilibre occasionnée par l'introduction du même agent, et même de transporter à d'autres animaux ce pouvoir neutralisant ; mais n'anticipons pas sur la sérothérapie ; contentons-nous de constater que l'injection d'une nouvelle quantité du même colloïde causera certainement une rupture d'équilibre moins sensible que la première injection ; dans notre langage imagé nous dirons que le taux résultant de l'équilibre obtenu est voisin du taux de l'animal et spécifique par rapport au colloïde injecté.

Je suppose, par exemple que le colloïde injecté se soit composé de globules rouges d'oie ; quand on aura injecté beaucoup de ces globules à un cobaye, ce cobaye aura subi une modification correspondante, il aura pris l'habitude de digérer des globules d'oie et son sérum aura une propriété particulière relative aux globules d'oie ; il y aura quelque chose, dans le taux du cobaye, qui sera spécifique par rapport aux globules d'oie. Ce quelque chose pourra quelquefois se manifester *in vitro ;* dans l'espèce, on constate en effet que le sérum du cobaye peut détruire, dans un verre, des globules rouges d'oie ;

s'il s'était agi du lait de vache, on constaterait que le sérum a acquis, par rapport au lait de vache, une propriété spécifique qui se traduit *in vitro* par la formation d'un précipité au contact du lait de vache. Alors que le sérum de cobaye ordinaire entrait, par rapport à l'oie, dans la catégorie des colloïdes inoffensifs, le sérum de cobaye préparé par injection de sang d'oie, aura acquis une propriété nouvelle qui le rendra dangereux pour l'oie à laquelle il sera inoculé; il entrera dans la catégorie des diastases toxiques dont nous avons réservé l'étude pour tout à l'heure; si on en injecte une quantité suffisante à une oie saine, l'oie pourra mourir.

Laissons de côté ce cas des diastases toxiques que nous avons réservé pour plus tard et, ce sérum de cobaye devenu dangereux pour l'oie à cause de la propriété spécifique acquise, injectons-le à un autre cobaye ou à un animal quelconque pour lequel il se montre aussi inoffensif qu'un sérum ordinaire. Ce sérum sera traité comme les colloïdes inoffensifs; à la rupture d'équilibre qu'il provoquera, correspondra une réaction *spécifique* de l'organisme qui fournira à son milieu intérieur les éléments de résistance physique. La réaction en question sera *spécifique* par rapport à un sérum ayant la propriété hémolytique vis-à-vis des globules d'oie et détruira l'effet de cette propriété hémolytique. De sorte que l'on obtiendra, dans ce troisième animal d'expérience, une propriété physique capable de neutraliser la propriété hémolytique du premier. Et en effet, son sérum sera anti-hémolytique, c'est-à-dire qu'il sera capable d'empêcher le premier sérum obtenu de détruire les globules d'oie. Ce résultat n'est pas plus extraordinaire que le premier; il indique seulement que, dans un animal, l'injection d'un colloïde inoffensif produit une réaction de l'organisme qui est *spécifique* par rapport à la nature du colloïde injecté. Et si cette spécificité se conçoit aisément dans le langage des équilibres que nous venons d'employer, elle serait absolument fantastique dans le langage purement chimique de l'école d'Ehrlich.

CYTASES ET FIXATEURS. Nous avons fait allusion tout à l'heure à la possibilité de deux actions différentes de l'organisme vivant, l'une par adaptation progressive de ses éléments à la diastase injectée, l'autre par destruction d'un certain nombre de ses éléments aussitôt après l'injection, phénomène que M. Metchnikoff a appelé la phagolyse. Le milieu intérieur subira donc par ce fait deux modifications simultanées, l'une par une action vraiment vitale, par une *assimilation physique* de la diastase injectée, et cette action sera naturellement spécifique par rapport à la diastase injectée, l'autre par une pure destruction de certains éléments cellulaires, destruction qui n'aura rien de spécifique par rapport à la diastase injectée et qui aura seulement pour effet de répartir, dans le milieu, à l'état diffus, des agents primitivement localisés dans les cellules vivantes ; ce dernier phénomène aura donc pour effet de donner partiellement au milieu intérieur des propriétés des cellules du corps, de diminuer provisoirement la différence qui existe entre ces cellules et le milieu intérieur. Cette destruction des phagocytes ou autres cellules produira donc un effet qui ne sera aucunement spécifique par rapport à la diastase injectée, et qui aura seulement des caractères spécifiques de l'individu dans lequel se passe le phénomène. La première réaction, l'assimilation physique est évidemment de beaucoup la plus intéressante pour nous, mais cependant, à cause de l'emploi de réactions *in vitro*, la seconde a peut-être frappé davantage les observateurs. Pour la commodité du langage on représente l'effet de ces deux réactions par des substances actives réparties dans le milieu intérieur ; on donne à la première le nom de *fixateur*, à la seconde le nom de *cytase*. Le fixateur est spécifique par rapport à la diastase injectée ; la cytase dépend seulement de l'espèce de cellules détruites ; c'est par exemple de la macrocytase s'il s'agit de macrophages, de la microcytase s'il s'agit de microphages.

Le fixateur et la cytase ne sont pas détruits à la même température ; on donne le nom de substance *thermostabile* au fixateur qui résiste à une température allant jusqu'à 65° et plus, et le nom de substance *thermolabile* à la cytase qui est détruite vers 55°.

THERMOSTABILES ET THERMOLABILES

Supposons par exemple que le colloïde injecté ait consisté en du sang d'oie ; nous avons vu au chapitre de la phagocytose que les hématies ne sont morphologiquement détruites qu'après avoir été englobées dans les macrophages ; or, si l'on extrait du sang de l'animal ainsi préparé et qu'on en retire le sérum, on constate que ce sérum, *in vitro*, dissout le sang d'oie, alors que le milieu intérieur de l'animal préparé ne le faisait pas. C'est que, en effet, dans cette préparation du sérum, il se produit une phagolyse intense, bien plus intense que celle qui a suivi, dans l'animal, l'injection préparatoire ; tous les leucocytes existant dans le sang extrait pour la préparation du sérum se détruisent en effet et répandent dans le sérum tout ce qui, de leurs cadavres, peut diffuser dans l'ambiance. Il y a donc beaucoup plus de cytase dans le sérum que dans le milieu vivant de l'animal dont il provient et c'est grâce à cela que l'on peut constater *in vitro* une hémolyse caractéristique.

On transporte donc fatalement la cytase avec le sérum que l'on injecte à un animal (à moins d'employer des précautions très spéciales), mais il est bien certain que ce produit, intéressant *in vitro*, n'est aucunement spécifique par rapport au colloïde étudié. La cytase résulte

LA CYTASE N'EST PAS SPÉCIFIQUE.

de la mort des cellules, tandis que le fixateur résulte de leur activité vitale, de leur accoutumance à un facteur d'action nouveau et est spécifique par rapport à ce facteur d'action.

Dans le langage de la lutte des diastases que nous avons proposé précédemment, on peut dire que, en dehors d'un être vivant, la diastase du colloïde injecté et la cytase étant réduites à leurs propres forces, pourraient être impuissantes vis-à-vis l'une de l'autre ; mais l'introduction du fixateur spécifique produit par la réaction spécifique de l'animal vivant au colloïde injecté, désarme la diastase de ce colloïde et livre le colloïde désarmé à l'action de la cytase, de même que, dans l'animal vivant, ce fixateur spécifique agissant sur le colloïde injecté le livre désarmé à toutes les actions destructives de l'animal.

Nous reviendrons sur ces questions après avoir étudié les résultats de l'injection à un animal, non plus d'une diastase inoffensive comme celle qui se trouve dans les sécrétions des bactéries banales ou dans les éléments histologiques d'animaux voisins, mais d'une diastase dangereuse pour lui comme le venin des serpents ou les toxines des microbes pathogènes.

Nous n'avons pas encore épuisé les questions intéressantes qui se rencontrent dans les phénomènes d'injection d'une diastase à des animaux doués d'immunité naturelle pour cette diastase, c'est-à-dire, sûrs de l'emporter dans la lutte.

Nous avons vu que la poule peut résister à l'injection de quantités considérables de toxine tétanique[1]; cette toxine tétanique s'y conserve assez longtemps, ce qui ferait croire qu'elle appartient pour la poule à la caté-

---

1. Cependant, des doses énormes la tuent.

gorie des diastases tout à fait indifférentes dont nous parlions tout à l'heure; la chose n'est pas absolument exacte ; la poule détruit petit à petit le poison injecté et produit du sérum antitétanique. Le caïman est plus intéressant et nous fait pénétrer plus avant dans la connaissance des diastases : « Les caïmans (alligator missisipiensis) se sont montrés tout à fait réfractaires au tétanos, à froid aussi bien qu'à des températures élevées. Au point de vue extérieur, ils se comportent exactement comme les tortues, c'est-à-dire qu'après l'injection de doses variées de toxine, quelquefois très grandes, ils ne manifestent aucun symptôme morbide en général ni tétanique en particulier. Mais les phénomènes intimes qui se passent dans leur organisme sont essentiellement différents de ceux qui se produisent chez les tortues. La toxine s'élimine rapidement du sang, même lorsque les caïmans sont maintenus à des températures relativement basses (20°). Seulement, dans ces conditions de températures, le sang, ayant perdu sa propriété tétanigène ne devient pas antitoxique. Au contraire, lorsque les caïmans vivent à température plus élevée (32-37°), il se développe chez eux le pouvoir antitoxique du sang, souvent avec une très grande rapidité. Les caïmans tout jeunes (pesant environ 500 grammes) sont déjà capables de produire l'antitoxine, mais avec une assez grande lenteur. Un mois après la première injection de la toxine tétanique, leur sang, incapable de donner le tétanos à des souris, n'est pas encore antitoxique. Mais recueilli un mois plus tard, il empêche sûrement l'éclosion de la maladie, lorsqu'on l'injecte à des souris, mélangé à des doses mortelles de toxine. Les caïmans plus âgés développent le pouvoir antitoxique beaucoup plus rapidement et plusieurs fois nous avons pu constater à notre grand étonnement que, déjà vingt-quatre heures après l'injection de la toxine, leur sang était manifestement antitétanique. Le sang des mêmes caïmans éprouvé avant l'injection de la toxine, comme le sang des caïmans neufs en général ne présentait aucune propriété antitoxique[1]. »

Ainsi, à 20°, les caïmans se débarrassent de la toxine tétanique sans fabriquer d'antitoxine, tandis qu'à 32-37°, ils se débarrassent de la même diastase en fabriquant l'antitoxine. Il y a là quelque chose d'extrèmement déconcertant, mais qui est dû simplement à l'emploi du mot *toxine* et qui démontre, à mon avis, que le langage chimique est néfaste dans l'histoire de l'immunité.

Du moment que le colloïde injecté est détruit par l'organisme, nous devons penser, d'après tout ce qui précède, que la réaction du caïman a produit quelque chose de spécifique par rapport à ce colloïde ; je crois bien que tel est le cas en effet, mais le langage chimique nous empêche de voir qu'il n'y a peut-être aucun rapport entre le taux de la toxine à 20° et le taux de la toxine à 32-37°. C'est contre *le taux de la toxine à 20°* que le caïman a réagi et, s'il a produit quelque chose de spécifique, c'est quelque chose de spécifique par rapport au *taux de la toxine à 20°*. Nous n'avons pas de réactif de ce « taux de la toxine à 20° », sans cela, il me paraît probable que le sérum des caïmans ayant détruit cette toxine à 20° serait capable d'empêcher cette réaction.

Cette simple remarque nous met en garde contre le danger du langage chimique dans les interprétations des phénomènes de résistance des organismes ; dans les cas actuels il s'agissait de température ; dans d'autres, il s'agit d'autre chose, et nous parlerons toujours de la *toxine tétanique* comme d'une chose définie, alors que *c'est quelque*

---

1. Metchnikoff, *op. cit.*, p. 349.

chose qui a des propriétés différentes dans des conditions différentes. Nous aurons souvent l'occasion de revenir sur cette observation ; bien des théories très complexes ont dû le jour à l'oubli qu'on en a fait.

Nous avons supposé (p. 366) que la rupture d'équilibre due à l'injection de la diastase se produisait directement au contact de la diastase et du milieu intérieur de l'animal injecté ; il se peut que cela n'ait pas lieu, qu'un déséquilibre n'existe pas entre la diastase injectée et le taux général de l'individu, mais se produise néanmoins entre cette diastase et le taux de tel ou tel tissu de l'organisme ; nous savons en effet que, s'il y a un taux général de l'organisme, taux avec lequel tous les taux cellulaires doivent se trouver en équilibre, chacun des tissus a néanmoins son taux spécial et, étant donné ce que nous savons de la spécificité des diastases, nous devons penser que, dans certains cas, il y aura entre la diastase et l'un quelconque, bien déterminé, des tissus d'un animal, une réaction particulière. Tel est le cas, par exemple, pour la toxine tétanique et le système nerveux central. La grenouille verte a donné à ce sujet des résultats très intéressants. La toxine tétanique introduite dans son sang s'y conserve deux mois si la grenouille reste à une température peu élevée ; il semble donc bien que le milieu intérieur de la grenouille soit, au point de vue de la toxine tétanique, dans l'état d'indifférence dont nous avons parlé précédemment ; mais une partie de cette toxine agit d'une manière particulière sur le système nerveux central ainsi que l'a montré M. Morgenroth ; ce tissu *fixe* en lui-même cette toxine, à une température assez basse (jusqu'à 8°) pour que, comme nous l'avons vu tout à l'heure sur les caïmans cette toxine ne soit pas douée de l'activité pathogène à laquelle on reconnaît ordinairement la toxine tétanique. Ici se produit

ACTION DIRECTE DE LA TOXINE SUR LES TISSUS SENSIBLES.

(373)

un phénomène d'accoutumance cellulaire très intéressant.

Si, peu de temps après l'injection de la toxine à froid, on chauffe la grenouille à 32°, la toxine fixée dans les centres nerveux devient active et donne le tétanos mortel. Si au contraire on attend plusieurs mois, les grenouilles sont devenues réfractaires au tétanos, par accoutumance progressive de leurs cellules nerveuses à la toxine modifiée par le froid. Et cela donne un enseignement multiple. D'abord, un procédé de vaccination de certains animaux poikilothermes par des toxines modifiées à froid; ensuite un cas d'immunité dans lequel le milieu intérieur n'est pour rien et ne contient pas de pouvoir antitoxique. L'étude de la grenouille nous apprend encore quelque chose; c'est que, ce qui est vrai pour le caïman n'est pas vrai pour elle; alors que, pour le caïman, la toxine tétanique n'est plus active à 20°, elle peut l'être encore jusqu'à 13° pour les grenouilles qui sont sensibles à cette température à de fortes doses de toxines; et cela prouve une fois de plus combien est dangereux l'emploi du mot toxine pour représenter une *rupture d'équilibre* dont l'intensité et même l'existence dépendent évidemment de la nature de l'équilibre préétabli. Toutes les généralisations faites avec le langage des toxines seront dangereuses tandis qu'elles seront légitimes dans le langage de l'équilibre qui, lui, tient dans chaque cas compte de tout.

EXPÉRIENCE DE ROUX ET BORREL. Ce cas de la grenouille nous ramène à une particularité observée sur la poule par MM. Roux et Borrel; on donne le tétanos mortel à une poule en lui injectant directement dans le cerveau une quantité très minime de toxine tétanique. Cela pourrait indiquer que la rupture d'équilibre, presque nulle entre la toxine et le milieu intérieur de la poule, est au contraire très nette entre cette toxine

et la substance des centres nerveux [1] ; mais cela indique
aussi que les centres nerveux sont protégés d'une certaine manière contre cette toxine injectée dans le sang,
malgré la circulation qui irrigue sans cesse le cerveau ;
il faut donc, ou que le mélange de toxine et de sang de
poule soit inoffensif pour les centres nerveux, ou que
les cellules nerveuses aient une sorte de chimiotaxie
négative à l'égard du poison tétanique. Ces cellules étant
fixes on peut se demander comment une telle chimiotaxie se manifesterait, mais il suffit de réfléchir au cas
d'un bateau à hélice qui a le nez contre le quai ; si le
bateau était libre, il marcherait poussé par l'hélice ;
n'étant pas libre, il met l'eau en mouvement et la repousse ;
ainsi les cellules nerveuses de la poule, repoussant la
toxine, finiraient par s'y habituer petit à petit sans en
être endommagées, ce qui est nécessaire puisque la toxine
reste *très longtemps* dans le sang. Le même cas se produit pour le rat qui, naturellement réfractaire à la toxine
diphtérique et n'ayant pas le sang antitoxique pour ce
poison, est néanmoins très sensible à l'injection directe
de la toxine diphtérique dans le cerveau.

§ 78. — RÉSUMÉ

Résumons rapidement les divers cas que nous venons
de signaler.

1° Il y a *indifférence* totale de l'organisme pour la diastase injectée (toxine tétanique pour scorpion ou lézard).

2° Il y a équilibre immédiat entre la diastase injectée
et l'organisme, parce que la diastase est exactement spé-

---

1. Nous verrons plus loin une meilleure interprétation de l'action de la
toxine sur les éléments sensibles, voy. pp. 380. sq.

cifique de cet organisme (injection de leur propre venin à des serpents ou à des scorpions) ; mais alors, le sang des animaux considérés peut transporter avec lui la propriété spécifique immunisante.

3° Il y a lutte entre l'organisme et la diastase, mais nous n'avons encore étudié que les cas où cette lutte se termine fatalement par la victoire de l'organisme injecté ; dans ce troisième cas il faut faire plusieurs subdivisions :

α. La rupture d'équilibre est directement réalisée entre la diastase et le milieu intérieur ; alors, tous les éléments de l'animal sont intéressés par cette rupture d'équilibre ; ceux qui peuvent lutter contre elle le font en s'y habituant et en sécrétant dans le milieu quelque chose qui la contrebalance ; dans ce cas, il y a dans le sérum quelque chose qui peut agir directement pour désarmer la toxine injectée (injection de lait, de globules rouges, de foie, de sérum hémotoxique, de toxines microbiennes chez les animaux réfractaires capables de produire un sérum antitoxique).

β. Le milieu intérieur est à peu près indifférent à la diastase injectée et ne produit pas de sérum antitoxique, mais certains éléments histologiques, en vertu de leur taux tissu particulier, se montrent sensibles à l'action de la diastase *et s'y habituent individuellement* (puisque nous avons supposé que l'animal ne meurt pas de l'opération) sans sécréter dans le milieu intérieur quelque chose de transportable.

Nous devons rappeler aussi que lorsqu'on parle de l'action d'une diastase, il faut toujours dire : telle diastase *dans telles conditions* ; c'est contre l'état particulier de la diastase que réagit l'organisme quand il réagit et cette réaction peut n'avoir aucun rapport avec l'activité *toute différente* de la même (?) diastase dans d'autres conditions.

L'exemple des caïmans nous a donné à ce sujet un enseignement précieux.

En définitive, par rapport à une diastase donnée, dans des conditions données, les animaux peuvent se ranger dans les catégories suivantes :

1° Les indifférents réels pour lesquels la diastase n'existe pas ;

2° Les individus en équilibre spécifique avec la diastase.

3° Ceux sur lesquels la diastase agit, soit par déséquilibre avec le taux général individuel, soit par déséquilibre particulier avec un type déterminé de tissus de l'individu. C'est dans ce troisième cas que se trouveront les cas mortels que nous allons étudier maintenant, et dans lesquels, au lieu d'être assimilée physiquement par l'individu injecté, c'est la diastase qui l'assimile et le tue.

Il est quelquefois difficile de distinguer les cas compris sous la rubrique 1° de ceux qui sont compris sous la rubrique 2° ; le hérisson, par exemple, est insensible au venin des serpents ; est-ce par indifférence ou par équi-libre ? Si c'est par indifférence il ne doit contenir rien de spécifique par rapport au venin des serpents ; si c'est par équilibre, il doit au contraire avoir un sérum qui se rapproche de celui des serpents à un certain point de vue ; et en effet, le sang de hérisson est toxique pour les petits animaux de laboratoire ; chauffé à 58° il serait capable d'immuniser contre le venin des serpents. Est-ce là une coïncidence naturelle ? ou bien un caractère acquis par une série de piqûres de serpents ? La question n'a pu être définitivement tranchée, jusqu'à présent. D'ailleurs, le sérum de cheval est capable de conférer à certains animaux de laboratoire une certaine résistance au venin des serpents quoique ces animaux puissent être tués par les serpents, probablement à cause d'une sensibilité spéciale

CAS DU HÉRISSON.

(377)

de quelques-uns de leurs tissus comme nous l'avons vu précédemment.

Nous sommes armés maintenant pour l'étude plus complexe des cas où c'est l'animal qui succombe à la diastase injectée au lieu de se l'assimiler physiquement, de s'y accoutumer et de subir une transformation spécifique par rapport à elle.

§ 79. — INJECTION DE TOXINES OU DE VENINS A DES ESPÈCES NON RÉFRACTAIRES

Nous avons vu l'intérêt de la *réaction vitale* des êtres doués d'immunité naturelle à l'injection des toxines, et le résultat *spécifique* de cette réaction ; les espèces douées d'immunité naturelle n'ont aucune spécificité par rapport à la toxine qu'on leur injecte[1] et c'est précisément en cela que consiste leur immunité, aussi a-t-on commis une erreur de méthode en croyant que les liquides extraits de leur corps devaient fatalement communiquer l'immunité à des animaux sensibles ; c'est comme si l'on raisonnait de la manière suivante : telle toxine bactérienne ne fait pas cailler le lait ; donc le lait est réfractaire à cette toxine et l'injection de lait à un animal sensible le mettra à l'abri de la toxine en question. En s'adressant à un réactif mort comme le lait, on fait bien sentir ce qu'à d'illégitime le raisonnement auquel je fais allusion. Les diastases ont comme principal caractère d'agir *sur des corps déterminés*, et les corps sur lesquels elles n'agissent pas ne sont pas pour cela capables de les détruire. L'erreur

L'IMMUNITÉ NATURELLE N'EST PAS SPÉCIFIQUE.

---

1. A moins, nous l'avons vu, que leur immunité soit due au contraire à une spécificité tellement exacte que l'introduction de la toxine ne crée pas en eux de rupture d'équilibre, comme cela arrive pour les serpents auxquels on inocule leur propre venin.

du raisonnement vient de la signification absolue que l'on accorde à tort au mot *toxine;* comme je l'ai déjà fait remarquer précédemment ; on pense qu'une toxine, un poison, agit *forcément* sur tout corps vivant et que, par conséquent, si un corps vivant lui résiste, c'est qu'il y a en lui quelque chose qui lutte contre son activité propre ; on oublie que les toxines ont leur réactif spécifique et que les autres corps leur sont indifférents comme l'est le lait qu'ils ne font pas cailler. Les propriétés antitoxiques sont *acquises* par des réactions *vitales,* par des *accoutumances* qui ne peuvent se manifester que dans des êtres vivants. On n'a jamais songé à habituer le lait à ne pas cailler en lui ajoutant des doses fractionnées de présure ; mais on peut obtenir chez un animal un sérum antiprésurant en habituant cet animal à désarmer la présure ; penser qu'un sérum naturel d'animal réfractaire à une maladie communique fatalement l'immunité à un autre animal, c'est penser qu'un sérum d'animal qui ne fait pas cailler le lait empêche forcément le lait de cailler. Ces remarques faites, occupons-nous des animaux sensibles aux toxines et aux venins.

On dit qu'un animal est sensible à une toxine ou à un venin quand une injection d'une quantité suffisante de cette toxine ou de ce venin lui donne la mort. Si donc on introduit, dans un animal sensible, une grande quantité de cette toxine ou de ce venin, la rupture d'équilibre ne peut être corrigée par les réactions vitales de l'individu injecté ; la mort est fatale et le cas sort du domaine de la biologie pour entrer dans celui d'une chimie qui est encore bien peu avancée. Dans certains cas, la dose suffisante pour tuer l'animal est infiniment faible. Le cobaye, par exemple, est d'une sensibilité extrême à la toxine tétanique ; on a naturellement esssayé de l'habituer à des doses plus faibles que la dose mortelle pour lui permettre de supporter ensuite des doses plus fortes que la dose mortelle ordinaire ; or, on a obtenu un résultat imprévu ; au lieu de les défendre contre la toxine, les injections de quantités très petites augmentaient la sensibilité de l'animal.

« Knorr a augmenté la sensibilité de ces rongeurs pour la toxine tétanique par des injections quotidiennes d'un dixième de la dose minima mortelle ; les animaux mouraient avant d'avoir reçu les dix dixièmes de cette dose. L'hypersensibilité dans ces conditions peut être si grande qu'un cinquantième de la dose minima mortelle devient capable d'amener la mort... MM. V. Behring et Kitashima ont fait des recherches analogues sur la sensibilité des cobayes pour la toxine diphtérique. Avec des injections fréquentes de très petites doses de poison, ils sont arrivés à tuer ces animaux avec 1/400 de la dose minima mortelle répartie en plusieurs fois. Ils n'ont jamais réussi à vacciner les cobayes avec des doses croissantes de la toxine diphtérique pure ; leurs animaux mouraient même dans des expériences qui commençaient avec un millionième de la dose minima mortelle[1] ».

Voilà un résultat imprévu ! une nouvelle notion relative à l'habitude ! Des animaux qui s'habituent à mourir plus facilement, à résister de moins en moins à une intoxication ! Il est évident qu'il y a là-dessous quelque chose d'intéressant ; nous ne pouvons pas admettre aisément que le principe de l'habitude, le plus général de la Biologie, soit aisément en défaut. Or le résultat, *pris en bloc,* ne supporte pas la discussion ; les cobayes, injectés avec des doses très faibles de toxine tétanique, s'habituent à y succomber ! Puisque le résultat *pris en bloc* est absurde, nous devons chercher à l'expliquer en étudiant le détail

---

1. Metchnikoff, *op. cit.*, p. 388.

des faits, en considérant les vies cellulaires au lieu de la vie totale. J'ai fait remarquer dès le début de ces études, que, ce qui intéresse le pathologiste, c'est la conservation de la vie totale et non celle des cellules ; dans la bataille entre les microbes et les phagocytes, ce n'est pas le sort des phagocytes qui nous intéresse ; il peut en mourir des milliers pour le salut de la communauté. Ce n'est pas non plus la victoire de tel ou tel tissu qui nous préoccupe, mais le résultat de cette victoire pour le fonctionnement général. Dans le cas paradoxal que nous étudions en ce moment, il est immédiatement évident qu'il s'agit d'une habitude cellulaire qui se contracte petit à petit, habitude cellulaire qui, naturellement favorable à la cellule qui la contracte, est nuisible à l'ensemble, à la coordination.

Supposons, pour prendre le cas dans le sens très général, qu'un tissu particulier a ait une affinité particulière pour la toxine x, réagisse avec cette toxine de manière à obtenir un état favorable à sa vie de tissu ; il pourra obtenir le résultat favorable avec des doses de moins en moins fortes ; mais si ce résultat favorable au tissu est nuisible à la coordination générale, l'animal, considéré dans son ensemble, aura l'air de prendre une habitude contraire à son intérêt. Tels certains ivrognes qui arrivent à se saouler avec une dose très faible d'alcool, (tandis que d'autres, ainsi que nous le verrons tout à l'heure pour les toxines, arrivent au contraire à *porter la toile* d'une manière admirable, à supporter sans accidents nerveux des doses formidables de ce produit).

On a remarqué, par exemple, que le système nerveux central a une sensibilité toute particulière à la toxine tétanique ; mais cette toxine ne lui fait pas de mal au point de vue tissu ; elle l'amène au contraire, pour ainsi dire, à exercer de mieux en mieux sa profession histologique de système nerveux moteur qui est de transmettre des

(381)

excitations, de déterminer des contractions musculaires ; de sorte que ces contractions amènent la mort de l'organisme. Supposons donc que l'on injecte à un animal une dose de toxine tétanique assez faible pour ne déterminer aucune réaction du milieu intérieur ni des autres tissus ; cette toxine arrivera tout entière aux centres nerveux qui s'en empareront avidement ; si l'on augmente très légèrement et progressivement la dose, le milieu intérieur et les autres tissus n'éprouveront pas de rupture d'équilibre, s'habitueront à laisser passer la toxine sans réagir et sans la transformer, tandis que les éléments nerveux, se livrant à leur péché mignon, arriveront de plus en plus aisément à l'état tétanique fatal à l'organisme.

On peut comparer grossièrement ce cas à celui d'une république conduite par des ministres sages mais ivrognes ; on chargerait des gabelous intelligents d'arrêter au passage en la buvant toute provision d'alcool, car il n'y a aucun inconvénient à ce que des gabelous soient ivres, tandis que l'ivresse des ministres peut être mortelle pour l'État ; de petites traces d'alcool pourraient passer sous le nez des douaniers sans éveiller leur attention et les ministres s'habitueraient petit à petit à se saouler avec des quantités d'alcool très restreintes, ce qui ne leur ferait aucun mal en tant qu'hommes, mais pourrait être fatal à l'État dont ils sont les ministres.

Voilà probablement ce qui se passe pour la toxine tétanique et le système nerveux central, mais, toujours grâce à l'emploi du mot *toxine* qui trompe tout le monde, on n'a pu penser qu'une toxine était favorable à un tissu quoique nuisible à l'ensemble ; aussi s'est-on étonné beaucoup des résultats suivants :

Si la substance nerveuse est avide de toxine tétanique, on peut essayer d'arrêter la toxine dans le sang au moyen de substance nerveuse broyée injectée (ce sont les gabelous de tout à l'heure, chargés d'empêcher les ministres de boire). En effet, le résultat prévu est obtenu ; MM. Roux et Borrel, ayant mélangé *in vitro* de la substance cérébrale de lapins et de la toxine tétanique, ont pu injecter cette substance à des animaux sensibles qui sont restés indemnes. Et *cependant* le cerveau vivant est très sensible à la toxine. Le cerveau n'est pas réfractaire quoique sa substance broyée soit immunisante ! Cette substance broyée absorbe la toxine comme les tissus absorbent un mordant et voilà tout ; mais il n'y a pas lieu de se demander si le cerveau fabrique de l'antitoxine, pas plus qu'on ne se demande si le lait en caillant fabrique de l'antiprésure.

On doit donc rechercher si l'on pourra obtenir, d'une part l'accoutumance des animaux sensibles aux toxines, d'autre part la fabrication, dans leur sérum, de substance antitoxique transportable. Dans tous les cas, il ne faut pas compter pour cela sur les éléments histologiques *sensibles* aux toxines correspondantes, mais au contraire sur les éléments insensibles. Si l'on arrive, d'une manière quelconque à empêcher les éléments sensibles de se livrer à leur péché mignon en absorbant la diastase qui leur est spécifique, il est certain qu'on arrivera aux cas étudiés dans le chapitre précédent, à la réaction d'animaux sensibles à des diastases non spécifiques ; dans certains cas il pourra y avoir indifférence comme chez le scorpion ou le lézard ; dans d'autres cas il y aura assimilation physique de la diastase injectée et fabrication de sérum antitoxique.

Pour la plupart des animaux, la sensibilité du système nerveux central à la toxine tétanique (ou de tel autre tissu à telle toxine spécifique), n'est pas assez grande pour qu'il soit tout à fait impossible de les vacciner avec des

*ACTION ANTITÉ-
TANIQUE DE LA
SUBSTANCE
NERVEUSE.*

(383)

ATTÉNUATION CHIMIQUE DES TOXINES.

injections de très faibles doses de toxine pure ; mais cette méthode n'est pas fameuse et a été abandonnée pour une meilleure ; si en effet, sauf dans des cas vraiment extraordinaires, comme celui du cobaye, on peut toujours trouver une dose de toxine assez faible pour que l'animal injecté la supporte sans mourir ; si, la supportant, il s'y habitue et devient moins sensible à une nouvelle injection de la même toxine, le phénomène est très compliqué et ne donne pas toujours des résultats comparables entre eux ; même en commençant avec de très petites doses on a souvent des accidents mortels, ce que nous devions bien prévoir. Pour agir avec sécurité, on doit commencer par atténuer artificiellement l'activité de la toxine ; on y arrive par des procédés divers, soit par l'action de la chaleur (toxine diphtérique portée à 60° par Frankel), soit en introduisant le poison par la voie intestinale (au lieu d'injection sous-cutanée directe), soit en soumettant le poison à l'action de substances chimiques. « Ce sont MM. V. Behring et Kitasato qui les premiers se sont servis du trichlorure d'iode pour vacciner les animaux contre les toxines du tétanos et de la diphtérie. Ils l'injectaient avant l'introduction des toxines. Plus tard, ils préparaient le mélange *in vitro* et l'injectaient à des animaux. M. Roux a élaboré une autre méthode qui a l'avantage d'être simple, sûre et facilement applicable. C'est pour cela qu'elle s'est bientôt introduite dans les pratiques industrielle et scientifique. Elle consiste dans l'injection de mélange des toxines tétanique et diphtérique avec la solution iodo-iodurée de Lugol. L'iode, à faible dose, neutralise ou modifie instantanément ces poisons et est lui-même bien supporté même par les petits animaux.

« En employant en dose progressive des mélanges, dans lesquels la quantité d'eau iodée devient de moins en moins grande par rapport à celle de la toxine, on arrive sans difficulté à vacciner les animaux les plus sensibles et à leur faire supporter des doses considérables de toxine pure. C'est ainsi qu'on peut immuniser des cobayes contre la toxine du tétanos la plus active. Ce même procédé sert bien pour préparer les chevaux aux injections de toxines non modifiées. Pendant un temps plus ou moins long (selon la sensibilité du cheval), on n'injecte que des toxines mélangées avec de l'eau iodée de Lugol. Après s'être assuré de l'état résistant du cheval, on peut lui introduire impunément des quantités de plus en plus grandes de toxine pure, non modifiée[1]. »

Ces constatations ont non seulement un grand intérêt pratique, mais encore une énorme importance théorique. Il est très utile de savoir que certaines substances chimiques peuvent modifier l'activité des toxines et se comporter, à un certain point de vue, de la même manière que les sérums antitoxiques dont nous avons constaté la production chez les animaux naturellement réfractaires auxquels on injecte la toxine. On a naturellement été conduit à faire la vaccination contre la toxine, non plus en mélangeant la toxine à de l'iode, mais en la mélangeant à du sérum antitoxique préalablement préparé. « M. Babès a préconisé ce mélange comme le meilleur moyen pour obtenir une immunisation forte et durable. »

Au point de vue pratique de la guérison des maladies chez l'homme, ces procédés n'ont pas de valeur; lorsqu'un homme est atteint de la diphtérie ou du tétanos les microbes pathogènes pullulent en un point superficiel de l'organisme, déversent rapidement dans l'organisme une quantité énorme de toxines bactériennes; on ne peut donc songer à l'habituer progressivement à des doses croissantes de ces

SÉRUMS ANTITOXIQUES.

---

1. Metchnikoff, *op. cit.*, p. 365.

toxines, et l'on ne peut non plus lui injecter une quantité suffisante d'iode pour neutraliser les toxines produites. Heureusement, les sérums antitoxiques, inoffensifs pour l'homme, peuvent lui être injectées en quantité suffisante pour désarmer les toxines dont il est encombré. Il est donc très précieux de pouvoir extraire des animaux vaccinés un sérum antitoxique et c'est à ce point de vue surtout que la vaccination des animaux contre les toxines intéresse le praticien. Nous avons vu précédemment que des sérums antitoxiques peuvent être obtenus par inoculation de toxine à des animaux insensibles ; on doit penser que les animaux vaccinés, étant devenus insensibles, fabriquent eux aussi un sérum antitoxique capable de transporter l'immunité à d'autres êtres ; mais les résultats obtenus à ce sujet sont complexes et contradictoires.

VARIABILITÉ DANS L'ÉTAT RÉFRACTAIRE.

M. Vaillard a démontré que l'inoculation répétée de spores tétaniques avec une petite quantité d'acide lactique faite sous la peau de la queue de lapins, leur procure une immunité contre la toxine du tétanos, *sans que la propriéié antitoxique apparaisse dans le sang*. Cent volumes de sérum sanguin se sont montrés, dans ses expériences, incapables de neutraliser une seule dose minima mortelle de toxine. Le lapin est cependant bien capable de développer le pouvoir antitétanique dans ses humeurs. Il suffit pour cela de lui injecter de la toxine tétanique chauffée à 60°, ou traitée par la solution iodo-iodurée de Lugol. M. Vaillard a formulé la conclusion de ses recherches, disant que la propriété antitoxique des humeurs « ne suffit pas à l'interprétation générale de l'immunité acquise, puisqu'on ne la constate pas chez tous les animaux devenus réfractaires [1]. »

Ainsi donc, quand on dit qu'un animal est devenu

____

1. Metchnikoff, *op. cit.*, p 391.

réfractaire à une toxine, on ne dit pas une chose précise, puisque deux animaux également réfractaires présentent des propriétés différentes ; il y a sûrement plusieurs sortes d'immunité ; le fait qu'un animal ne meurt pas, résiste à une injection de toxine indique seulement qu'il y résiste, mais ne dit pas comment. Il y a des cas où cette immunité paraît transportable dans le sang, d'autres où elle ne l'est certainement pas.

On constate d'ailleurs, dans la pratique courante, des différences individuelles énormes entre les chevaux qui servent aujourd'hui à la préparation du sérum antidiphtérique ; deux chevaux immunisés de la même manière et ayant acquis tous deux une immunité très solide vis-à-vis de la toxine diphtérique n'ont pas du tout la même valeur comme fournisseurs de sérum antidiphtérique.

Cela ne nous étonne pas, si nous pensons à la multiplicité des phénomènes de la vie d'un cheval et aux différentes catégories que nous avons dû tracer au chapitre précédent pour les animaux naturellement réfractaires à une toxine ; il se peut que les divers éléments histologiques d'un cheval, macrophages, microphages, hématies, cellules nerveuses, cellules musculaires, etc., appartiennent précisément, suivant leur taux tissu, à l'une ou l'autre de ces catégories ; il peut y avoir des éléments indifférents à la toxine, d'autres en équilibre avec elle, d'autres soumis à son action spécifique comme le lait à la présure, d'autres capables de l'assimiler physiquement, etc. Suivant le rôle prépondérant de l'une ou l'autre de ces catégories de cellules, les phénomènes varieront. Si, par exemple, les macrophages ont assimilé physiquement la toxine injectée, cette toxine pourra ne plus être spécifique pour le système nerveux ; les humeurs de l'animal seront alors capables de transformer de la toxine en quelque chose d'inoffensif pour un autre animal, ce qui n'empêchera pas d'ailleurs que leur système nerveux central reste sensible à la toxine pure et même hyper-sensible par habitude, comme nous l'avons vu tout à l'heure pour les cobayes ; c'est le « paradoxe de Behring » de l'hypersensibilité histogène acquise pendant l'immunisation. Ce paradoxe cesse d'en être un si, comme nous l'avons fait précédemment, on comprend que ce sont les éléments insensibles[1] qui, assimilant physiquement la toxine, donnent au sérum sa valeur antitoxique, pendant que les éléments sensibles accroissent au contraire leur « sensibilité » par l'habitude.

Les éléments ayant contracté l'habitude, sous l'influence de la toxine, de vivre à un certain taux, en sécrétant par conséquent certaines diastases, conservent cette habitude, même quand la cause déterminante a cessé. C'est le propre des véritables caractères acquis ; aussi, si l'on saigne abondamment un animal fournissant du sérum antitoxique, on constate que, au bout de peu de temps, il a récupéré un milieu intérieur aussi antitoxique que le premier.

Toutes les discussions qui existent depuis quelques années entre les pathologistes au sujet du mode d'action des antitoxines et des toxines sont entretenues par l'idée que le mot toxine a une valeur absolue. L'expérience de Büchner est une nouvelle preuve de la chose ; cette expérience est relative au mode d'action de l'antitoxine

PARADOXE DE BEHRING.

INTERPRÉTATION DE L'EXPÉRIENCE DE BÜCHNER.

---

1. Une démonstration directe de ce fait a été donnée pour la spermotoxine dont nous avons parlé plus haut (voy. p. 169) ; l'injection de cette spermotoxine à un animal produit du sérum antispermotoxique. Or, quelques auteurs avaient pensé que ce sont les testicules eux-mêmes qui, réagissant, fournissent le sérum antispermotoxique ; leur erreur a été démontrée par la production de ce sérum par des mâles châtrés. Cela justifie donc la méthode que j'ai employée ici pour l'exposé des faits de sérothérapie et qui consiste à étudier la formation de sérum antitoxique chez les animaux doués d'immunité naturelle avant de le faire chez les animaux sensibles.

sur la toxine correspondante, action que les uns ont comparée à une action chimique directe, alors que d'autres ont pensé à une action de l'antitoxine sur l'animal auquel on injecte le mélange. Il est facile de mettre les gens d'accord en rappelant que le mot toxine n'a qu'une valeur *relative* et que l'action de l'antitoxine sur la toxine peut avoir de même une valeur relative ; voici d'ailleurs cette expérience de Büchner : « le principal argument du savant munichois est tiré de l'action différente des mélanges de toxine tétanique et de sérum antitétanique sur les diverses espèces animales. On a bien établi que le cobaye est plus sensible au tétanos que la souris. Pour produire l'empoisonnement mortel avec la toxine tétanique, il faut une quantité absolue plus grande de toxine pour le cobaye que pour la souris. Mais, si l'on tient compte du poids de ces animaux, les conditions changent totalement. Ainsi, pour donner le tétanos mortel à un cobaye qui pèse vingt fois plus qu'une souris, il suffit d'injecter au premier une dose tout au plus dix fois plus grande que celle qui est nécessaire pour produire l'intoxication mortelle chez la souris. M. Büchner prépare un mélange de toxine tétanique et de sérum antitétanique qui, chez la souris, ne produit aucun phénomène tétanique ou bien ne provoque que des symptômes faibles et passagers. D'après la théorie de l'action directe (de l'antitoxine sur la toxine) on devrait admettre que dans ce mélange, la toxine est totalement ou presque entièrement neutralisée par l'antitoxine du sérum ; mais lorsque M. Büchner injecte à des cobayes la même quantité de mélange, sans l'augmenter en proportion du poids de ces animaux, il leur donne un tétanos des plus marqués. Il est donc resté dans le mélange, conclut M. Metchnikoff (*Op. cit.*, p. 375), une quantité suffisante de toxine libre, dont l'action tétanigène est révélée par le cobaye, espèce animale plus sensible que la souris. »

Il est bien plus logique de se dire que la « propriété d'être toxique pour le cobaye » est différente de la « propriété d'être toxique pour la souris » et que le mélange expérimenté par M. Büchner ne perd pas les deux en même temps. Le langage des équilibres ferait comprendre immédiatement ce fait que le langage chimique rend presque incroyable. Le mot toxine ne signifie rien ; il faut dire « toxine pour quelqu'un » ; nous avons deux réactifs vivants différents, le cobaye et la souris, qui nous manifestent deux propriétés physiques différentes d'une même substance colloïde ; les deux réactions se terminant par la mort des animaux, nous les assimilons dans le langage et nous avons tort ; le cobaye nous permet de déceler la toxicité pour le cobaye des excréments du microbe tétanique ; il nous permet aussi de déceler la toxicité pour le cobaye d'un mélange de ces excréments avec un sérum donné, mais il n'y a aucune raison pour que les résultats du réactif cobaye soient identiques à ceux du réactif souris qui nous apprend des choses différentes. Et il devient ainsi inutile de conclure avec M. Roux que les antitoxines agissent directement sur les cellules ; du moins cela n'est-il pas nécessaire pour interpréter l'expérience de Büchner et les expériences analogues.

§ 80. — ACTION DE L'ANTITOXINE SUR LA TOXINE

Cette interprétation est d'ailleurs en désaccord avec beaucoup d'autres expériences qui montrent une action directe manifeste de l'antitoxine sur la toxine ; mais avant de parler de ces expériences et avant de quitter l'ordre d'idées où nous nous trouvons, il faut dire quelques mots de l'importance de l'animal qui fournit le sérum antitoxique employé dans les expériences de sérothérapie.

Nous avons déjà fait remarquer précédemment qu'il y a deux catégories d'immunité contre les toxines (et même, dans chacune de ces catégories, peut-être plusieurs espèces différentes d'immunités) : 1° l'immunité acquise directement, par accoutumance de l'animal à l'injection directe de toxine et que M. Ehrlich a appelé *immunité active*; 2° l'immunité conférée à l'animal par une injection d'un sérum emprunté à un animal immunisé d'avance, et que M. Ehrlich appelle *immunité passive*. On a remarqué que la première immunité est beaucoup plus durable que la seconde, mais *surtout lorsque le sérum antitoxique employé est fourni par un animal d'une espèce différente de celle qu'il s'agit d'immuniser*, comme cela a lieu fatalement pour l'homme par exemple auquel on injecte toujours des sérums préparés dans des animaux de laboratoire.

IMMUNITÉ ACTIVE ET PASSIVE.

Dans le mode d'interprétation que nous avons adopté, cela se comprend fort simplement; il y a trois cas différents : 1° celui d'un animal immunisé par une accoutumance directe à une toxine ; 2° celui d'un animal immunisé par une injection de sérum antitoxique emprunté à un animal de son espèce ; 3° celui d'un animal immunisé par une injection de sérum antitoxique emprunté à un animal d'espèce différente.

Dans le premier cas, pourvu que la rupture d'équilibre se soit produite immédiatement au contact du milieu intérieur et de la toxine injectée, tous les éléments histologiques pour lesquels cette toxine n'est pas une diastase spécifique, · tous les éléments *insensibles* en un mot, s'adaptent à cette rupture d'équilibre et, si cette rupture d'équilibre est renouvelée plusieurs fois par des injections nouvelles, l'accoutumance se produit, telle que les sécré

ACCOUTUMANCE DIRECTE.

tions de ces éléments adaptés sont physiquement spécifiques par rapport à la toxine injectée ; le sang devient donc antitoxique pour cette toxine et l'individu n'a plus à redouter que ses éléments sensibles soient impressionnés par une toxine pure dont l'effet lui eût été fatal ; ces éléments sensibles ne baignent que dans un mélange de cette toxine et d'un sang antitoxique qui les neutralise ; (dans le cas où la rupture d'équilibre ne se produirait pas avant l'arrivée du poison aux éléments sensibles, l'animal au lieu de s'accoutumer à la toxine s'accoutumerait au contraire à mourir de plus en plus aisément sous l'influence de la toxine ; ce cas ne nous intéresse pas ici). Le premier cas doit conduire en revanche à une immunité durable, les éléments insensibles, étant *accoutumés* à la toxine injectée, transmettent cette accoutumance à leurs descendants par une hérédité physique qui, nous le savons, dure plus ou moins longtemps. Et en effet, après une saignée abondante, le sang recouvre très vite son pouvoir antitoxique comme nous l'avons vu précédemment parce que les éléments sécréteurs restent *habitués* à la toxine par hérédité physique. Et si, par un moyen quelconque. n'ayant aucun rapport spécifique avec la toxine employée, on augmente les sécrétions des éléments, l'animal récupère plus vite encore son pouvoir antitoxique ; la pilocarpine par exemple donne ce résultat ; une excitation non spécifique d'éléments ayant une spécificité physique acquise donne naissance à une sécrétion spécifique. Cette immunité acquise est naturellement assez durable puisqu'elle est d'ordre vital.

Au contraire, étudions maintenant le cas d'une injection de sérum antitoxique. Si le sérum est emprunté à l'espèce même que l'on inocule, il a un rapport spécifique d'équilibre avec le milieu de l'animal inoculé ; il ne crée pas de rupture sensible d'équilibre ; il est traité comme

*SÉRUM EM-
PRUNTÉ A UN
CONGÉNÈRE.*

(392)

un corps indifférent et nous avons vu que les corps indifférents peuvent rester très longtemps non modifiés dans
les organismes animaux (la toxine tétanique dans le corps
des lézards ou des tortues par exemple). Pendant tout le
temps que ce sérum antitoxique sera présent dans l'organisme, cet organisme résistera naturellement à l'introduction d'une certaine quantité de toxine, laquelle, mé-
langée au sérum antitoxique, n'aura plus son action spécifique sur les éléments histologiques sensibles ; il y aura
donc immunité prolongée, mais cette immunité passive
serait très notablement diminuée par des saignées abon-
dantes qui entraîneraient mécaniquement la plus grande
partie du sérum antitoxique inoculé.

Supposons, au contraire, que le sérum antitoxique soit
emprunté à une espèce A, très différente au point de vue
équilibre, de l'espèce B à laquelle on l'inocule ; d'abord,
nous devons remarquer, ainsi que nous l'a appris l'expérience de Büchner par exemple, que ce sérum, antitoxique
pour l'espèce A, peut n'être pas antitoxique pour l'espèce
B, la toxicité relative à A étant différente de la toxicité
relative à B ; mais laissons même de côté cette particularité sur laquelle on n'insiste généralement pas assez. Le
sérum injecté étant en déséquilibre avec le milieu intérieur de l'animal B, (et ce déséquilibre peut aller si loin
que le sérum normal de certaines espèces, de l'anguille
par exemple est toxique pour beaucoup de mammifères
de laboratoire), le sérum injecté étant, dis-je, en déséquilibre avec le milieu intérieur de l'animal auquel il est
injecté, est naturellement traité comme nous avons vu que
cela se passe toujours dans ce cas ; les éléments histologiques capables de l'assimiler physiquement l'assimilent
physiquement et sécrètent dans le milieu une diastase
capable de neutraliser le sérum injecté, spécifique par
rapport à ce sérum injecté qui est du *sérum de A antito-*

xique pour la toxine étudiée. De même quand on injectait à un animal un sérum hémotoxique pour une autre espèce, cet animal assimilait physiquement ce sérum hémotoxique et produisait un sérum antihémotoxique pour l'espèce ayant fourni primitivement les hématies. Ici quand on injecte à B un « sérum de A antitoxique pour le tétanos par exemple », on amène donc dans B la formation d'un sérum qui est du « sérum de B antitoxique pour le sérum de A antitoxique pour le tétanos ». Cette réaction défensive, assimilatrice, se fait d'autant plus vite que le déséquilibre entre A et B est plus grand. Or c'est seulement tant que cette réaction n'a pas produit son effet que l'animal est immunisé ; on comprend donc sans peine que l'immunité fournie par l'injection de sérum est d'autant moins durable que le déséquilibre du sérum de A avec le milieu de B est plus grand ; il y a tous les passages entre le cas où A et B, étant de même espèce, le déséquilibre est presque nul et l'immunité prolongée, et ceux où B étant au contraire très différent de A, non seulement l'immunité est très peu durable, mais même il peut n'y avoir pas immunité du tout, la toxicité par rapport à B étant trop différente de la toxicité par rapport à A, ou même, il peut y avoir toxicité du sérum normal de A pour B.

Ceci établi revenons aux expériences qui ont démontré l'action directe de l'antitoxine sur la toxine. J'ai déjà signalé dans la première partie de ce livre l'étude de Svante Arhénius qui a constaté que cette action est réglée par un état d'équilibre dans le cas du sérum hémolytique. D'autres expériences, et très nombreuses, montrent très nettement qu'il y a action de l'antitoxine sur la toxine ; mais il ne saurait être question là d'une destruction chimique véritable de la toxine : « M. Calmette a exécuté, sous l'inspiration et dans le laboratoire de

POSSIBILITÉ D'UNE COMBINAI-SON INSTABLE DE L'ANTITOXINE AVEC LA TOXINE.

(394)

M. Roux, des expériences sur le sérum antivenimeux. Son mélange avec le venin des serpents, en proportion telle que ce poison devienne inactif, récupère sa toxicité après un chauffage à 68° pendant cinq minutes. Injecté à un animal neuf, celui-ci succombe comme s'il avait reçu du venin pur. Par le chauffage à 68°, le sérum a perdu tout son pouvoir antitoxique sur le venin, et ce dernier, qui n'est modifiable qu'à une température beaucoup plus élevée, est resté intact. Un résultat semblable a été obtenu plus tard par M. Wassermann dans ses expériences avec la toxine pyocyanique. Ce poison résiste à des températures encore plus élevées que le venin des serpents, tandis que l'antitoxine du sérum est détruite dans les mêmes conditions que les autres antitoxines. Profitant de ces particularités, M. Wassermann a fait bouillir le mélange de toxine pyocyanique et de sérum antitoxique, en ayant soin de le diluer préalablement avec deux volumes d'eau distillée. Ce mélange qui, sans être chauffé, était tout à fait inoffensif pour les cobayes, est redevenu un poison mortel après la destruction de l'antitoxine. Ces expériences ont bien prouvé que, dans l'action de l'antitoxine sur la toxine, il ne peut plus être question d'une véritable destruction de celle-ci, opinion qui a d'ailleurs été acceptée par MM. von Behring et Erlich eux-mêmes. Mais, comme l'a déjà dit M. Roux au Congrès International de Budapest en 1894, la manifestation de l'action toxique du venin, après le chauffage de son mélange avec l'antitoxine, peut être conciliée avec l'idée que la combinaison entre les deux substances, si elle se produit, doit être bien instable. Cette même réflexion peut être appliquée à l'expérience de M. Wassermann. Aussi, actuellement, la très grande majorité des savants, sinon tous, admettent que la toxine se combine avec l'antitoxine en une substance inoffensive et instable qui peut être décomposée par la chaleur et par d'autres facteurs[1]. »

§ 81. — UN MODÈLE D'ACTION COLLOÏDE

C'est là, exprimée dans le langage chimique, la notion à laquelle nous sommes arrivés, d'un colloïde désarmant un autre colloïde ; si ces deux colloïdes ne sont pas stables aux mêmes températures, la destruction de l'un d'eux par la chaleur restitue à l'autre son état d'équilibre normal et ses propriétés précédentes. Nous avons pu raconter tous les phénomènes dans le langage de l'équilibre sans faire aucune hypothèse sur la structure physique des colloïdes actifs que nous avons étudiés ; il est certainement bien préférable de laisser dans le vague un mécanisme inconnu, du moment qu'on peut raconter les faits sans aucune hypothèse sur ce mécanisme, car on conserve ainsi toute liberté pour les recherches relatives au mécanisme en question. C'est donc sous toutes réserves, et uniquement pour fixer les idées et justifier le langage que je propose ici un *modèle* possible des actions colloïdales et diastasiques, modèle grossier et qui n'est

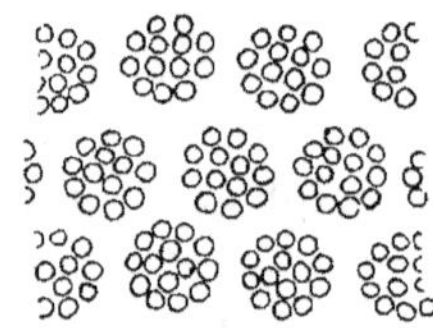

Fig. 35. — Un modèle hypothétique de colloïdes.

certainement pas d'accord avec la réalité des faits mais qui peut avoir néanmoins une utilité provisoire.

Je considère un colloïde de colloïdes dont les globules A sont formés eux-mêmes d'un solvant contenant des globules B ; et si l'on veut ces globules B sont eux-mêmes formés d'un solvant contenant des globules C. L'ensemble

---

1. Metchnikoff, *op. cit.*, p. 376.

est en équilibre, de cet équilibre qui ressemble à celui d'un corps solide[1]. Mais, dans les facteurs de cet équilibre, on pourra considérer des éléments de divers ordres qui, quoique agissant les uns sur les autres, quoique retentissant les uns sur les autres au cours de leurs variations, sont cependant susceptibles d'être dissociés dans le langage et considérés à part. Il y a donc à considérer l'équilibre *a* des globules A par rapport à eux-mêmes et à leur solvant; l'équilibre *b* des globules B par rapport à eux-mêmes et à leur solvant, l'équilibre *c* des globules C par rapport à eux-mêmes et à leur solvant. Ce sont là des équilibres de *dimensions* différentes, d'échelles différentes comme ceux dont nous avons parlé au début de l'introduction de cet ouvrage, et dont le plus inférieur comme dimension, celui auquel on aboutit dans la série descendante, sera si l'on veut l'équilibre chimique des atomes dans la molécule. Nous avons ainsi, pour employer un langage imagé, une série de chimies emboîtées d'ordres divers, chimies qui ont ceci de particulier, que leurs manifestations sont d'ordre physique et réversibles ainsi que le prouve l'hérédité des caractères acquis[2].

ÉQUILIBRES DE DIMENSIONS DIFFÉRENTES.

Ceci admis, considérons un corps quelconque ayant un état physique déterminé et capable d'agir, tant par cet état physique que par sa structure chimique proprement dite. Il agira sur le colloïde de la figure 35 *d'après sa*

---

1. M. J. Duclaux conclut dans sa thèse de doctorat : « que les substances colloïdes ne sont pas homogènes; elles ont une structure analogue à celle d'une suspension de poussière insoluble extrêmement fine, avec cette différence que les grains de la solution colloïdale ne sont pas, sans doute à cause de leur grande ténuité, indépendants les uns des autres, mais forment un assemblage solide mélangé au liquide et très fragile ». A un autre endroit du même ouvrage, M. Duclaux dit que les variations de composition d'un colloïde sont le résultat de l'existence d'un équilibre entre la particule colloïdale et le liquide inter-granulaire.

2. Voy. plus haut, p. 210.

nature. Je suppose que ce corps soit par exemple capable de détruire précisément l'état d'équilibre de la dimension b; il sera la diastase spécifique du colloïde par rapport à la qualité que ce colloïde tient précisément de son équilibre de dimension b; et fera par exemple cailler le lait, formant des caillots dans lesquels restent emprisonnés des globules gras de dimension A si vous voulez. Cette diastase spécifique, étant colloïde, sera elle-même susceptible de voir détruire son activité par la chaleur qui changera à tout jamais son équilibre et la détruira réellement, ou par l'action passagère de tel colloïde qui suspendra provisoirement son activité par rapport au colloïde de la figure 35 en modifient provisoirement un état d'équilibre auquel elle devait son activité spécifique sur l'équilibre b de ce colloïde de la figure 35.

Ce modèle très grossier nous permet de nous rendre compte de tous les phénomènes que nous avons étudiés précédemment. Il y aura à considérer dans un être vivant le milieu intérieur et les substances vivantes, deux catégories entre lesquelles l'équilibre s'entretient sans cesse pendant la vie; puis le caractère d'équilibre commun à tous les tissus individuels (caractère d'équilibre individuel, dimension individuelle); puis le caractère d'équilibre de chaque tissu (caractère d'équilibre tissu, dimension tissu); puis le caractère d'équilibre du milieu intérieur, etc... Les actions diastasiques modifieront suivant les cas tel ou tel de ces caractères d'équilibre. Un sérum antitoxique de cheval sera en équilibre avec le caractère sérum de cheval d'une part, d'autre part avec la toxine désarmée pour le cheval, etc... Je ne veux pas insister *SPÉCIFICITÉ A DOUBLE ENTRÉE.* sur ce modèle grossier qui perdrait, à être précisé, son peu de vraisemblance.

Il a du moins l'avantage de nous montrer, dans toutes les actions antitoxiques et sérothérapiques, des phénomènes simples d'équilibre physique s'établissant entre des colloïdes, de même que la température devient uniforme entre deux corps qui sont mis en contact, mais avec, en outre, une complication de mécanisme qui fait comprendre la *spécificité* physique des actions colloïdales.

Les phénomènes purement physiques qui ne vont pas jusqu'à retentir sur l'équilibre de dimension chimique des substances vivantes sont des actions provisoires, *non vitales;* mais elles suffisent pour défendre l'organisme contre les dangers également provisoires dont le menace l'état physique d'une substance qui peut être désarmée au point de vue physique.

On trouve un joli exemple de la différence des phénomènes physiques et des phénomènes chimiques dans l'histoire d'un bouquet de fleurs coupées. Si on le laisse hors de l'eau, les phénomènes apparents de la vie, les phénomènes physiques de turgescence par exemple, disparaissent très vite et entraînent petit à petit la destruction chimique de la substance vivante elle-même, de telle manière qu'une branche fanée depuis quelque temps ne peut plus servir à faire une bouture viable. Si on met le bouquet dans l'eau, on entretient au contraire l'apparence de la vie; les phénomènes physiques entretiennent les phénomènes chimiques d'assimilation, mais ces phénomènes d'assimilation ne pouvant se faire qu'aux dépens des substances de réserve accumulées dans les tissus épuisent petit à petit ces tissus, de sorte que, malgré l'apparence de la vie, les fleurs du bouquet sont condamnées à une mort plus ou moins rapide; une fois toutes les réserves épuisées, *on peut dire que l'on assiste même pendant un instant, à une apparence purement physique de la vie,* mais cette apparence ne peut durer qu'un instant, l'assimilation étant la condition essentielle de tous les

EXEMPLE DE VIE PHYSIQUE.

(399)

équilibres protoplasmiques, la condition n° 2 qui la remplace fatalement dès qu'il n'y a plus de réserves, entraîne immédiatement la mort vraie, et la mort apparente comme conséquence. Dans la plupart des phénomènes de pathologie, la lutte de l'organisme revient à une lutte momentanée et d'ordre physique ; il s'agit surtout d'empêcher l'animal d'être tué par des agents physiques ; c'est pour cela que la réaction purement physique de l'animal est toujours spécifique par rapport à l'agent de trouble, mais, comme nous l'avons déjà dit, d'une spécificité qui pour être très précise n'en est pas pour cela exclusive. Par exemple le sérum antitétanique peut être efficace contre les venins des serpents à cause d'une similitude fortuite d'état physique entre deux produits qui n'ont probablement pas d'analogie chimique l'un avec l'autre. Cette similitude se manifeste d'ailleurs dans l'immunité naturelle des serpents contre la toxine tétanique ; il peut y avoir équilibre entre les deux taux comme nous l'avons dit précédemment.

PAS D'ANTICORPS POUR LES ALCALOÏDES

Quand, au lieu de substances qui agissent par leur état physique comme les toxines et les diastases, on injecte à un animal des substances qui diffèrent réellement par leurs structures chimiques, comme les alcaloïdes, il n'y a pas fabrication de sérum antivenimeux. Cela indique bien que la résistance dans ces cas est d'un tout autre ordre ; il y a bien accoutumance possible, mais c'est une accoutumance que, pour le moment, nous ne savons raconter que dans le langage global sans entrer dans le détail des faits ; cette accoutumance peut être limitée à des cellules ; nous n'en savons rien. Mais toutes les fois que la résistance de l'organisme se manifeste par la production d'un sérum spécifique antivenimeux, antitoxique, antidiastasique, on peut affirmer avec une grande vraisemblance que l'agent injecté était surtout actif par son état physique spécifique.

C'est surtout, nous l'avons vu, quand la rupture d'équilibre se produit immédiatement entre la substance injectée et le milieu intérieur que l'on voit apparaître les sérums antitoxiques ; on peut exprimer le même phénomène en disant que, dans ce cas, c'est pour ainsi dire le milieu intérieur qui réalise la première défense de l'organisme contre l'agent introduit. Mais, c'est le retentissement de cette rupture d'équilibre sur les éléments cellulaires capables de se défendre qui détermine la production du sérum antitoxique.

On peut suivre le phénomène en détail dans un cas très intéressant, celui des animaux immunisés qui fournissent le sérum antidiphtérique ou antitétanique. Quand on leur fait une nouvelle injection de toxine, leur rendement antitoxique baisse immédiatement ; c'est la rupture d'équilibre amenée par la toxine introduite, laquelle neutralise une grande partie du pouvoir antitoxique préexistant ; mais c'est précisément cette rupture d'équilibre qui amène les cellules capables de réaction active à sécréter de nouveau dans le milieu intérieur quelque chose qui compense bientôt et au delà l'abaissement momentané du pouvoir antitétanique des humeurs de l'animal.

§ 82. — ORIGINE DES ANTITOXINES

Quels sont les éléments cellulaires qui agissent dans la production de l'antitoxine ? On ne le sait pas encore définitivement et il est vraisemblable que la question n'a pas une solution unique dans tous les cas, mais M. Metchnikoff attribue le rôle important aux phagocytes et il semble bien qu'il a raison. Non seulement il rapporte un certain nombre d'expériences qui le prouvent d'une manière

OPINION DE M. METCHNIKOFF.

correcte, mais encore on peut, à mon avis, prévoir la chose par le raisonnement.

Les éléments histologiques fixes ont, avons-nous dit, le taux individuel, plus le taux topographique ou taux tissu, tandis que les phagocytes, ballottés sans cesse de droite et de gauche dans tout l'organisme, ne peuvent avoir que le taux individuel sans spécialisation topographique. De plus, les éléments fixes jouent un rôle défini dans la coordination de l'individu, rôle qui est précisément en relation avec leur taux histologique et à l'accomplissement duquel nuira par conséquent toute variation de ce taux, tandis que les phagocytes ne font pas partie du mécanisme coordonné ; ils sont comme des mouches qui voltigent à travers la membrure d'une machine. Si les mouches peuvent empêcher des substances nuisibles de venir modifier les organes de la machine, qu'importe que les mouches meurent ? La machine sera sauvée. De même, la sauvegarde des tissus fixes obtenue par l'intervention des phagocytes est profitable à l'organisme, même si un grand nombre de phagocytes meurent. Et d'ailleurs, les phagocytes ont des conditions d'existence peu délicates ; leurs perpétuelles migrations leur ont donné, si j'ose m'exprimer ainsi, l'habitude de s'habituer sans cesse à des conditions nouvelles. Ils ne meurent donc guère qu'au début (phagolyse), quand ils sont brusquement surpris ; ensuite, ils s'accoutument ; ils subissent bien, en s'accoutumant, une modification de leur taux, modification qui retentit sur leurs sécrétions, mais cette modification n'est aucunement redoutable à l'individu, puisque ces éléments ne font pas partie de la coordination, du mécanisme. Il ne serait pas indifférent que, tout en restant doué de vie élémentaire, le muscle s'habituât à un taux qui ne lui permît plus de se contracter, le nerf à un taux qui diminuât ou exagérât sa conductibilité ?

Dans ces conditions, l'organisme déséquilibré mourrait avec des éléments d'ailleurs parfaitement vivants, comme cela a lieu chez les animaux sensibles qui prennent la toxine tétanique dans leurs centres nerveux. Au contraire, que les phagocytes soient tout imprégnés de cette toxine, qu'est-ce que cela fait? Les phagocytes qui absorbent les poisons empêchent ces organes d'arriver aux organes délicats de la machine, et, soit qu'ils s'y habituent, soit qu'ils en meurent, la vie de l'ensemble est sauvegardée. Tout cela est parfaitement clair et raisonnable ; les phagocytes sont dépositaires, comme les autres éléments, du taux individuel, et ils contribuent à défendre ce taux individuel contre les ruptures d'équilibre très brusques, à adoucir les transitions ; ils empêchent aussi que des variations brusques de taux topographiques, intervenant sans transition dans les tissus délicats, détruisent la viabilité du mécanisme.

J'ai déjà fait remarquer ailleurs[1] que, dans un cas très particulier et très intéressant de la vie de certains animaux, à l'époque des métamorphoses, les phagocytes bénéficient également de leur absence de taux topographique. A ces moments très curieux, il se produit en effet une transformation telle de l'organisme qu'une nouvelle forme d'équilibre se produit, un nouveau mécanisme se construit des ruines de l'ancien : il y a bien quelques parties conservées, mais les autres sont toutes refondues et, par conséquent, les éléments fixes de ces parties refondues se trouvent, à ce moment, dans des conditions qui ne permettent plus l'équilibre ; ils se détruisent morphologiquement, tandis que les phagocytes, accoutumés au nouveau régime des humeurs, traversent avec sérénité cette période de trouble (comme les mouches d'un palais

---

1. Voy. *Traité de Biologie*, chap. x.

qu'on reconstruit sur un nouveau plan) ; ils font même leur profit des cadavres des éléments fixes sacrifiés dans le remaniement, et qu'ils dévorent.

Une dernière remarque avant de clore ce chapitre ; un autre fait qui prouve que les conditions physiques de taux sont différentes pour les divers tissus, c'est que, lorsqu'on injecte une toxine à un animal doué d'immunité naturelle, cette toxine finit par se fixer dans un tissu déter-

SPÉCIFICITÉ DES TISSUS POUR LES TOXINES.

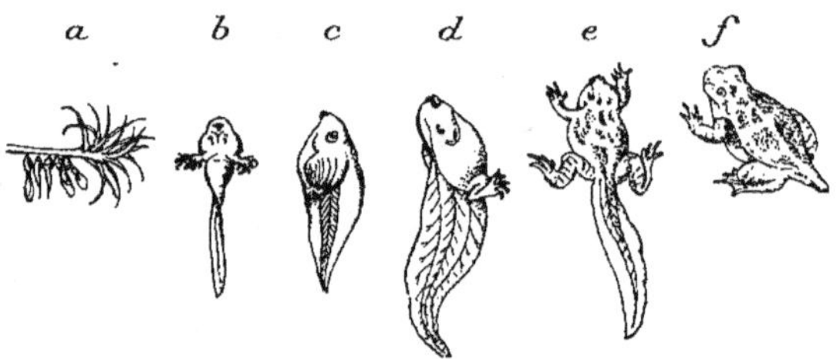

FIG. 36. — Métamorphoses de la grenouille.

miné, à l'exclusion des autres tissus. Quelquefois elle se fixe dans le sang, quelquefois dans le cerveau et les centres nerveux, souvent dans le foie, etc. ; chaque toxine, avec son taux particulier, a un tissu d'élection particulier. Nous retrouverons des propriétés analogues dans les cas que nous allons étudier maintenant, et où on injecte à des animaux, non plus des substances mortes, mais des microbes vivants capables de parasitisme ou de symbiose ; beaucoup d'espèces microbiennes ont leur tissu d'élection et infectent toujours la même espèce de cellule ; cela a lieu par exemple pour la plupart des coccidies et cela est un nouvel argument en faveur de la nature physique des différences cellulaires.

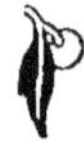

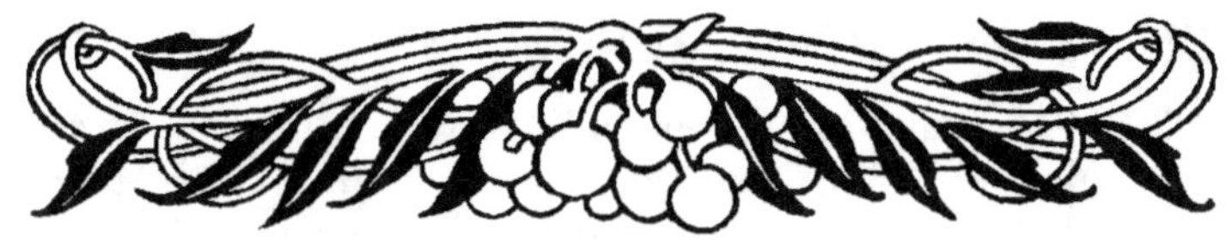

CHAPITRE XV

INJECTION A UN ANIMAL D'ÊTRES DOUÉS DE VIE; VIRULENCE

§ 83. — Trois cas a considérer. — § 84. Maladie aigue; les deux antagonistes sont considérés comme deux unités de combat. — § 85. Espèces supérieures et inférieures. — § 86. Durée de l'immunité. — § 87. Danger du mot virulence. — § 88. Les toxines des microbes et la virulence; la vaccination contre les microbes est différente de la vaccination contre les toxines. — § 89. Spécificité de la résistance. — § 90. Antagonismes bactériens. — § 91. Propriétés préventives des sérums. — § 92. Immunité naturelle contre les microbes. — § 93. L'agglutination des microbes.

§ 83. — Trois cas a considérer

Nous arrivons enfin à cette partie si intéressante de la pathologie, dans laquelle il n'y a plus seulement lutte d'une diastase contre une diastase (comme dans le cas du lait caillé par la présure) ou d'une diastase contre un être vivant (comme dans le cas de l'injection d'une toxine microbienne à un animal), mais d'un être vivant contre un autre être vivant. Ici il sera possible d'étudier le phénomène de deux manières, d'abord, au point de

vue global, dans le langage de l'habitude appliqué purement et simplement aux deux êtres vivants considérés
l'un et l'autre comme des unités de combat, ensuite, au
point de vue du détail des faits, en étudiant autant que
possible, séparément, les divers éléments qui entrent en
jeu dans le phénomène d'ensemble.

Plaçons-nous, pour commencer, au point de vue global.

Du moment que nous considérerons l'être inoculé comme
une unité de combat, il n'y aura évidemment aucune
différence fondamentale entre le cas des êtres unicellulaires et celui des êtres supérieurs ou pluricellulaires;
nous rencontrerons les mêmes cas qu'au chapitre xii,
quand il s'agissait de l'infection des protozoaires par les
bactéries; la seule complication résultera du fait que le
parasite, dans l'être unicellulaire, était forcément placé
dans le protoplasma vivant lui-même, et qu'ici, chez
l'être supérieur, il pourra être localisé dans le milieu
intérieur, ou dans tel ou tel élément de tel ou tel tissu.
Mais nous pouvons négliger ces particularités dans
l'étude globale des phénomènes; nous distinguerons
donc trois cas dès le début :

SYMBIOSE.   1° Celui dans lequel l'animal se trouve immédiatement
en équilibre avec le parasite introduit dans son sein, ou,
du moins, se met plus ou moins vite en équilibre avec
lui, les deux êtres restant vivants par adaptation réciproque; c'est le cas des symbioses ou des maladies chroniques;

BACTÉRIES BANALES.   2° Celui dans lequel l'un des deux antagonistes est
immédiatement et fatalement condamné à périr par l'ac-
tion de l'autre; c'est le cas des bactéries banales injectées à un animal qui les détruit sans en éprouver aucune
gêne; (il y aura lieu de rechercher s'il existe un cas correspondant où c'est l'hôte qui est banal par rapport à la

bactérie et est traité par elle comme un aliment dépourvu de vie) ;

3° Le cas intermédiaire qui est aussi le plus intéres- sant, et dans lequel il y a lutte entre les deux antago- nistes, sans que rien puisse faire prévoir d'avance le résultat de la lutte, qui se termine fatalement par la mort de l'un des combattants. C'est ce cas qui est le plus inté- ressant et c'est celui que nous allons étudier d'abord en prenant un exemple bien connu, qui nous a déjà servi plusieurs fois, celui du charbon des moutons.

§ 84. — MALADIE AIGUE ; LES DEUX ANTAGONISTES SONT CONSIDÉRÉS COMME DEUX UNITÉS DE COMBAT

Le charbon des moutons est une maladie due à l'introduction dans le sang des moutons d'un microbe appelé bactéridie charbonneuse. Cette bactéridie peut se cultiver aisément dans les laboratoires, dans des bouillons très variés ; elle n'a donc pas de besoins alimentaires très spéciaux.

Je suppose que l'on conserve par ensemencements successifs, des cultures pures de bactéridies ; autant que nous pourrons en juger à l'observation microscopique, ces bactéridies ne changeront pas ; elles se reproduiront semblables à elles-mêmes aussi longtemps qu'on le voudra pourvu que l'on ait soin de renouveler assez souvent le milieu de culture, à une température convenable.

Mais il n'y aura là qu'une apparence.

En réalité, les bactéridies seront soumises à des variations incessantes à moins que l'on n'ait la précaution de faire les cultures dans des conditions très précises d'aération et de température ; seulement, ces variations ne seront pas sensibles à l'observation directe ; elles seront décelées seulement par l'emploi d'un réactif biologique, qui est précisément le mouton vivant; on remarquera, en inoculant les bactéridies à des moutons que les unes seront victorieuses dans la lutte contre le mouton, les autres vaincues par lui.

Il y a ici un inconvénient qui résulte toujours de l'emploi des réactifs biologiques; ces réactifs ne sont pas tous comparables les uns avec les autres; il y a moutons et moutons comme il y a bactéridies et bactéridies et lorsque les moutons se multiplient dans les champs en ayant l'air de rester semblables à eux-mêmes, ils sont capables également de subir des variations invisibles, que nous ne savons mettre en évidence que grâce à un réactif biologique, la bactéridie charbonneuse. Deux moutons ne se comportent pas fatalement de même par rapport à deux bactéridies identiques; deux bactéridies ne se comportent pas fatalement de même par rapport à deux moutons identiques; si donc, en inoculant des bactéridies à deux moutons nous obtenons deux résultats différents, nous devrons nous demander si la différence tient aux moutons ou aux bactéridies; nous nous tirerons d'affaire en employant un langage *symétrique*, comme nous avons déjà été obligés de le faire pour les diastases et comme nous serons toujours forcés de nous y résoudre, quand il s'agira de déceler une qualité qui n'a pas de valeur absolue, mais seulement une valeur relative à un certain réactif, comme la toxicité ou la virulence. Si nous constatons qu'une bactéridie l'emporte sur un mouton, nous déclarerons que cette bactéridie était virulente pour ce mouton; si, au contraire, le mouton l'emporte sur la bactéridie, nous déclarerons que ce mouton était virulent pour cette bactéridie; la virulence est une qualité individuelle relative à une autre qualité individuelle; l'emploi du mot virulence avec son apparence absolue

LES RÉACTIONS SONT INDIVI-DUELLES.

crée les mêmes dangers que l'emploi du mot toxine ou toxicité ; on ne saurait trop insister là-dessus. La lutte entre le mouton et la bactéridie développe naturellement les qualités utiles dans cette lutte ; la variation qui se produit au cours de cette lutte a donc une valeur précise relativement aux luttes ultérieures de celui des deux adversaires qui survit ; il n'en est plus de même quand il s'agit de variations produites, en dehors de cette lutte, par des conditions extérieures n'ayant aucun rapport avec la lutte du mouton contre la bactéridie, comme des variations que subissent les moutons dans les champs où il n'y a pas de charbon, et des variations que subissent les bactéridies, dans les bouillons de culture des laboratoires.

Considérons, par exemple, le cas le plus simple, celui d'une bactéridie cultivée dans du bouillon. Nous devons étudier ses variations à deux points de vue, le point de vue physique et le point de vue chimique. Au point de vue physique immédiat, il n'y aura pas grand'chose d'intéressant à signaler ; sauf le cas de variations très brusques de salure du milieu, variations brusques qui pourraient peut-être tuer la bactéridie, la bactéridie vivante s'adapte facilement aux conditions extérieures, et même, si ces conditions extérieures comprennent des colloïdes ayant un taux défini, la bactéridie vivante assimile physiquement ce colloïde et crée autour d'elle un taux avec lequel le sien propre est en équilibre.

Là, il n'y a d'être vivant que d'un côté ; l'être vivant qui continue de vivre impose toujours son taux au colloïde mort dans lequel il baigne (c'est ce que nous venons de constater au chapitre précédent pour l'assimilation physique, par les animaux, des diastases qu'on leur injectait et qui ne les tuaient pas). Les variations physiques de la bactéridie charbonneuse en culture dans du bouillon ne présentent donc aucun caractère intéressant.

Ces variations physiques sont d'ailleurs en relation de cause à effet avec les variations chimiques résultant des alternatives de conditions n° 1 et de conditions n° 2 comme nous l'avons vu précédemment[1]. Nous n'avons aucun réactif de ces variations chimiques ni des variations physiques qui les accompagnent ; nous devinons seulement que, se passant dans du bouillon, en présence de conditions de vie qui n'ont aucun rapport avec la lutte contre le mouton, ces variations *sont désordonnées par rapport à la virulence ;* nous n'avons aucun moyen de prévoir si une culture longtemps abandonnée à elle-même dans une étuve sera ou non virulente pour un mouton également abandonné à lui-même dans un champ dépourvu de charbon. Nous serons donc, lorsque nous inoculerons cette bactéridie à ce mouton, dans le cas tout à fait net que nous voulons étudier maintenant et où nous ne savons pas d'avance si c'est le mouton ou la bactéridie qui l'emportera ; nous ne savons qu'une chose, c'est que le combat ne pourra se terminer que par la mort de l'un des combattants.

Cependant, M. Pasteur a remarqué que, dans des conditions très précises, lorsque, par exemple, on cultive la bactéridie en bouillon à 42° 1/2 en présence de l'air, les variations qu'elle subit sont dans le sens de l'atténuation de virulence par rapport au mouton, c'est-à-dire que les bactéridies ainsi cultivées perdent, de jour en jour, de leur aptitude à triompher dans la lutte contre le mouton. M. Pasteur a remarqué cela par hasard ; aucune considération théorique ne pouvait l'y conduire. Ce qu'on appelle couramment aujourd'hui la méthode de l'atténuation de virulence, c'est, pour chaque microbe, un ensemble de recherches empiriques, mais précises, dans lesquelles on

VARIATIONS DÉSORDONNÉES DANS LE BOUILLON.

---

1. Voy. chap. VIII.

découvre, après de nombreux insuccès, que, cultivé dans telles conditions, tel microbe perd au bout de tant de jours sa virulence pour telle espèce animale.

On ne connaît pas, en revanche, de méthode empirique permettant, par une culture dans le bouillon, de restituer la virulence à une bactéridie qui l'a perdue ; on ne connaît pas davantage une méthode d'élevage des moutons leur donnant directement, et sans inoculation de bactéridie, soit une atténuation, soit une augmentation de virulence par rapport à la bactéridie. On dit en général *résistance* et non *virulence*, quand il s'agit du mouton, car nous avons l'habitude de considérer le mouton comme un ami quand nous nous occupons de maladies microbiennes (il n'en est plus de même quand il s'agit de notre alimentation), et le microbe comme l'ennemi qu'il s'agit de vaincre. Si au lieu de bactéridie charbonneuse et de mouton, nous nous occupions de levure de bière et d'une espèce animale capable de lui enlever son aptitude à fabriquer de la bière, nous considérerions la levure comme un ami, et nous parlerions peut-être de la virulence pour la levure de l'animal en question ; c'est que la levure fabriquant la bière nous est utile, et nous avons l'habitude anthropo-centrique de tout juger par rapport à nous. Il vaut mieux employer un langage symétrique toutes les fois qu'il s'agit d'une lutte entre deux espèces, et ne pas indiquer dans le langage notre partialité vis-à-vis de l'un des antagonistes.

C'est d'ailleurs à un autre hasard que Pasteur a dû la découverte de l'importance pratique que présente pour l'homme la question de l'atténuation de virulence ; le génie exploite des hasards qui eussent passé inaperçus devant un observateur moins attentif. Des poules ayant subi une atteinte de choléra des poules atténué, se trou-vaient par là aguerries à la résistance à une attaque plus virulente du même microbe. C'est là un résultat que le langage de l'habitude eût permis de prévoir ; mais nos formules générales nous permettent souvent de prévoir après coup les découvertes des grands hommes.

Quoi qu'il en soit, le langage de l'habitude nous permet aujourd'hui de raconter très simplement des faits qui ont paru invraisemblables quand ils ont été annoncés au monde savant. Procurons-nous d'une manière quelconque un régiment atténué de microbes B pathogènes pour une espèce A ; en l'inoculant à un individu de cette espèce, nous pouvons prévoir l'avenir, préjuger de la victoire ; l'individu A guérit de sa maladie et, une fois guéri, est devenu plus apte à résister à une nouvelle attaque de microbes B ; injectons-lui donc une nouvelle armée encore atténuée, mais cependant plus virulente que la première ; nous pouvons empiriquement graduer les attaques de manière à être toujours sûrs que A sera vainqueur dans la bataille et nous finirons par aguerrir A même contre une attaque des troupes les plus virulentes de l'espèce B. C'est le principe de la vaccination charbonneuse. M. Pasteur a trouvé inutile de faire plus de deux attaques successives ; ses deux vaccins charbonneux sont choisis de manière à être supportés sans danger par n'importe quel mouton et de manière aussi que le second vaccin donne au mouton une résistance définitive vis-à-vis de l'inoculation du virus charbonneux le plus virulent.

Réciproquement, notre langage symétrique nous pousse à nous demander si nous ne connaissons pas une méthode d'*atténuation des moutons ;* je veux dire une méthode de préparation des moutons en champ, telle que l'un quelconque des moutons ainsi préparés soit certainement tué par l'inoculation de bactéridies charbonneuses quelconques et augmente la virulence de ces bactéridies par rapport au mouton, de manière à permettre à des bactéridies, ayant remporté une première victoire, la certitude d'une victoire nouvelle sur un mouton nouveau même plus résistant. Nous ne savons pas encore obtenir ce résultat; nous ne connaissons pas de méthode d'atténuation des moutons par rapport à la bactéridie, mais nous connaissons des animaux qui sont, par rapport à la bactéridie dans la situation d'un mouton atténué, ce sont les cobayes; et ils sont d'autant plus atténués qu'ils sont plus jeunes.

Ceci, remarquons-le, est un hasard heureux et que nous n'avions aucunement le droit de prévoir; le cobaye, même étant moins résistant que le mouton à la bactéridie charbonneuse, pourait avoir une résistance *d'un autre ordre*, n'ayant aucun rapport avec la résistance du mouton, et par conséquent, une inoculation au cobaye étant suivie de la victoire de la bactéridie charbonneuse pourrait augmenter la virulence de cette bactéridie pour le cobaye sans l'augmenter pour le mouton; nous verrons tout à l'heure que cela se produit par exemple pour le rouget des porcs, et, tout en racontant la très amusante expérience que je vais raconter maintenant, je mets le lecteur en garde contre la tendance qu'il pourrait avoir à en tirer une notion erronée de virulence absolue.

Voici donc cette expérience, faite d'abord par MM. Pasteur, Chamberland et Roux, répétée ensuite par Mlle Tsiklinski dans des conditions plus précises :

« Quand la bactéridie charbonneuse a été privée de toute virulence pour le cobaye, le lapin et le mouton, on peut lui restituer son activité par des cultures successives dans les corps de ces animaux. La bactéridie inoffensive pour le cobaye de plusieurs années, d'un an, de six mois, d'un mois, de quelques jours, peut encore tuer le cobaye d'un jour. Si alors on passe d'un cobaye d'un jour, par inoculation du sang du premier à un deuxième, de celui-ci à un troisième et ainsi de suite, on renforce graduellement la virulence de la bactéridie, ou, en d'autres termes, son pouvoir à se développer dans l'économie. Bientôt, par suite, on peut tuer le cobaye de trois ou quatre jours, d'un mois, de plusieurs années ; enfin les moutons eux-mêmes. La bactéridie est revenue à sa virulence d'origine et elle la conserve indéfiniment si l'on ne fait rien pour l'atténuer de nouveau[1]. »

Dans cette belle expérience, la série constituée par les cobayes d'un jour, de trois jours, d'un mois, de six mois, d'un an, de plusieurs années, remplace notre série introuvable de moutons de virulence croissante pour la bactéridie à partir d'une virulence très faible. Mlle Tsiklinski a repris l'expérience en la perfectionnant ; elle s'est assurée que l'inoculation faite au cobaye d'un jour était composée, non d'un mélange de bactéridies de virulences différentes, non d'une armée de soldats aguerris et de recrues, de braves et de lâches, mais bien d'une cohorte de bactéridies toutes également atténuées ; le résultat est, dans ces conditions, beaucoup plus important au point de vue biologique. Dans le premier cas, en effet, on aurait pu croire qu'il y avait seulement sélection, par disparition des lâches, des bonnes troupes contenues dans le mélange inoculé ; dans l'expérience de Mlle Tsiklinski au contraire, il y a sûrement exaltation de la virulence individuelle des combattants ; il y a adaptation Lamarckienne en même temps que sélection Darwinienne.

Pour comprendre ce phénomène, il faut naturellement faire intervenir autre chose que la variation fortuite due à des alternatives fortuites de condition n° 1 et de condition n° 2 ; il faut que cette variation soit guidée par

---

1. Straus. *Le charbon des animaux et de l'homme*, p. 146.

quelque chose et ce quelque chose nous allons le trouver dans les phénomènes physiques unis aux phénomènes chimiques par des liens de cause à effet ; cela nous permettra d'introduire très simplement le Lamarckisme dans l'histoire des cellules les plus simples et ce résultat\imprévu nous paiera de la fatigue des déductions faites jusqu'à ce moment.

Considérons en effet une bactéridie charbonneuse quelconque, prise dans un bouillon, par exemple ; elle a une certaine constitution chimique due aux alternatives de condition n° 1 ou de condition n° 2 qu'elle a subies dans sa culture ; en même temps, elle a un taux physique déterminé qui est sous la dépendance de sa constitution chimique ; ces deux propriétés sont liées par une relation réversible ; quand la constitution chimique change, le taux individuel s'en ressent ; quand le taux individuel change, la constitution chimique se modifie ; c'est comparable, de loin, aux phénomènes qui se passent entre l'acide carbonique et la chaux dans la dissociation du carbonate de chaux quand on fait varier la pression.

VARIATIONS PHYSIQUES ET CHIMIQUES CORRÉLATIVES.

Introduisons donc notre bactéridie dans un mouton ; il y a rupture d'équilibre ; cette rupture d'équilibre se manifeste dans le mouton comme dans la bactéridie ; elle détermine une attraction ou une répulsion de phagocytes[1], et un certain nombre d'autres phénomènes sur lesquels nous insisterons plus loin ; je suppose que la bactéridie soit virulente pour le mouton ; cela veut dire qu'elle est capable de s'habituer à vivre dans le mouton, qu'elle résiste à l'inoculation dans le mouton ; alors, elle prend, sans mourir, un taux qui est en équilibre avec celui du mouton ambiant ; elle s'adapte physiquement à

1. Voy. plus haut, pp. 306 sq.

la vie dans le mouton, et cette adaptation physique dirige la variation chimique qu'elle subit, ainsi que nous venons de le dire. La variation chimique n'est donc pas fortuite ; elle n'est pas quelconque ; elle est la conséquence directe de la variation physique créée directement elle-même *RÉVERSIBILITÉ.* par l'adaptation physique de la bactéridie au mouton. Ceci permet de raconter l'expérience de Mlle Tsiklinski dans un langage précis : la bactéridie inoculée à un cobaye d'un jour prend, sans mourir, le taux qu'il faut pour être en équilibre avec un cobaye d'un jour ; sa constitution chimique s'en ressent, c'est-à-dire que sa variation physique est introduite dans son hérédité proprement dite ; elle est alors capable de s'adapter sans mourir dans un cobaye de trois jours ; elle y prend sans mourir le taux d'équilibre et sa constitution chimique s'en ressent, etc. Voilà une expérience qui avait toujours semblé ressortir du darwinisme pur et qu'il est possible de raconter dans le langage de Lamarck. Ce qui remplace le mécanisme animal dans la bactéridie, c'est le mécanisme colloïde, le taux physique ; il est l'intermédiaire entre la variation chimique de la bactéridie et les conditions réalisées dans le milieu ambiant. Non pas qu'il ne soit pas possible de concevoir des actions chimiques directes, au contraire, il y en a certainement ; mais alors, elles ne sont pas adaptatives directement ; il faut ensuite une sélection darwinienne pour réaliser une adaptation après coup. C'est ce qui se passe par exemple dans un bouillon de culture où, maître des conditions physiques extérieures comme un être en train de vivre l'est toujours par rapport à un corps mort, le microbe ne peut subir de la part de ce milieu ambiant aucune contrainte physique ; aussi il y a là variation désordonnée ou du moins, si, par hasard, une influence physique extérieure s'impose, la variation est désordonnée par rapport à la virulence pour le mouton ; c'est seulement l'inoculation de la culture à un mouton qui pourra déterminer après coup une sélection dans le sens de la virulence progressive.

Le phénomène purement chimique est encore plus évident quand il s'agit d'une variation de virulence obtenue dans les *spores* comme cela a été obtenu par l'action ménagée des antiseptiques. La spore n'est pas en train de vivre ; elle *subit*, comme un corps mort, les influences physiques du milieu ambiant ; elle subit des variations chimiques quelconques. On constate après coup que ces variations chimiques se trouvent être, dans certaines conditions, dans le sens de la diminution de virulence pour le mouton, mais il y a eu, d'abord, action purement chimique et désordonnée. L'inoculation à un mouton de la culture provenant de ces spores prouve, par la victoire du mouton, qu'il y avait eu, par hasard, diminution de virulence ; le passage à travers le cobaye d'un jour, puis à travers des cobayes de plus en plus âgés, restitue aux bactéridies, par adaptation physique et retentissement chimique, la virulence préalablement perdue. *ATTÉNUATION DES SPORES.*

Voilà bien le Lamarckisme séparé du Darwinisme jusque dans les êtres les plus simples ; l'action directe du milieu ne pouvait en effet être que d'ordre physique, ou, du moins, dans un langage plus général, *de l'ordre des phénomènes d'équilibre.*

Pour un animal élevé en organisation, l'influence du milieu retentit d'abord sur le mécanisme général, sur la coordination de l'être par les phénomènes que Lamarck appelle des *besoins déterminant des actes* ; puis ce fonctionnement du mécanisme agit physiquement en chaque point de l'organisme sur l'état colloïde réalisé en ce point (adaptation des cellules à leur fonction topographique, locale), puis enfin la modification de l'état colloïde agit sur le patrimoine héréditaire ou constitution chimique ; il y a donc du Lamarckisme à plusieurs degrés ; pour les êtres aussi simples que les bactéridies charbonneuses, il y a encore du Lamarckisme, mais réduit à sa plus simple expression, à l'influence physique du milieu sur le taux de l'être unicellulaire et au retentissement des variations de ce taux sur la constitution chimique individuelle.

Je m'excuse d'avoir ouvert ici cette parenthèse et je reviens à la virulence.

§ 85. — Espèces supérieures et inférieures

Dans le langage général de l'habitude, on peut prévoir les résultats éloignés de la lutte du mouton contre la bactéridie, si l'on sait lequel des deux l'a emporté sur l'autre dans la lutte ; le vainqueur est aguerri ; sa virulence est augmentée par rapport à l'espèce ennemie qu'il a terrassé. Donc en faisant passer successivement une bactéridie à travers plusieurs moutons, on exalte jusqu'à un certain maximum la virulence de la bactéridie pour le mouton ; réciproquement, en inoculant un mouton avec des bactéridies d'abord peu virulentes, puis plus virulentes, puis très virulentes, on exalte jusqu'à un certain maximum la virulence du mouton pour la bactéridie. Ces deux maximums dépendent naturellement des propriétés des deux espèces ; on ne peut faire sortir la bactéridie de sa nature de bactéridie, ni le mouton de sa nature de mouton.

Ici se pose donc une question, à laquelle notre langage symétrique ne nous permet pas de donner de réponse *a priori* : Lequel des deux maxima l'emporte sur l'autre ? Si nous inoculons au mouton le plus virulent pour la bactéridie la bactéridie la plus virulente pour le mouton, lequel l'emporte sur l'autre ?

C'est l'expérience qui répond : le mouton.

Et dans tous les cas où l'on a étudié assez profondément une question d'immunité, la réponse sera la même :

Voici un animal supérieur A_1, mammifère ou oiseau par exemple, et une espèce inférieure B, unicellulaire par exemple; si je prends un individu quelconque de l'espèce A et un individu quelconque de l'espèce B, et que je les mette aux prises, je ne puis aucunement prévoir le résultat de la lutte; (je suppose naturellement, puisque ce sont les cas dont nous nous occupons actuellement, que la bataille ne peut se terminer que par la mort d'un des combattants).

A l'emporte; il est aguerri; je le mets de nouveau aux prises avec un individu B ; il l'emporte encore et ainsi de suite... Au bout d'une série de ces opérations, j'aurai obtenu le type A_1 de l'espèce A le plus virulent pour l'espèce B.

Considérons maintenant le cas où, dans la première bataille, B l'emporte; il est aguerri ; je le mets de nouveau aux prises avec un individu A qu'il tue encore; au bout d'une série de ces opérations, j'aurai obtenu le type B_1 de l'espèce B, le plus virulent pour l'espèce A.

MOUTON RÉFRACTAIRE A TOUTES LES BACTÉRIDIES.

Eh bien ! si maintenant je mets aux prises A_1 et B_1, je suis sûr que c'est A_1 qui l'emporte ! Pourquoi ? C'est l'expérience qui me l'a appris; l'animal le plus réfractaire d'une espèce supérieure est réfractaire même aux attaques des individus les plus virulents d'une espèce inférieure pourvu que les séries de combats dont je viens de parler aient été possibles. En d'autres termes, si j'ai un mouton rendu aussi réfractaire que possible et des bactéridies inconnues, quelconques, je suis sûr que le mouton résistera à l'inoculation de ces bactéridies; au contraire, étant données des bactéridies aussi virulentes que possible et un mouton quelconque, inconnu, je ne sais pas à l'avance si le mouton sera tué par les bactéridies ou les tuera ; il est possible que ce mouton soit tué, mais il est possible aussi qu'il soit réfractaire. Il y a des moutons réfractaires à toutes les bactéridies ; il n'y a pas de bactéridies réfractaires à tous les moutons.

DÉFINITION BIOLOGIQUE DU PROGRÈS.

Et voilà peut-être une raison biologique vraie, une raison tirée de la lutte pour l'existence, et qui permettra enfin de donner un sens précis à ce qu'on appelle espèce supérieure et espèce inférieure. Toutes les fois qu'il s'est agi de *progrès*, on a pu objecter que l'homme est souvent vaincu dans la lutte par des microbes très inférieurs en organisation et que, par conséquent, il est illusoire, au point de vue biologique de la lutte pour l'existence, de déclarer que les perfectionnements de son mécanisme constituent un progrès ; mais voici un critérium. Si l'on prend la peine d'*habituer* un mammifère à la lutte contre une espèce microbienne, ce mammifère trouve, dans la complication de son mécanisme, dans la division du travail physiologique réalisée à son intérieur, des armes que ne possède pas le microbe ; une fois qu'il sait s'en servir, il est sûr de la victoire, quelque soit d'ailleurs le mérite personnel de son antagoniste. La coordination fait l'animal supérieur ; dans sa lutte contre le microbe, une fois qu'il est aguerri, il est comparable à un état doué d'une forte organisation militaire et attaqué par des bandes indisciplinées ; c'est l'histoire de César triomphant des Gaulois malgré la valeur individuelle de chacun de ses ennemis. Il y a cependant un défaut à la cuirasse ; c'est que certaines cellules jouent individuellement un rôle trop important dans la coordination ; si l'une de ces cellules est atteinte par l'ennemi, toute l'organisation est compromise et la bataille est perdue ; c'est ce qui arrive par exemple pour le système nerveux dans la lutte contre le tétanos, et c'est grâce à cela que l'on n'est jamais absolument sûr qu'un individu vacciné ne succombera pas à une infection ultérieure. Si l'on se bornait à considérer les phagocytes de l'animal en les opposant aux microbes qui l'attaquent, on ne comprendrait pas pourquoi le langage absolument symétrique est impossible, pourquoi une armée de phagocytes agissant sans coordination, dans un animal immunisé, l'emporte forcément sur une armée de microbes très virulents.

Nous avons bien compris d'ailleurs que ce n'est pas le sort même des phagocytes qui nous intéresse ; ils peuvent être tués en grande quantité dans une affaire où la victoire revient néanmoins à l'animal qu'ils défendent ; les phagocytes ne font pas partie de la coordination ; il y a séparation du pouvoir militaire et du pouvoir civil et la conservation de la vie de l'individu lui assure la possibilité de mettre bientôt en ligne une nouvelle armée de phagocytes aguerris. C'est pour cela que l'animal ayant remporté une grande victoire sur un microbe est sûr de l'emporter ensuite sur un microbe plus virulent, sur le microbe le plus virulent de l'espèce considérée.

§ 86. — Durée de l'immunité

Combien de temps dure le profit que tire une espèce d'une victoire passée ? Nous savons que, en dehors même des conditions de la lutte, la variation des microbes ou des animaux est désordonnée par rapport à la virulence ; il est donc vraisemblable que le microbe ou le mouton perdra, dans les délices de la paix, l'accoutumance à la guerre, l'habitude de vaincre.

Pour le microbe, cela sera plus rapide ; la vie individuelle de la bactérie n'est soumise à aucune contrainte dans un bouillon de culture ; elle peut se multiplier dans des conditions très prospères, tout en perdant rapidement sa virulence ; M. Pasteur nous a appris dans quelles conditions précises on peut atténuer en culture à l'étuve la virulence des bactéridies les plus terribles. Et cependant, la virulence est inscrite dans le patrimoine héréditaire de ces êtres unicellulaires ; elle est chimiquement acquise quoique ayant été acquise sous l'influence de causes physiques ; mais ces causes physiques directrices, existant dans le mouton vivant pendant la lutte, ne se retrouvent plus ensuite dans le bouillon de culture ; il faut les faire agir de nouveau progressivement, comme l'ont fait MM. Pasteur, Chamberland et Roux, en inoculant le virus atténué à des animaux très sensibles comme des cobayes nouveau-nés, puis petit à petit à des animaux plus résistants.

Pour le mouton, la perte de virulence ou, comme on dit, d'immunité, sera moins rapide, car les conditions réalisées dans le mouton ne sont pas susceptibles de varier comme celles que rencontre la bactéridie dans un bouillon de culture. Les variations du milieu ambiant retentissent d'une façon *médiate* sur le chimisme intérieur de l'animal, par l'intermédiaire du mécanisme individuel d'abord, du mécanisme colloïde ensuite ; la vie de l'animal ne s'accommode pas de variations rapides du chimisme cellulaire. Cependant, l'immunité pourra se perdre petit à petit, et l'on sait qu'il est en effet nécessaire, pour l'entretenir longtemps, de soumettre de temps en temps l'individu vacciné à une nouvelle attaque par des microbes qui, sans pouvoir le tuer, peuvent du moins l'aguerrir.

On doit d'ailleurs se demander, pour un animal supérieur comme le mouton, si l'adaptation physique acquise au cours de la lutte contre le microbe a eu le temps de retentir sur le patrimoine héréditaire de l'individu, sur sa constitution chimique intime. Si cela était, le carac- *IMMUNITÉ PHYSIQUE OU CHIMIQUE.* tère d'immunité se conserverait ensuite, comme tous les caractères vraiment acquis, même lorsqu'auraient entièrement disparu les conditions qui ont réalisé son acquisition. Alors que, chez le microbe unicellulaire, l'absence de mécanisme coordonné autre que le simple mécanisme colloïde, fait que le retentissement du physique sur le chimique est immédiat, que l'hérédité physique entraîne immédiatement l'hérédité chimique, il n'en est pas de même chez le mécanisme compliqué qu'est le mouton. Là, l'acquisition chimique d'un caractère demande un retentissement d'une variation physique cellulaire sur tout un régime complexe, sur tout un mécanisme formé de cellules ; il faut que l'unité commune à tout cet ensemble se modifie à la fois pour qu'un caractère soit chimiquement acquis ; cela est bien plus difficile que pour un microbe, mais aussi plus tenace quand c'est réalisé. Si l'on raisonnait sur les phagocytes seuls, sur les phagocytes considérés comme unités isolées de combat, on pourrait penser que chacun d'eux acquiert individuellement, dans son chimisme, le caractère de virulence pour l'ennemi considéré ; mais alors ce caractère serait très fugitif car, une fois l'ennemi disparu, les phagocytes, se retrouvant dans un milieu intérieur qui est en équilibre avec tous les autres tissus non modifiés de l'animal, reprendraient en très peu de temps leur taux antérieur, perdraient tout de suite leur habitude de vaincre ; pour comprendre que l'immunité puisse durer longtemps dans un animal vacciné, il faut admettre que tout l'animal a été modifié dans son hérédité physique et que ces modifications n'ont pas atteint seulement les phagocytes. Mais on devra croire que cette modification de l'hérédité physique n'a pas retenti sur le patrimoine héréditaire, toutes les fois que l'immunité n'est pas fixée dans l'hérédité au point de se transmettre des parents aux enfants (dans les unions entre parents également vaccinés). Peut-être certaines immunités spécifiques, naturelles, que nous constatons aujourd'hui dans des espèces animales sont dues effectivement à des acquisitions répétées d'immunités individuelles qui ont fini par se fixer dans le patrimoine héréditaire des espèces.

Avant de quitter ce sujet de la lutte globale entre l'animal et le microbe, il faut bien faire remarquer, en l'appuyant sur des exemples tangibles, le danger qu'il y a à donner au mot virulence une signification absolue.

§ 87. — DANGER DU MOT VIRULENCE

S'il est question de la virulence des animaux supérieurs pour les microbes, de ce qu'on appelle l'immunité, les exemples fourmillent. L'immunité acquise est spécifique et relative à la maladie dont l'individu considéré a été guéri ; néanmoins, comme pour tous les cas de spécificité physique, cette spécificité de l'immunité acquise, quoique étant parfaitement précise, n'est pas pour cela *exclusive* ; si deux microbes sont dangereux pour une même espèce supérieure par le même taux physique, ou au moins par des taux voisins, l'immunité acquise contre l'un d'eux pourra être valable aussi pour l'autre. On connaît des cas d'immunité à double fin ; ces cas sont très fréquents si, au lieu de considérer la virulence des animaux pour les microbes, on étudie la virulence des microbes pour les animaux ; nous avons vu par exemple que la virulence du charbon pour le cobaye est du même ordre que sa virulence pour le lapin ou le mouton et c'est grâce à cette remarque que Pasteur, Chamberland et Roux ont pu, en partant du cobaye d'un jour, restituer la virulence pour le mouton à une bactéridie qui l'avait perdue. Mais il ne faudrait pas partir de cet exemple pour attribuer au mot virulence une valeur absolue ; voici une observation qui le démontrera merveilleusement :

« Le rouget du porc peut aussi se communiquer au pigeon et au lapin ; si on inocule dans les muscles pectoraux d'un pigeon le microbe du rouget pris sur un porc malade, le pigeon meurt en six à huit jours... Le sang de ce premier pigeon inoculé à un second, le sang de celui-ci à un troisième, et ainsi de suite, la maladie s'acclimate sur le pigeon, le rend plus rapidement malade, le tue plus vite, et le sang du dernier pigeon, reporté sur le porc, y manifeste une virulence *supérieure* à celle des produits infectieux d'un porc mort du rouget même spontané. Il y a donc ici augmentation de la virulence pour le porc en passant à travers le pigeon. Le maximum auquel atteint un virus par le passage sur une race n'est donc pas toujours le maximum pour la race. Voilà le cas de l'augmentation, voici maintenant le cas de la diminution sur lequel je veux surtout appeler l'attention. Remplaçons le pigeon par le lapin dans cette série d'expériences. Le microbe s'acclimate encore sur le lapin, tous les lapins meurent. Vient-on à inoculer aux porcs le sang des derniers lapins, par comparaison avec celui des premiers de la série, on constate une diminution progressive de la virulence. Bientôt, le sang des lapins inoculé aux porcs ne les tue plus [1]. »

Cette observation est intéressante à plusieurs titres ; nous remarquons d'abord que, *par rapport au rouget du porc*, il y a plus de ressemblance entre le porc et le

---

1. Duclaux. *Pasteur, histoire d'un esprit*, p. 382.

pigeon qu'entre le porc et le lapin, puisque la virulence pour le pigeon est du même ordre que la virulence pour le porc, tandis que la virulence pour le lapin indique une variation dans un sens tout différent. Or le porc et le lapin sont deux mammifères, tandis que le pigeon est un oiseau ; au point de vue de la classification zoologique, le porc est donc bien plus voisin du lapin que du pigeon, tandis que, au point de vue de la résistance au rouget, le porc est plus voisin du pigeon que du lapin. Il faut se défier des considérations portant sur le *voisinage* des espèces ; les espèces vivantes peuvent être voisines à un certain point de vue et très éloignées à un autre point de vue ; le voisinage des espèces n'est, comme la virulence, qu'une chose de pure relativité.

L'observation que je viens de rapporter d'après Duclaux a encore un autre intérêt ; elle nous apprend une nouvelle méthode d'atténuation de la virulence, la méthode vraiment biologique qui consiste à inoculer le microbe à un animal pour lequel sa virulence est très différente de ce qu'elle est pour l'animal qu'on veut protéger ; on peut être aguerri de plusieurs manières ; si l'on apprend à des hommes à tirer sans cesse en l'air sur des oiseaux de passage, ils pourront acquérir une habitude qui leur donnera dans ce genre de sport une maîtrise particulière ; mais cette habitude leur sera funeste si, regardant sans cesse en l'air, ils arrivent dans un pays peuplé de serpents qui les piquent au pied.

En s'aguerrissant contre certains ennemis, on peut acquérir certaines qualités qui sont des défauts dans la lutte contre d'autres ennemis ; c'est ce qui arrive pour le rouget du porc habitué à tuer le lapin ; il perd l'habitude de triompher du porc. C'est là encore une découverte due au hasard, un résultat empirique au même titre que l'atténuation du charbon à la température de

42° 1/2 ; mais elle peut être très utile dans la pratique, surtout lorsque l'on ne sait pas cultiver le microbe dans le bouillon. Il semble acquis que la syphilis, par exemple, s'atténue pour l'homme en passant sur certains singes. Si cela se vérifie on pourra arriver à vacciner l'homme contre cette terrible maladie sans avoir pour cela eu besoin de savoir cultiver son microbe dans des bouillons. Mais c'est surtout au point de vue théorique que cette remarque est importante en montrant toute la relativité du mot virulence que l'on emploie trop souvent comme s'il avait une valeur absolue.

§ 88. — LES TOXINES DES MICROBES ET LA VIRULENCE ; LA VACCINATION CONTRE LE MICROBE EST DIFFÉRENTE DE LA VACCINATION CONTRE LA TOXINE.

Nous avons parlé de virulence dans le langage global, en ne tenant compte que des résultats de la bataille livrée par le microbe à l'individu considéré comme unité de combat ; nous pouvons entrer plus avant dans le détail des faits en employant le langage de l'équilibre, mais nous allons trouver ici une complication qui n'existait pas dans le cas de l'injection des toxines microbiennes. Quand nous injectons un microbe vivant à un animal et que le microbe continue de vivre, nous avons à tenir compte à la fois, de la rupture d'équilibre causée et entretenue par le microbe lui-même, et aussi des substances excrétées par le microbe vivant dans le milieu intérieur de l'animal contaminé.

Ces deux agents de trouble sont entièrement différents ; il est même possible qu'ils soient, dans certains cas, antagonistes.

On sait que, dans une culture en bouillon, l'accumu-

DANGER DES SUBSTANCES R POUR LA VIE.

lation des substances excrétées par les microbes peut suspendre la vie des microbes ; il faut renouveler le moût de bière pour rajeunir la levure, même dans des cas où le liquide contient encore tous les éléments nécessaires à la vie élémentaire manifestée de cette levure ; quelle que soit donc la manière dont se manifeste l'activité des substances excrémentitielles des microbes, on doit prévoir qu'elle sera au moins différente, quelquefois antagoniste de celle des microbes eux-mêmes, et, en effet, dans la fièvre paludéenne, par exemple, on a pu avec assez de vraisemblance, considérer comme fatale en même temps à l'hôte et au parasite l'accumulation des substances excrémentitielles de ce dernier au moment des accès de fièvre.

Dans l'étude de la lutte des microbes contre l'organisme, on a donc à considérer deux choses entièrement distinctes : le corps à corps des deux ennemis vivants, et l'action nuisible des excréments du parasite sur la physiologie de l'hôte. Le résultat des deux phénomènes peut lui-même être double. Nous avons déjà signalé des cas dans lesquels le microbe est vaincu et détruit et où, néanmoins, l'hôte victorieux meurt empoisonné par les substances excrémentitielles provenant du parasite vaincu. Il y en a d'autres, bien plus célèbres, dans lesquels le parasite est toujours vaincu d'avance, où il ne peut pénétrer dans l'hôte sans mourir, et où néanmoins l'hôte meurt presque toujours, infecté par les poisons terribles du vaincu ; cela a lieu par exemple pour la diphtérie et le tétanos dont les microbes ne peuvent se développer que hors de l'hôte, au point d'inoculation ; aussi pour ces maladies, la question importante est la question précédemment étudiée de la résistance aux toxines microbiennes.

Tout autre est le cas d'une maladie comme le charbon

par exemple; là le microbe inoculé se développe dans l'organisme de l'hôte, et l'on ne sait pas d'avance en général lequel des deux ennemis l'emportera. Quelle est, dans ce cas, l'histoire de la lutte?

Dans les débuts de la microbiologie, on pensa d'abord que le microbe agissait par lui-même, en s'emparant de l'oxygène et des aliments nécessaires à l'hôte et en jouant le rôle de corps étranger nuisible dans le mécanisme infecté.

Plus tard, quand on eût remarqué l'importance du rôle des toxines, on oublia le microbe et l'on crut qu'il agissait uniquement par la toxine sécrétée. La vérité est entre les deux extrêmes; il faut tenir compte de la vie du microbe et de la sécrétion de la toxine; mais d'ailleurs, même quand c'est par la toxine que le microbe a son influence la plus grande, il est nécessaire que le microbe vive pour que la toxine soit produite, qu'il vive au moins assez pour que la quantité de toxine produite soit suffisante pour tuer l'hôte. L'emploi du mot virulence a amené une confusion entre les deux problèmes; si la toxine produite par le parasite est, dans la lutte des deux partis, un facteur d'affaiblissement de l'hôte, il n'est pas prouvé du tout que cette toxine soit pour cela un auxiliaire efficace du parasite qui l'a produit; je suppose par exemple que la toxine agisse sur le système nerveux et que le microbe ait surtout à redouter les phagocytes, il n'y aura aucune impossibilité à ce que les phagocytes tuent le microbe et que néanmoins l'hôte soit tué par la toxine, de sorte que les deux partis auront succombé dans la lutte. C'est ce qui se produit, avons-nous vu, dans la septicémie spirillienne des oies.

Si donc nous prenons pour définition de la virulence l'aptitude d'un microbe à vivre dans un animal, nous n'avons aucunement le droit de supposer que cette aptitude entraîne en même temps la toxicité des excréments de ce microbe pour l'animal; une variation dans le sens de l'augmentation de virulence pourra être corrélative d'une diminution de toxicité, et en effet, nous avons vu que des symbioses sont possibles, le microbe étant à la fois admirablement adapté à son hôte, et ses excréments se trouvant non seulement pas nuisibles, mais même, dans certains cas, utiles à l'hôte. Dans le cas des maladies chroniques, le microbe est adapté également à la vie dans l'hôte, mais ses excréments sont plus ou moins nuisibles à l'hôte sans toutefois amener sa mort rapide, auquel cas la maladie ne serait plus chronique mais aiguë. On parle souvent d'une augmentation de virulence dans une tuberculose qui évolue depuis longtemps; il faut toujours se demander si une variation du parasite a déterminé en lui une aptitude plus grande à se multiplier, auquel cas il s'agirait vraiment de virulence, ou, simplement une augmentation de la toxicité de ses produits. Le mot virulence étant pris en mauvaise part, on attribue toujours à l'augmentation de virulence tout accroissement de pouvoir nuisible; il serait donc raisonnable de donner un nom particulier à la possibilité de vivre dans l'hôte, qui, dans certains cas, n'a aucun rapport avec la nocivité du parasite. Il faudrait dire par exemple, capacité d'infection, mais le mot infection se prend lui-même en mauvaise part et amènerait à des erreurs équivalentes; le mot *habitabilité* suffirait à indiquer que l'hôte est habitable pour le parasite ; avec une expression comme celle-là, on ne serait plus tenté de confondre l'aptitude à vivre dans l'hôte et la nocivité du parasite, soit par lui-même, soit par ses excréments.

HABITABILITÉ ET TOXICITÉ.

On remarquerait alors que l'échelle d'habitabilité et l'échelle de toxicité n'accusent pas le moindre parallélisme. Dans la symbiose, l'habitabilité est parfaite et la toxicité nulle ; dans les maladies chroniques, l'habitabilité est encore très considérable et la toxicité faible. Au contraire, pour certaines maladies intestinales dont le microbe reste en dehors de l'organisme et meurt à son intérieur, l'habitabilité est nulle et la toxicité forte; pour la diphtérie et le tétanos, le microbe restant à la porte de l'organisme sans pouvoir y pénétrer, l'habitabilité est presque nulle et la toxicité très grande. Ces exemples nous prouvent qu'il ne faut pas confondre l'habitabilité et la toxicité, même quand ces deux qualités semblent varier de conserve, comme pour le charbon et autres maladies aiguës; dans ces derniers cas, pour lesquels le mot virulence paraît parfait, on serait tenté de croire que l'habitabilité dans l'hôte et la toxicité des excréments se réduisent à une même propriété et c'est pour cela que l'on a été si étonné en constatant que l'immunité contre les microbes n'allait pas le moins du monde de pair avec l'immunité contre leurs toxines. Cette distinction entre les deux immunités se maintenant parfaitement, même dans les cas où l'habitabilité et la toxicité semblent marcher de pair, nous prouve que, même dans ces cas, il faut maintenir la différence établie. Quand nous parlerons de virulence, il faudra donc spécifier qu'il s'agit de la *virulence habitabilité* ou de la *virulence toxicité*, et nous le ferons chaque fois qus nous le pourrons.

A quelque point de vue que l'on envisage la virulence, habitabilité ou toxicité, on comprendra toujours qu'une injection de beaucoup de microbes d'une espèce a toujours beaucoup plus de chances de nuire à l'hôte qu'une injection d'un seul ou d'un petit nombre des *mêmes* microbes. En effet, au point de vue toxicité, n microbes sécréteront, pendant le temps de leur survie, n fois plus d'excréments qu'un seul. D'autre part, au point de vue

du taux établi, au point de vue des conditions physiques de la vie des microbes, chacun d'eux se conduisant comme un centre de production du taux spécifique,
un grand nombre de microbes auront plus de chance de
l'emporter dans l'assimilation physique qu'un seul
microbe ayant contre lui la masse considérable de l'hôte
avec son taux individuel. Cela n'empêche pas d'ailleurs
qu'un seul microbe puisse assimiler physiquement tout
un hôte, de même qu'un peu de présure fait cailler toute
une jatte de lait ; mais un grand nombre de microbes
aura toujours plus de chances de réussir, à mérite égal,
qu'un microbe isolé.

Enfin, en se plaçant sur le terrain plus spécial de la
réaction phagocytaire, on comprendra de même l'importance du nombre des troupes engagées.

Quand il s'agit de vaccination, la distinction entre
l'habitabilité et la toxicité n'a pas beaucoup d'importance.
Du moment qu'un animal a résisté victorieusement à une
maladie aiguë, du moment qu'il a détruit ses parasites
et résisté à ses toxines, il a acquis une aptitude spéciale
à y résister de nouveau. Avec le langage général de l'habitude, on a donc avantage à employer également le
langage général de la virulence sans aucune tentative
pour entrer dans le détail des faits; *mais alors il faut se
résigner à ne jamais engager la bataille dans des conditions autres que celles où elle s'est livrée la première fois,*
Si l'on a inoculé du charbon à un mouton et que le mouton ait résisté, on pourra lui inoculer encore du charbon
et il résistera encore. Nous savons *en bloc* que l'animal
résiste à la *virulence en bloc* du charbon injecté, habitabilité et production de toxines pendant la survie ; mais
nous n'avons aucunement le droit de penser pour cela
que l'animal résistera à une attaque dirigée différemment,
à une injection importante de la toxine microbienne cor-

respondante, par exemple. Cela a même été la cause
d'une erreur qui a fait grand bruit il y a une quinzaine
d'années; des expériences de Charrin et de Gameléia
ayant prouvé que des animaux, vaccinés par des injections
de microbes vivants, sont ensuite aussi aptes que les animaux non vaccinés à être tués par la toxine, M. Bou-
chard leur maître affirma, dans un discours retentissant,
qu'il était illusoire de parler d'accoutumance des cellules
vivantes aux toxines microbiennes ; et quelques mois
après, MM. Behring et Kitasato annoncèrent l'immortelle
découverte sur laquelle est basée la sérothérapie.

Une comparaison avec les animaux supérieurs fera
très bien comprendre la nature de cette erreur. Nous
avons vu qu'en injectant dans le péritoine d'un cobaye *COMPARAISON DE*
des hématies d'oie, on obtient un sérum hémolytique *LA TOXINE AVEC*
dont l'action est spécifique par rapport aux hématies *UNE SÉCRÉTION*
d'oie ; en lui injectant du foie d'un animal donné, on *ANIMALE.*
obtient un sérum hépatolytique, dont l'action est spécifique par rapport au foie de l'animal choisi; en lui injectant du lait de vache, on obtient un sérum qui a une
propriété spécifique par rapport au lait de vache. Ainsi
donc, si l'on prend divers tissus ou diverses sécrétions
d'un animal supérieur et qu'on les injecte dans le péritoine
du cobaye, la réaction de ce cobaye par rapport aux éléments injectés est spécifique par rapport à ces éléments
et n'a aucune influence sur les autres éléments du même
animal.

Quand il s'agit de microbes nous n'avons plus le moyen
d'étudier séparément la résistance d'un cobaye à des
injections de parties différentes de ces microbes; nous
devons injecter, soit le microbe en bloc, soit l'ensemble
de ses excréments en bloc, soit encore le microbe et ses
excréments. Quand nous injectons le microbe, nous
obtenons une réaction qui est spécifique par rapport au

microbe, quand nous injectons ses excréments, nous obtenons une réaction qui est spécifique par rapport à ses excréments. Et il n'y a aucune raison *a priori* pour que la réaction spécifique contre le microbe lui-même ait le moindre rapport avec la réaction spécifique contre la toxine du microbe; c'est d'ailleurs ce que l'expérience a démontré; ordinairement, un animal vacciné contre le microbe lui-même reste aussi sensible qu'un animal neuf à l'intoxication par la toxine du microbe. Le contraire n'est pas toujours exact. Voici une expérience fort intéressante à ce sujet et qui fut exécutée en 1896 par MM. Metchnikoff, Roux et Salembeni :

VACCINATION CONTRE LE MICROBE PAR LA TOXINE.

« Il a été démontré dans ce travail que l'immunité vis-à-vis du vibrion cholérique n'est nullement basée sur une résistance contre sa toxine et qu'il s'agit de deux immunités acquises bien différentes. La vaccination que l'on obtient avec les corps microbiens ne procure l'état réfractaire que contre l'infection par le vibrion vivant sans la moindre résistance vis-à-vis de la toxine. L'immunité, au contraire, qui est conférée par l'injection de produits solubles débarrassés de microbes est dirigée, non seulement contre la toxine cholérique, mais aussi contre l'infection vibrionienne. Lorsqu'on vaccine un animal avec des cultures entières ou même seulement avec des corps de vibrions, on introduit dans l'organisme traité de la toxine cholérique, mais celle-ci devient, dans ces conditions, incapable de provoquer l'immunité antitoxique. On dirait que la présence des vibrions constitue quelque obstacle à la production de cette immunité.

« Bientôt après, M. Wassermann a pu démontrer que la même règle s'applique également au bacille pyocyanique. Avec des cultures entières de ce microbe, il a obtenu chez les cobayes une immunité exclusivement

(434)

contre l'infection, tandis qu'avec des cultures en milieu liquide, débarrassées de bacilles, il a pu vacciner ses animaux et contre la toxine pyocyanique, et aussi contre la péritonite infectieuse produite par le microbe vivant. La même immunité double a pu être obtenue chez des animaux de laboratoire vis-à-vis du bacille typhique et de quelques autres bactéries[1]. »

Ainsi donc, nous sommes en présence de trois faits très curieux :

1° La vaccination contre le microbe ne vaccine pas contre la toxine du microbe ;

2° La vaccination contre la toxine peut, dans certains cas, donner une immunité contre le microbe lui-même ;

3° Même dans ces cas, si l'on injecte à la fois la toxine et le microbe, on obtient une immunité exclusivement contre le microbe.

Les deux premiers faits se comprennent facilement ; le troisième est plus imprévu. Arrêtons-nous d'abord au premier.

Le cas de l'injection du corps microbien lui-même est tout à fait comparable à celui de l'injection des éléments figurés de tissus empruntés à un mammifère ou à un oiseau, avec cette différence que, dans certaines maladies au moins, le microbe injecté peut vivre et se reproduire quelque temps dans le corps de l'hôte, tandis que cela est impossible aux hématies d'oie ou aux éléments triturés du foie. Le fait que le résultat de l'injection du corps microbien est effectivement comparable à celui de l'injection d'éléments figurés condamnés à une mort certaine, nous prouve une fois de plus combien est importante la forme *spécifique* dans les phénomènes vitaux.

Dans un langage imagé et conventionnel, mais com-

---

1. Metchnikoff, *op. cit.*, p. 369.

mode à cause de sa symétrie, nous avons donné le nom de diastase à la particularité d'état physique qui dirige la forme spécifique des cellules, et nous avons constaté que le premier résultat de la réaction de l'organisme inoculé est de *désarmer* cette diastase, par une activité *spécifique*. Ce n'est pas contre les conditions chimiques de la vie du microbe injecté que lutte l'organisme inoculé; nous avons vu combien d'ailleurs une telle lutte chimique serait invraisemblable et supposerait de génie chimique chez les cellules qui prennent part à la lutte; la lutte a lieu entre des conditions physiques; c'est un phénomène d'équilibre auquel s'ajoute la complication qui fait qu'un élément vivant, tant qu'il reste vivant, reproduit sans cesse les agents que détruisent les conditions extérieures.

Répétons donc ce que nous avons dit précédemment à propos de l'injection d'éléments morts[1]. Au niveau du microbe injecté, il y a rupture d'équilibre; la diatase α spéciale au taux du microbe vivant (je laisse de côté pour le moment les toxines sécrétées), agit sur le milieu intérieur de l'hôte et produit une rupture d'équilibre; de là réaction des éléments vivants capables de réagir, lesquels s'*habituent* à l'état nouveau et sécrètent, dans le milieu intérieur, des agents capables de s'opposer à l'action de la diastase α sur l'animal inoculé. Cette diastase α est donc désarmée, neutralisée, par rapport à l'animal inoculé, et quand la diastase propre des phagocytes (diastase qui peut dans les cas de phagolyse être mise en liberté dans le milieu) se trouve ensuite en lutte avec la diastase α, soit dans les phagocytes, soit dans le milieu, c'est la diastase α qui est vaincue; le microbe est digéré par la cytase comme dit M. Metchnikoff. Le quelque chose de spécifique par rapport à la diastase α et qui

DIASTASE DES
SUBSTANCES α
ET DES
SUBSTANCES R.

---

1. Voy. plus haut, § 75.

désarme cette diastase par rapport à l'animal inoculé s'appelle aujourd'hui le *fixateur* propre au microbe injecté. Ce fixateur est spécifique par rapport au corps du microbe, c'est-à-dire par rapport à l'une des conditions physiques de la vie de ce microbe. Il n'a aucun rapport direct avec les substances excrémentitielles du microbe. Pour fixer le langage, je reviens à mon équation chimique de la vie élémentaire manifestée :

$$a + Q = \lambda .\, a + R;$$

a représente la substance vivante du microbe, Q les matières alimentaires, R les matières excrémentitielles. Dans le cas ordinaire, les substances a, Q et R sont des colloïdes ; chacune d'elles a son taux, sa diastase, puisque nous sommes convenus de généraliser l'emploi de ce mot. Que la substance Q serve d'aliment à la substance a cela exige d'abord que la diastase α de a l'emporte sur la diastase λ de Q ; il faut qu'il y ait assimilation physique pour que l'assimilation chimique soit possible. Quant à la diastase ρ de R, elle est spéciale à ces colloïdes spéciaux que l'on appelle toxines, et souvent antagoniste de α au point que l'accumulation de substance R peut, dans les vieilles cultures, suspendre la vie élémentaire manifestée des microbes. Il n'y a donc aucune raison pour que le fixateur spécifique par rapport à l'action de la diastase α sur l'individu inoculé soit également spécifique par rapport à la diastase ρ des toxines correspondantes.

Cependant, avons-nous vu, il arrive que la vaccination contre la toxine d'un microbe soit efficace contre le microbe lui-même. Cela se comprend aisément sans qu'il soit nécessaire d'invoquer une action spécifique par rapport à la diastase α. En effet, lorsqu'un microbe se multiplie dans un hôte, il agit sur l'hôte de plusieurs manières ;

en particulier il agit par sa diastase α et par ses toxines R. Les toxines R, sont, dans certains cas, suffisantes pour tuer l'hôte ; l'hôte a donc à résister à deux ennemis différents qui, quoique peut-être antagonistes l'un de l'autre ainsi que nous l'avons vu, se portent néanmoins secours à un certain point de vue en attaquant l'hôte à la fois. Quand l'hôte succombe à son parasite, nous ne savons jamais *a priori* s'il a succombé au parasite ou à ses toxines. Lorsque la vaccination contre la toxine rend l'hôte capable de résister au parasite vivant, cela prouve simplement que, dans ce cas, c'étaient les toxines qui tuaient l'hôte, et que, débarrassé de cet adversaire gênant l'hôte eût été certainement victorieux du parasite réduit à sa propre diastase α. Voilà la seule chose que nous puissions affirmer lorsque nous constatons qu'une vaccination contre la toxine garantit l'hôte de l'invasion des microbes ; cela prouve, si j'ose m'exprimer ainsi, que l'hôte est doué d'immunité naturelle contre le microbe dépourvu de ses substances excrémentitielles. Au contraire, si, dans un autre cas, la vaccination contre la toxine, ne met pas l'hôte à l'abri d'une inoculation de microbes vivants, c'est que les microbes vivants, par leurs propres moyens et sans l'aide de leurs toxines, sont susceptibles d'assimiler physiquement l'hôte, de le vaincre par eux-mêmes dans la lutte des diastases.

RÉFRACTAIRE AU MICROBE ET NON A LA TOXINE. — Reste le troisième cas qui est le plus curieux ; lorsqu'on injecte un animal avec une culture entière, contenant, à la fois, microbe et toxine, l'animal se trouve vacciné contre le microbe et non contre sa toxine. C'est là un résultat tout à fait imprévu et qui prouve probablement que les diastases α sont bien plus importantes qu'on ne le croit généralement ; beaucoup de microbiologistes attribuent en effet à la toxine presque toute l'influence du microbe inoculé. Remarquons cependant que, pour que le résultat précédent soit obtenu, il faut que la quantité de toxine inoculée soit insuffisante pour produire la mort de l'animal ; on peut alors invoquer jusqu'à un certain point l'antagonisme des substances R pour les microbes. Ces substances R, en quantité insuffisante pour tuer l'organisme inoculé lui servent peut-être d'adjuvant dans sa lutte contre la diastase α (??) En tout cas, la lutte pour l'équilibre qui s'établit a lieu entre le microbe d'une part, l'être vivant d'autre part, par l'intermédiaire d'un milieu intérieur qui contient à la fois les liquides de l'hôte et les toxines du microbe. Le résultat est que l'hôte produit le fixateur spécifique de la diastase α du microbe ; constatons ce résultat sans vouloir l'interpréter en entier ; il contient probablement un enseignement dont l'avenir nous révélera la fécondité.

§ 89. — SPÉCIFICITÉ DE LA RÉSISTANCE

Avant d'aller plus loin je crois devoir placer ici une remarque relative à notre langage symétrique de la lutte des diastases. M. Metchnikoff établit dans son beau livre que : « L'immunité acquise, comme l'immunité naturelle contre les microbes, ne présentent que des cas particuliers de la digestion intracellulaire[1]. » Il me semble qu'il serait avantageux de retourner cette formule et de considérer la digestion intracellulaire ou autre comme un cas particulier de la résistance des organismes aux microbes, de la lutte des diastases.

DIGESTION, CAS PARTICULIER DE L'IMMUNITÉ.

Lorsque l'on parle de digestion, on pense malgré soi à l'action d'un agent *actif* proprement dit, l'agent digestif, sur quelque chose de passif, le corps digéré. En réalité,

______
1. *Op. cit.*, p. 314.

il faut voir là une lutte. Il y a, en présence, deux corps dont chacun a son état physique particulier, son taux personnel ; il s'agit de savoir quand on met deux corps en présence, lequel des deux taux l'emportera, assimilera l'autre ; voilà le problème général de la lutte des diastases. Dans le cas de ce qu'on appelle la digestion, le corps qui est vaincu dans la lutte manifeste son état physique nouveau par un changement apparent ; il passe de l'aspect solide à l'aspect liquide ; dans un cas analogue, la coagulation du lait, c'est tout le contraire, le corps vaincu dans la lutte passe de l'aspect liquide à l'aspect caillé. Mais dans beaucoup d'autres cas, la victoire d'un taux sur un autre taux ne se manifeste ni par une digestion, ni par une coagulation ; tel est le cas par exemple des toxines microbiennes injectées à un animal réfractaire ; elles sont assimilées physiquement, sans qu'il y ait rien de visible ressemblant à une digestion ou à une coagulation.

Et il se peut que tel corps vaincu dans un combat contre une diastase *plus forte* que la sienne, soit victorieux au contraire dans un autre combat contre une diastase plus faible. Telle toxine microbienne mortelle pour le cobaye est pleinement assimilée par une levure.

Le grand inconvénient du langage dissymétrique dans lequel on dit que tel corps en digère un autre est justement que, supprimant l'idée de lutte pour l'équilibre, il supprime en même temps la possibilité de comprendre la *spécificité* des réactions. Quoi de plus banal par exemple, que la macrocytase, qui est la diastase du macrophage ?

elle est spéciale au macrophage et n'a aucune propriété spécifique par rapport aux agents de trouble introduits dans l'organisme ; mais ces agents de trouble ayant aussi leur diastase spécifique, il se produit un déséquilibre. La lutte de la diastase de l'agent étranger contre la macrocytase n'aurait rien d'intéressant si aucun être vivant n'in-

(440)

tervenait ; elle se terminerait comme la lutte du lait et de la présure, par la défaite de l'une des diastases qui serait physiquement assimilée par l'autre. Mais les éléments vivants assistant au combat sont eux-mêmes troublés par ce combat ; s'ils sont tués ils ne nous intéressent pas ; s'ils sont vainqueurs c'est qu'ils ont désarmé la diastase introduite et ont ainsi livré, pieds et poings liés, l'agent de trouble à l'action des diastases individuelles, de la macrocytase par exemple ; ils ont agi spécifiquement par rapport à la diastase de l'agent de trouble introduit, parce que cet agent de trouble était *actif*. Toutes les rencontres de colloïde à colloïde peuvent se raconter dans ce langage de la lutte des diastases.

A un certain point de vue, on peut définir dans ce langage les substances alimentaires pour une espèce et les substances vénéneuses pour la même espèce. Une substance colloïde peut être alimentaire si sa diastase est désarmée par les diastases de l'organisme ; elle est vénéneuse si elle doit les désarmer et les assimiler physiquement. Telle substance inoffensive si on l'ingère par le tube digestif où elle est désarmée par les diastases locales peut être dangereuse si on l'injecte sous la peau. Les substances qui agissent par leur nature *chimique* comme les alcaloïdes, ne sont pas susceptibles d'être désarmées par des actions colloïdales ; aussi les animaux ne fabriquent-ils pas contre elles de sérums antitoxiques ; ces remarques suffisent, me semble-t-il, à ruiner la théorie chimique des anti-corps, en montrant que les anti-corps connus ne se produisent que contre des colloïdes.

§ 90. — ANTAGONISMES BACTÉRIENS

De même que, parmi les animaux supérieurs, quelques-uns comme l'anguille, les serpents, le hérisson, fournissent un sérum toxique pour les animaux de laboratoire, de même certains microbes peuvent être nuisibles à certains autres microbes. Le bacille pyocyanique, par exemple, est antagoniste de la bactéridie charbonneuse. Si l'on injecte à un animal sensible au charbon un mélange de bactéridies charbonneuses et de bacilles pyocyaniques, l'animal résiste à l'inoculation même si les bactéridies charbonneuses étaient, prises seules, très virulentes pour son espèce. Il suffit même de mélanger les excréments du bacille pyocyanique et non ce bacille lui-même avec la bactéridie charbonneuse pour la rendre inoffensive. Dans ce cas, le phénomène est fort simple ; même dans un vase de culture, la bactéridie charbonneuse est atteinte par les excréments du bacille du pus bleu ; on comprend que le même phénomène se passe dans l'organisme injecté sans avoir besoin de recourir à une action vitale de cet organisme.

ANTAGONISME INDIRECT. — Il n'en est plus de même dans le cas où une bactérie *a* inoffensive *in vitro* par elle-même ou par ses produits pour une bactérie *b*, empêche néanmoins cette bactérie *b* de rendre malade un animal C normalement sensible à la bactérie *b*. Dans ce cas, l'intervention vitale de l'animal C est évidente. L'action de la bactérie *a* est de modifier les conditions du combat entre la bactérie *b* et l'organisme C, et l'on conçoit qu'elle puisse le faire de plusieurs manières ; elle peut agir sur *b* en la désarmant vis-à-vis de C ; elle peut agir sur C en lui donnant une aptitude plus grande à résister à B par ses moyens ordinaires de défense ; tout cela dépendra des relations que le hasard a établis entre les taux de *a* et de ses excréments, les taux de *b* et de ses excréments et les taux de C, tant dans son milieu intérieur que dans ses divers tissus. On ne peut pas savoir *a priori* de quelle nature est l'antagonisme microbien dont nous venons de parler ;

c'est l'expérimentation seule qui montrera quel est le mode d'action du microbe *a* ou de ses excréments : action directe destructive sur *b*, action non destructive sur *b* mais désarmant *b* par rapport à C, action directe sur C armant C par rapport à *b*.

Les trois mêmes cas doivent se retrouver dans le cas où on essaie de transporter d'un animal à un autre animal une immunité acquise par le premier contre une maladie donnée, c'est-à-dire quand on étudie les propriétés *préventives* des sérums d'animaux vaccinés.

§ 91. — Propriétés préventives des sérums

Nous trouvons naturellement ici tous les cas que nous avons trouvés quand nous nous sommes occupés des injections de substances mortes à des animaux ; il suffira de remplacer le mot antitoxine par le mot fixateur, ces deux mots représentant ce qu'il y a de vital et de spécifique par rapport à la substance injectée dans la réaction de l'organisme.

Quelquefois, l'injection des bactéries n'ayant pas produit de rupture d'équilibre généralisée dans le milieu intérieur de l'individu, la lutte des microbes injectés avec les éléments anatomiques sera localisée au niveau de ces derniers, à leur intérieur même, s'il s'agit, et c'est le cas ordinaire, de phagocytes ayant englobé les microbes ; alors il se pourra que le résultat de la lutte ne se manifeste pas en dehors de ces cellules, dans le milieu. M. Metchnikoff dit alors que les fixateurs sont restés intérieurs aux phagocytes ; alors le sérum emprunté à ces animaux vaccinés ne peut pas transporter l'immunité à un autre animal ; il n'a pas de pouvoir préventif. Ici encore, le pouvoir préventif du sérum n'est pas parallèle à l'immunité.

Si, au contraire, la rupture d'équilibre a été un phénomène d'ensemble, un phénomène de milieu intérieur, les phagocytes et autres éléments actifs réparent cette rupture d'équilibre par une action qui est en rapport spécifique avec elle, en sécrétant, dans le milieu, un fixateur qui désarme le taux individuel de la bactérie injectée. Alors, le sérum de l'animal immunisé transportera le fixateur avec lui et sera capable, dans un autre animal, de désarmer à nouveau des bactéries de même espèce[1].

Mais il faut bien remarquer que le mot désarmer n'a jamais une valeur absolue; il s'agit ici de l'action nocive d'un microbe d'une espèce *donnée* sur un animal d'une espèce *donnée*; il se peut très bien que l'action spécifique dans une lutte de la bactérie *a* contre l'organisme C ne soit plus spécifique dans la lutte de la même bactérie *a* contre un organisme D. Le fixateur produit dans les cobayes qui ont été vaccinés contre les bactéridies charbonneuses n'empêche pas ces bactéridies de donner à des souris un charbon mortel.

Il y a même autre chose; dans l'organisme vacciné les phagocytes ont pris l'habitude de vaincre les bactéries et cette habitude se traduit par une certaine variation du milieu intérieur, variation qui est spécifique pour cette lutte et que l'on appelle une action *stimulante* des humeurs par rapport aux phagocytes[2]. Peut-être le sérum

ACTION STIMU-LANTE DES HUMEURS.

---

1. Il faut bien entendre qu'en désarmant le microbe on ne désarme pas pour cela la toxine du microbe; aussi dit-on que les fixateurs laissent les bactéries vivantes et virulentes, mais cela tient à ce qu'on confond sous le même nom de virulence, l'habitabilité et la toxicité des excréments.

2. Il faut peut-être rapprocher de cette action stimulante des humeurs d'animaux vaccinés l'action de certains poisons employés à petite dose : « Il est de notion courante, dit M. Metchnikoff (*Rev. gén. sciences*, 15 janvier 1901, p. 14) que certains poisons, employés en petite quantité, non seulement ne produisent pas leur effet toxique, mais au contraire servent pour renforcer l'activité des organes et des tissus. C'est en vertu de cette loi qu'on prescrit de petites doses de digitaline dans les maladies du cœur

d'animaux vaccinés transporte-t-il avec lui, à la fois le fixateur qui désarme les bactéries et la propriété stimulante qui arme les phagocytes. Cette action stimulante se trouve d'ailleurs par hasard dans des sérums non préparés, de même que la propriété bactéricide se trouve par hasard chez des bactéries antagonistes. Les détails que nous avons donnés à propos de la résistance des organismes à l'injection de substances mortes nous dispensent d'entrer dans de plus longs détails à propos de la résistance aux microbes; ce que nous en avons dit suffira au lecteur pour trouver la narration dans le langage de l'équilibre de tous les faits d'immunité et de transport d'immunité.

Les phénomènes de phagolyse jouent encore ici le même rôle que dans la résistance aux diastases, mais leur effet est plus facile à constater à cause de la possibilité de voir au microscope la digestion du corps d'un microbe. Nous avons déjà vu comment l'introduction d'une diastase dans le milieu intérieur (actuellement, cette diastase est celle du microbe vivant, des substances vivantes *a*) cause une rupture d'équilibre qui détruit des phagocytes et répand dans le milieu antérieur leurs diastases personnelles ou cytases, lesquelles n'ont naturellement aucune valeur spécifique par rapport à la diastase injectée. Ces

---

et qu'on augmente le rendement de l'alcool par des quantités non toxiques d'acide fluorhydrique ajoutées à la levure. MM. Cantacuzène et Besredka se sont mis à étudier l'influence de petites quantités d'hémotoxine et de leucotoxine sur les globules rouges et blancs du sang chez les animaux de laboratoire. Leurs résultats ont été confirmatifs, en ce sens que de faibles doses de ces deux poisons cellulaires augmentent réellement le nombre des éléments correspondants. Comme il est définitivement établi que des cyto-toxines spécifiques peuvent être préparées contre toutes sortes d'éléments cellulaires, il y a lieu de chercher si leur emploi en petites doses peut être appliqué à la thérapeutique ».

N'y a-t-il pas, lorsque la toxine est très diluée, assimilation physique de cette toxine par le tissu correspondant ? Cela expliquerait l'action stimulante des petites doses.

cytases peuvent réaliser à elles seules, en présence du fixateur qui désarme les bactéries, la lutte des diastases qui amène la digestion des bactéries ; c'est ce qui explique pour M. Metchnikoff le phénomène de Pfeiffer dans lequel des vibrions cholériques virulents injectés dans le péritoine de cobayes vaccinés y sont digérés sans l'intervention directe des microphages.

PHÉNOMÈNE DE PFEIFFER.

La phagolyse se produisant naturellement quand on prépare le sérum *in vitro*, on peut voir apparaître la propriété bactéricide dans le sérum d'un animal vacciné, alors que les mêmes bactéries, injectées dans l'animal vivant, ne mouraient pas dans son milieu intérieur et étaient saisies vivantes par les phagocytes. En revanche, un animal A peut être réfractaire à une bactérie *b*, parce que ses phagocytes la mangent, sans que rien de cela ne se manifeste dans ses humeurs ; c'est ainsi que le sang du chien, animal réfractaire au charbon, est un bon milieu de culture pour le charbon.

Dans les cas où la phagolyse demeure hypothétique, on peut faire intervenir un taux particulier au milieu intérieur, taux entretenu dans l'animal vivant par l'action incessante de ses cellules vivantes, mais qui se perd facilement dans le sérum extravasé ; cela expliquerait que des microbes, incapables de vivre dans l'animal vivant, sont parfaitement susceptibles de se multiplier dans leurs humeurs extravasées. Dans le premier cas en effet, il y a vivant contre vivant, le milieu intérieur ayant sa provision d'activité renouvelée sans cesse par les cellules ambiantes ; dans le sérum extravasé au contraire, il y a lutte d'un être vivant contre une diastase morte et dont la provision d'activité n'est pas renouvelable. Nous avons vu combien dans ce cas il y a de chances pour que la diastase vivante l'emporte ; nous avons vu les levures digérer les toxines, les assimiler physiquement. J'ai donné ces interprétations parallèlement à celles de M. Metchnikoff; il me semble que bien peu de cas restent inexplicables par l'une ou l'autre de ces interprétations qui sont d'ailleurs complémentaires et non antagonistes.

§ 92. — IMMUNITÉ NATURELLE CONTRE LES MICROBES

J'ai longuement étudié l'immunité naturelle contre les diastases ; il me paraît donc superflu d'étudier à part l'immunité naturelle contre les microbes ; cela revient en effet à s'occuper des cas où le microbe injecté est toujours fatalement vaincu dans la lutte et où par conséquent, il ne tire pas davantage de ce qu'il est vivant. Ce cas ressemble donc beaucoup à celui de l'injection d'éléments de tissus empruntés à des animaux supérieurs, avec cette différence que ce sont les microphages et non les macrophages qui englobent les corps injectés.

De même qu'il n'y avait pas d'antitoxine spécifique chez les animaux naturellement réfractaires aux toxines, de même on comprend aisément qu'il n'y ait pas de fixateurs spécifiques dans les sérums d'animaux normalement réfractaires aux microbes. Le fixateur spécifique provient d'une réaction spécifique.

On retrouvera dans les cas d'immunité naturelle contre les microbes tous les cas que nous avons étudiés successivement dans l'immunité naturelle contre les toxines. Il serait fastidieux d'y revenir dans cet ouvrage où nous ne nous occupons que de questions de méthode et où nous nous occupons seulement des faits en tant que ces faits peuvent éveiller chez nous des idées nouvelles.

§ 93. — L'AGGLUTINATION DES MICROBES

Une propriété qui intéresse le pathologiste quoique n'ayant pas de rapport très immédiat avec la question de l'immunité est celle de l'agglutination des microbes :

« L'agglutination des microbes a été découverte à l'occasion des recherches sur les propriétés acquises des animaux vaccinés. MM. Charrin et Roger, cherchant à se rendre compte de la différence entre le sérum des animaux normaux et celui des animaux vaccinés contre le bacille pyocyanique, ont remarqué que ce microbe se développait de la façon normale dans le premier et donnait au contraire des cultures particulières dans le second. Au lieu de pousser sous forme de bâtonnets, il s'allonge en filaments segmentés qui s'enchevêtrent entre eux et tombent au fond des tubes, laissant surnager le sérum limpide. J'ai pu non seulement confirmer l'exactitude de ce fait pour le bacille pyocyanique, mais l'étendre aussi aux vibrions de Gamaleïa et au pneumocoque. Dans tous ces exemples, il s'agissait de modifications des microbes, développés dans des sérums spécifiques, provenant des animaux vaccinés. Plus tard, M. Bordet, à l'occasion de ses recherches sur la bactériolyse des vibrions *in vitro*, a observé que ces microbes, introduits dans le sérum sanguin d'animaux vaccinés, perdent leurs mouvements et, au bout de peu de temps, se réunissent en amas plus ou moins volumineux. Ce fait fut confirmé par MM. Gruber et Durham qui l'appliquèrent pour la première fois au diagnostic des espèces bactériennes. Ils constatèrent que le pouvoir agglutinant des animaux vaccinés, *quoique n'étant pas rigoureusement spécifique*, peut néanmoins être utilisé pour la distinction de certaines bactéries, notamment du vibrion cholérique et du coccobacille typhique..... La découverte de l'agglutination des microbes a acquis une grande importance surtout à la suite de son application au diagnostic de la fièvre typhoïde. M. Widal a pu établir que les coccobacilles typhiques s'agglutinent facilement sous l'influence du sérum sanguin et d'autres humeurs (lait, transsudats, larmes, etc.), provenant de malades atteints de la fièvre typhoïde. Comme ce fait devait être utilisé pour la reconnaissance précoce de cette maladie, on s'est mis à l'étudier avec beaucoup de soin et on a réuni à ce propos une quantité de données intéressantes. Le résultat général de ces recherches est conforme aux conclusions de M. Widal et le sérodiagnostic de la fièvre typhoïde a acquis une place importante parmi les méthodes pour reconnaître cette maladie[1]. »

Ce qui nous frappe d'abord, dans cette question de l'agglutination des microbes, c'est qu'elle représente encore une réaction *spécifique* de l'organisme infecté par rapport à ses parasites; cette spécificité, dit M. Gruber, n'est pas rigoureuse; nous dirons plutôt qu'elle n'est pas exclusive, et cela est tout naturel du moment qu'il s'agit encore évidemment d'une spécificité physique; M. Bordet a depuis bien longtemps, déjà en 1899, soutenu la théorie physique de l'agglutination. Ce phénomène me paraît être simplement d'un degré plus élevé que les précédents dans l'échelle des grandeurs; il ne s'agit plus d'une modification quelconque des propriétés physiques des microbes eux-mêmes, de leurs propriétés personnelles, mais d'une transformation dans l'état d'un colloïde plus grossier dont les granules sont les microbes eux-mêmes.

SPÉCIFICITÉ DE L'AGGLUTINATION.

Si l'on réfléchit aux dimensions très exiguës des bac-

---

1. Metchnikoff, *op. cit.*, p. 269.

téries on conçoit très bien qu'une culture de bactéries dans un bouillon soit physiquement comparable à un air chargé de poussières et que le rayon lumineux qui le traverse rend visible, ou encore à un air chargé de brume. Or on sait aujourd'hui qu'il est possible au moyen de décharges électriques de faire condenser les poussières de l'air ou la brume qui tombe en pluie. Ce que nous avons vu plus haut[1] des phénomènes d'électricité de contact nous amène à concevoir que des actions physiques produisent la précipitation d'une colonie de microbes ; je cite encore une fois la mémoire de Jean Perrin[2] :

SUSPENSIONS ET COLLOIDES.

« Les colloïdes ont pour caractère essentiel d'être disséminés en granules très petits. Or, on peut pulvériser une matière insoluble en grains extrêmement fins, et, mélangeant la poudre à l'eau, obtenir une *suspension* où les grains tombent très lentement. D'après les lois connues de la viscosité (et faisant abstraction du mouvement brownien faible encore pour ces grains), la vitesse de chute, proportionnelle au carré du diamètre, devient en effet très petite pour des grains très petits. Pour des poussières plus fines encore, *s'il n'y a pas agglutination,* le mouvement brownien deviendra assez important pour qu'il n'y ait jamais sédimentation complète.

On ne sait pas pousser la pulvérisation si loin que les grains aient une taille comparable à celle des granules d'un hydrosol, mais c'est là une question d'habileté et l'on peut se demander si, en ce cas, on aurait réalisé un hydrosol ; bref, on peut se demander s'il existe une démarcation nette entre une suspension très fine et un hydrosol.

---

1. Voy. chap. VI.
2. Jean Perrin, *op. cit.*, p. 105.

D'un point de vue théorique, la démarcation me paraît consister en ceci, que les grains de la suspension s'agglutinent spontanément et que l'agglomération finale, lente ou rapide, en est inévitable, au contraire de ce qui se produit pour les hydrosols vrais.

A ce point de vue, la matière suspendue dans l'encre de Chine liquide est dans l'état colloïdal (bien que les granules qu'elle contient aient une taille un peu inférieure au demi-micron), car elle ne dépose pas spontanément, et le résidu sec (bâtons d'encre de Chine) remis dans l'eau, redonne de l'encre liquide.

Au surplus, s'il arrive qu'on hésite pour cataloguer une émulsion comme solution colloïdale ou comme suspension, cela n'a pas d'importance pratique et l'on saura que, du moins de façon approximative, on peut appliquer aux suspensions les lois énoncées pour les colloïdes.

Par exemple, on peut se demander si le sable entraîné par les fleuves est en solution colloïdale ou en suspension ; mais, dans l'un ou l'autre cas, il y aura agglutination rapide sous l'influence des ions polyvalents du signe opposé, et le sable se déposera quand le fleuve entrera dans la mer où se trouvent des sels de magnésium et de calcium. Par là s'expliquent les barres ou les deltas qui se forment près des embouchures.

Ainsi que Bechhold et Victor Henri l'on fait en même temps remarquer, on peut regarder les bactéries qui nagent dans un sérum, où les globules rouges du sang comme des suspensions remarquables auxquelles seront applicables les règles d'agglutination plus haut indiquées. Et c'est bien ce qu'on vérifie en première approximation. Dans une étude plus rigoureuse, on devra, comme l'ont montré Victor Henri et Mme Girard-Mangin, tenir compte des sels intérieurs aux globules, sels qui diffusent lentement dans la liqueur interglobulaire, altérant la composition qu'on avait cru donner à cette dernière. »

On peut employer un langage plus général et qui n'engage pas l'avenir, en ne tenant pas compte seulement des sels qui peuvent diffuser dans la liqueur interglobulaire, mais en parlant de l'équilibre particulier établi entre les microbes et leur milieu. L'injection du mélange, de la suspension, à un animal vivant, trouble l'équilibre de son milieu intérieur à plusieurs points de vue, dans des phénomènes appartenant à diverses échelles. En particulier, elle le trouble au point de vue suspension et il est tout naturel que l'organisme, restant vivant, réagisse de manière à lutter contre cet équilibre de suspension ; le milieu intérieur acquiert donc une propriété anti-suspensive, agglutinative, qui est *physiquement spécifique* par rapport à la suspension considérée. Voilà à peu près à quelle formule se ramènent les phénomènes d'agglutination.

AGGLUTINATION
INDÉPENDANTE
DE VIRULENCE.

L'agglutination des microbes n'a aucun rapport avec leur vitalité et leur virulence ; c'est un phénomène d'une autre échelle ; il paraît que, dans certains cas, cette agglutination favorise l'œuvre défensive des phagocytes, mais on peut considérer cela comme un hasard heureux. D'une manière générale on doit considérer l'agglutination comme n'ayant aucun rapport direct avec l'immunité. La propriété agglutinative spécifique, dure moins longtemps que l'immunité dans les animaux vaccinés de la fièvre typhoïde par une atteinte du mal ; mais il semble qu'elle se développe aussi très vite dès que les animaux reçoivent l'injection de microbes. Quoi qu'il en soit, cette réaction vitale des organismes, qui se manifeste par l'agglutination des microbes injectés, si elle n'a pas d'intérêt au point de vue de l'immunité en a au contraire beaucoup au point de vue du diagnostic des infections, à cause de son caractère de spécificité physique.

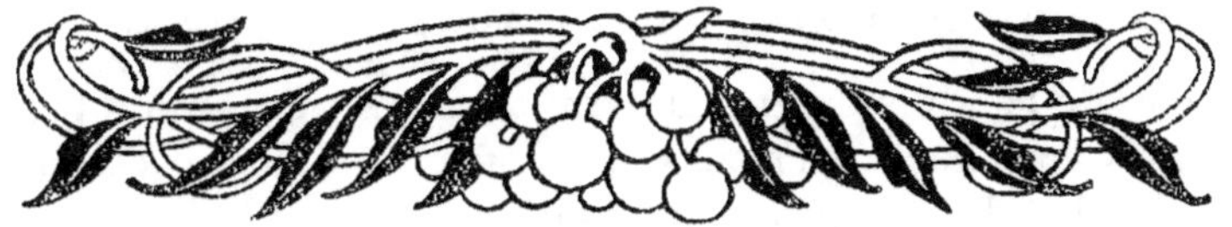

CHAPITRE XVI

PARALLÉLISME ENTRE L'HISTOIRE DES ANI-
MAUX ET CELLE DES MICROBES

§ 94.

Nous nous sommes efforcés d'employer autant que
cela a été possible, un langage *symétrique* dans toutes
nos études précédentes ; nous avons essayé de n'avoir
aucune partialité dans la narration des faits, soit qu'il
s'agît de la lutte d'une diastase contre un colloïde qui lui
est sensible, soit qu'il s'agît de la lutte d'un mammifère
contre un microbe. Lorsqu'il s'agit des mammifères et
des microbes, l'impartialité est difficile parce que nous
sommes nous-mêmes des mammifères et que nous sommes
naturellement anthropocentristes.

Nous avons vu d'ailleurs, à propos de la lutte d'un
microbe aussi virulent que possible par rapport à un
mammifère, contre un mammifère aussi virulent que
possible par rapport à un microbe, que les chances ne
sont pas égales des deux côtés ; c'est le mammifère le
plus virulent qui l'emporte toujours. Cela tient à la complexité de son mécanisme et à la division du travail qui
est réalisée à son intérieur. Nous allons rencontrer, au

sujet de l'établissement du parallélisme entre les microbes et les animaux supérieurs une nouvelle difficulté quand il s'agira des questions de détail.

Le mammifère a des tissus différents, un milieu intérieur et des excrétions. Le microbe est trop petit pour que nous puissions trouver tout cela en lui ; nous savons d'ailleurs que, au point de vue de la constitution, le microbe est comparable à un élément histologique de l'animal et non à l'animal tout entier. Nous ne pouvons donc pas trouver dans le microbe l'équivalent de ce que nous appelons le sérum chez le mammifère.

Le milieu intérieur du mammifère est bien extérieur aux éléments histologiques, comme le milieu de culture est extérieur aux microbes, mais en même temps qu'il est extérieur aux éléments histologiques, le milieu intérieur est intérieur au mammifère vivant et cela lui crée une situation spéciale dont nous ne retrouvons pas l'équivalent chez les microbes. Il y a bien les excrétions des microbes, mais ces excrétions sont comparables aux excrétions des mammifères considérés comme des unités de combat et non à ce qu'on a appelé les sécrétions internes des animaux supérieurs. Il y a bien aussi des relations d'équilibre entre les microbes et leur milieu de culture, comme il y a des relations d'équilibre entre les éléments histologiques et le milieu intérieur, mais le milieu de culture des microbes n'est pas épuré par un rein, un foie et un poumon ; son état est variable sans limite, tandis que le milieu intérieur d'un animal vivant est constamment entretenu par la circulation, la nutrition, l'excrétion, de manière à ce que l'animal reste vivant. Cette clause « sous peine de mort » relative à l'être supérieur considéré comme individu, n'existe pas chez les microbes ; leurs vies élémentaires sont individuelles et ne sont pas liées à la nécessité d'une coordination

LACUNES DU LANGAGE SYMÉTRIQUE.

supérieure ; cela est un avantage à certains points de vue, un désavantage à d'autres. Chez le mammifère, une seule cellule nerveuse, modifiée par la toxine tétanique peut entraîner la mort de tous les éléments histologiques en détruisant la coordination vitale ; chez les microbes la mort d'un individu n'influe pas sur la vie des autres individus. Mais en revanche, lorsque beaucoup d'éléments histologiques ont été détruits par la lutte sans que l'organisme soit mort, l'organisme a acquis des propriétés qui mettent ensuite ses éléments constitutifs à l'abri de toute atteinte de la part des mêmes ennemis microbiens. C'est l'avantage d'un pays organisé luttant contre des hordes sans discipline et sans intérêt commun supérieur à l'intérêt particulier de chacun.

La sérothérapie n'a pas d'équivalent microbien ; nous ne pouvons pas songer à transporter d'un microbe à un autre microbe une propriété acquise par le premier ; les propriétés acquises sont individuelles et non transmissibles, du moins par les moyens qui sont à notre disposition dans les laboratoires. Si les microbes, s'acclimatant dans un animal et triomphant de lui, produisent quelque chose qui, contre les cellules de l'animal, joue un rôle comparable au fixateur que produisent contre les microbes les éléments victorieux de l'organisme, ce fixateur reste dans le milieu intérieur de l'hôte vaincu ; il ne peut se rencontrer dans le milieu intérieur des microbes puisque ces microbes n'en ont pas ; et s'il est sécrété ensuite par les bactéries victorieuses dans des bouillons de culture, il est mélangé avec les toxines et confondu avec elles dans nos expériences. Peut-être avons-nous souvent attribué aux toxines un rôle qui, dans les cultures filtrées, était attribuable au fixateur répandu en elles. Quand une vaccination à l'aide de cultures filtrées se trouve valable pour les microbes vivants eux-mêmes, cela tient peut-être à l'existence d'un fixateur dans ces cultures filtrées. Tout ceci est hypothétique ; il y a de grandes difficultés quand on veut, pour les questions de détail, maintenir le langage symétrique dans toute son intégrité.

Nous nous demandions aussi, en commençant, si, de même que certaines bactéries sont banales par rapport aux mammifères, il n'y a pas aussi des mammifères qui jouissent de ce caractère de banalité par rapport à certaines bactéries. Une bactérie banale par rapport à un mammifère est une bactérie qui, injectée dans le milieu intérieur de ce mammifère, est immédiatement et fatalement détruite sans que le mammifère soit incommodé, soit malade ; elle sert d'aliment à son puissant antagoniste. Nous connaissons bien des bactéries qui ont l'habitude de tuer immédiatement les mammifères, mais d'une part nous ne savons pas si les bactéries victorieuses ont été incommodées par la lutte ; le mot malade ne signifie rien pour des êtres chez lesquels la coordination ne nous est pas connue. En outre, nous savons que les mammifères peuvent arriver à résister à l'attaque des plus dangereux microbes ; là comme dans l'histoire de la lutte du microbe le plus virulent contre le mammifère le plus réfractaire, nous retrouvons un caractère de la supériorité des animaux dits supérieurs. Nous ne pouvons pas trouver chez les animaux supérieurs la banalité caractéristique de certaines bactéries ; l'animal supérieur peut toujours arriver à se défendre victorieusement, même contre un microbe qui, dans les conditions ordinaires de la nature, terrasse presque infailliblement ses congénères.

Là encore, le langage symétrique est en défaut.

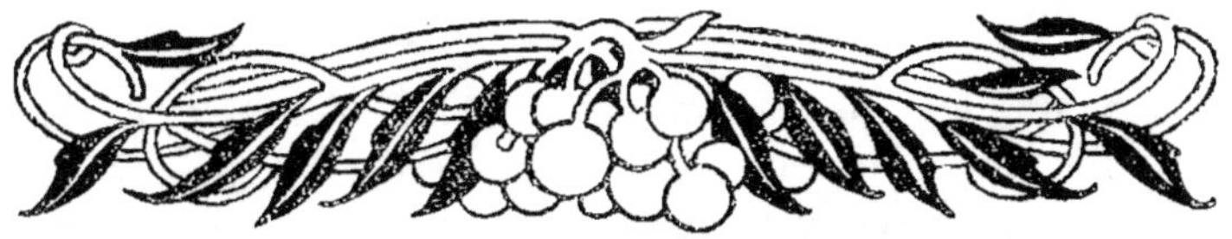

CHAPITRE XVII

L'OPOTHÉRAPIE

§ 95. — LA SPÉCIFICITÉ PHYSIQUE DES TISSUS

Nous avons eu déjà bien des exemples de la spécificité physique des tissus ; d'abord, nous avons constaté qu'ils ne réagissent pas tous de la même façon à l'introduction de toxines, des diastases dans l'organisme ; puis, nous avons vu que certaines diastases se fixent de préférence dans certains tissus ; enfin il y a des microbes qui peuvent vivre dans les éléments d'un tissu donné à l'exclusion de tout autre tissu ; cela est fréquent par exemple pour les coccidies qui semblent jouir, à ce point de vue, d'une sensibilité toute particulière.

L'ensemble de tous ces faits nous prouve que les divers tissus, s'ils ont, dans un même animal, un patrimoine héréditaire commun ainsi que le prouve la possibilité de la transmission héréditaire des caractères morphologiques acquis[1], ont en revanche, chacun pour son compte, un état colloïde particulier, un taux personnel, qui donne à leur activité le caractère spécial par lequel ils se dis-

---

1. Voy. *Traité de Biologie, op. cit.*, chap. VII.

tinguent des autres tissus. Chacun d'eux agit, dans chaque cas, suivant sa nature, et c'est l'ensemble de toutes ces activités disparates qui réalise la coordination de l'individu ; chaque élément est donc adapté à la vie dans l'endroit qu'il occupe et fait précisément à cet endroit ce qu'il doit faire pour que la coordination soit réalisée ; la formule « la fonction crée l'organe » et la réversibilité que nous avons constatée dans les phénomènes de l'équilibre vital, nous permettent de concevoir que l'adaptation topographique se réalise en chaque point ; nous verrons même, quand nous nous occuperons de la différenciation cellulaire, comment cette adaptation topographique peut devenir héréditaire en l'absence de tout fonctionnement apparent.

Chaque élément, fonctionnant à un certain taux, agit par là même sur le milieu intérieur. Indépendamment de ses substances excrémentitielles, substances R de l'équation de la vie élémentaire manifestée, et qui peuvent être différentes pour les différents tissus à cause de l'influence de l'état colloïde sur les réactions chimiques, chaque tissu peut donc introduire dans l'organisme quelque chose qui ressemble de plus ou moins loin, aux fixateurs ou aux antitoxines résultant de la lutte contre les microbes ou les diastases, quelque chose qui a une spécificité physique particulière au tissu considéré. Ce qu'on appelle *sécrétion interne* d'un élément histologique peut donc comprendre : d'une part les substances R avec leur taux particulier ; d'autre part le retentissement de l'état physique du tissu lui-même ; quand on fait de l'opothérapie, on ne sait pas lequel de ces deux facteurs intervient ; ils interviennent peut-être tous deux.

SÉCRÉTION INTERNE.

L'opothérapie, qui est devenue si rapidement célèbre après les publications de Brown-Séquard, a pris depuis une généralisation inattendue ; on a trouvé des propriétés spéciales à des éléments qui, comme le corps thyroïde ou les capsules surrénales, avaient jusqu'alors paru jouer un rôle insignifiant dans la coordination générale. Rien n'est insignifiant dans la coordination générale ; tout ce qui peut être facteur d'équilibre joue un rôle dans l'équilibre de l'organisme. Les variations qui suivent l'injection à un animal de globules du sang d'une oie ou de cellules du foie d'un lapin, nous font penser que, dans le milieu intérieur d'un organisme vivant, il y a des éléments d'équilibre qui proviennent du sang et du foie, comme aussi de la rate, du pancréas ou du corps thyroïde. Indépendamment de leur activité visible et qu'étudiait l'ancienne physiologie, tous les tissus ont, dans l'équilibre général du milieu intérieur une part qui leur est personnelle. Quand un tissu subit, dans l'organisme, sous l'influence de conditions quelconques, soit un développement exagéré, soit au contraire une atrophie plus ou moins complète, non seulement la coordination peut être troublée par la variation de la part visible qu'avait ce tissu dans le fonctionnement général, mais encore il peut y avoir rupture de l'équilibre du milieu intérieur par l'augmentation ou la diminution de la sécrétion interne de ce tissu. Et ces ruptures d'équilibre ont les conséquences les plus imprévues. Le retentissement sur l'organisme de l'insuffisance thyroïdienne, l'amaigrissement résultant d'une injection de corps thyroïde, les effets bizarres de l'adrénaline, nous prouvent que nous connaissons encore bien incomplètement les facteurs importants de notre équilibre. Il y a là toute une partie de la pathologie que l'on peut raconter dans le langage de l'équilibre et qui réserve sans doute aux chercheurs des surprises nombreuses.

Non seulement la spécificité des divers tissus se manifeste par le rôle de leurs sécrétions internes ou par l'affinité très particulière que montrent pour eux les toxines

AFFINITÉ DES TISSUS POUR LES SUBSTANCES CHIMIQUES.

ou les microbes, mais encore leur taux physique individuel détermine la localisation dans leur intérieur de certains *éléments* de la chimie minérale, métaux ou métalloïdes ; l'iode et l'arsenic par exemple ont des affinités histologiques particulières que nous devons sans doute attribuer aux propriétés physiques inhérentes à leur nature chimique, aux conditions physiques de stabilité de leurs divers composés. Nous avons vu précédemment[1] quelle part M. G. Bertrand a été conduit à attribuer au manganèse dans le rôle de la diastase appelée laccase ; il n'y a aucun étonnement à avoir ensuite quand on constate que tel ou tel tissu a de l'affinité pour tel ou tel élément de la chimie.

Car on a le plus grand tort de se laisser aller à la tendance qui nous fait considérer la plupart des tissus comme ayant, si j'ose m'exprimer ainsi, un équilibre passif, un équilibre statique. Chaque élément histologique a, à chaque instant, une forme spécifique et des propriétés actuelles qui dépendent toujours d'une activité présente de quelque chose ; j'ai donné à ce quelque chose le nom de diastase pour rendre le langage symétrique, mais surtout pour que l'on ne soit plus tenté de croire que dans l'action d'un corps sur un tissu, il y a intervention de quelque chose d'actif sur quelque chose de passif ; il y a lutte d'activités, lutte de diastases et c'est à cela seulement que l'on peut attribuer le caractère spécifique des réactions vitales par lesquelles l'organisme se défend contre les toxines ou les microbes. Étant donnés deux corps A et B qui ne peuvent être en équilibre, il faut que l'un d'eux assimile physiquement l'autre ; voilà à quoi se résume presque toute la pathologie ; mais l'assimilé lui-même a lutté ; il était actif et non passif.

---

1. Voy. plus haut, p. 355, en note.

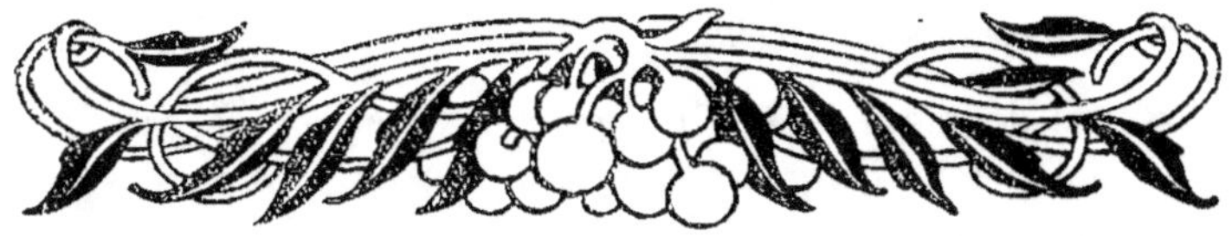

CHAPITRE XVIII

THÉORIE CHIMIQUE D'EHRLICH

§ 96.

Pour le savant allemand, tous les phénomènes d'immunité et de résistance de l'organisme aux intoxications et aux infections sont des phénomènes purement chimiques qui peuvent se raconter dans le langage de la chimie atomique. Cette manière de voir a de grands inconvénients ; d'abord elle suppose que le mot toxine a une valeur absolue, ce qui nous a paru très dangereux pour l'interprétation des faits ; un élément est toxique pour un être vivant donné, par telle de ces propriétés ; il peut être toxique pour un autre être vivant par telle *autre* de ses propriétés, et inoffensif pour un troisième ; le mot toxicité ne peut avoir en bonne logique qu'une valeur purement relative.

Voilà un premier inconvénient et le plus grand sans doute de la théorie chimique ; elle en a d'autres ; c'est que, ou bien elle accorde aux cellules le génie chimique qui permet de fabriquer dans chaque cas précisément l'antidote chimique spécifique de la toxine ; ou bien elle suppose, préexistant dans les cellules, à l'avance, tout

TOXICITÉ
ABSOLUE ET
GÉNIE CHIMIQUE.

(461)

l'arsenal des composés chimiques *spécifiques* nécessaires pour la lutte contre les éléments les plus imprévus, le sérum d'anguille, les globules du sang de l'oie, le venin des serpents ou le lait de vache. J'emprunte à M. Metchnikoff, pour être sûr de ne pas le dénaturer, cet exposé succinct de la théorie d'Ehrlich qui me paraît résulter d'une erreur de méthode analogue à celle de Weismann, de l'attribution de la valeur d'entités éternelles à des particularités relatives et actuelles [1].

« D'après M. Ehrlich, la molécule complexe des substances albuminoïdes renferme, en dehors du noyau central, immuable, une quantité de chaînes latérales, ou récepteurs, qui remplissent diverses fonctions accessoires et servent notamment pour la nutrition des cellules. Ces récepteurs ont une grande affinité pour les diverses substances nécessaires pour entretenir les éléments vivants. Dans la vie normale, ces récepteurs saisissent des molécules alimentaires comme une feuille de la *Dionœa* saisit une mouche qui lui sert de nourriture. Dans des conditions particulières, les mêmes récepteurs peuvent s'accrocher des molécules complexes des substances albuminoïdes telles que les différentes toxines. Dans ce cas, le récepteur, au lieu de se combiner avec une molécule qui entretient la vie, fixera une molécule qui empoisonne la cellule. D'après la théorie de M. Ehrlich sur la constitution des toxines, leurs molécules renferment un groupement atomique *toxophore*, celui qui empoisonne et un autre groupement *haptophore*, celui qui se combine avec le récepteur. Le groupement toxique d'un poison complexe, tel que l'ichtyotoxine, ne peut pénétrer dans un globule rouge qu'à l'aide du groupement haptophore et du récepteur correspondant. Lorsqu'une hématie

TOXOPHORE ET HAPTOPHORE.

---

1. *Op. cit.*, p. 128.

a absorbé une grande quantité de molécules d'ichty-o
toxine, l'action de tous les groupements toxophores réunis
rend la vie impossible et le globule se dissout. Mais lorsqu'une hématie n'a été touchée que par quelques molécules toxiques, incapables de compromettre la vie, il ne se
produit que l'immobilisation des récepteurs qui se sont
combinés avec les groupements haptophores de l'ichtyotoxine. Comme ces récepteurs remplissent une fonction
importante dans la nutrition du globule rouge, celui-ci
les reproduit en quantité plus grande qu'il n'était au
début. On sait que dans les phénomènes de réparation a
lieu souvent une surproduction des parties néoformées
et, d'après M. Ehrlich, c'est à cela qu'est due la présence
des antitoxines dans les humeurs. Les récepteurs, développés en excès par les globules rouges, remplissent les
cellules, et, n'y trouvant plus de place [1], sont rejetés au
dehors. C'est alors qu'ils passent dans le sang et les
autres liquides de l'organisme. Lorsqu'à la suite d'une
nouvelle injection de toxine, celle-ci est résorbée dans le
sang, elle y rencontre une quantité de récepteurs libres,
doués d'affinité pour le groupement haptophore de la
molécule de la substance toxique. La combinaison chimique entre les deux substances se fait aussitôt dans les
plasmas, ce qui empêche le groupement haptophore de la
toxine de se réunir avec le récepteur des globules rouges
et de léser ces cellules en y introduisant le groupement
toxophore.

« D'après cette théorie, les mêmes récepteurs qui, à
l'état libre dans les humeurs, remplissent la fonction *antitoxique*, deviennent dans l'intérieur des globules rouges
les véhicules d'intoxication et remplissent par conséquent

---

1. Je fais remarquer que, dans la théorie de Weismann aussi, il y a un
moment où les particules représentatives remplissant les noyaux; il faut
qu'une karyokinèse intervienne pour autoriser une variation ultérieure.

une fonction *philotoxique*. On a comparé souvent ces rôles si opposés des récepteurs au paratonnerre. Tant qu'ils sont attachés à la molécule du protoplasma vivant, ils attirent la toxine, comme un paratonnerre attire la foudre quand il est mal installé. »

Indépendamment du fait que cette théorie ne s'accorde pas avec les faits, puisqu'elle suppose que c'est l'élément menacé par la toxine qui fournit l'antitoxine, fait qui a été démontré faux pour les mâles châtrés fournissant néanmoins l'antispermotoxine[1], on voit combien il faut supposer de cas prévus par la nature dans la construction des êtres pour la production des antitoxines spécifiques.

M. Ehrlich a dû d'ailleurs compliquer sa théorie d'hypothèses nouvelles ; il a dû imaginer, à côté des toxines proprement dites, d'autres produits différents, les *toxones*, les *toxoïdes*, etc. Je n'insiste pas ici sur ces complications dont le plus grand défaut philosophique est à mon avis de donner un caractère d'entité absolue à des propriétés relatives.

TOXONES ET TOXOIDES.

Combien plus simple est la narration dans le langage de l'équilibre, qui, à la rigidité des formules chimiques, substitue la malléabilité des états physiques ; il n'y a rien de prévu dans l'organisme relativement à la résistance à l'infection ; seulement des états physiques et la reconstitution d'un équilibre lorsque l'introduction de facteurs nouveaux a détruit le premier ; et l'équilibre nouveau est à la fois spécifique par rapport à l'agent introduit et à l'organisme qui l'a reçu ; il joue entre ces deux facteurs le rôle *intermédiaire* que jouait le récepteur de M. Ehrlich dans la théorie chimique ; mais il se construit de lui-même pourvu que l'individu continue de vivre ; une fois

---

1. Voy. plus haut, p. 388, en note.

qu'on a constaté la survie de l'individu, on peut affirmer qu'un nouvel équilibre a été obtenu ; cet équilibre nouveau est spécifique par rapport à l'action de l'agent considéré sur l'animal considéré ; ce n'est là qu'une spécificité physique ; elle est rigoureuse et non exclusive ; mais, précisément, on constate que les sérums antitoxiques ou antimicrobiens ont une spécificité rigoureuse et non exclusive. A ce point de vue là du moins, il n'y a rien à dire.

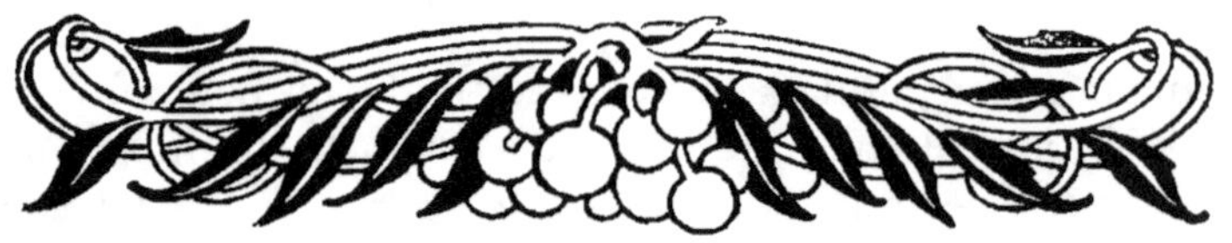

CHAPITRE XIX

QUELQUES CONSIDÉRATIONS SUR LES INFEC-
TIONS CHRONIQUES

§ 97.

Lorsqu'un parasite pénètre dans un hôte, plusieurs cas peuvent se présenter; nous avons étudié dans les pages précédentes les cas où la lutte entre l'hôte et le parasite doit se terminer fatalement, au bout d'un temps assez court, par la disparition définitive de l'un ou l'autre des deux antagonistes. On dit dans ce cas qu'il y a eu maladie aiguë; l'hôte guéri manifeste, à l'égard de l'espèce microbienne dont il a triomphé, une immunité plus ou moins durable; le microbe de même, s'il est vainqueur, sort aguerri de la lutte et plus apte à triompher de nouveau d'un animal semblable à celui qu'il a déjà tué.

Tout à l'opposé de ces maladies aiguës sont les symbioses; elles sont réalisées lorsque le parasite introduit dans l'hôte est susceptible de se mettre en équilibre avec lui et d'y rester indéfiniment; le parasite se multiplie alors dans l'hôte, échange avec lui des substances alimentaires et excrémentitielles, et le résultat de cet ensemble est que l'hôte continue à vivre dans un état par-

(466)

fait, dans un état meilleur même que celui où il se serait trouvé sans ce parasite acclimaté. Nous avons vu des cas certains de symbiose véritable chez les protozoaires et les lichens ; les huîtres vertes en présentent aussi un exemple bien connu ; quant aux animaux supérieurs et à l'homme, il est vraisemblable qu'ils sont également susceptibles de vivre en symbiose avec des parasites ; l'étude des cas mendéliens d'hérédité discontinue [1] nous a amenés à supposer que de tels parasites existent en effet à l'état normal chez la plupart des animaux, mais qu'ils appartiennent, par leur taille, à la catégorie des microbes invisibles.

Entre les maladies aiguës et les symbioses, il y a des cas intermédiaires que l'on appelle les maladies chroniques. On comprend en effet combien était peu précise la délimitation des maladies aiguës ; il fallait que la destruction de l'un des deux antagonistes fût réalisée *au bout d'un temps assez court*. Mais qu'est-ce qu'un temps assez court ? Est-ce une minute, une heure, un jour, un mois, un an ? On pourrait donner un peu plus de précision à la définition en remarquant que, pour chaque espèce de maladie aiguë, la durée de la maladie ne peut excéder un certain maximum qu'il est possible de fixer pour les maladies bien connues. Au contraire, une infection chronique *peut* durer un temps quelconque, allant jusqu'à la durée normale de la vie de l'hôte infecté ; mais ce n'est là encore qu'une définition bien vague.

Le plus souvent aussi, dans les maladies chroniques, la lutte paraît moins acharnée que dans les maladies aiguës ; mais ce n'est là non plus qu'une remarque approximative ; il y a des maladies aiguës qui sont bénignes et l'on constate souvent, au cours des maladies chroniques,

---

1. Voy. plus haut, § 43.

des poussées terribles. Tout cela fait que la ligne de démarcation entre les maladies aiguës et les maladies chroniques n'est pas bien tranchée. Au lieu de s'acharner à donner une classification précise des maladies, il vaut donc mieux étudier à part chaque type bien défini ; les conclusions relatives à un type morbide ne sont pas en général applicables à un autre type ; je me bornerai dans ce chapitre à quelques considérations d'ensemble sur les cas où, comme dans la tuberculose, le microbe *peut* végéter dans l'animal pendant un temps aussi long que la durée normale de la vie de l'espèce infectée.

La longue durée de la bataille peut tenir à bien des causes différentes :

Elle peut tenir à ce que la symbiose est plus ou moins complètement réalisée entre l'hôte et le parasite, c'est-à-dire à ce que ces deux espèces vivent en assez bonne harmonie sans se faire trop de mal l'une à l'autre ; il faut pour cela qu'il y ait eu adaptation réciproque assez parfaite ; il faut que la présence du parasite lui-même ne soit pas insupportable à l'hôte ; il faut que ses excréments ne soient pas trop nuisibles à la coordination de l'hôte.

TROUBLES DE LA COORDINATION.

La bataille peut durer aussi, parce que, tout en nuisant sans cesse à l'hôte qui lui résiste, le parasite ne détruit que des éléments histologiques d'importance secondaire pour le maintien de la vie de l'hôte, que des phagocytes, par exemple, qui succombent petit à petit dans la lutte et sont remplacés par d'autres ; il y a une série de petites batailles locales qui ne mettent pas en danger la vie de l'hôte, à moins que, par hasard, ces batailles encombrent de leurs résidus un organe important, causent un trouble circulatoire par exemple ou une hémorrhagie dangereuse. Le malade peut mourir quelquefois d'un de ces accidents secondaires ; d'autres fois, il meurt d'une accumulation progressive des parasites créant une intoxication géné-

rale par leurs substances excrémentitielles. Le résultat
de la maladie chronique dépendra donc toujours beaucoup
de la toxicité des substances excrémentitielles des agents
pathogènes ; et, à ce propos, il faut insister sur la différence que nous avons déjà signalée précédemment au
sujet des deux acceptions du mot virulence, l'habitabilité
et la toxicité des excréments ; c'est surtout dans les
maladies chroniques que cette différence est importante.

Pour la tuberculose, on a expérimenté séparément sur
les excréments des bacilles répandus dans les cultures
et sur la diastase propre des substances vivantes des
bacilles [1]; cette dernière a été étudiée par Koch qui lui a
donné le nom de tuberculine après l'avoir extraite du protoplasma même des bacilles. Et l'emploi de cette tuberculine a donné un résultat bien intéressant.

Cette tuberculine représentant en effet, comme nous
l'avons vu, la diastase personnelle, le taux personnel des
microbes, le *coefficient d'habitabilité* du microbe qui
l'a fournie, a la propriété, lorsqu'on l'injecte à un malade,
de déterminer une réaction très nette, *localisée dans les
endroits atteints par les bacilles*. De sorte que les tissus
infectés par les bacilles, manifestent une hypersensibilité
particulière pour la diastase personnelle du bacille. C'est
là un phénomène d'accoutumance d'une espèce bizarre
et que nous avons déjà rencontré à propos du système
nerveux et de la toxine tétanique. On se rappelle que la
toxine tétanique a une affinité particulière pour les éléments des centres nerveux et que l'injection de très petites
quantités de cette toxine a pour effet d'augmenter la
sensibilité des centres nerveux [2]. Nous pourrions répéter
ici ce que nous avons dit alors ; il y a là, peut-être, la clef

ACTION
PARADOXALE DE
LA TUBERCULINE.

---

1. Voy. plus haut, p. 437.
2. Voy. plus haut, p. 388.

de l'histoire des maladies chroniques Quand un tissu est infecté par des bacilles tuberculeux, il s'accoutume, non pas à le détruire plus facilement, mais à subir au contraire plus facilement son influence envahissante ; la tuberculine de Koch qui n'agit pas sur les tissus sains, agit au contraire violemment sur ceux qu'une longue infection par les bacilles correspondants a hypersensibilisés par rapport à elle. Pour la toxine tétanique, ce phénomène n'était réalisé que pour les éléments nerveux ; aussi le reste de l'organisme pouvait-il lutter contre cette toxine et l'immunité était possible. Dans le cas de la tuberculose il semble que tous les éléments des tissus, sans exception, soient doués de ce mode d'accoutumance particulier vis-à-vis des microbes de Koch et que, par conséquent, une première infection, au lieu de vacciner contre une récidive, la rende au contraire plus probable.

LE PROBLÈME EST DIFFÉRENT DE CELUI DES MALADIES AIGUES. Cette simple remarque suffit à montrer que le problème de la résistance à la tuberculose est différent des problèmes d'immunité relatifs aux maladies aiguës. On peut concevoir des manières très différentes d'entreprendre la lutte contre les infections chroniques en général.

D'abord, on peut songer à lutter contre les effets nuisibles des substances excrémentitielles proprement dites si elles ont une action nocive importante. Ces substances n'ayant rien à voir avec l'habitabilité du microbe lui-même, on peut essayer de fabriquer, en les injectant à des animaux insensibles, un sérum antitoxique correspondant, qui par des injections répétées, rendrait plus bénignes les conséquences de l'infection chronique.

Puis on peut entreprendre de lutter contre l'infection elle-même ; on peut s'y prendre de deux manières, soit en essayant de rendre les cellules inhabitables aux microbes, soit en s'efforçant, au contraire, de rendre la symbiose plus parfaite et plus bénigne. Jusqu'à présent on n'a pas encore trouvé de voie à exploiter fructueusement dans l'une ou l'autre de ces directions.

Peut-être est-on désarmé, dans la première, par le fait qu'une substance bactéricide pour les bacilles de Koch serait également mortelle pour des éléments histologiques qui sont si disposés à vivre en bonne intelligence avec eux ; peut-être la symbiose est-elle fondée sur une similitude d'état physique qui rendrait toxique pour la cellule ce qui est toxique pour le bacille.

Quant à la deuxième voie, celle qui consisterait à rendre la symbiose plus parfaite, elle est peut-être également frappée d'avance de stérilité, dans un certain nombre de cas, par le fait que, dès à présent, la symbiose est parfaite et néanmoins nuisible, tant à l'ensemble de l'organisme qu'aux éléments symbiotiques eux-mêmes. Dans la tuberculose par exemple, il semble établi que les microphages englobant les bacilles tuberculeux au début de l'infection sont détruits par les bacilles victorieux ; puis viennent les macrophages qui les englobent aussi et contribuent à former les tubercules proprement dits ; dans ces tubercules on constate généralement une dégénérescence centrale des bacilles et des éléments cellulaires ; la vie ne se maintient que dans la région périphérique. Faut-il croire pour cela que les macrophages tuent les bacilles ou sont tués par eux ? cela n'est pas nécessaire ; peut-être forment-ils avec les bacilles une symbiose parfaite, un lichen véritable ; mais ce lichen n'est pas viable dans ses régions centrales parce qu'il n'est pas vasculaire ; sans prévoir l'avenir, les bacilles et les cellules, cédant à leur affinité réciproque, construisent une association qui n'est pas coordonnée en vue du renouvellement de son milieu intérieur ; la super-

TUBERCULE
LICHEN.

(471)

ficie seule, baignant dans les humeurs de l'hôte, reçoit les aliments nécessaires ; le centre meurt et se transforme en une espèce de fromage. C'est un peu comme les sphaines de la tourbe qui, vivant par leur extrémité supérieure, se transforment en tourbe dans les régions profondes non accessibles à l'air et à la lumière.

Ainsi, une symbiose, même parfaite, peut devenir dangereuse ; elle le devient par l'accumulation des tubercules à centre caséeux, accumulation qui peut détruire la coordination de l'hôte, et en même temps par la production de substances excrémentitielles nuisibles à certains éléments cellulaires. Le problème de la cure de la tuberculose n'est pas encore résolu ; il est probable que, si on le résout jamais, ce sera grâce à une méthode nouvelle n'ayant aucun rapport avec les sérothérapies et les vaccinations actuelles.

PHÉNOMÈNE DE KOCH. — Il faut signaler cependant le fait d'immunité connu sous le nom de phénomène de Koch : « Des cobayes tuberculeux, auxquels on introduit sous la peau des bacilles de la tuberculose, réagissent vis-à-vis de ceux-ci d'une façon très particulière. La présence de ces microbes provoque aussitôt une forte inflammation au point d'inoculation qui détermine l'expulsion de ces bacilles avec l'exsudat. Il se produit une escarre volumineuse qui entraîne avec elle, en tombant, une quantité de bacilles. Ce processus n'est suivi, ni de la formation d'un ulcère permanent, ni de l'hypertrophie des ganglions voisins. Comme dans la syphilis, l'organisme a acquis l'immunité contre la réinfection par le virus tuberculeux, ce qui n'empêche nullement la première inoculation de se généraliser et de provoquer la tuberculose mortelle de tous les organes [1]. »

---

[1]. Metchnikoff, *op. cit.*, p. 457.

Ce phénomène se comprend très bien si l'on réfléchit aux variations qui résultent pour l'organisme et pour le bacille parasite, d'une adaptation réciproque prolongée ; l'ensemble de l'hôte et de ses parasites constitue un lichen qui évolue en tant que lichen ; un vieux tuberculeux est un vieux lichen qui ne donne plus naissance aux phénomènes se passant dans les jeunes lichens ; un syphilitique tertiaire manifeste la syphilis sous la forme tertiaire et non sous la forme primaire et une inoculation de syphilis ne lui communique pas de chancre. Voilà pour les symptômes ; quant aux microbes injectés, que deviennent-ils ? Peut-être sont-ils trop différents de ceux qui existent déjà dans l'individu et sont-ils cause d'une rupture d'équilibre plus grande à cause de l'existence de vieux microbes adaptés ?

Cela expliquerait la réaction différente de l'organisme.

Une autre conséquence de ce caractère symbiotique est l'hérédité des maladies chroniques ; non pas fatalement la transmission héréditaire des microbes, par infection des ovules, des spermatozoïdes ou même du fœtus parasite dans la mère, mais du moins la transmission d'un terrain adapté à l'infection chronique dont le parent était atteint. Heureusement il faut deux parents pour faire un enfant et la fécondation peut remanier tous les caractères physiques qui ne sont pas communs aux deux conjoints ; de là l'utilité des fécondations croisées et le danger des unions entre individus atteints d'une même affection chronique.

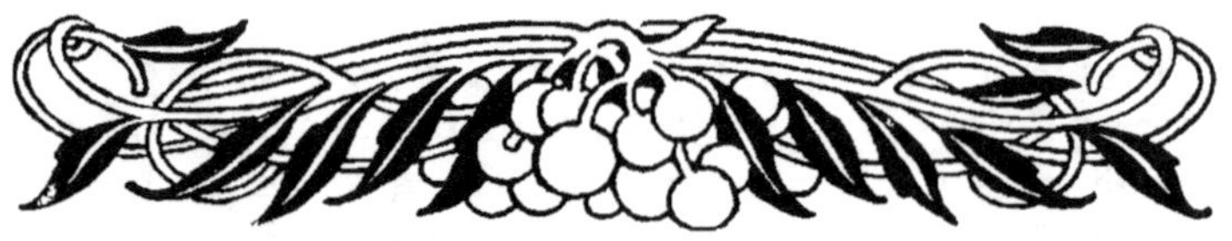

CHAPITRE XX

HÉRÉDITÉ DES TARES DANS LA GÉNÉRATION
SEXUÉE

§ 98.

Nous voilà ramenés à la question de l'hérédité des
tares dont nous avons déjà dit quelques mots précédemment. Dans cette question se trouvent comprises toutes
celles qui sont relatives aux divers genres d'hérédité,
l'hérédité chimique proprement dite, l'hérédité physique,
l'hérédité mendélienne et enfin le rôle de l'amphimixie
dans la distribution des caractères. C'est de cette dernière
question surtout que nous devons nous occuper maintenant.

Pour ce qui est de l'hérédité chimique ou du patrimoine héréditaire, j'ai fait, à son sujet, de longues observations dans le *Traité de Biologie*. Je me contente de
rappeler les résultats généraux auxquels je suis arrivé :

Une propriété qui est commune au patrimoine héréditaire du père et de la mère se retrouve fatalement dans
le produit de leur union; de là la transmission des
caractères d'espèce et des caractères de race dans les
unions d'espèce pure et de race pure.

Si une propriété appartient seulement au patrimoine héréditaire de l'un des conjoints, on ne peut prévoir à l'avance si elle sera transmise et le résultat peut être différent dans deux fécondations successives entre les mêmes parents. Un enfant a, dans son patrimoine héréditaire, suivant les hasards de l'amphimixie : des propriétés qu'il tient de son père, des propriétés qu'il tient de sa mère, et enfin des propriétés nouvelles qu'il tient de la fécondation elle-même.

Y a-t-il des tares inscrites au patrimoine héréditaire, dans l'hérédité chimique véritable des êtres ? Cela est possible lorsque des tares appartenant à l'hérédité physique se sont conservées pendant un grand nombre de générations, car nous savons que l'hérédité physique retentit plus ou moins vite sur le patrimoine héréditaire, mais il faut remarquer que, lorsque les tares sont acquises depuis longtemps et transmises à toutes les générations dans une lignée, on n'a plus l'habitude de les appeler des tares; ce sont des caractères de race, de variété.

L'hérédité mendélienne ou hérédité des parasites a été étudiée en détail au chapitre ix. Nous avons vu que la discontinuité des caractères qui dépendent de cette hérédité montre qu'il est possible d'en parler exactement comme si ces caractères étaient dus à des parasites des cellules, même dans les cas où ces parasites ne peuvent pas être mis en évidence directement. Ce sont précisément les faits de transmission mendélienne des caractères qui démontrent leur nature parasitaire, car, nous l'avons vu précédemment, une particule représentative ou un microbe invisible, c'est exactement la même chose.

C'est donc dans le cadre des faits d'hérédité mendélienne qu'entre la question de la transmission, par les éléments sexuels, des maladies microbiennes. Il faut mettre à part la transmission d'une maladie de la mère au fœtus pendant la gestation, et employer une expression particulière pour la transmission à l'œuf même, par les éléments sexuels qui entrent dans sa constitution, des microbes vivant dans les parents.

Même réduite à cela la question est complexe :

Il faut se demander d'abord si les microbes en question sont capables d'infecter les ovules et les spermatozoïdes ; ensuite si une fécondation est possible entre éléments infectés ; puis, si l'œuf résultant de cette fécondation est susceptible d'assimilation, de vie élémentaire manifestée ; enfin et surtout, si l'agglomération cellulaire résultant de la vie élémentaire manifestée de l'œuf constitue un individu viable.

AGE AUQUEL APPARAIT LA TARE.

Même lorsque toutes ces questions seront résolues dans le sens de l'affirmative, il restera encore à savoir à quel âge, dans quelles conditions, la tare se manifestera chez le produit, car une tare mendélienne ne se compose pas seulement d'un microbe ; elle se compose d'un microbe et d'un terrain de culture ou plutôt elle résulte de la réaction de deux facteurs, le microbe et le terrain. Le terrain évolue morphologiquement, physiquement et chimiquement depuis la naissance jusqu'à la mort ; c'est à un certain stade de cette évolution qu'il sera susceptible de donner, sous l'influence d'un microbe qui, lui aussi aura pu évoluer parallèlement sous l'influence de l'évolution du terrain, la tare observée chez le parent.

Ainsi, une tare peut-être héréditaire, être transmissible par hérédité microbienne ou mendélienne, exister par conséquent en tant qu'agent microbien dans le jeune animal résultant de la fécondation et néanmoins rester latente jusqu'à un certain âge ; et l'observateur non prévenu peut croire que le jeune animal a été l'objet d'une contagion tardive, alors qu'il était victime d'une infection congénitale; c'est pour cela qu'il est si difficile de distinguer les cas d'hérédité microbienne réelle de ceux où il y a seulement transmission d'une aptitude à contracter la maladie en question, comme nous le verrons dans le cas d'hérédité physique.

Même lorsque de nombreuses observations prouvent la possibilité d'une transmission héréditaire de microbes, cette transmission n'est jamais certaine; sa probabilité dépend du nombre de spermatozoïdes infectés chez le mâle et du nombre d'ovules infectés chez la femelle. Deux individus très infectés peuvent donner un produit sain.

INCERTITUDE DE LA TRANSMISSION

Enfin, il est possible que plusieurs infections différentes coexistent chez l'un ou l'autre des conjoints; alors, s'il y a antagonisme entre les manifestations de l'activité des divers microbes, il peut se faire que des infections, pourtant bien réelles, semblent franchir une génération; c'est ce qui arrive pour les caractères dominants et récessifs dans l'hérédité mendélienne comme nous l'avons vu plus haut[1]. Supposons pour un instant, ce qui malheureusement est loin d'être vrai, qu'un antagonisme absolu existe entre l'arthritisme et la tuberculose. Un père arthritique épouse une mère tuberculeuse. Je suppose encore, ce qui est peut-être impossible, et uniquement pour fixer les idées, que les deux microbes (si l'arthritisme est dû à un microbe) coexistent dans l'œuf résultant d'une fécondation. L'une des deux affections se manifestera seule chez le fils; je suppose que ce soit l'affection arthritique; le fils serait néanmoins capable de donner ensuite, avec une femme saine des enfants tuberculeux quoique l'affection tuberculeuse soit latente

---

1. Voy. chap. IX, § 43.

chez lui. Cet exemple tout à fait hypothétique et vrai-semblablement faux en ce qui concerne l'arthritisme et la tuberculose est destiné seulement à faire comprendre ce qui arrive peut-être dans bien des cas où des microbes antagonistes peuvent véritablement coexister dans un individu pendant toute sa vie, sans se détruire et néanmoins sans se manifester, comme les caractères récessifs de l'hérédité mendélienne.

Arrivons enfin au cas de l'hérédité physique. Cette hérédité physique peut présenter deux caractères opposés : chez un animal qui a résisté à une maladie aiguë, elle consiste en une immunité acquise par rapport à cette maladie ; chez un animal atteint d'une affection chronique, elle semble au contraire correspondre à une aptitude plus grande à l'infection. Arrêtons-nous d'abord au cas de l'immunité.

Nous avons vu que cette immunité peut présenter des différences très considérables ; il peut y avoir immunité par accoutumance de certaines cellules à la lutte ; il peut y avoir, dans le milieu intérieur, des variations qui rendent la lutte plus ou moins facile pour l'organisme ; suivant les cas, le phénomène peut paraître plus localisé ou plus général, mais il est bien difficile d'admettre qu'il soit jamais entièrement local. Dans tous les cas, quand le phénomène intéresse le milieu intérieur, il doit influencer, par un phénomène d'équilibre, *tous* les éléments histologiques et, en particulier, les éléments sexuels. Les éléments génitaux doivent donc subir une variation d'état physique en rapport avec le phénomène d'immunité, tant que celui-ci dure.

Si l'immunité dure très longtemps, si elle est acquise sans cesse par un certain nombre de générations successives, elle peut entrer comme propriété fixée dans le patrimoine héréditaire ; alors elle est traitée comme toutes les propriétés chimiques dont nous avons parlé tout à l'heure. Supposons qu'elle reste dans la catégorie des caractères physiques.

L'immunité appartenant seulement à l'un des deux conjoints, il y aura en présence, au moment de la fusion du spermatozoïde dans l'ovule, deux états physiques différents, deux diastases comme nous disons dans notre langage imagé, et rien ne nous permet de prévoir si l'une des deux assimilera l'autre ou si un état intermédiaire se réalisera; ce sont seulement les faits qui pourront nous renseigner à ce sujet.

En revanche, lorsque l'immunité appartiendra aux deux conjoints, il y aura des chances pour que le caractère physique coexistant dans les deux éléments sexuels appartienne au résultat de leur fusion. Encore faut-il être, à ce sujet, très circonspect. La fécondation entraîne, ainsi que nous l'avons déjà vu à propos du sexe somatique, des phénomènes physiques très importants et des phénomènes chimiques qui peuvent avoir un retentissement physique considérable; il est possible que tout ce *chambardement* cellulaire ne respecte pas grand'chose des hérédités physiques; la fécondation est un phénomène violent; elle crée une individualité nouvelle, et fait peut-être table rase de toutes les particularités acquises précédemment si elles ne sont pas très solides. De même une réaction entre deux gaz peut donner un liquide; l'état physique est quelque chose d'assez fragile en présence de ces grands mouvements de transformation matérielle.

Même si l'immunité physique se transmet à l'œuf, il faut encore se demander ce qu'elle deviendra au cours des divisions cellulaires qui constituent le développement embryonnaire et qui réalisent, dans les conditions d'existence de l'individu nouveau, de si profonds changements.

Même chez un être adulte comme le mouton vacciné contre le charbon, l'immunité acquise a une durée limitée ; il est donc possible qu'elle dure encore moins longtemps au cours du développement embryonnaire. Nous ne nous étonnerons donc pas si l'immunité transmise par les parents aux enfants est nulle ou faible et peu durable ; mais si elle se transmet, nous ne devrons pas non plus crier au miracle.

TRANSMISSION DES AFFECTIONS CHRONIQUES.

Lorsqu'il s'agit d'une affection chronique, la réceptivité étant acquise depuis longtemps, ayant duré longtemps dans les tissus, a un caractère de stabilité plus grande que l'immunité qui suit les maladies aiguës ; il semble donc qu'il y ait plus de chances pour que cette aptitude à la maladie se transmette aux enfants ; peut-être même a-t-elle pris, à la longue, un caractère chimique qui lui donne une extrême stabilité. Aussi est-il vraisemblable que la maladie chronique ayant existé chez les deux parents transmette à l'enfant une réceptivité particulière ; si la maladie n'atteint qu'un des conjoints, le produit de leur union aura toujours une chance d'échapper, grâce aux hasards de l'amphimixie, à la prédisposition morbide. L'amphimixie apparaît comme l'éternelle sauvegarde des rejetons de la production sexuée, mais elle est aveugle et peut aussi bien supprimer les avantages que les inconvénients ; elle se borne à fabriquer quelque chose de nouveau.

Même dans le cas où des enfants héritent de leurs parents une prédisposition à une infection chronique, on peut se demander s'il n'y a là que des désavantages ; peut-être, pour certaines maladies, l'accoutumance prolongée réalise-t-elle un pas dans la voie de la symbiose réellement inoffensive. Ne semble-t-il pas que la syphilis ait pris une gravité moindre à la longue ? Les hérédo-tuberculeux, s'ils ont plus de chances de contracter la tuberculose, ont peut-être aussi des chances d'avoir une maladie plus bénigne ?

A propos de cette hérédité des tares, il convient de parler aussi des caractères qui, provenant d'un parent ou des deux, ne se manifestent chez l'enfant qu'à un certain âge ; nous avons déjà vu tout à l'heure comment cela s'explique lorsqu'il s'agit d'un caractère déterminé par un microbe. Le cas est le même pour tous les autres caractères ; un individu qui évolue depuis sa naissance jusqu'à sa mort peut être considéré comme une longue réaction chimique qui se manifeste entre la substance de l'œuf et des éléments sans cesse empruntés au milieu extérieur ; à chaque instant, les éléments des phases passées de la réaction interviennent dans les phénomènes actuels ; il y a donc forcément *évolution* des manifestations de la réaction ; tant que l'individu vit, c'est qu'il n'y a pas eu de trop grandes divergences entre les conditions de son évolution individuelle et celles de l'évolution individuelle de ses parents ; il est donc naturel que l'ordre des phénomènes soit le même, et que telle particularité A qui, chez le père, avait apparu à tel âge, se manifeste chez l'enfant, sinon au même âge, du moins après telle autre particularité B qui, dans l'évolution paternelle, avait apparu avant la particularité A. Nous comprendrons toute l'importance de cette remarque quand nous aurons posé avec précision le problème de l'évolution individuelle et de la différenciation cellulaire. Cela nous sera facile avec les notions que nous avons acquises dans les pages précédents, et nous allons faire cette étude maintenant pour montrer quel avantage on peut tirer en biologie de la méthode pathologique d'investigation.

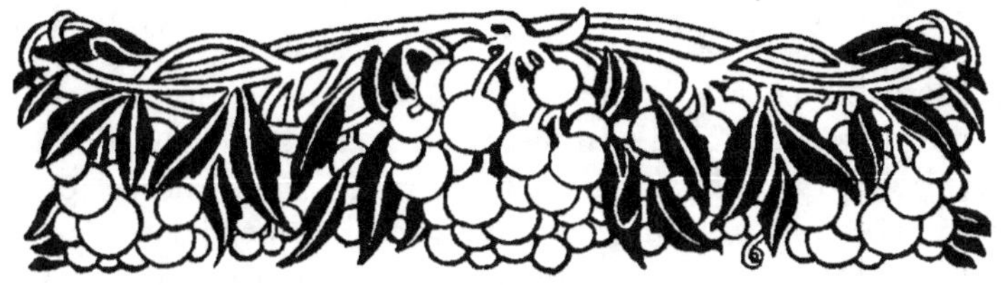

TROISIÈME PARTIE

UNE APPLICATION DE LA MÉTHODE PATHO-LOGIQUE A LA BIOLOGIE NORMALE

CHAPITRE XXI

ÉVOLUTION INDIVIDUELLE

§ 99. — La différenciation cellulaire. — § 100. — L'hérédité
des caractères acquis

§ 99. — La différenciation cellulaire

C'est un des phénomènes les plus étonnants et en
même temps les plus familiers, que le développement
qui transforme un œuf d'homme en un homme, un œuf
de poulet en un poulet. Ce phénomène est assez complexe pour que l'on essaie de le décomposer en deux ou
plusieurs phénomènes plus faciles à étudier séparément ;
aussi remarquerons-nous, dès le début, que l'on peut y
voir d'abord une manifestation chimique commune à
tous les êtres vivants, l'assimilation, par laquelle il se

construit, au cours du développement, une quantité croissante de substance d'homme ou de poulet, et ensuite une manifestation physique concomitante, une succession d'états d'équilibre qui, observés grossièrement par nous, constituent la série des formes embryonnaires. Ce sont là deux phénomènes inséparables dans la nature, mais que nous pouvons séparer artificiellement dans le langage et raconter à part en nous plaçant à des *points de vue* différents.

Cette succession d'états d'équilibre qui se manifeste fatalement au cours du développement habituel d'une espèce est quelque chose de très complexe à analyser, car il faut y envisager à la fois l'équilibre interne des diverses parties vivantes les unes par rapport aux autres et l'équilibre externe de l'ensemble par rapport au milieu dans lequel il vit.

Enfin, à mesure que le développement progresse, il faut tenir compte, dans la réalisation d'un équilibre actuel, de toutes les conséquences des équilibres passés. Les équilibres passés ont pu laisser leur trace de deux manières : soit en construisant un squelette plus ou moins *SQUELETTE ET VITELLUS.* rigide qui entrera désormais comme facteur passif dans les réalisations des équilibres ultérieurs ; soit, au contraire, en détruisant des substances inertes dont la présence jouait un rôle passif dans la réalisation des équilibres passés et dont la disparition progressive nécessite la construction d'équilibres nouveaux.

Voilà deux phénomènes antagonistes : l'un qui impose à l'avenir la marque du passé, l'autre qui, au contraire, fait disparaître dans les stades ultérieurs un facteur des premiers stades du développement ; il y a probablement des cas où ces deux facteurs se contrarient ; il est vraisemblable que, si le squelette porte la trace du facteur inerte des premiers âges, il conservera cette trace ultérieurement, d'une manière plus ou moins évidente.

Le plus souvent on ne peut pas expérimenter sur les œufs de manière à introduire ou supprimer à volonté un facteur inerte dans le développement d'un individu ; heureusement la nature est infiniment variée et l'observation de ses productions capricieuses peut suppléer à l'expérimentation impossible. L'un des plus sagaces observateurs de notre temps, A. Giard, nous a fait connaître précisément un cas où, chez une même espèce animale vivant dans des conditions diverses, on constate deux développements différents, l'un avec un facteur inerte, un vitellus considérable, dans les premiers stades de la vie embryonnaire, l'autre avec un vitellus beaucoup plus réduit. Il a donné le nom de *pœcilogonie* (reproduction variable) à cette particularité très intéressante que je rapporte en quelques lignes :

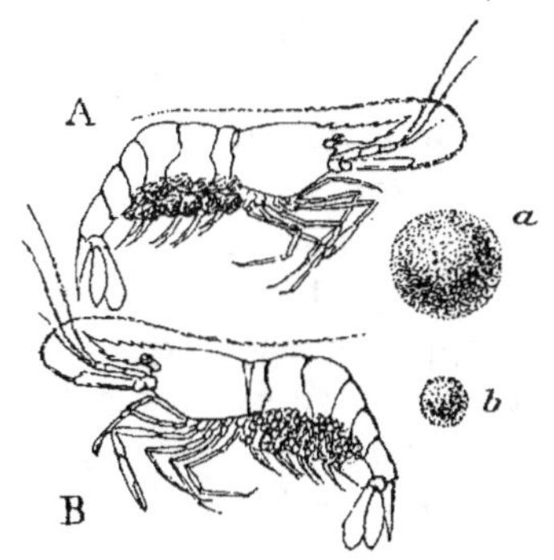

Fig. 37. — Les deux formes de palœmonetes varians.

Le *Palœmonetes varians* est une espèce de crevette qui peut vivre dans des eaux de salines différentes. La figure 37 nous montre la forme A que prend dans l'eau douce une femelle adulte donnant des œufs *a* munis d'une grande quantité de vitellus, et la forme B que prend dans l'eau saumâtre la femelle adulte donnant des œufs *b* munis d'une petite quantité de vitellus. L'œuf *a* et l'œuf *b* donnent naturellement lieu à des premiers stades différents du développement à cause de la présence d'un facteur inerte différent, le vitellus, gros dans *a* et réduit dans *b*. Mais, à mesure que les cellules vivantes assimilent le vitellus, celui-ci disparaît, et son rôle devient de moins en moins important dans les états d'équilibre ultérieurs ; or, le squelette n'ayant pas fixé les premiers stades, toute trace de différence doit disparaître ; les choses s'arrangent en effet et, une fois le vitellus consommé, les individus paraissent semblables ; voilà un cas très intéressant dans lequel on constate une influence nulle, sur les stades ultérieurs, d'un facteur inerte ayant agi sur les premiers stades du développement.

Il est vrai qu'il s'agit là de crustacés et que, par le phénomène de la mue, les crustacés se débarrassant de leur squelette à certains intervalles, reprennent une grande plasticité morphologique. Chez d'autres crustacés en effet, nous constatons des faits analogues, moins frappants parce qu'ils ne se rencontrent pas dans une espèce unique, mais fort intéressants néanmoins pour prouver le peu d'influence que peuvent avoir, quand ils ne sont pas fixés définitivement par le squelette, les caractères transitoires dus à l'intervention d'un facteur inerte qui disparaît.

Le *Peneus* qui a normalement très peu de vitellus, donne naissance à une série de formes embryonnaires réprésentées en A, B, C, D (fig. 38) ; l'écrevisse au contraire qui a un vitellus énorme, donne naissance à la série de formes E, F, G, H (fig. 38). La forme G surtout montre bien le rôle du facteur inerte vitellus. Mais malgré ces différences énormes dans les stades embryonnaires, les deux adultes ne manifestent plus que leurs différences spécifiques ; on pourrait dire sans trop se hasarder, qu'une écrevisse pœcilogone, donnant des œufs pourvus d'un vitellus presque nul, fournirait un développement analogue à celui du *Peneus*, pourvu que les produits successifs de ce développement fussent viables, ce qui n'est pas sûr.

La conclusion de ces remarques est que la présence momentanée d'un facteur d'action dans le développement des individus n'a pas de retentissement sensible sur

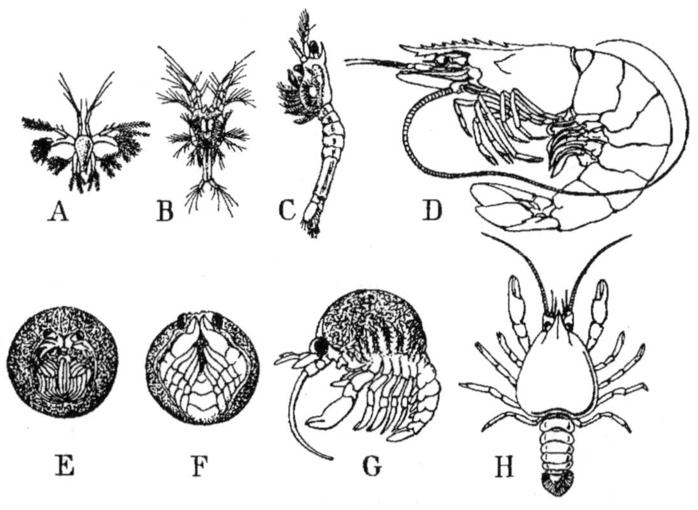

FIG. 38.

l'avenir de ces individus tant que son influence ne s'est pas fixée dans le squelette. Or, tout au début du développement, le squelette est encore presque nul ; on peut donc considérer, en général, comme ayant peu d'influence sur le sort ultérieur des espèces, les phénomènes morphologiques des premiers stades de son évolution ; il serait peu scientifique de baser une classification des êtres sur le mode de segmentation de leur œuf. Les ressemblances qui se manifestent entre les formes de segmentation tiennent à la présence et à la disposition du vitellus et non à ses affinités zoologiques. Voici par exemple trois types de segmentation dont on peut retrouver des exemples dans la plupart des groupes de la classification des ani-

*ROLE MOMEN-
TANÉ DU
VITELLUS.*

(487)

maux. Le *Synapte* a une segmentation régulière, le *Néréis*, une segmentation irrégulière, le *Loligo* une segmentation tout à fait aberrante, à cause de la quantité variable de leur vitellus.

En réalité, à chaque instant de la vie, la forme de l'in-

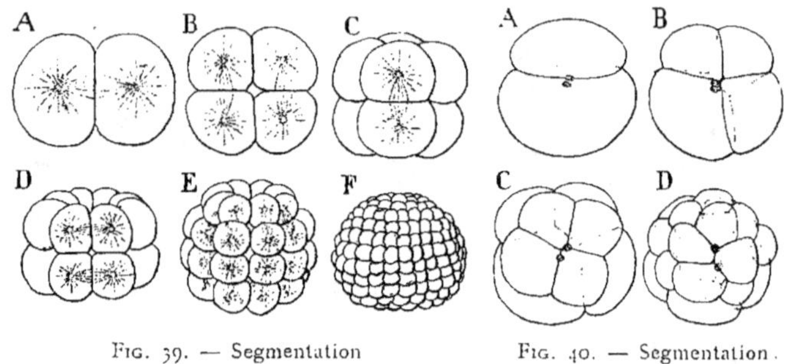

FIG. 39. — Segmentation de synapte.

FIG. 40. — Segmentation de néréis.

dividu est une forme d'équilibre et non une forme statique. Dans la réalisation de cette forme d'équilibre interviennent les facteurs d'action actuels, l'activité chimique

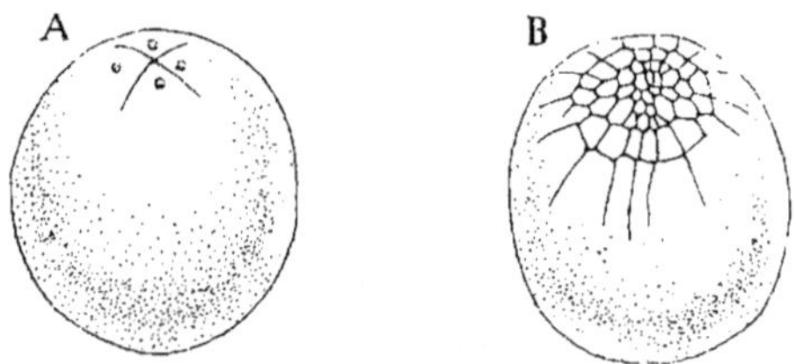

FIG. 41. — Segmentation de Loligo.

des éléments, leur état colloïde, le squelette, l'extérieur, etc. Un facteur d'action actuel a une influence actuelle qui peut laisser plus ou moins de trace dans les équilibres ultérieurs, suivant qu'elle a plus ou moins modifié le squelette ou même l'hérédité physique ou chimique des tissus.

L'introduction d'un facteur d'action nouveau peut nécessiter des transformations de l'équilibre ; si ces transformations sont compatibles avec l'état présent de l'individu, elles ne nuisent pas à la continuité de l'évolution et passent inaperçues ; on dit alors seulement que l'organisme s'est *adapté* à des conditions nouvelles. Si, au contraire. ces transformations sont incompatibles avec l'état présent de l'organisme, ou bien elles entraînent la mort, ou bien elles causent une maladie grave qui se traduit par des changements profonds ; lorsque ces changements sont *morphologiquement* importants, on dit que l'animal s'est métamorphosé.

Des métamorphoses se présentent normalement au cours de l'existence de certaines espèces, et à un moment précis de leur évolution ; elles peuvent être dues à un facteur d'action quelconque, ainsi que nous venons de le voir, mais puisqu'elles se produisent à des moments précis de l'histoire individuelle, il faut que ce facteur d'action résulte lui-même de l'évolution individuelle. De cet ordre est, par exemple, la maturité génitale qui joue un rôle indéniable dans la morphogénie des êtres. Un changement survenant normalement au cours de l'évolution et déterminant une modification nécessaire dans les conditions de vie, comme, par exemple, la disparition des branchies qui oblige l'être à se servir de ses poumons et à vivre hors de l'eau, peut, au même titre, causer une métamorphose. C'est ce qui se passe chez la grenouille par exemple.

Lorsqu'un phénomène de métamorphose se produit, il y a création de nouvelles parties et destruction de parties préexistantes. Ces parties préexistantes se trouvent en dehors de la coordination, perdent leur adaptation topographique, et sont condamnées à disparaître ; les phagocytes, n'ayant aucun caractère topographique, sont natu-

MÉTAMORPHOSES

rellement appelés sur le lieu de la rupture d'équilibre et contribuent au travail de voierie.

En réalité, on peut se demander s'il y a une distinction vraiment tranchée entre les métamorphoses vraies et les adaptations pures et simples à des conditions nouvelles ; il se peut que toute adaptation, modifiant l'équilibre,

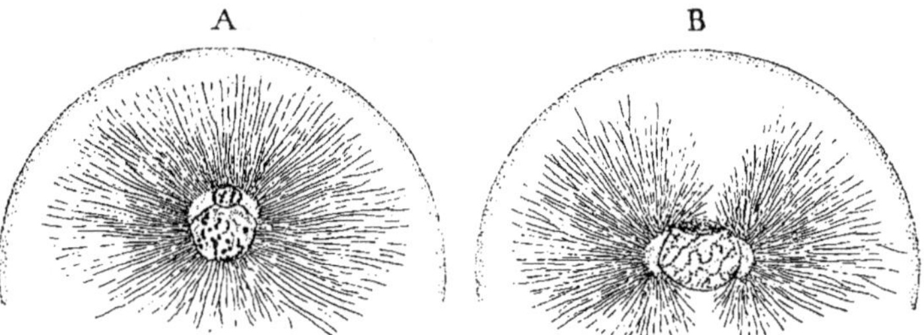

Fig. 42.

condamne quelques éléments à disparaître au profit d'autres mieux adaptés ; il est possible que notre évolution individuelle soit une suite ininterrompue de métamorphoses peu importantes et passant inaperçues. Les maladies sont des métamorphoses plus évidentes, mais qui ne sont pas normales dans l'évolution individuelle.

Voilà une première notion de l'évolution individuelle ; c'est une série d'états d'équilibre dans chacun desquels interviennent tous les facteurs présents ; parmi ces facteurs présents la plupart résultent des équilibres passés ; les autres tiennent au milieu. Certains facteurs résultant des équilibres passés jouent un rôle passif ; mais ce qui est important dans la réalisation d'un équilibre actuel, ce sont les activités présentes des éléments actifs. De ces activités quelques-unes sont constructrices de choses nouvelles, les autres destructrices de résidus devenus nuisibles. La vie dure tant que la coordination entretient le renouvellement du milieu intérieur.

En aucun cas, un état d'équilibre actuel ne peut se comprendre entièrement sans que l'on connaisse sa genèse historique ; le nombre des facteurs existant dans un individu est trop considérable pour que leur description complète soit possible.

Ces notions acquises, essayons de suivre d'une manière aussi générale que possible l'histoire du développement normal d'un animal qui provient d'un œuf.

Segmentation de l'œuf. — Considérons un œuf qui vient d'être fécondé ; c'est le hasard qui a amené le spermatozoïde vers l'ovule à l'endroit probablement souvent quelconque où il est entré ; de cet endroit quelconque il est attiré vers le pronucléus femelle, ainsi que nous l'avons vu plus haut (fig. 28), pendant que son centrosome s'entoure d'un aster qui représente à mon avis la fécondation de ce centrosome mâle par la substance femelle correspondante diffuse dans l'ovule. Quoi qu'il en soit, le pronucléus mâle finit par s'accoler au pronucléus femelle ; le centrosome s'est déjà dédoublé ainsi qu'on le voit à la figure 42 A, où il est représenté par deux petites taches claires situées des deux côtés du pronucléus mâle ; ces deux centrosomes s'écartent l'un de l'autre sous l'influence de conditions que nous avons analysées précédemment (voy. p. 235), et ils finissent par s'arrêter en deux points diamétralement opposés ainsi qu'on le voit dans la figure 42, B, où il y a deux asters.

L'œuf étant libre dans le milieu, emprunte à ce milieu ses éléments respiratoires ; pour le moment il possède en lui-même ses éléments nutritifs sous forme de vitellus. Sauf l'action de la pesanteur qui se fait dans un sens bien déterminé , on peut considérer comme symétriques et ayant une influence directrice négligeable, les conditions extrinsèques. (La lumière cependant, et toutes les radia·tions peuvent avoir des influences directrices, mais négligeons-les pour le moment.) Sauf donc l'action de la pesanteur, on peut considérer à ce moment le devenir de l'œuf comme déterminé par ses conditions intrinsèques.

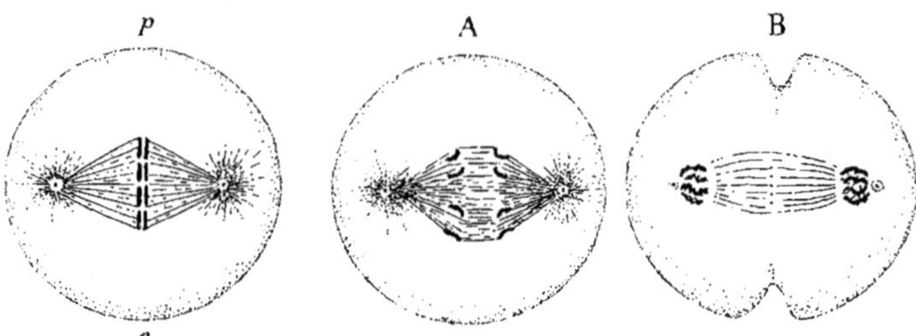

Fig. — 43. Métaphase.   Fig. 44. — Anaphase.

C'est la position des centrosomes qui fixe celle du plan de séparation des deux premiers blastomères. D'une manière générale, une karyokinèse est déterminée par la

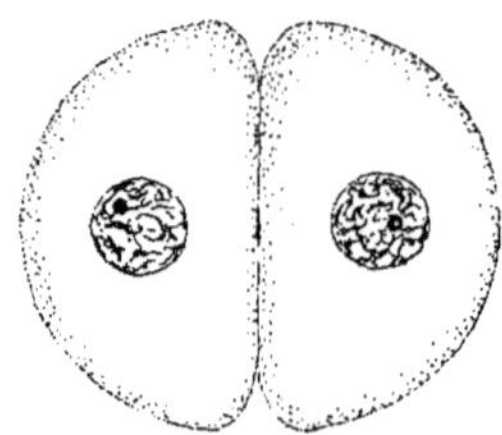

Fig. 45. — Télophase.

position où s'arrêtent les deux centrosomes dans le phénomène de la prophase (voy. fig. 17). La métaphase (fig. 43) et l'anaphase (fig. 44) conduisent en effet naturellement à la tétophase (fig. 45).

Mais les figures de karyokinèse que je donne ici sont empruntées à des cas où tout est symétrique; les cellules sont sphériques et le vitellus réparti uniformément à leur intérieur. Si le vitellus est plus abondant à un pôle, comme dans l'œuf de Néréis (fig. 40) on conçoit que les deux centrosomes, cédant à des attractions d'intensité différente, ne se placent pas en des points diamétralement opposés et déterminent des segmentations inégales.

Dans une karyokinèse quelconque, au début de la segmentation, on pourra considérer le plus souvent comme purement intracellulaires les raisons qui fixent la disposition des centrosomes à la fin de la prophase, et c'est à ce point de vue qu'on peut dire que l'œuf porte son devenir en soi. Il est cependant certain que les conditions ambiantes ne sont pas indifférentes au phénomène ; des expériences dont j'ai parlé ailleurs (voy. *Traité de Biologie*, chap. XII), ont montré précisément le rôle de la pesanteur, des radiations, des compressions, etc., dans la détermination des premiers plans de segmentation. Et, pour être rigoureux, il faut dire que les premiers phénomènes du développement embryonnaire tiennent, comme tous les phénomènes ultérieurs de la vie, de l'hérédité et de l'éducation ; l'être vivant n'est pas quelque chose d'isolé dans le milieu ; il fait partie du milieu comme tous les autres objets qui s'y trouvent et est avec lui en relation d'équilibre.

*DISPOSITION DES
CENTROSOMES.*

Dans les conditions ordinaires du développement des œufs qui se développent à l'état libre, on peut considérer l'action du milieu comme étant sensiblement la même pour tous et penser que ses variations sont moins importantes que celles de la structure intracellulaire de l'œuf ; c'est ce que l'on veut dire quand on exprime l'opinion que l'œuf porte en lui-même le devenir de ses premiers états embryonnaires.

On pourrait penser que les premiers phénomènes du développement ont, sur l'avenir de l'animal, un retentissement définitif ; nous avons vu précédemment, à propos de la pœcilogonie, que cela est loin d'être vrai et que deux espèces *très voisines*, ayant l'une beaucoup, l'autre peu de vitellus, peuvent manifester des phénomènes de segmentation tout différents. C'est que, en effet, il ne faut pas attribuer aux édifices cellulaires qui résultent de la segmentation, une rigidité qu'ils n'ont pas ; les cellules, une fois formées et agglomérées les unes avec

(493)

les autres ont des relations d'équilibre entre elles et avec
l'extérieur ; à chaque instant du développement, l'équilibre est actuel et résulte de facteurs actuels ; il n'y a
jamais de statique en biologie ; tous les phénomènes
morphologiques sont la conséquence d'activités présentes.

IMPORTANCE DE L'HÉRÉDITÉ CHIMIQUE. — Ce qu'il y a de plus important et de plus personnel
dans les facteurs de l'équilibre du corps à chaque instant,
c'est le mode d'activité chimique qui détermine l'assimilation à l'intérieur des cellules ; nous avons vu qu'il y
a des relations de cause à effet entre l'activité chimique
assimilatrice et les manifestations physiques d'état colloïde qui l'accompagnent ; c'est donc, en un mot, qu'il
y a, à chaque instant, un rapport établi entre l'activité
chimique des cellules et la forme générale du corps, par
l'intermédiaire des états colloïdes des cellules.

Si, par conséquent, le passé d'un individu a une influence sur son présent, ce ne peut être que de deux
manières : soit, parce que les réactions passées ont construit un squelette rigide qui persiste comme facteur
passif d'équilibre ; soit parce que les phénomènes passés
ont retenti sur les phénomènes intracellulaires de manière à en modifier l'état colloïde qui se transmet par
hérédité physique (ou même, dans le cas rare d'acquisition de caractères vraiment nouveaux, l'état chimique
qui se transmet par hérédité chimique ou proprement
dite). C'est pour cela qu'on ne peut pas dire que cinquante grammes de substance de poulet, placée dans
des conditions où la vie élémentaire de toutes leurs parties
serait possible, prendraient fatalement la forme d'un
poussin de cinquante grammes. Il y a à cela deux impos-
sibilités : d'abord le squelette qui, chez le poulet, n'est
pas négligeable ; ensuite, l'hérédité physique qui donne
un caractère particulier à chaque lignée cellulaire. Mais

chez une hydre, par exemple, ou chez un stentor, les expériences de mérotomie[1] ont prouvé qu'il en est précisément ainsi ; un morceau d'hydre prend fatalement, s'il continue à vivre, la forme d'une hydre plus petite ; c'est donc que ce qui est acquis par hérédité physique n'est pas définitif ; ce que des conditions physiques ont fait naître, des conditions physiques peuvent le faire disparaître, à moins qu'il n'y ait eu retentissement chimique ou fabrication d'un squelette plus ou moins résistant. Le retentissement chimique ne doit être accepté comme probable que dans des cas très rares et, d'ailleurs, pour des raisons que nous avons exposées précédemment[2], ce retentissement chimique doit avoir un caractère général et non un caractère local ; il se manifeste dans tous les tissus à la fois avec l'aspect d'un caractère individuel et non en un point isolé de l'organisme avec l'aspect d'un caractère topographique.

CADUCITÉ DE L'HÉRÉDITÉ PHYSIQUE.

Ces considérations suffisent à nous donner une idée de ce qu'est la différenciation cellulaire :

A chaque instant, en chaque point de l'organisme, chaque élément de tissu a précisément les caractères topographiques qui correspondent aux nécessités d'équilibre realisées en ce point sous l'influence de tout le reste de l'organisme et des conditions ambiantes ; mais il ne faut négliger aucune des conditions d'équilibre (squelette, etc...) sous peine de faire un raisonnement incomplet.

Nous avons d'ailleurs vu ce qui se passe quand on déplace un tissu dans un organisme ; si c'est un tissu fixe qui a des caractères topographiques précis, ce tissu déplacé est en rupture d'équilibre ; il meurt et est résorbé,

AUTOCYTO-TOXINES.

---

1. Voy. *Traité de Biologie*, chap. VII.
2. Voy. plus haut, chap. VIII.

et la réaction de l'organisme est spécifique par rapport à ce tissu ainsi que le prouve l'histoire des autocytotoxines. Cette réaction spécifique est une démonstration de la nature physique de la différenciation cellulaire ; nous avons vu en effet que les alcaloïdes, définis chimiquement, ne donnent pas naissance à une antitoxine spécifique comme les substances colloïdes qui sont actives par leur état physique.

Il y a d'ailleurs des différences à ce sujet entre les différents animaux ; chez une hydre il se passe des phénomènes tout autres ; l'hérédité physique (et aussi le squelette intracellulaire) est plus ou moins tenace ; chez les hommes et les mammifères, elle semble le plus souvent s'opposer à toute adaptation nouvelle ; un muscle déplacé ne devient pas un phagocyte ; c'est là ce qui a fait croire à la *spécificité* cellulaire ; il faut bien s'entendre ; cette spécificité n'est pas de l'ordre chimique qui différencie les espèces vivantes, mais de l'ordre physique qui différencie la fougère de son prothalle ; elle peut, suivant les cas, laisser place à des adaptations nouvelles, à des variations de l'ordre histologique, ou au contraire être définitive et ne disparaître qu'avec la mort de la cellule qui en est douée ; il y a des degrés de spécificité physique.

Le langage de l'équilibre est extrêmement général ; dans ce que nous appelons l'équilibre de l'organisme vis-à-vis du milieu, est compris tout ce que l'on comprend sous le nom de fonctionnement de l'organisme. Ce langage exige, par le fait même qu'on peut l'employer, que chaque partie de l'organisme soit adaptée à ce qu'on appelle la fonction locale de cette partie ; sans cela il n'y aurait pas d'équilibre. L'aphorisme « la fonction crée l'organe » indique le retentissement du milieu sur l'état d'équilibre de l'organisme ; l'adaptation se fait par

retentissement sur les états colloïdes lesquels retentissent
à leur tour sur les équilibres chimiques les plus intimes
du patrimoine héréditaire. Le mécanisme colloïde nous
apparaît ainsi comme un intermédiaire précieux établissant un lien réversible entre les phénomènes morphologiques grossiers et les phénomènes délicats de la chimie. C'est grâce à ce mécanisme colloïde que se comprend

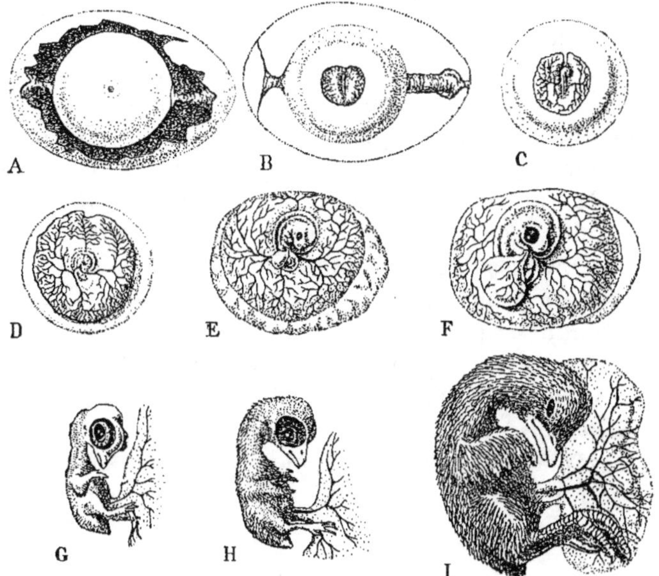

Fig. 46. — Développement du poussin.

l'hérédité des caractères acquis qui est le phénomène
primordial de la biologie, le phénomène d'ensemble qui
résume à la fois la loi d'habitude et la loi d'hérédité.
C'est grâce à ce phénomène *réversible* que le poussin,
descendant d'animaux qui ont acquis progressivement
tous les caractères de leur espèce par des phénomènes
successifs d'équilibre avec des milieux variables, peut

sortir aujourd'hui de son œuf, entièrement constitué sans avoir jamais *fonctionné* au sens que l'on attribue ordinairement à ce mot ; il a fonctionné au sens poussin, c'est-à-dire qu'il a toujours été en équilibre, dans son œuf, avec les conditions de milieu réalisées autour de lui ; il s'est mis en équilibre à chaque instant, par son activité assimilatrice, en créant, à chaque endroit ce qu'il fallait ; c'est là la forme la plus générale de la loi d'assimilation fonctionnelle.

Ce langage de l'équilibre ne parle pas à l'imagination ; il est trop général ; on peut le rendre accessible en prenant des cas simples où la définition complète des conditions d'équilibre est facile. J'emprunte donc pour finir, les pages suivantes à mon *Traité de Biologie ;* elles montreront combien la notion des mécanismes colloïdes établissant des relations réversibles entre la chimie et la morphologie facilite la compréhension de l'acquisition des caractères nouveaux.

Je n'avais pas exploité, dans mon précédent ouvrage, cette notion des mécanismes colloïdes et j'avais eu plus de peine en conséquence, à exposer les faits, même dans les cas particulièrement simples que j'avais choisis et que je reproduis ici :

§ 100. — L'HÉRÉDITÉ DES CARACTÈRES ACQUIS

EXEMPLE THÉO-
RIQUE SERVANT A
POSER LE
PROBLÈME.

Supposons que nous ayons affaire à un être qui, ayant évolué dans des conditions précises, a pris la forme sphérique d'équilibre ; il a un patrimoine héréditaire α commun à toutes ses parties ; si un morceau quelconque, détaché de cette sphère, a la faculté de vivre dans le milieu, ce morceau doué du même patrimoine héréditaire α prendra, dans les mêmes conditions que son père, la forme sphérique. (Nous supposons que la génération agame soit possible dans l'espèce considérée.)

Transportons maintenant un de ces êtres sphériques dans des conditions nouvelles, dans un endroit où les conditions mécaniques sont telles que sa forme devienne fatalement cubique sous l'influence de pressions extérieures ; emprisonnons-le dans un cube où il soit comprimé par les six faces de manière à devenir cubique. Que va-t-il se passer ? Bien des cas sont possibles.

L'animal, ayant normalement la forme sphérique sous l'influence des mouvements molaires réalisés dans sa substance, sera certainement *géné* par cette prison cubique, qui rend difficiles ou impossibles les tourbillons d'échanges accompagnant la première forme. Puisque ces tourbillons réalisaient la forme cubique dans l'ensemble, ils seront certainement modifiés par l'emprisonnement dans un cube. Or, nous avons vu que si le moléculaire dirige le molaire, le molaire retentit, lui aussi, sur le moléculaire[1]. Si la condition n° 1 était liée à la construction d'une forme sphérique, le fait d'imposer une forme cubique à l'ensemble pourra changer la condition n° 1 en condition n° 2, au moins dans quelques éléments de l'animal. Il est même possible que cette forme cubique, brutalement imposée, entraîne la mort de l'individu ; ce cas sera souvent réalisé ; il n'est pas intéressant pour le but que nous nous proposons.

Admettons donc que l'animal ne meure pas dans sa prison ; et au bout de quelques temps, faisons-l'en sortir pour le replacer dans les conditions primitivement réalisées autour de lui. Divers phénomènes pourront se produire.

---

1. C'est là précisément ce que nous explique le mécanisme colloïde.

1º L'animal, sortant de sa prison, reprendra la forme sphérique. Alors nous saurons qu'aucune modification suffisante ne s'est produite dans sa substance, et que la forme sphérique est restée la forme d'équilibre de la masse vivante en état d'assimilation ; ce cas est comparable à celui d'un homme qui, courbé en deux sous l'influence d'un fardeau, se redresse quand il en est débarrassé. Mais cette simple comparaison va nous conduire au second cas ; il est certain en effet que si un homme reste *habituellement* courbé sous le poids de fardeaux, il ne se redresse plus complètement au bout d'un certain temps.

Envisageons donc le second cas :

2º L'animal, sortant de sa prison, reste cubique ; c'est donc que quelque chose s'est modifié à son intérieur. Encore ne devons-nous pas conclure trop vite, car le rôle du squelette n'est pas négligeable ; si l'individu considéré avait, à l'état sphérique, un squelette malléable comme du plomb, ce squelette aura, dans la prison, épousé la forme cubique et, quand l'animal sortira du cube, il ne sortira pas en réalité de sa prison ; il restera astreint, par la forme de son squelette, à rester cubique, quelles que soient d'ailleurs les conditions mécaniques réalisées par l'assimilation autour de chacune de ses cellules. Le squelette cubique donnera à la substance de l'animal considéré la forme cubique, comme il donnerait cette forme à *n'importe quelle substance visqueuse.*

Nous ne pourrons donc pas savoir si une modification autre que celle du squelette s'est produite à l'intérieur de l'animal. Pour nous en rendre compte, il faudra détacher une partie de l'animal devenu cubique et voir si, doué d'assimilation dans le milieu, il prend la forme sphérique ou la forme cubique en se construisant un nouveau squelette. S'il prend la forme cubique, c'est que

(500)

quelque chose est modifié dans le patrimoine héréditaire[1], et que la forme cubique est devenue forme d'équilibre indépendamment de l'intervention du squelette ; c'est le cas qui se manifesterait directement à nous si l'animal, *dépourvu de squelette*, gardait néanmoins la forme cubique, en sortant du cube, dans les conditions mêmes où il prenait, avant l'emprisonnement, la forme sphérique. Arrêtons-nous donc à ce dernier cas qui est le plus important.

Évidemment, le patrimoine héréditaire a changé ; sans cela, les mêmes réactions, dans les mêmes conditions, en l'absence d'un squelette rigide, reproduiraient la même forme d'équilibre. L'animal se compose maintenant d'un ensemble de cellules tel que le résultat total des dynamismes cellulaires donnera la forme cubique à l'animal. Mais avons-nous le droit de supposer que la même modification a atteint *toutes les cellules* de l'organisme ? Pas *a priori*, du moins. Le patrimoine héréditaire α primitivement commun, par descendance de l'œuf, à tous les éléments de l'individu a pu être, sous l'influence de la compression dans le cube, remplacé ici par un patrimoine différent β, là par un autre patrimoine γ, etc., de telle manière que l'ensemble des dynamismes réalisés dans cette masse hétérogène se traduise par une forme cubique totale d'équilibre.

Mais, si cela était, la forme cubique *ne saurait être héréditaire*. En effet le patrimoine β ne produit la forme cubique que grâce aux cellules de patrimoine γ et α qui coexistent dans d'autres éléments de l'individu modifié ; aucun de ces patrimoines n'appartenant à l'ensemble des éléments, n'est pas lui-même une conséquence de la forme cubique *totale*. Si donc l'on détache du cube

---

[1]. Ou au moins, d'abord, dans son hérédité physique.

divers morceaux capables de se reproduire, ces divers morceaux doués de patrimoines héréditaires différents donneront naissance à des individus différents, savoir à des individus ou groupements de cellules analogues à ceux dont l'assemblage faisait le cube, mais dont aucun n'était cubique ; il n'y a aucune raison pour qu'un seul de ces individus soit cubique.

Si donc l'observation nous enseigne, et nous allons voir que cela a lieu en effet, que les caractères acquis *peuvent être* héréditaires, nous serons obligés de penser que, dans le cas où ils le sont, ils ont été acquis par le parent d'une manière homogène ; autrement dit, que la sphère, caractérisée par quelque chose de commun à tous ses éléments, aura été remplacée par un cube, que caractérise également quelque chose de commun à tous ses éléments. L'individu, doué d'un patrimoine héréditaire unique, aura été remplacé par un autre individu doué d'un patrimoine héréditaire différent, mais également unique. Ainsi donc, l'hérédité des caractères acquis sera une démonstration de l'unité, dans toute l'étendue de l'individu, du patrimoine héréditaire. Ce résultat étant extrêmement important, appuyons-le, immédiatement par une observation directe d'un cas d'hérédité acquise indéniable.

L'UNITÉ INDIVIDUELLE.

On trouve, dans les terrains très anciens, des coquilles de Céphalopodes qui ont la forme d'une corne de vache et dont la section transversale est à peu près circulaire (fig. 47, A) ; en suivant la série des fossiles de cette catégorie dans des terrains plus récents, on constate que ces coquilles, presque droites naguère, se sont enroulées de plus en plus à la manière d'une spirale d'Archimède (B) ; nous ne connaissons pas la raison de cette transformation, mais la présence de certains caractères communs permet de considérer comme démontré que les formes

LES CÉPHALOPODES DE HYATT.

(502)

enroulées descendent des animaux à coquilles droites.
Or, l'enroulement est tellement fort dans certains types (C)
que les tours de spire successifs s'impriment les uns dans
les autres, donnant naissance à un sillon dorsal dont la
genèse mécanique est évidente, puisqu'il résulte sans

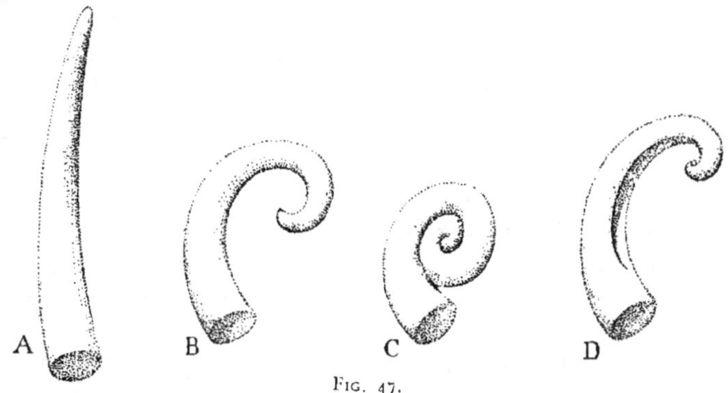

Fig. 47.

conteste de la pression du tour de spire précédent sur le
suivant.

Tant que les animaux en question restent aussi nettement enroulés, on peut admettre que ce caractère de
l'existence d'un sillon dorsal est acquis individuellement
par chaque Céphalopode pour des raisons mécaniques
évidentes, le contact des tours de spires.

Mais voilà qu'à une période plus récente de l'histoire
du monde, les découvertes paléontologiques nous montrent que les descendants de ces Céphalopodes à coquille
enroulée ont subi un commencement de déroulement et
ont maintenant la forme d'une spirale d'Archimède à
tours de spires plus écartés les uns des autres et ne se
touchant plus; et notez bien que des caractères communs
permettent d'affirmer que ces Céphalopodes à moitié
déroulés descendent de ceux dont l'enroulement était
beaucoup plus serré.

Or, chose admirable, *le sillon dorsal persiste* chez ces êtres à coque à moitié déroulée ! Cependant il n'y a plus maintenant pression d'un tour de spire sur le tour de spire précédent ; nous avons compris mécaniquement la genèse de ce sillon dorsal, quand les tours de spire se touchaient et se pressaient l'un l'autre ; et ce sillon persiste en dehors des conditions mécaniques où il a été d'abord produit ; il se transmet à des descendants dont la coquille est déroulée ! *C'est donc que le patrimoine héréditaire a été modifié sous l'influence de la production mécanique de ce sillon dorsal*, au point de devenir adéquat à cette forme nouvelle d'équilibre ; il y a un nouveau patrimoine héréditaire, qui, construisant un individu nouveau et son squelette, fera apparaître, sans pression, le sillon dorsal !

C'est absolument le cas hypothétique de la sphère transformée en cube par pression et acquérant un patrimoine héréditaire caractéristique de la forme cubique. Évidemment, il aurait pu se faire qu'aucun patrimoine héréditaire ne fût adéquat à cette forme comprimée : si l'on serre un homme dans une boîte, on ne rendra pas héréditaire la forme quelconque qu'on lui imprimera ; mais il y a des caractères provenant de pressions, comme dans notre cas hypothétique du cube, et qui sont héréditaires. Voilà la chose importante et qui suffit à démontrer que le patrimoine est commun à tous les éléments d'un individu. Nous avons vu précédemment comment l'unité physique, entretenue par les conditions d'équilibre avec un milieu intérieur unique, permet de comprendre l'établissement de l'unité chimique. Les céphalopodes de Hyatt nous donnent un exemple d'une action *médiate* du milieu sur le phénomène héréditaire.

ÉVREUX, IMPRIMERIE DE CHARLES HÉRISSEY

FÉLIX ALCAN, Éditeur

ANCIENNE LIBRAIRIE GERMER BAILLIÈRE ET Cie

PHILOSOPHIE — HISTOIRE

CATALOGUE

DES

Livres de Fonds

*On peut se procurer tous les ouvrages
qui se trouvent dans ce Catalogue par l'intermédiaire des libraires
de France et de l'Étranger.*

*On peut également les recevoir franco par la poste,
sans augmentation des prix désignés, en joignant à la demande
des TIMBRES-POSTE FRANÇAIS ou un MANDAT sur Paris.*

108, BOULEVARD SAINT-GERMAIN, 108

Au coin de la rue Hautefeuille

PARIS, 6^e

DÉCEMBRE 1904

Les titres précédés d'un *astérisque* sont recommandés par le Ministère de l'Instruction publique pour les Bibliothèques des élèves et des professeurs et pour les distributions de prix des lycées et collèges.

BIBLIOTHÈQUE DE PHILOSOPHIE CONTEMPORAINE
Volumes in-12, brochés, à 2 fr. 50.
Cartonnés toile, 3 francs. — En demi-reliure, plats papier, 4 francs.

La *psychologie*, avec ses auxiliaires indispensables, l'*anatomie* et la *physiologie du système nerveux*, la *pathologie mentale*, la *psychologie des races inférieures et des animaux*, les *recherches expérimentales des laboratoires*; — la *logique*; — les *théories générales fondées sur les découvertes scientifiques*; — l'*esthétique*; — les *hypothèses métaphysiques*; — la *criminologie et la sociologie*; — l'*histoire des principales théories philosophiques*; tels sont les principaux sujets traités dans cette Bibliothèque.

ALAUX, professeur à la Faculté des lettres d'Alger. **Philosophie de V. Cousin.**
ALLIER (R.). *La Philosophie d'Ernest Renan. 2e édit. 1903.
ARRÉAT (L.). * La Morale dans le drame, l'épopée et le roman. 2ª édition.
— *Mémoire et imagination (Peintres, Musiciens, Poètes, Orateurs). 2e édit.
— Les Croyances de demain. 1898.
— Dix ans de philosophie. 1900
— Le Sentiment religieux en France. 1903.
BALLET (G.). Le Langage intérieur et les diverses formes de l'aphasie. 2ª édit.
BAYET (A.). La morale scientifique. 1905.
BEAUSSIRE, de l'Institut. * Antécédents de l'hégél. dans la philos. française.
BERGSON (H.), de l'Institut, professeur au Collège de France. *Le Rire. Essai sur la signification du comique. 3e édition. 1904.
BERSOT (Ernest), de l'Institut. * Libre philosophie.
BERTAULD. De la Philosophie sociale.
BINET (A.), directeur du lab. de psych. physiol. de la Sorbonne. La Psychologie du raisonnement, expériences par l'hypnotisme. 3ª édit.
BLONDEL. Les Approximations de la vérité. 1900.
BOS (C.), docteur en philosophie. * Psychologie de la croyance. 2e édit. 1905.
BOUCHER (M.). L'hyperespace, le temps, la matière et l'énergie. 1903
BOUGLÉ, prof. à l'Univ. de Toulouse. Les Sciences sociales en Allemagne. 2ªéd.1902.
BOURDEAU (J.). Les Maîtres de la pensée contemporaine. 3e édit. 1904.
BOUTROUX, de l'Institut. * De la contingence des lois de la nature. 4e éd. 1902.
BRUNSCHVICG, professeur au lycée Henri IV, docteur ès lettres. *Introduction à la vie de l'esprit. 1900.
CARUS (P.). * Le Problème de la conscience du moi, trad. par M. A. Monod.
COQUEREL Fils (Ath.). Transformations historiques du christianisme.
COSTE (Ad.). Dieu et l'âme. 2e édit. précédée d'une préface par R. Worms. 1903.
CRESSON (A.), docteur ès lettres. La Morale de Kant. 2e édit. (Cour. par l'Institut.)
DANVILLE (Gaston). Psychologie de l'amour. 3e édit. 1903.
DAURIAC (L.). La Psychologie dans l'Opéra français (Auber, Rossini, Meyerbeer).
DUGAS, docteur ès lettres. * Le Psittacisme et la pensée symbolique. 1896.
— La Timidité. 3e éd. 1903.
— Psychologie du rire. 1902.
— L'absolu. 1904.
DUNAN, docteur ès lettres. La théorie psychologique de l'Espace.
DUPRAT (G.-L.), docteur ès lettres. Les Causes sociales de la Folie. 1900.
— Le Mensonge, *Etude psychologique*. 1903.
DURAND (de Gros). * Questions de philosophie morale et sociale. 1902.
DURKHEIM (Émile), chargé du cours de pédagogie à la Sorbonne.* Les règles de la méthode sociologique. 3e édit. 1904.
D'EICHTHAL (Eug.). Les Problèmes sociaux et le Socialisme. 1899.

suite de la *Bibliothèque de philosophie contemporaine*, format in-12, à 2 fr. 50 le vol.

ENCAUSSE (Papus). L'occultisme et le spiritualisme. 2ᵉ édit. 1903.

ESPINAS (A.), prof. à la Sorbonne. * La Philosophie expérimentale en Italie.

FAIVRE (E.). De la Variabilité des espèces.

FÉRÉ (Ch.). Sensation et Mouvement. Étude de psycho-mécanique, avec fig. 2ᵉ éd.

— Dégénérescence et Criminalité, avec figures. 3ᵉ édit.

FERRI (E.). *Les Criminels dans l'Art et la Littérature. 2ᵉ édit. 1902.

FIERENS-GEVAERT. Essai sur l'Art contemporain. 2ᵉ éd. 1903. (Cour. par l'Ac. fr.).

— La Tristesse contemporaine, essai sur les grands courants moraux et intellectuels du XIXᵉ siècle. 4ᵉ édit. 1904. (Couronné par l'Institut.)

— * Psychologie d'une ville. *Essai sur Bruges.* 2ᵉ édit. 1902.

— Nouveaux essais sur l'Art contemporain. 1903.

FLEURY (Maurice de). L'Ame du criminel. 1898.

FONSEGRIVE, professeur au lycée Buffon. La Causalité efficiente. 1893.

FOUILLÉE (A.), de l'Institut. La propriété sociale et la démocratie. 4ᵉ éd. 1904.

FOURNIÈRE (E.). Essai sur l'individualisme. 1901.

FRANCK (Ad.), de l'Institut. * Philosophie du droit pénal. 5ᵉ édit.

— Philosophie du droit ecclésiastique. (*Rapports de la religion et de l'État.*)

GAUCKLER. Le Beau et son histoire.

GOBLOT (E.), professeur à l'Université de Caen. Justice et liberté. 1902.

GRASSET (J.), professeur à la Faculté de médecine de Montpellier. Les limites de la biologie. 2ᵉ édit. 1903.

GREEF (de). Les Lois sociologiques. 3ᵉ édit.

GUYAU. * La Genèse de l'idée de temps. 2ᵉ édit.

HARTMANN (E. de). La Religion de l'avenir. 5ᵉ édit.

— Le Darwinisme, ce qu'il y a de vrai et de faux dans cette doctrine. 6ᵉ édit.

HERBERT SPENCER. * Classification des sciences. 5ᵉ édit.

— L'Individu contre l'État. 5ᵉ édit.

HERCKENRATH. (C.-R.-C.) Problèmes d'Esthétique et de Morale. 1897.

JAELL (Mᵐᵉ). * La Musique et la psycho-physiologie. 1895.

— L'intelligence et le rythme dans les mouvements artistiques, avec fig. 1904.

JAMES (W.). La théorie de l'émotion, préf. de G. DUMAS, chargé de cours à la Sorbonne. Traduit de l'anglais. 1902.

JANET (Paul), de l'Institut. * La Philosophie de Lamennais.

LACHELIER, de l'Institut. Du fondement de l'induction, suivi de psychologie et métaphysique. 4ᵉ édit. 1902.

LAISANT (C.). L'Éducation fondée sur la science. Préface de A. NAQUET. 2ᵉ éd. 1905.

LAMPÉRIÈRE (Mᵐᵉ A.). * Rôle social de la femme, son éducation. 1898.

LANDRY (A.), agrégé de philos., docteur ès lettres. La responsabilité pénale. 1902.

LANESSAN (J.-L. de). La Morale des philosophes chinois. 1896.

LANGE, professeur à l'Université de Copenhague. * Les Émotions, étude psycho-physiologique, traduit par G. Dumas. 2ᵉ édit. 1902.

LAPIE, maître de conf. à l'Univ. de Bordeaux. La Justice par l'État. 1899.

LAUGEL (Auguste). L'Optique et les Arts.

LE BON (Dʳ Gustave). * Lois psychologiques de l'évolution des peuples. 7ᵉ édit.

— * Psychologie des foules. 9ᵉ édit.

LÉCHALAS. * Etude sur l'espace et le temps. 1895.

LE DANTEC, chargé du cours d'Embryologie générale à la Sorbonne. Le Déterminisme biologique et la Personnalité consciente. 2ᵉ édit.

— * L'Individualité et l'Erreur individualiste. 1898.

— Lamarckiens et Darwiniens, 2ᵉ édit. 1904.

LEFÈVRE (G.), prof. à l'Univ. de Lille. Obligation morale et idéalisme. 1895.

LEVALLOIS (Jules). Déisme et Christianisme.

LIARD, de l'Institut, vice-recteur de l'Académie de Paris. * Les Logiciens anglais contemporains. 4ᵉ édit.

— Des définitions géométriques et des définitions empiriques. 3ᵉ édit.

LICHTENBERGER (Henri), professeur à l'Université de Nancy. *La philosophie de Nietzsche. 3ᵉ édit. 1904.

— * Friedrich Nietzsche. Aphorismes et fragments choisis. 3ᵉ édit. 1905.

Suite de la *Bibliothèque de philosophie contemporaine*, format in-12, à 2 fr. 50 le vol.

LOMBROSO. L'Anthropologie criminelle et ses récents progrès. 4ᵉ édit. 1901.
— **Nouvelles recherches d'anthropologie criminelle et de psychiatrie.** 1892.
— **Les Applications de l'anthropologie criminelle.** 1892.
LUBBOCK (Sir John). * **Le Bonheur de vivre.** 2 volumes. 5ᵉ édit.
— * **L'Emploi de la vie.** 3ᵉ éd. 1901.
LYON (Georges), recteur de l'Académie de Lille. * **La Philosophie de Hobbes.**
MARGUERY (E.). L'Œuvre d'art et l'évolution. 2ᵉ édit. 1905.
MARIANO. La Philosophie contemporaine en Italie.
MARION, professeur à la Sorbonne. * **J. Locke, sa vie, son œuvre.** 2ᵉ édit.
MAUXION, professeur à l'Université de Poitiers. * **L'éducation par l'instruction**
  et les Théories pédagogiques de Herbart. 1900.
— **Essai sur les éléments et l'évolution de la moralité.** 1904.
MILHAUD (G.), professeur à l'Université de Montpellier. * **Le Rationnel.** 1898.
— * **Essai sur les conditions et les limites de la Certitude logique.** 2ᵉ édit. 1898.
MOSSO. * **La Peur.** Étude psycho-physiologique (avec figures). 2ᵉ édit.
— * **La Fatigue intellectuelle et physique,** trad. Langlois. 3ᵉ édit.
MURISIER (E.), professeur à la Faculté des lettres de Neuchâtel (Suisse). **Les Maladies du sentiment religieux.** 2ᵉ édit. 1903.
NAVILLE (E.), doyen de la Faculté des lettres et sciences sociales de l'Université de Genève. **Nouvelle classification des sciences.** 2ᵉ édit. 1901.
NORDAU (Max). * **Paradoxes psychologiques,** trad. Dietrich. 5ᵉ édit. 1904.
— **Paradoxes sociologiques,** trad. Dietrich. 4ᵉ édit. 1904.
— * **Psycho-physiologie du Génie et du Talent,** trad. Dietrich. 3ᵉ édit. 1902.
NOVICOW (J.). L'Avenir de la Race blanche. 2ᵉ édit. 1903.
OSSIP-LOURIÉ, lauréat de l'Institut. **Pensées de Tolstoï.** 2ᵉ édit. 1902.
— * **Nouvelles Pensées de Tolstoï.** 1903.
— * **La Philosophie de Tolstoï.** 2ᵉ édit. 1903.
— * **La Philosophie sociale dans le théâtre d'Ibsen.** 1900.
— **Le Bonheur et l'Intelligence.** 1904.
PALANTE (G.), agrégé de l'Université. **Précis de sociologie.** 2ᵉ édit. 1903.
PAULHAN (Fr.). **Les Phénomènes affectifs et les lois de leur apparition.** 2ᵉ éd. 1901.
— * **Joseph de Maistre et sa philosophie.** 1893.
— * **Psychologie de l'invention.** 1900.
— * **Analystes et esprits synthétiques.** 1903.
— **La fonction de la mémoire et le souvenir affectif.** 1904.
PHILIPPE (J.). L'Image mentale, avec fig. 1903.
PILLON (F.). * **La Philosophie de Ch. Secrétan.** 1898.
PILO (Mario). * **La psychologie du Beau et de l'Art,** trad. Aug. Dietrich.
PIOGER (Dʳ Julien). Le Monde physique, essai de conception expérimentale. 1893.
QUEYRAT, prof. de l'Univ. * **L'Imagination et ses variétés chez l'enfant.** 2ᵉ édit.
— * **L'Abstraction, son rôle dans l'éducation intellectuelle.** 1894.
— * **Les Caractères et l'éducation morale.** 2ᵉ éd. 1901.
— * **La logique chez l'enfant et sa culture.** 1902.
— **Les jeux des enfants.** 1905.
REGNAUD (P.), professeur à l'Université de Lyon. **Logique évolutionniste.** *L'Entendement dans ses rapports avec le langage.* 1897.
— **Comment naissent les mythes.** 1897.
RÉMUSAT (Charles de), de l'Académie française. * **Philosophie religieuse.**
RENARD (Georges), professeur au Conservatoire des arts et métiers. **Le régime socialiste,** *son organisation politique et économique.* 4ᵉ édit. 1903.
RÉVILLE (A.), professeur au Collège de France. **Histoire du dogme de la Divinité de Jésus-Christ.** 3ᵉ édit.
RIBOT (Th.), de l'Institut, professeur honoraire au Collège de France, directeur de la *Revue philosophique.* **La Philosophie de Schopenhauer.** 9ᵉ édition.
— * **Les Maladies de la mémoire.** 16ᵉ édit.
— * **Les Maladies de la volonté.** 19ᵉ édit.
— * **Les Maladies de la personnalité.** 9ᵉ édit.
— * **La Psychologie de l'attention.** 5ᵉ édit.

Suite de la *Bibliothèque de philosophie contemporaine*, format in-12 à 2 fr. 50 le vol

RICHARD (G.), chargé du cours de sociologie à l'Université de Bordeaux. * Socia
  lisme et Science sociale. 2° édit.
RICHET (Ch.). Essai de psychologie générale. 5° édit. 1903.
ROBERTY (E. de). L'Inconnaissable, sa métaphysique, sa psychologie.
— L'Agnosticisme. Essai sur quelques théories pessim. de la connaissance. 2° édit.
— La Recherche de l'Unité. 1893.
— Auguste Comte et Herbert Spencer. 2° édit.
— *Le Bien et le Mal. 1896.
— Le Psychisme social. 1897.
— Les Fondements de l'Ethique. 1898.
— Constitution de l'Éthique. 1901.
ROISEL. De la Substance.
— L'Idée spiritualiste. 2° éd. 1901.
ROUSSEL-DESPIERRES. L'Idéal esthétique. *Philosophie de la beauté.* 1904.
SAISSET (Émile), de l'Institut. * L'Ame et la Vie.
SCHOPENHAUER. *Le Fondement de la morale, trad. par M. A. Burdeau. 7° édit.
— *Le Libre arbitre, trad. par M. Salomon Reinach, de l'Institut. 8° éd.
— Pensées et Fragments, avec intr. par M. J. Bourdeau. 18° édit.
SELDEN (Camille). La Musique en Allemagne, étude sur Mendelssohn.
SOLLIER (Dr P.). Les Phénomènes d'autoscopie, avec fig. 1903.
STUART MILL. *Auguste Comte et la Philosophie positive. 6° édit.
— * L'Utilitarisme. 3° édit.
— Correspondance inédite avec Gust. d'Eichthal (1828-1842)—(1864-1871). 1898.
  Avant-propos et trad. par Eug. d'Eichthal.
SULLY PRUDHOMME, de l'Académie française, et Ch. RICHET, professeur à l'Uni-
  versité de Paris. Le problème des causes finales. 2° édit. 1904.
SWIFT. L'Éternel conflit. 1901.
TANON (L.). * L'Évolution du droit et la Conscience sociale. 1900.
TARDE, de l'Institut. La Criminalité comparée. 5° édit. 1902.
— * Les Transformations du Droit. 2° édit. 1899.
— *Les Lois sociales. 4° édit. 1904.
THAMIN (R.), recteur de l'Acad. de Bordeaux. *Éducation et Positivisme 2° édit.
THOMAS (P. Félix). * La suggestion, son rôle dans l'éducation. 2° édit. 1898.
— *Morale et éducation, 1899.
TISSIÉ. * Les Rêves, avec préface du professeur Azam. 2° éd. 1898.
VIANNA DE LIMA. L'Homme selon le transformisme.
WECHNIAKOFF. Savants, penseurs et artistes, publié par Raphael Petrucci.
WUNDT. Hypnotisme et Suggestion. Étude critique, traduit par M. Keller. 2° édit. 1901.
ZELLER. Christian Baur et l'École de Tubingue, traduit par M. Ritter.
ZIEGLER. La Question sociale est une Question morale, trad. Palante. 3° édit.

BIBLIOTHÈQUE DE PHILOSOPHIE CONTEMPORAINE
Volumes in-8.

Br. à 3 fr. 75, 5 fr., 7 fr. 50, 10 fr., 12 fr. 50 et 15 fr. ; Cart. angl., 1 fr. en plus par vol. ;
Demi-rel. en plus 2 fr. par vol.

ADAM (Ch.), recteur de l'Académie de Nancy. *La Philosophie en France (pre-
  mière moitié du XIX° siècle).   7 fr. 50
AGASSIZ.* De l'Espèce et des Classifications.   5 fr.
ALENGRY (Franck), docteur ès lettres, inspecteur d'académie. *Essai historique
  et critique sur la Sociologie chez Aug. Comte. 1900.   10 fr.
ARNOLD (Matthew). La Crise religieuse.   7 fr. 50
ARRÉAT. * Psychologie du peintre.   5 fr.
AUBRY (Dr P.). La Contagion du meurtre. 1896. 3° édit.   5 fr.
BAIN (Alex.). La Logique inductive et déductive. Trad. Compayré. 2 vol. 3° éd. 20 fr
— * Les Sens et l'Intelligence. 1 vol. Trad. Cazelles. 3° édit.   10 fr
BALDWIN (Mark), professeur à l'Université de Princeton (États-Unis). Le Dévelop-
  pement mental chez l'enfant et dans la race. Trad. Nourry. 1897.   7 fr. 50

Suite de la *Bibliothèque de philosophie contemporaine*, format in-8.

BARTHÉLEMY-SAINT-HILAIRE, de l'Institut. La Philosophie dans ses rapports avec les sciences et la religion. 5 fr.

BARZELOTTI, prof. à l'Univ. de Rome. *La Philosophie de H. Taine. 1900. 7 fr. 50

BERGSON (H.), de l'Institut, professeur au Collège de France. * Matière et mémoire, essai sur les relations du corps à l'esprit. 2° édit. 1900. 5 fr.

— Essai sur les données immédiates de la conscience. 4° édit. 1904. 3 fr. 75

BERTRAND, prof. à l'Université de Lyon. * L'Enseignement intégral. 1898. 5 fr.

— Les Études dans la démocratie. 1900. 5 fr.

BOIRAC (Émile), recteur de l'Académie de Dijon. * L'Idée du Phénomène. 5 fr.

BOUGLÉ, prof. à l'Univ. de Toulouse. *Les Idées égalitaires. 1899. 3 fr. 75

BOURDEAU (L.). Le Problème de la mort. 4° édition. 1904. 5 fr.

— Le Problème de la vie. 1 vol. in-8. 1901. 7 fr. 50

BOURDON, professeur à l'Université de Rennes. *L'Expression des émotions et des tendances dans le langage. 7 fr. 50

BOUTROUX (Em.), de l'Institut. Études d'histoire de la philosophie. 2° édition. 1901. 7 fr. 50

BRAY (L.). Du beau. 1902. 5 fr.

BROCHARD (V.), de l'Institut. De l'Erreur. 1 vol. 2° édit. 1897. 5 fr.

BRUNSCHVICG (L.), prof. au lycée Henri IV, docteur ès lettres. *Spinoza. 3 fr. 75

— La Modalité du jugement. 5 fr.

CARRAU (Ludovic), professeur à la Sorbonne. La Philosophie religieuse en Angleterre, depuis Locke jusqu'à nos jours. 5 fr.

CHABOT (Ch.), prof. à l'Univ. de Lyon. *Nature et Moralité. 1897. 5 fr.

CLAY (R.). * L'Alternative, *Contribution à la Psychologie*. 2° édit. 10 fr.

COLLINS (Howard). *La Philosophie de Herbert Spencer, avec préface de Herbert Spencer, traduit par H. de Varigny. 4° édit. 1904. 10 fr.

COMTE (Aug.). La Sociologie, résumé par E. Rigolage. 1897. 7 fr. 50

CONTA (B.). Théorie de l'ondulation universelle. 1895. 3 fr. 75

COSTE. Les Principes d'une sociologie objective. 3 fr. 75

— L'Expérience des peuples et les prévisions qu'elle autorise. 1900. 10 fr.

CRÉPIEUX-JAMIN. L'Écriture et le Caractère. 4° édit. 1897. 7 fr. 50

CRESSON, doct. ès lettres. La Morale de la raison théorique. 1903. 5 fr.

DAURIAC (L.). Essai sur l'esprit musical. 1904. 5 fr.

DE LA GRASSERIE (R.), lauréat de l'Institut. Psychologie des religions. 1899. 5 fr.

DEWAULE, docteur ès lettres. *Condillac et la Psychol. anglaise contemp. 5 fr.

DRAGHICESCO: L'Individu dans le déterminisme social. 1904. 7 fr. 50

DUMAS (G.), chargé de cours à la Sorbonne. *La Tristesse et la Joie. 1900. 7 fr. 50

DUPRAT (G. L.), docteur ès lettres. L'Instabilité mentale. 1899. 5 fr.

DUPROIX (P.), professeur à l'Université de Genève. * Kant et Fichte et le problème de l'éducation. 2° édit. 1897. (Ouvrage couronné par l'Académie française.) 5 fr.

DURAND (DE GROS). Aperçus de taxinomie générale. 1898. 5 fr.

— Nouvelles recherches sur l'esthétique et la morale. 1 vol. in-8. 1899. 5 fr.

— Variétés philosophiques. 2° édit. revue et augmentée. 1900. 5 fr.

DURKHEIM, chargé du cours de pédagogie à la Sorbonne. * De la division du travail social. 2° édit. 1901. 7 fr. 50

— Le Suicide, *étude sociologique*. 1897. 7 fr. 50

— * L'année sociologique : 7 années parues.

1re Année (1896-1897). — DURKHEIM : La prohibition de l'inceste et ses origines. — G. SIMMEL : Comment les formes sociales se maintiennent. — *Analyses* des travaux de sociologie publiés du 1er Juillet 1896 au 30 Juin 1897. 1 v. in-8. 10 fr.

2° Année (1897-1898). — DURKHEIM : De la définition des phénomènes religieux. — HUBERT et MAUSS : Essai sur la nature et la fonction du sacrifice. — *Analyses*. 1 vol. in-8. 10 fr.

3° Année (1898-1899). — RATZEL : Le sol, la société, l'État. — RICHARD : Les crises sociales et la criminalité. — STEINMETZ : Classification des types sociaux. — *Analyses*. 1 vol. in-8. 10 fr.

4° Année (1899-1900). — BOUGLÉ : Remarques sur le régime des castes. — DURKHEIM : Deux lois de l'évolution pénale. — CHARMONT : Notes sur les causes d'extinction de la propriété corporative. *Analyses*. 1 vol. in-8. 10 fr.

5° Année (1900-1901). — F. SIMIAND : Remarques sur les variations du prix du charbon

Suite de la Bibliothèque de philosophie contemporaine, format in-8.

au XIXe siècle. — DURKHEIM : Sur le Totémisme. — *Analyses.* 1 vol. in-8. 10 fr.

6e Année (1901-1902). — DURKHEIM et MAUSS : De quelques formes primitives de classification. Contribution à l'étude des représentations collectives. — BOUGLÉ : Revue générale des théories récentes sur la division du travail. — *Analyses.* 1 vol. in-8. 12 fr. 50

7e Année (1902-1903). — H. HUBERT et M. MAUSS : Esquisse d'une théorie générale de la magie. — *Analyses.* 1 vol. in-8. 12 fr. 50

EGGER (V.), professeur à la Faculté des lettres de Paris. **La parole intérieure.** *Essai de psychologie descriptive.* 2e édit. 1904. 5 fr.

ESPINAS (A.), professeur à la Sorbonne. *La Philosophie sociale du XVIIIe siècle et la Révolution française. 1898. 7 fr. 50

FERRERO (G.). Les Lois psychologiques du symbolisme. 1895. 5 fr.

FERRI (Louis). La Psychologie de l'association, depuis Hobbes. 7 fr. 50

FLINT, prof. à l'Univ. d'Edimbourg. *La Philos. de l'histoire en Allemagne. 7 fr. 50

FONSEGRIVE, prof. au lycée Buffon. *Essai sur le libre arbitre. 3e édit. 1895. 10 fr.

FOUCAULT, docteur ès lettres. La psychophysique. 1903. 1 vol. in-8. 7 fr. 50

FOUILLÉE (Alf.), de l'Institut. *La Liberté et le Déterminisme. 5e édit. 7 fr. 50

— Critique des systèmes de morale contemporains. 4e édit. 7 fr. 50

— *La Morale, l'Art, la Religion, d'après Guyau. 4e édit. augm. 3 fr. 75

— L'Avenir de la Métaphysique fondée sur l'expérience. 2e édit. 5 fr.

— *L'Évolutionnisme des idées-forces. 3e édit. 7 fr. 50

— *La Psychologie des idées-forces. 2 vol. 2e édit. 15 fr.

— *Tempérament et caractère. 3e édit. 7 fr. 50

— Le Mouvement positiviste et la conception sociol. du monde. 2e édit. 7 fr. 50

— Le Mouvement idéaliste et la réaction contre la science posit. 2e édit. 7 fr. 50

— *Psychologie du peuple français. 3e édit. 7 fr. 50

— *La France au point de vue moral. 2e édit. 7 fr. 50

— Esquisse psychologique des peuples européens. 2e édit. 1903. 10 fr.

— Nietzsche et l'immoralisme. 2e édit. 1903. 5 fr.

FOURNIÈRE (E.). Les théories socialistes au XIXe siècle. De BABEUF à PROUDHON. 1904. 1 vol. in-8. 7 fr. 50

FULLIQUET. Essai sur l'Obligation morale. 1898. 7 fr. 50

GAROFALO, prof. à l'Université de Naples. La Criminologie. 5e édit. refondue. 7 fr. 50

— La Superstition socialiste. 1895. 5 fr.

GÉRARD-VARET, prof. à l'Univ. de Dijon. L'Ignorance et l'Irréflexion. 1899. 5 fr.

GLEY (Dr E.), professeur agrégé à la Faculté de médecine de Paris. Études de psychologie physiologique et pathologique, avec fig. 1903. 5 fr.

GOBLOT (E.), Prof. à l'Université de Caen. *Classification des sciences. 1898. 5 fr.

GODFERNAUX (A.), docteur ès lettres. *Le Sentiment et la pensée. 2e édit. 1905, 5 fr.

GORY (G.). L'Immanence de la raison dans la connaissance sensible. 5 fr.

GREEF (de), prof. à la nouvelle Université libre de Bruxelles. Le Transformisme social. Essai sur le progrès et le regrès des sociétés. 2e éd. 1901. 7 fr. 50

— La sociologie économique. 1904. 1 vol. in-8. 3 fr. 75

GROOS (K.), prof. à l'Université de Bâle. *Les jeux des animaux. 1902. 7 fr. 50

GURNEY, MYERS et PODMORE. Les Hallucinations télépathiques, traduit et abrégé des « *Phantasms of The Living* » par L. MARILLIER, préf. de CH. RICHET. 3e éd. 7 fr. 50

GUYAU (M.). *La Morale anglaise contemporaine. 5e édit. 7 fr. 50

— Les Problèmes de l'esthétique contemporaine. 6e édit. 5 fr.

— Esquisse d'une morale sans obligation ni sanction. 5e édit. 5 fr.

— L'Irréligion de l'avenir, étude de sociologie. 7e édit. 7 fr. 50

— *L'Art au point de vue sociologique. 5e édit. 7 fr. 50

— *Éducation et Hérédité, étude sociologique. 5e édit. 5 fr.

HALÉVY (Élie), docteur ès lettres, professeur à l'École des sciences politiques. *La Formation du radicalisme philosophique, 3 vol., chacun 7 fr. 50

HANNEQUIN, prof. à l'Univ. de Lyon. L'hypothèse des atomes. 2e édit. 1899, 7 fr. 50

HARTENBERG (Dr Paul). Les Timides et la Timidité. 2e édit. 1904. 5 fr.

HERBERT SPENCER. *Les premiers Principes. Traduc. Cazelles. 9e éd. 10 fr.

— *Principes de biologie. Traduc. Cazelles. 4e édit. 2 vol. 20 fr.

— *Principes de psychologie. Trad. par MM. Ribot et Espinas. 2 vol. 20 fr.

Suite de la *Bibliothèque de philosophie contemporaine*, format in-8.

HERBERT SPENCER. ***Principes de sociologie.** 4 vol., traduits par MM. Cazelles et Gerschel : Tome I. 10 fr. — Tome II. 7 fr. 50. — Tome III. 15 fr. — Tome IV. 3 fr. 75
— ***Essais sur le progrès.** Trad. A. Burdeau. 5ᵉ édit.   7 fr. 50
— **Essais de politique.** Trad. A. Burdeau. 4ᵉ édit.   7 fr. 50
— **Essais scientifiques.** Trad. A. Burdeau. 3ᵉ édit.   7 fr. 50
— ***De l'Éducation physique, intellectuelle et morale.** 10ᵉ édit. (Voy. p. 3, 20, 21 et 32.)   5 fr.
HIRTH (G.). ***Physiologie de l'Art.** Trad. et introd. de L. Arréat.   5 fr.
HOFFDING, prof. à l'Univ. de Copenhague. **Esquisse d'une psychologie fondée sur l'expérience.** Trad. L. POITEVIN. Préf. de Pierre JANET. 2ᵉ éd. 1903.   7 fr. 50
IZOULET (J.), prof. au Coll. de France. ***La Cité moderne.** (*nouv. éd. sous presse*).
JACOBY (Dʳ P.). **Études sur la sélection chez l'homme.** 2ᵉ édition. Préface de G. TARDE, de l'Institut, avec planches en couleurs hors texte. 1904.   10 fr.
JANET (Paul), de l'Institut. ***Les Causes finales.** 4ᵉ édit.   10 fr.
— ***Œuvres philosophiques de Leibniz.** 2ᵉ édit. 2 vol. 1900.   20 fr.
JANET (Pierre), professeur au Collège de France. ***L'Automatisme psychologique,** essai sur les formes inférieures de l'activité mentale. 4ᵉ édit.   7 fr. 50
JAURÈS (J.), docteur ès lettres. **De la réalité du monde sensible.** 2ᵉ éd. 1902. 7 fr. 50
KARPPE (S.), docteur ès lettres. **Essais de critique d'histoire et de philosophie.** 1902.   3 fr. 75
LALANDE (A.), docteur ès lettres, ***La Dissolution opposée à l'évolution,** dans les sciences physiques et morales. 1 vol. in-8. 1899.   7 fr. 50
LANG (A.). ***Mythes, Cultes et Religion.** Traduit par MM. Marillier et Dirr, introduction de Léon Marillier. 1896.   10 fr.
LAPIE (P.), maît. de conf. à l'Univ. de Bordeaux. **Logique de la volonté** 1902. 7 fr. 50
LAUVRIÈRE, docteur ès lettres, prof. au lycée Charlemagne. **Edgar Poë.** *Sa vie et son œuvre. Essai de psychologie pathologique.* 1904.   10 fr.
LAVELEYE (de). ***De la Propriété et de ses formes primitives.** 5ᵉ édit.   10 fr.
— ***Le Gouvernement dans la démocratie.** 2 vol. 3ᵉ édit. 1896.   15 fr.
LE BON (Dʳ Gustave). ***Psychologie du socialisme.** 3ᵉ éd. refondue. 1902. 7 fr. 50
LECHALAS (G.). **Études esthétiques.** 1902.   5 fr.
LECHARTIER (G.). **David Hume, moraliste et sociologue.** 1900.   5 fr.
LECLÈRE (A.), docteur ès lettres. **Essai critique sur le droit d'affirmer.** 1901. 5 fr.
LE DANTEC (F.), chargé de cours à la Sorbonne. **L'unité dans l'être vivant.** 1902.   7 fr. 50
— **Les Limites du connaissable,** *la vie et les phénom. naturels.* 2ᵉ éd. 1904. 3 fr. 75
LÉON (Xavier). ***La philosophie de Fichte,** *ses rapports avec la conscience contemporaine,* Préface de E. BOUTROUX, de l'Institut. 1902. (Couronné par l'Institut.) 10 fr.
LÉVY (A.), docteur ès lettres. **La philosophie de Feuerbach.** 1904.   10 fr.
LÉVY-BRUHL (L.), chargé de cours à la Sorbonne. ***La Philosophie de Jacobi.** 1894. 5 fr.
— ***Lettres inédites de J.-S. Mill à Auguste Comte,** *publiées avec les réponses de Comte et une introduction.* 1899.   10 fr.
— ***La Philosophie d'Auguste Comte.** 2ᵉ édit. 1905.   7 fr. 50
— **La Morale et la Science des mœurs.** 2ᵉ édit. 1905.   5 fr.
LIARD, de l'Institut, vice-recteur de l'Acad. de Paris. ***Descartes,** 2ᵉ éd. 1903. 5 fr.
— ***La Science positive et la Métaphysique,** 5ᵉ édit.   7 fr. 50
LICHTENBERGER (H.), professeur à l'Université de Nancy. **Richard Wagner, poète et penseur.** 3ᵉ édit. 1902. (Couronné par l'Académie française.)   10 fr.
LOMBROSO. ***L'Homme criminel** (criminel-né, fou-moral, épileptique), précédé d'une préface de M. le docteur LETOURNEAU. 3ᵉ éd. 2 vol. et atlas. 1895.   36 fr.
LOMBROSO ET FERRERO. **La Femme criminelle et la prostituée.**   15 fr.
LOMBROSO et LASCHI. **Le Crime politique et les Révolutions.** 2 vol. 15 fr.
LUBAC, prof. au lycée de Constantine. **Esquisse d'un système de psychologie rationnelle.** Préface de H. BERGSON. 1904.   3 fr. 75
LYON (Georges), recteur de l'Académie de Lille. ***L'Idéalisme en Angleterre au XVIIIᵉ siècle.**   7 fr. 50
MALAPERT (P.), docteur ès lettres, prof. au lycée Louis-le-Grand. ***Les Éléments du caractère et leurs lois de combinaison.** 1897.   5 fr.
MARION (H.), prof. à la Sorbonne. ***De la Solidarité morale.** 6ᵉ édit. 1897. 5 fr.
MARTIN (Fr.), docteur ès lettres, prof. au lycée Saint-Louis. ***La Perception extérieure et la Science positive,** essai de philosophie des sciences. 1894.   5 fr.

Suite de la *Bibliothèque de philosophie contemporaine*, format in-8.

MAX MULLER, prof. à l'Université d'Oxford. *Nouvelles études de mythologie, trad. de l'anglais par L. Job, docteur ès lettres. 1898. 12 fr. 50

MAXWELL (J.), docteur en médecine, avocat général près la Cour d'appel de Bordeaux. Les Phénomènes psychiques. Recherches, Observations, Méthodes. Préface de Ch. Richet. 2e édit. 1904. 5 fr.

MYERS. La personnalité humaine. *Sa survivance après la mort, ses manifestations supra-normales.* Traduit par le docteur Jankélivitch. 1905. 7 fr. 50

NAVILLE (E.), correspondant de l'Institut. La Physique moderne. 2e édit. 5 fr.
— *La Logique de l'hypothèse. 2e édit. 5 fr.
— *La Définition de la philosophie. 1894. 5 fr.
— Le libre Arbitre. 2e édit. 1898. 5 fr.
— Les Philosophies négatives. 1899. 5 fr.

NORDAU (Max). *Dégénérescence, Tome I. 7 fr. 50. Tome II. 7e éd. 1904. 2 vol. 10 fr.
— Les Mensonges conventionnels de notre civilisation. 7e édit. 1904. 5 fr.
— *Vus du dehors. *Essais de critique sur quelques auteurs français contemporains.* 1903. 5 fr.

NOVICOW. Les Luttes entre Sociétés humaines. 3e édit. 10 fr.
— *Les Gaspillages des sociétés modernes. 2e édit. 1899. 5 fr.

OLDENBERG, professeur à l'Université de Kiel. *Le Bouddha, sa *Vie*, sa *Doctrine*, sa *Communauté*, trad. par P. Foucher, maître de conférences à l'École des Hautes Études. Préf. de Sylvain Lévi, prof. au Collège de France. 2e éd. 1903. 7 fr. 50
— La religion du Véda. Traduit par V. Henry, prof. à la Sorbonne. 1903. 10 fr.

OSSIP-LOURIÉ. La philosophie russe contemporaine. 1902. 5 fr.

OUVRÉ (H.), professeur à l'Université de Bordeaux. *Les Formes littéraires de la pensée grecque. 1900. (Ouvrage couronné par l'Académie française et par l'Association pour l'enseignement des études grecques.) 10 fr.

PALANTE (G.). Combat pour l'individu. 1904. 1 vol. in-8. 3 fr. 75

PAULHAN, L'Activité mentale et les Éléments de l'esprit. 10 fr.
— Les Types intellectuels : esprits logiques et esprits faux. 1896. 7 fr. 50
— *Les Caractères. 2e édit. 5 fr.

PAYOT (J.), Recteur de l'Académie de Chambéry. La croyance. 2e édit. 1905. 5 fr.
— *L'Éducation de la volonté. 20e édit. 1905. 5 fr.

PÉRÈS (Jean), professeur au lycée de Toulouse. L'Art et le Réel. 1898. 3 fr. 75

PÉREZ (Bernard). Les Trois premières années de l'enfant. 5e édit. 5 fr
— L'Éducation morale dès le berceau. 4e édit. 1901. 5 fr
— *L'Éducation intellectuelle dès le berceau. 2e éd. 1901. 5 fr

PIAT (C.). La Personne humaine. 1898. (Couronné par l'Institut). 7 fr. 50
— *Destinée de l'homme. 1898. 5 fr

PICAVET (E.), maître de conférences à l'École des hautes études. *Les Idéologues. (Ouvr. couronné par l'Académie française.) 10 fr

PIDERIT. La Mimique et la Physiognomonie. Trad. par M. Girot. 5 fr.

PILLON (F.). *L'Année philosophique, 12 années : 1890, 1891, 1892, 1893 (épuisée), 1894, 1895, 1896, 1897, 1898, 1899, 1900, 1901, 1902 et 1903. 13 vol. Ch. vol. sép. 5 fr

PIOGER (J.). La Vie et la Pensée, essai de conception expérimentale. 1894. 5 fr.
— La Vie sociale, la Morale et le Progrès. 1894. 5 fr.

PREYER, prof. à l'Université de Berlin. Éléments de physiologie. 5 fr.

PROAL, conseiller à la Cour de Paris. *Le Crime et la Peine. 3e édit. (Couronné par l'Institut.) 10 fr
— *La Criminalité politique. 1895. 5 fr
— Le Crime et le Suicide passionnels. 1900. (Couronné par l'Ac. française.) 10 fr

RAUH, chargé de cours à la Sorbonne. *De la méthode dans la psychologie des sentiments. 1899. (Couronné par l'Institut.) 5 fr
— L'Expérience morale. 1903. 3 fr. 75

RÉCÉJAC, doct. ès lett. Les Fondements de la Connaissance mystique. 1897. 5 fr

RENARD (G.), professeur au Conservatoire des arts et métiers. *La Méthode scientifique de l'histoire littéraire. 1900. 10 fr

RENOUVIER (Ch.) de l'Institut. *Les Dilemmes de la métaphysique pure. 1900. 5 fr
— *Histoire et solution des problèmes métaphysiques. 1901. 7 fr. 50
— Le personnalisme, suivi d'une étude sur la *perception externe et la force.* 1903. 10 fr

Suite de la *Bibliothèque de philosophie contemporaine*, format in-8.

RIBÉRY, docteur ès lettres. **Essai de classification naturelle des caractères.** 1903. 3 fr. 75
RIBOT (Th.), de l'Institut. * **L'Hérédité psychologique.** 5° édit. 7 fr. 50
— * **La Psychologie anglaise contemporaine.** 3° édit. 7 fr. 50
— * **La Psychologie allemande contemporaine.** 5° édit. 7 fr. 50
— **La Psychologie des sentiments.** 4° édit. 1903. 7 fr. 50
— **L'Évolution des idées générales.** 2° édit. 1903. 5 fr.
— * **Essai sur l'Imagination créatrice.** 2° édit. 1905. 5 fr.
— **La logique des sentiments.** 1905. 1 vol. in-8. 3 fr. 75
RICARDOU (A.), docteur ès lettres. * **De l'Idéal.** (Couronné par l'Institut.) 5 fr.
RICHARD (G.), chargé du cours de sociologie à l'Univ. de Bordeaux. * **L'Idée d'évolution dans la nature et dans l'histoire.** 1903. (Couronné par l'Institut.) 7 fr. 50
ROBERTY (E. de). **L'Ancienne et la Nouvelle philosophie.** 7 fr. 50
— * **La Philosophie du siècle** (positivisme, criticisme, évolutionnisme). 5 fr.
— **Nouveau Programme de sociologie.** 1904. 5 fr.
ROMANES. * **L'Évolution mentale chez l'homme.** 7 fr. 50
RUYSSEN (Th.), chargé de cours à l'Université d'Aix. **Essai sur l'évolution psychologique du jugement.** 1 vol. in-8. 5 fr.
SABATIER (A.), doyen de la Faculté des sciences de Montpellier. — * **Philosophie de l'effort.** *Essais philosophiques d'un naturaliste.* 1903. 7 fr. 50
SAIGEY (E.). * **Les Sciences au XVIII° siècle. La Physique de Voltaire.** 5 fr.
SAINT-PAUL (D' G.). **Le Langage intérieur et les paraphasies.** 1904. 5 fr.
SANZ Y ESCARTIN. **L'Individu et la Réforme sociale,** trad. Dietrich. 7 fr. 50
SCHOPENHAUER. **Aphor. sur la sagesse dans la vie.** Trad. Cantacuzène. 7° éd. 5 fr.
— * **Le Monde comme volonté et comme représentation.** Traduit par M. A. Burdeau. 3° éd. 3 vol. Chacun séparément. 7 fr. 50
SÉAILLES (G.), prof. à la Sorbonne. **Essai sur le génie dans l'art.** 2° édit. 5 fr.
SIGHELE (Scipio). **La Foule criminelle.** 2° édit. 1901. 5 fr.
SOLLIER. **Le Problème de la mémoire.** 1900. 3 fr. 75
— **Psychologie de l'idiot et de l'imbécile,** avec 12 pl. hors texte. 2° éd. 1902. 5 fr.
SOURIAU (Paul), prof. à l'Univ. de Nancy. **L'Esthétique du mouvement.** 5 fr.
— * **La Suggestion dans l'art.** 5 fr.
— **La Beauté rationnelle.** 1904. 10 fr.
STEIN (L.), professeur à l'Université de Berne. * **La Question sociale au point de vue philosophique.** 1900. 10 fr.
STUART MILL. * **Mes Mémoires. Histoire de ma vie et de mes idées.** 3° éd. 5 fr.
— * **Système de Logique déductive et inductive.** 4° édit. 2 vol. 20 fr.
— * **Essais sur la Religion.** 3° édit. 5 fr.
— **Lettres inédites à Aug. Comte et réponses d'Aug. Comte,** 1899. 10 fr.
SULLY (James). **Le Pessimisme.** Trad. Bertrand. 2° édit. 7 fr. 50
— * **Études sur l'Enfance.** Trad. A. Monod, préface de G. Compayré. 1898. 10 fr.
— **Essai sur le rire.** Trad. Terrier. 1904. 7 fr. 50
TARDE (G.), de l'Institut, prof. au Coll. de France. * **La Logique sociale.** 3° éd. 1898. 7 fr. 50
— * **Les Lois de l'imitation.** 3° édit. 1900. 7 fr. 50
— **L'Opposition universelle.** *Essai d'une théorie des contraires.* 1897. 7 fr. 50
— * **L'Opinion et la Foule.** 2° édit. 1904. 5 fr.
— * **Psychologie économique.** 1902. 2 vol. in-8. 15 fr.
TARDIEU (E.). **L'Ennui.** *Étude psychologique.* 1903. 5 fr.
THOMAS (P.-F.), docteur ès lettres. **Pierre Leroux, sa philosophie.** 1904. 5 fr.
— * **L'Éducation des sentiments.** (Couronné par l'Institut.) 3° édit. 1904. 5 fr.
THOUVEREZ (Émile), professeur à l'Université de Toulouse. **Le Réalisme métaphysique.** 1894. (Couronné par l'Institut.) 5 fr.
VACHEROT (Et.), de l'Institut. * **Essais de philosophie critique.** 7 fr. 50
— **La Religion.** 7 fr. 50
WEBER (L.). **Vers le positivisme absolu par l'idéalisme.** 1903. 7 fr. 50

COLLECTION HISTORIQUE DES GRANDS PHILOSOPHES

PHILOSOPHIE ANCIENNE

ARISTOTE (Œuvres d'), traduction de J. BARTHÉLEMY-SAINT-HILAIRE, de l'Institut.
— *Rhétorique. 2 vol. in-8. 16 fr.
— *Politique. 1 vol. in-8... 10 fr.
— Métaphysique. 3 vol. in-8. 30 fr.
— De la Logique d'Aristote, par M. BARTHÉLEMY-SAINT-HILAIRE. 2 vol. in-8............ 10 fr.
— Table alphabétique des matières de la traduction générale d'Aristote, par M. BARTHÉLEMY-SAINT-HILAIRE, 2 forts vol. in-8. 1892............ 30 fr.
— L'Esthétique d'Aristote, par M. BÉNARD. 1 vol. in-8. 1889. 5 fr.
— La Poétique d'Aristote, par HATZFELD (A.), prof. hon. au Lycée Louis-le-Grand et M. DUFOUR, prof. à l'Univ. de Lille. 1 vol. in-8 1900............. 6 fr.
SOCRATE. *La Philosophie de Socrate, p. A. FOUILLÉE. 2 v. in-8 16 fr.
— Le Procès de Socrate, par G. SOREL. 1 vol. in-8...... 3 fr. 50
PLATON. *Platon, sa philosophie, sa vie et de ses œuvres, par CH. BÉNARD. 1 vol. in-8. 1893. 16 fr.
— La Théorie platonicienne des Sciences, par ÉLIE HALÉVY. In-8. 1895............ 5 fr.
— Le dieu de Platon, par P. BOVET. 1 vol. in-8......... 4 fr.
— Œuvres, traduction VICTOR COUSIN revue par J. BARTHÉLEMY-SAINT-HILAIRE ; Socrate et Platon ou le Platonisme — Eutyphron —
Apologie de Socrate — Criton — Phédon. 1 vol. in-8. 1896. 7 fr. 50
ÉPICURE. *La Morale d'Épicure et ses rapports avec les doctrines contemporaines, par M. GUYAU. 1 volume in-8. 5e édit...... 7 fr. 50
BÉNARD. La Philosophie ancienne, ses systèmes. La Philosophie et la Sagesse orientales. — La Philosophie grecque avant Socrate. Socrate et les socratiques. — Les sophistes grecs. 1 v. in-8.... 9 fr.
FAVRE (Mme Jules), née VELTEN. La Morale de Socrate. In-18. 3 50
— La Morale d'Aristote. In-18. 3 fr. 50
GOMPERZ. Les penseurs de la Grèce. I. La philosophie antésocratique. Préface de A. CROISET, de l'Institut. 1 vol. in-8.... 10 fr.
OGEREAU. Système philosophique des stoïciens. In-8.... 5 fr.
RODIER (G.). *La Physique de Straton de Lampsaque. In-8. 3 fr.
TANNERY (Paul). Pour la science hellène. In-8........ 7 fr. 50
MILHAUD (G.). *Les origines de la science grecque. In-8. 1893. 5 fr.
— *Les philosophes géomètres de la Grèce. 1 vol. in-8. 1900. (Couronné par l'Institut.).. 6 fr.
FABRE (J.). La Pensée antique. De Moïse à Marc-Aurèle. 2e éd. In-8. 5 f.
— La Pensée chrétienne. Des Evangiles à l'Imitation de J.-C. In-8. 10 f.
LAFONTAINE (A.). Le Plaisir, d'après Platon et Aristote. In-8. 6 fr

PHILOSOPHIE MODERNE

*DESCARTES, par L. LIARD. 1 vol. in-8........... 5 fr.
— Essai sur l'Esthétique de Descartes, par E. KRANTZ. 1 vol. in-8. 2e éd. 1897......... 6 fr.
— Descartes, directeur spirituel, par V. de SWARTE. Préface de E. BOUTROUX. 1 vol. in-16 avec pl. (Couronné par l'Institut). 4 50
LEIBNIZ. *Œuvres philosophiques, pub. p. P. JANET. 2e éd. 2 v. in-8. 20 f.
— *La Logique de Leibniz, par L. COUTURAT. 1 vol. in-8.. 12 fr.
— Opuscules et fragments inédits de Leibniz, par L. COUTURAT. 1 vol. in-8....... 25 fr.
PICAVET. Histoire comparée des philosophies médiévales. 1 vol. in-8........ 7 fr. 50
SPINOZA. Benedicti de Spinoza opera, quotquot reperta sunt, recognoverunt J. Van Vloten et J.-P.-N. Land. 2 forts vol. in-8 sur papier de Hollande......... 45 fr.
— Le même en 3 volumes. 18 fr.
SPINOZA. Inventaire des livres formant sa bibliothèque, publié d'après un document inédit avec des notes et une introduction par A.-J. SERVAAS VAN ROOIJEN. 1 v. in-4 sur papier de Hollande.... 15 fr.
— La Doctrine de Spinoza, exposée à la lumière des faits scientifiques, par E. FERRIÈRE. 1 vol. in-12. 3 fr. 50
— Spinoza, par E. BRUNSCHVICG. In-8.............. 3 fr. 75
FIGARD (L.), docteur ès lettres. Un Médecin philosophe au XVI

siècle. *La Psychologie de Jean Fernel.* 1 v. in-8. 1903. 7 fr. 50

GEULINCK (Arnoldi). **Opera philosophica** recognovit J.-P.-N. LAND, 3 volumes, sur papier de Hollande, gr. in-8. Chaque vol... 17 fr. 75

GASSENDI. **La Philosophie de Gassendi**, par P.-F. THOMAS. In-8 1889 .... 6 fr.

LOCKE. * **Sa vie et ses œuvres**, par MARION. In-18. 3ᵉ éd... 2 fr. 50

MALEBRANCHE. * **La Philosophie de Malebranche**, par OLLÉ-LAPRUNE, de l'Institut. 2 v. in-8. 16 fr.

PASCAL. **Études sur le scepticisme de Pascal**, par DROZ. 1 vol. in-8............. 6 fr.

VOLTAIRE. **Les Sciences au XVIIIᵉ siècle.** Voltaire physicien, par Em. SAIGEY. 1 vol. in-8. 5 fr.

FRANCK (Ad.), de l'Institut. **La Philosophie mystique en France au XVIIIᵉ siècle.** In-18. 2 fr. 50

DAMIRON. **Mémoires pour servir à l'histoire de la philosophie au XVIIIᵉ siècle.** 3 vol. in-8. 15 fr.

J.-J. ROUSSEAU* **Du Contrat social**, édition comprenant avec le texte définitif les versions primitives de l'ouvrage d'après les manuscrits de Genève et de Neuchâtel, avec introduction par EDMOND DREYFUS-BRISAC. 1 fort volume grand in-8. 12 fr.

ERASME. **Stultitiæ laus des. Erasmi Rot. declamatio.** Publié et annoté par J.-B. KAN, avec les figures de HOLBEIN. 1 v. in-8. 6 fr. 75

PHILOSOPHIE ANGLAISE

DUGALD STEWART. * **Éléments de la philosophie de l'esprit humain.** 3 vol. in-12.... 9 fr.

BACON. **Étude sur François Bacon**, par J. BARTHÉLEMY-SAINT-HILAIRE. In-18........ 2 fr. 50

— * **Philosophie de François Bacon**, par CH. ADAM. (Couronné par l'Institut). In-8.... 7 fr. 50

BERKELEY. **Œuvres choisies.** *Essai d'une nouvelle théorie de la vision. Dialogues d'Hylas et de Philonoüs.* Trad. de l'angl. par MM. BEAULAVON (G.) et PARODI (D.). In-8. 1895. 5 fr.

PHILOSOPHIE ALLEMANDE

FEUERBACH. **Sa philosophie**, par C. LÉVY. 1 vol. in-8..... 10 fr.

KANT. **Critique de la raison pratique**, traduction nouvelle avec introduction et notes, par M. PICAVET. 2ᵉ édit. 1 vol. in-8.. 6 fr.

— **Critique de la raison pure**, trad. par MM. PACAUD et TREMESAYGUES. Préface de M. HANNEQUIN. 1 vol. in 8 (*sous presse*).

— **Éclaircissements sur la Critique de la raison pure**, trad. TISSOT. 1 vol. in-8...... 6 fr.

— **Doctrine de la vertu**, traduction BARNI. 1 vol. in-8........ 8 fr.

— * **Mélanges de logique**, traduction TISSOT. 1 v. in-8..... 6 fr.

— * **Prolégomènes à toute métaphysique future** qui se présentera comme science, traduction TISSOT. 1 vol. in-8......... 6 fr.

— * **Anthropologie**, suivie de divers fragments, traduction TISSOT 1 vol. in-8............ 6 fr.

— * **Essai critique sur l'Esthétique de Kant**, par V. BASCH. 1 vol. in-8. 1896........ 10 fr.

— **Sa morale**, par CRESSON. 2ᵉ éd. 1 vol. in-12.......... 2 fr. 50

— **L'Idée ou critique du Kantisme**, par C. PIAT, Dʳ ès lettres. 2ᵉ édit. 1 vol. in-8....... 6 fr.

KANT et FICHTE **et le problème de l'éducation**, par PAUL DUPROIX. 1 vol. in-8. 1897....... 5 fr.

SCHELLING. **Bruno, ou du principe divin.** 1 vol. in-8...... 3 fr. 50

HEGEL. * **Logique.** 2 vol. in-8. 14 fr.

— * **Philosophie de la nature.** 3 vol. in-8............. 25 fr.

— * **Philosophie de l'esprit.** 2 vol. in-8................... 18 fr.

— * **Philosophie de la religion.** 2 vol. in-8............. 20 fr.

— **La Poétique**, trad. par M. Ch. BÉNARD. Extraits de Schiller, Gœthe, Jean-Paul, etc., 2 v. in-8. 12 fr.

— **Esthétique.** 2 vol. in-8, trad. BÉNARD................. 16 fr.

— **Antécédents de l'hégélianisme dans la philosophie française**, par E. BEAUSSIRE. 1 vol. in-18.......... 2 fr. 50

— **Introduction à la philosophie de Hegel**, par VÉRA. 1 vol. in-8. 2ᵉ édit .... 6 fr. 50

— * **La logique de Hegel**, par EUG. NOEL. In-8. 1897........ 3 fr.

HERBART. * **Principales œuvres pédagogiques**, trad. A. PINLOCHE. In-8. 1894........... 7 fr. 50

La métaphysique de Herbart et

la critique de **Kant**, par M. MAUXION. 1 vol. in-8... 7 fr. 50
MAUXION (M.). **L'éducation par l'instruction** *et les théories pédagogiques de Herbart.* 1 vol. in-12. 1901............... 2 fr. 50
RICHTER (Jean-Paul-Fr.). **Poétique** ou **Introduction à l'Esthétique.**

2 vol. in-8. 1862....... 15 fr.
SCHILLER. **Sa Poétique,** par V. BASCH. 1 vol. in-8. 1902... 4 fr.
Essai sur le mysticisme spéculatif en Allemagne au XIVᵉ siècle, par DELACROIX (H.), Maître de conf. à l'Univ. de Montpellier. 1 vol. in-8, 1900... 5 fr.

PHILOSOPHIE ANGLAISE CONTEMPORAINE
(Voir *Bibliothèque de philosophie contemporaine*, pages 2 à 10.)

ARNOLD (Matt.). — BAIN (Alex.). — CARRAU (Lud.). — CLAY (R.). — COLLINS (H.). — CARUS. — FERRI (L.). — FLINT. — GUYAU. — GURNEY, MYERS et PODMORE. — HALÉVY (E.). — HERBERT SPENCER. — HUXLEY. — JAMES (William). — LIARD. — LANG. — LUBBOCK (Sir John). — LYON (Georges). — MARION. — MAUDSLEY. — STUART MILL (John). — RIBOT. — ROMANES. — SULLY (James).

PHILOSOPHIE ALLEMANDE CONTEMPORAINE
(Voir *Bibliothèque de philosophie contemporaine*, pages 2 à 10.)

BOUGLÉ. — GROOS. — HARTMANN (E. de). — LÉON (Xavier). — LÉVY (A.). — LÉVY-BRUHL. — MAUXION. — NORDAU (Max). — NIETZSCHE. — OLDENBERG. — PIDERIT. — PREYER. — RIBOT. — SCHMIDT (O.). — SCHOPENHAUER. — SELDEN (C.). — WUNDT. — ZELLER. — ZIEGLER.

PHILOSOPHIE ITALIENNE CONTEMPORAINE
(Voir *Bibliothèque de philosophie contemporaine*, pages 2 à 10.)

BARZELOTTI. — ESPINAS. — FERRERO. — FERRI (Enrico). — FERRI (L.). — GAROFALO. — LOMBROSO. — LOMBROSO et FERRERO. — LOMBROSO et LASCHI. — MOSSO. — PILO (Mario). — SERGI. — SIGHELE.

LES GRANDS PHILOSOPHES
Publié sous la direction de M. C. PIAT
Agrégé de philosophie, docteur ès lettres, professeur à l'École des Carmes.

Chaque étude forme un volume in-8° carré de 300 pages environ, dont le prix varie de 5 francs à 7 fr. 50.

*Kant, par M. RUYSSEN, maître de conférences à la Faculté des lettres d'Aix. 2ᵉ édition. 1 vol. in-8. (Couronné par l'Institut.)   7 fr. 50
*Socrate, par l'abbé C. PIAT. 1 vol. in-8.   5 fr.
*Avicenne, par le baron CARRA DE VAUX. 1 vol. in-8.   5 fr.
*Saint Augustin, par l'abbé JULES MARTIN. 1 vol. in-8.   5 fr.
*Malebranche, par Henri JOLY. 1 vol. in-8.   5 fr.
*Pascal, par A. HATZFELD. 1 vol. in-8.   5 fr.
*Saint Anselme, par DOMET DE VORGES. 1 vol. in-8.   5 fr.
Spinoza, par P.-L. COUCHOUD, agrégé de l'Université. 1 vol. in-8. (*Couronné par l'Académie Française*).   5 fr.
Aristote, par l'abbé C. PIAT. 1 vol. in-8.   5 fr.
Gazali, par le baron CARRA DE VAUX. 1 vol. in-8.   5 fr.

MINISTRES ET HOMMES D'ÉTAT

HENRI WELSCHINGER. — *Bismarck. 1 vol. in-16. 1900...... 2 fr. 50
H. LÉONARDON. — *Prim. 1 vol. in-16. 1901........... 2 fr. 50
M. COURCELLE. — *Disraëli. 1 vol. in-16. 1901........... 2 fr. 50
M. COURANT. — Okoubo. 1 vol. in-16, avec un portrait. 1904... 2 fr. 50
A. VIALLATE. — Chamberlain. 1 vol. in-16................ 2 fr. 50

BIBLIOTHÈQUE GÉNÉRALE
des
SCIENCES SOCIALES

SECRÉTAIRE DE LA RÉDACTION : DICK MAY, Secrétaire général de l'École des Hautes Études sociales.

L'Individualisation de la peine, par R. SALEILLES, professeur à la Faculté de droit de l'Université de Paris. 1 vol. in-8, cart. 6 fr.

L'Idéalisme social, par Eugène FOURNIÈRE. 1 vol. in-8, cart. 6 fr.

*__**Ouvriers du temps passé**__ (XVe et XVIe siècles), par H. HAUSER, professeur à l'Université de Dijon. 1 vol. in-8, cart. 6 fr.

*__**Les Transformations du pouvoir**__, par G. TARDE, de l'Institut, professeur au Collège de France. 1 vol. in-8, cart. 6 fr.

Morale sociale. Leçons professées au Collège libre des Sciences sociales, par MM. G. BELOT, MARCEL BERNÈS, BRUNSCHVICG, F. BUISSON, DARLU, DAURIAC, DELBET, CH. GIDE, M. KOVALEVSKY, MALAPERT, le R. P. MAUMUS, DE ROBERTY, G. SOREL, le PASTEUR WAGNER. Préface de M. EMILE BOUTROUX, de l'Institut. 1 vol. in-8, cart. 6 fr.

Les Enquêtes, pratique et théorie, par P. DU MAROUSSEM. (Ouvrage couronné par l'Institut.) 1 vol. in-8, cart. 6 fr.

*__**Questions de Morale**__, leçons professées à l'École de morale, par MM. BELOT, BERNÈS, F. BUISSON, A. CROISET, DARLU, DELBOS, FOURNIÈRE, MALAPERT, MOCH, PARODI, G. SOREL. 1 vol. in-8, cart. 6 fr.

Le développement du Catholicisme social depuis l'encyclique *Rerum novarum*, par Max TURMANN. 1 vol. in-8, cart. 6 fr.

*__**Le Socialisme sans doctrines.**__ *La Question ouvrière et la Question agraire en Australie et en Nouvelle-Zélande*, par Albert MÉTIN, agrégé de l'Université, professeur à l'École Coloniale. 1 vol. in-8, cart. 6 fr.

*__**Assistance sociale.**__ *Pauvres et mendiants*, par PAUL STRAUSS, sénateur. 1 vol. in-8, cart. 6 fr.

*__**L'Éducation morale dans l'Université.**__ (*Enseignement secondaire.*) Conférences et discussions, sous la présid. de M. A. CROISET, doyen de la Faculté des lett. de Paris. (*Ecole des Hautes Etudes soc.*, 1900-1901). In-8, cart. 6 fr.

*__**La Méthode historique appliquée aux Sciences sociales**__, par Charles SEIGNOBOS, maître de conf. à l'Université de Paris. 1 vol. in-8, cart. 6 fr.

L'Hygiène sociale, par E. DUCLAUX, de l'Institut, directeur de l'institut Pasteur. 1 vol. in-8, cart. 6 fr.

Le Contrat de travail. *Le rôle des syndicats professionnels*, par P. BUREAU, prof. à la Faculté libre de droit de Paris. 1 vol. in-8, cart. 6 fr.

*__**Essai d'une philosophie de la solidarité.**__ Conférences et discussions sous la présidence de MM. Léon BOURGEOIS, député, ancien président du Conseil des ministres, et A. CROISET, de l'Institut, doyen de la Faculté des lettres de Paris. (*Ecole des Hautes Etudes sociales*, 1901-1902.) 1 vol. in-8, cart. 6 fr.

*__**L'exode rural et le retour aux champs**__, par E. VANDERVELDE, professeur à l'Université nouvelle de Bruxelles. 1 vol. in-8, cart. 6 fr.

*__**L'Education de la démocratie.**__ Leçons professées à l'École des Hautes Études sociales, par MM. E. LAVISSE, A. CROISET, Ch. SEIGNOBOS, P. MALAPERT, G. LANSON, J. HADAMARD. 1 vol. in-8, cart. 6 fr.

*__**La Lutte pour l'existence et l'évolution des sociétés**__, par J.-L. DE LANNESSAN, député, prof. agr. à la Fac. de méd. de Paris. 1 vol. in-8, cart. 6 fr.

La Concurrence sociale et les devoirs sociaux, par le MÊME. 1 vol. in-8, cart. 6 fr.

L'Individualisme anarchiste, Max Stirner, par V. BASCH, professeur à l'Université de Rennes. 1 vol. in-8, cart. 6 fr.

La démocratie devant la science, par C. BOUGLÉ, prof. de philosophie sociale à l'Université de Toulouse. 1 vol. in-8, cart. 6 fr.

Les Applications sociales de la solidarité, par MM. P. BUDIN, Ch. GIDE, H. MONOD, PAULET, ROBIN, SIEGFRIED, BROUARDEL. Préface de M. Léon BOURGEOIS (*Ecole des Hautes Etudes soc.*, 1902-1903). 1 vol. in-8, cart. 6 fr.

La Paix et l'enseignement pacifiste, par MM. Fr. PASSY, Ch. RICHET, d'ESTOURNELLES DE CONSTANT, E. BOURGEOIS, A. WEISS, H. LA FONTAINE, G. LYON (*Ecole des Hautes Etudes soc.*, 1902-1903). 1 vol. in-8, cart. 6 fr.

Etudes sur la philosophie morale au XIXe siècle, par MM. BELOT, A. DARLU, M. BERNÈS, A. LANDRY, Ch. GIDE, E. ROBERTY, R. ALLIER, H. LICHTENBERGER, L. BRUNSCHVICG (*Ecole des Hautes Etudes soc.*, 1902-1903). 1 vol. in-8, cart. 6 fr.

Enseignement et démocratie, par MM. APPELL, J. BOITEL, A. CROISET, A. DEVINAT, Ch.-V. LANGLOIS, G. LANSON, A. MILLERAND, Ch. SEIGNOBOS (*Ecole des Hautes Etudes soc.*, 1903-1904). 1 vol. in-8, cart. 6 fr

BIBLIOTHÈQUE D'HISTOIRE CONTEMPORAINE

Volumes in-12 brochés à 3 fr. 50. — Volumes in-8 brochés de divers prix

EUROPE

DEBIDOUR, inspecteur général de l'Instruction publique. * **Histoire diplomatique de l'Europe, de 1815 à 1878.** 2 vol. in-8. (Ouvrage couronné par l'Institut.) 18 fr.

DOELLINGER (I. de). **La papauté, ses origines au moyen âge, son influence jusqu'en 1870.** Traduit par A. GIRAUD-TEULON, 1904. 1 vol. in-8. 7 fr.

SYBEL (H. de). * **Histoire de l'Europe pendant la Révolution française,** traduit de l'allemand par Mlle DOSQUET. Ouvrage complet en 6 vol. in-8. 42 fr.

FRANCE

AULARD, professeur à la Sorbonne. * **Le Culte de la Raison et le Culte de l'Être suprême,** étude historique (1793-1794). 2e édit. 1 vol. in-12. 3 fr. 50

— * **Études et leçons sur la Révolution française.** 4 vol. in-12. Chacun 3 fr. 50

CAHEN (L.), agrégé d'histoire, docteur ès lettres. **Condorcet et la Révolution française.** 1 vol. in-8. 10 fr.

DESPOIS (Eug.). * **Le Vandalisme révolutionnaire.** Fondations littéraires, scientifiques et artistiques de la Convention. 4e éd. 1 vol. in-12. 3 fr. 50

DEBIDOUR, inspecteur général de l'instruction publique. * **Histoire des rapports de l'Église et de l'État en France (1789-1870).** 1 fort vol. in-8. 1898. (Couronné par l'Institut.) 12 fr.

MATHIEZ (A.), agrégé d'histoire, docteur ès lettres. **La théophilanthropie et le culte décadaire, 1796-1801.** 1 vol. in-8. 12 fr.

ISAMBERT (G.). * **La vie à Paris pendant une année de la Révolution (1791-1792).** 1 vol. in-12. 1896. 3 fr. 50

MARCELLIN PELLET, ancien député. **Variétés révolutionnaires.** 3 vol. in-12, précédés d'une préface de A. RANC. Chaque vol. séparém. 3 fr. 50

DRIAULT (E.), professeur au lycée de Versailles. **La politique orientale de Napoléon.** Sébastiani et Gardane (1806-1808). 1 vol. in-8 (Récompensé par l'Institut.) 7 fr.

SILVESTRE, professeur à l'École des sciences politiques. **De Waterloo à Sainte-Hélène** (20 Juin-16 Octobre 1815). 1 vol. in-16. 3 fr. 50

BONDOIS (P.), agrégé de l'Université. * **Napoléon et la société de son temps** (1793-1821). 1 vol. in-8. 7 fr.

CARNOT (H.), sénateur. * **La Révolution française,** résumé historique. 1 volume in-12. Nouvelle édit. 3 fr. 50

ROCHAU (A. de). **Histoire de la Restauration,** 1 vol. in-12. 3 fr. 50

WEILL (G.), docteur ès lettres, agrégé de l'Université. **Histoire du parti républicain en France, de 1814 à 1870.** 1 vol. in-8. 1900. (Récompensé par l'Institut.) 10 fr.

— **Histoire du mouvement social en France** (1852-1902). 1 v. in-8. 1905. 7 fr.

BLANC (Louis). * **Histoire de Dix ans** (1830-1840). 5 vol. in-8. 25 fr.

GAFFAREL (P.), professeur à l'Université d'Aix. * **Les Colonies françaises.** 1 vol. in-8. 6e édition revue et augmentée. 5 fr.

LAUGEL (A.). * **La France politique et sociale.** 1 vol. in-8. 5 fr.

SPULLER (E.), ancien ministre de l'Instruction publique. * **Figures disparues,** portraits contemp., littér. et politiq. 3 vol. in-12. Chacun. 3 fr. 50

— **Hommes et choses de la Révolution.** 1 vol. in-12. 1896. 3 fr. 50

TAXILE DELORD. * **Histoire du second Empire** (1848-1870). 6 v. in-8. 42 fr.

POULLET. **La Campagne de l'Est** (1870-1871). In-8 avec cartes. 7 fr.

VALLAUX (C.). * **Les campagnes des armées françaises** (1792-1815). 1 vol. in-12, avec 17 cartes dans le texte. 3 fr. 50

ZEVORT (E.), recteur de l'Académie de Caen. **Histoire de la troisième République :**

Tome I. * **La présidence de M. Thiers.** 1 vol. in-8. 2e édit. 7 fr.

Tome II. * **La présidence du Maréchal.** 1 vol. in-8. 2e édit. 7 fr.

Tome III. **La présidence de Jules Grévy.** 1 vol. in-8. 2e édit. 7 fr.

Tome IV. **La présidence de Sadi Carnot.** 1 vol. in-8. 7 fr.

WAHL, inspect. général honoraire de l'Instruction publique aux colonies, et A. BERNARD, professeur à la Sorbonne. * **L'Algérie.** 1 vol. in-8. 4e édit., [illegible] (Ouvrage couronné par l'Institut.) 5 fr.

LANESSAN (J.-L. de). * **L'Indo-Chine française.** Étude économique, politique et administrative. 1 vol. in-8, avec 5 cartes en couleurs hors texte. 15 fr.

PIOLET (J.-B.). **La France hors de France**, notre émigration, sa nécessité, ses conditions. 1 vol. in-8. 1900. (Couronné par l'Institut.) 10 fr.
LAPIE (P.), chargé de cours à l'Université de Bordeaux. * **Les Civilisa-
tions tunisiennes** (Musulmans, Israélites, Européens). 1 vol. in-12. 1898.
(Couronné par l'Académie française.) 3 fr. 50
WEILL (Georges), professeur au lycée Louis-le-Grand. **L'Ecole saint-simo-
nienne**, son histoire, son influence jusqu'à nos jours. 1 vol. in-12.
1896. 3 fr. 50
— Histoire du mouvement social en France. 1852-1902. 1 vol. in-8. 7 fr.
LEBLOND (M.-A.). **La société française sous la troisième République.**
1905. 1 vol. 5 fr.

ANGLETERRE

LAUGEL (Aug.). * **Lord Palmerston et lord Russell.** 1 vol. in-12. 3 fr. 50
SIR CORNEWAL LEWIS. * **Histoire gouvernementale de l'Angleterre,
depuis 1770 jusqu'à 1830.** Traduit de l'anglais. 1 vol. in-8. 7 fr.
REYNALD (H.), doyen de la Faculté des lettres d'Aix. * **Histoire de l'Angleterre**, depuis la reine Anne jusqu'à nos jours. 1 vol. in-12. 2ᵉ éd. 3 fr. 50
MÉTIN (Albert), Prof. à l'Ecole Coloniale. * **Le Socialisme en Angleterre.**
1 vol. in-12. 3 fr. 50

ALLEMAGNE

VÉRON (Eug.). * **Histoire de la Prusse,** depuis la mort de Frédéric II.
1 vol. in-12. 6ᵉ édit. 3 fr. 50
— * **Histoire de l'Allemagne,** depuis la bataille de Sadowa jusqu'à nos jours.
1 vol. in-12. 3ᵉ éd., mise au courant des événements par P. Bondois. 3 fr. 50
ANDLER (Ch.), prof. à la Sorbonne. * **Les origines du socialisme d'État
en Allemagne.** 1 vol. in-8. 1897. 7 fr.
GUILLAND (A.), professeur d'histoire à l'Ecole polytechnique suisse. * **L'Allemagne nouvelle et ses historiens.** (Niebuhr, Ranke, Mommsen, Sybel,
Treitschke.) 1 vol. in-8. 1899. 5 fr.
*MILHAUD (G.), professeur à l'Université de Genève. **La Démocratie socialiste allemande.** 1 vol. in-8. 1903. 10 fr.
*MATTER (P.), doct. en droit, substitut au tribunal de la Seine. **La Prusse et
la révolution de 1848.** 1 vol. in-12. 1903. 3 fr. 50

AUTRICHE-HONGRIE

BOURLIER (J.). * **Les Tchèques et la Bohême contemporaine.** 1 vol.
in-12. 1897. 3 fr. 50
AUERBACH, professeur à l'Université de Nancy. * **Les races et les natio-
nalités en Autriche-Hongrie.** In-8. 1898. 5 fr.
SAYOUS (Ed.), professeur à la Faculté des lettres de Besançon. **Histoire des
Hongrois et de leur littérature politique, de 1790 à 1815.** 1 vol. in-12. 3 fr. 50
*RECOULY (R.), agrégé de l'Univ. **Le pays magyar.** 1903. 1 v. in-12. 3 fr. 50

ITALIE

SORIN (Élie). * **Histoire de l'Italie,** depuis 1815 jusqu'à la mort de Victor-
Emmanuel. 1 vol. in-12. 1888. 3 fr. 50
GAFFAREL (P.), professeur à l'Université d'Aix. * **Bonaparte et les Ré-
publiques italiennes (1796-1799).** 1895. 1 vol. in-8. 5 fr.
BOLTON KING (M. A.). * **Histoire de l'unité italienne.** Histoire politique
de l'Italie, de 1814 à 1871, traduit de l'anglais par M. Macquart;
introduction de M. Yves Guyot. 1900. 2 vol. in-8. 15 fr.

ESPAGNE

REYNALD (H.). * **Histoire de l'Espagne,** depuis la mort de Charles III
1 vol. in-12. 3 fr. 50

ROUMANIE

DAMÉ (Fr.). * **Histoire de la Roumanie contemporaine,** depuis l'avènement
des princes indigènes jusqu'à nos jours. 1 vol. in-8. 1900. 7 fr.

SUISSE

DAENDLIKER. * **Histoire du peuple suisse.** Trad. de l'allem. par Mᵐᵉ Jules
Favre et précédé d'une Introduction de Jules Favre. 1 vol. in-8. 5 fr.

SUÈDE

SCHEFER (C.). * **Bernadotte roi (1810-1818-1844).** 1 vol. in-8. 1899. 5 fr.

GRÈCE. TURQUIE. ÉGYPTE

BÉRARD (V.), docteur ès lettres. * **La Turquie et l'Hellénisme contemporain.** (Ouvrage cour. par l'Acad. française.) 1 v. in-12 5ᵉ éd. 3 fr. 50
RODOCANACHI (E.). * **Bonaparte et les îles Ioniennes, (1797-1816).**
1 volume in-8. 1899. 5 fr.

MÉTIN (Albert), professeur à l'École coloniale. **La Transformation de l'Égypte.** 1 vol. in-12. 1903. (Cour. par la Soc. de géogr. comm.) 3 fr. 50

CHINE

CORDIER (H.), professeur à l'École des langues orientales. ***Histoire des relations de la Chine avec les puissances occidentales (1860-1902),** avec cartes. 3 vol. in-8, chacun séparément.   10 fr.
— L'Expédition de Chine de 1857-58. Histoire diplomatique, notes et documents. 1905. 1 vol. in-8.   7 fr.
COURANT (M.), maître de conférences à l'Université de Lyon. En Chine, *Mœurs et institutions. Hommes et faits.* 1 vol. in-16.   3 fr. 50

AMÉRIQUE

DEBERLE (Alf.). ***Histoire de l'Amérique du Sud,** in-12. 3º éd. 3 fr. 50

BARNI (Jules). ***Histoire des idées morales et politiques en France au XVIIIº siècle.** 2 vol. in-12. Chaque volume.   3 fr. 50
— ***Les Moralistes français au XVIIIº siècle.** 1 vol. in-12   3 fr. 50
BEAUSSIRE (Émile), de l'Institut. **La Guerre étrangère et la Guerre civile.** 1 vol. in-12.   3 fr. 50
LOUIS BLANC. Discours politiques (1848-1881). 1 vol. in-8.   7 fr. 50
BONET-MAURY. ***Histoire de la liberté de conscience (1598-1870).** In-8. 1900.   5 fr.
BOURDEAU (J.). ***Le Socialisme allemand et le Nihilisme russe.** 1 vol. in-12. 2º édit. 1894.   3 fr. 50
— ***L'évolution du Socialisme.** 1901. 1 vol. in-16.   3 fr. 50
D'EICHTHAL (Eug.). **Souveraineté du peuple et gouvernement.** 1 vol. in-12. 1895.   3 fr. 50
DESCHANEL (E.), sénateur, professeur au Collège de France. ***Le Peuple et la Bourgeoisie.** 1 vol. in-8. 2º édit.   5 fr.
DEPASSE (Hector). Transformations sociales. 1894. 1 vol. in-12.   3 fr. 50
— Du Travail et de ses conditions (Chambres et Conseils du travail). 1 vol. in-12. 1895.   3 fr. 50
DRIAULT (E.), prof. agr. au lycée de Versailles. ***Les problèmes politiques et sociaux à la fin du XIXº siècle.** In-8. 1900.   7 fr.
— ***La question d'Orient,** préface de G. Monod, de l'Institut. 1 vol. in-8. 3º édit. 1905. (Ouvrage couronné par l'Institut.)   7 fr.
DU CASSE. Les Rois frères de Napoléon Iᵉʳ. 1 vol. in-8.   10 fr.
GUÉROULT (G.) ***Le Centenaire de 1789,** 1 vol. in-12. 1889.   3 fr. 50
HENRARD (P.). Henri IV et la princesse de Condé. 1 vol. in-8.   6 fr.
LAVELEYE (E. de), correspondant de l'Institut. **Le Socialisme contemporain.** 1 vol. in-12. 11º édit. augmentée.   3 fr. 50
LICHTENBERGER (A.). ***Le Socialisme utopique,** *étude sur quelques précurseurs du Socialisme.* 1 vol. in-12. 1898.   3 fr. 50
— ***Le Socialisme et la Révolution française.** 1 vol. in-8.   5 fr.
MATTER (P.). La dissolution des assemblées parlementaires, étude de droit public et d'histoire. 1 vol. in-8. 1898.   5 fr.
NOVICOW. La Politique internationale. 1 vol. in-8.   7 fr.
PAUL LOUIS. L'ouvrier devant l'Etat. Etude de la législation ouvrière dans les deux mondes. 1904. 1 vol. in-8.   7 fr.
PHILIPPSON. La Contre-révolution religieuse au XVIº s. In-8.   10 fr.
REINACH (Joseph). Pages républicaines. 1 vol. in-12.   3 fr. 50
— ***La France et l'Italie devant l'histoire.** 1 vol. in-8.   5 fr.
SPULLER (E.). ***Éducation de la démocratie.** 1 vol. in-12. 1892.   3 fr. 50
— L'Évolution politique et sociale de l'Église. 1 vol. in-12. 1893.   3 fr. 50

PUBLICATIONS HISTORIQUES ILLUSTRÉES

***DE SAINT-LOUIS A TRIPOLI PAR LE LAC TCHAD,** par le lieutenant-colonel MONTEIL. 1 beau vol. in-8 colombier, précédé d'une préface de M. DE VOGÜÉ, de l'Académie française, illustrations de RIOU. 1895. *Ouvrage couronné par l'Académie française (Prix Montyon),* broché 20 fr., relié amat.,   28 fr.
HISTOIRE ILLUSTRÉE DU SECOND EMPIRE, par Taxile DELORD. 6 vol. in-8, avec 500 gravures. Chaque vol. broché,   8 fr.
HISTOIRE POPULAIRE DE LA FRANCE, depuis les origines jusqu'en 1815. — 4 vol. in-8, avec 1323 gravures. Chacun,   7 fr. 50

     F. ALCAN.

ANNALES DE L'UNIVERSITÉ DE LYON

Lettres intimes de J.-M. Alberoni adressées au comte J. Rocca, par Emile BOURGEOIS, 1 vol. in-8.   10 fr.
La républ. des Provinces-Unies, France et Pays-Bas espagnols, de 1630 à 1650, par A. WADDINGTON. 2 vol. in-8.   12 fr.
Le Vivarais, essai de géographie régionale, par BURDIN. 1 vol. in-8. 6 fr.

*RECUEIL DES INSTRUCTIONS
DONNÉES AUX AMBASSADEURS ET MINISTRES DE FRANCE
DEPUIS LES TRAITÉS DE WESTPHALIE JUSQU'A LA RÉVOLUTION FRANÇAISE

Publié sous les auspices de la Commission des archives diplomatiques
au Ministère des Affaires étrangères.
Beaux vol. in-8 rais., imprimés sur pap. de Hollande, avec Introduction et notes.

I. — **AUTRICHE**, par M. Albert SOREL, de l'Académie française. *Épuisé.*
II. — **SUÈDE**, par M. A. GEFFROY, de l'Institut. . . . .   20 fr.
III. — **PORTUGAL**, par le vicomte DE CAIX DE SAINT-AYMOUR. . . . .   20 fr.
IV et V. — **POLOGNE**, par M. Louis FARGES. 2 vol. . . . .;   30 fr.
VI. — **ROME**, par M. G. HANOTAUX, de l'Académie française. . . . .   20 fr.
VII. — **BAVIÈRE, PALATINAT ET DEUX-PONTS**, par M. André LEBON.   25 fr.
VIII et IX. — **RUSSIE**, par M. Alfred RAMBAUD, de l'Institut. 2 vol.
Le 1er vol. 20 fr. Le second vol. . . . .   25 fr.
X. — **NAPLES ET PARME**, par M. Joseph REINACH. . . . .   20 fr.
XI. — **ESPAGNE** (1649-1750), par MM. MOREL-FATIO et LÉONARDON (t. I). 20 fr.
XII et XII *bis*. — **ESPAGNE** (1750-1789) (t. II et III), par les mêmes. . . .   40 fr.
XIII. — **DANEMARK**, par M. A. GEFFROY, de l'Institut . . . .   14 fr.
XIV et XV. — **SAVOIE-MANTOUE**, par M. HORRIC de BEAUCAIRE. 2 vol.   40 fr.
XVI. — **PRUSSE**, par M. A. WADDINGTON. 1 vol. (Couronné par l'Institut.) 28 fr.

*INVENTAIRE ANALYTIQUE
DES ARCHIVES DU MINISTÈRE DES AFFAIRES ÉTRANGÈRES
Publié sous les auspices de la Commission des archives diplomatiques

Correspondance politique de MM. de CASTILLON et de MARILLAC, ambassadeurs de France en Angleterre (1537-1542), par M. JEAN KAULEK, avec la collaboration de MM. Louis Farges et Germain Lefèvre-Pontalis. 1 vol. in-8 raisin . . . .   15 fr.
Papiers de BARTHÉLEMY, ambassadeur de France en Suisse, de 1792 à 1797 par M. Jean KAULEK. 4 vol. in-8 raisin.
I. Année 1792, 15 fr. — II. Janvier-août 1793, 15 fr. — III. Septembre 1793 à mars 1794, 18 fr. — IV. Avril 1794 à février 1795.   20 fr.
Correspondance politique de ODET DE SELVE, ambassadeur de France en Angleterre (1546-1549), par M. G. LEFÈVRE-PONTALIS. 1 vol. in-8 raisin . . . .   15 fr.
Correspondance politique de GUILLAUME PELLICIER, ambassadeur de France à Venise (1540-1542), par M. Alexandre TAUSSERAT-RADEL. 1 fort vol. in-8 raisin . . . .   40 fr.

Correspondance des Deys d'Alger avec la Cour de France (1579-1833), recueillie par Eug. PLANTET, attaché au Ministère des Affaires étrangères. 2 vol. in-8 raisin avec 2 planches en taille-douce hors texte. 30 fr.
Correspondance des Beys de Tunis et des Consuls de France avec la Cour (1577-1830), recueillie par Eug. PLANTET, publiée sous les auspices du Ministère des Affaires étrangères. 3 vol. in-8 raisin. TOME I (1577-1700). *Épuisé.* — TOME II (1700-1770). 20 fr. — TOME III (1770-1830). 20 fr.

Les introducteurs des Ambassadeurs (1589-1900). 1 vol. in-4, avec figures dans le texte et planches hors texte.   20 fr.

BIBLIOTHÈQUE SCIENTIFIQUE
INTERNATIONALE
Publiée sous la direction de M. Émile ALGLAVE

Les titres marqués d'un astérisque * sont adoptés par le *Ministère de l'Instruction publique de France* pour les bibliothèques des lycées et des collèges.

LISTE DES OUVRAGES

103 VOLUMES IN-8, CARTONNÉS A L'ANGLAISE, OUVRAGES A 6, 9 ET 12 FR.

1. TYNDALL (J.). * **Les Glaciers et les Transformations de l'eau**, avec figures. 1 vol. in-8. 7ᵉ édition.   6 fr.
2. BAGEHOT. * **Lois scientifiques du développement des nations** dans leurs rapports avec les principes de la sélection naturelle et de l'hérédité. 1 vol. in-8. 6ᵉ édition.   6 fr.
3. MAREY. * **La Machine animale**, locomotion terrestre et aérienne, avec de nombreuses fig. 1 vol. in-8. 6ᵉ édit. augmentée.   6 fr.
4. BAIN. * **L'Esprit et le Corps.** 1 vol. in-8. 6ᵉ édition.   6 fr.
5. PETTIGREW. * **La Locomotion chez les animaux**, marche, natation et vol. 1 vol. in-8, avec figures. 2ᵉ édit.   6 fr.
6. HERBERT SPENCER. * **La Science sociale.** 1 v. in-8. 13ᵉ édit.   6 fr.
7. SCHMIDT (O.). * **La Descendance de l'homme et le Darwinisme.** 1 vol. in-8, avec fig. 6ᵉ édition.   6 fr.
8. MAUDSLEY. * **Le Crime et la Folie.** 1 vol. in-8. 7ᵉ édit.   6 fr.
9. VAN BENEDEN. * **Les Commensaux et les Parasites dans le règne animal.** 1 vol. in-8, avec figures. 4ᵉ édit.   6 fr.
10. BALFOUR STEWART. * **La Conservation de l'énergie**, suivi d'une *Étude sur la nature de la force*, par M. P. de SAINT-ROBERT, avec figures. 1 vol. in-8. 6ᵉ édition.   6 f.
11. DRAPER. **Les Conflits de la science et de la religion.** 1 vol. in-8. 10ᵉ édition.   6 fr
12. L. DUMONT. * **Théorie scientifique de la sensibilité. Le plaisir et la douleur.** 1 vol. in-8. 4ᵉ édition.   6 fr.
13. SCHUTZENBERGER. * **Les Fermentations.** 1 vol. in-8, avec fig. 6ᵉ édit.   6 fr.
14. WHITNEY. * **La Vie du langage.** 1 vol. in-8. 4ᵉ édit.   6 fr.
15. COOKE et BERKELEY. * **Les Champignons.** 1 vol. in-8, avec figures. 4ᵉ édition.   6 fr.
16. BERNSTEIN. * **Les Sens.** 1 vol. in-8, avec 91 fig. 5ᵉ édit.   6 fr.
17. BERTHELOT. * **La Synthèse chimique.** 1 vol. in-8. 8ᵉ édit.   6 fr.
18. NIEWENGLOWSKI (H.). * **La photographie et la photochimie.** 1 vol. in-8, avec gravures et une planche hors texte.   6 fr.
19. LUYS. * **Le Cerveau et ses fonctions.** *Épuisé.*
20. STANLEY JEVONS. * **La Monnaie et le Mécanisme de l'échange.** 1 vol. in-8. 5ᵉ édition.   6 fr.
21. FUCHS. * **Les Volcans et les Tremblements de terre.** 1 vol. in-8, avec figures et une carte en couleurs. 5ᵉ édition.   6 fr.
22. GÉNÉRAL BRIALMONT. * **Les Camps retranchés et leur rôle dans la défense des États**, avec fig. dans le texte et 2 planches hors texte. 3ᵉ édit. *Épuisé.*
23. DE QUATREFAGES. * **L'Espèce humaine.** 1 v. in-8. 13ᵉ édit.   6 fr.
24. BLASERNA et HELMHOLTZ. * **Le Son et la Musique.** 1 vol. in-8. avec figures. 5ᵉ édition.   6 fr.

65. RICHET (Ch.). **La Chaleur animale.** 1 vol. in-8, avec figures.   6 fr.
66. FALSAN (A.). *La Période glaciaire.* 1 vol. in-8, avec 105 figures et
     2 cartes. *Épuisé.*
67. BEAUNIS (H.). **Les Sensations internes.** 1 vol. in-8.   6 fr.
68. CARTAILHAC (E.). **La France préhistorique,** d'après les sépultures
     et les monuments. 1 vol. in-8, avec 162 figures. 2e édit.   6 fr.
69. BERTHELOT. *La Révol. chimique, Lavoisier.* 1 vol. in-8. 2e éd. 6 fr.
70. SIR JOHN LUBBOCK. * **Les Sens et l'instinct chez les animaux,**
     principalement chez les insectes. 1 vol. in-8, avec 150 figures.   6 fr.
71. STARCKE. *La Famille primitive.* 1 vol. in-8.   6 fr.
72. ARLOING. * **Les Virus.** 1 vol. in-8, avec figures.   6 fr.
73. TOPINARD. * **L'Homme dans la Nature.** 1 vol. in-8, avec fig.   6 fr.
74. BINET (Alf.). *Les Altérations de la personnalité.* 1 vol. in-8, avec
     figures. 2e édit.   6 fr.
75. DE QUATREFAGES (A.). *Darwin et ses précurseurs français.* 1 vol.
     in-8. 2e édition refondue.   6 fr.
76. LEFÈVRE (A.). * **Les Races et les langues.** 1 vol. in-8.   6 fr.
77-78. DE QUATREFAGES (A.). *Les Émules de Darwin.* 2 vol. in-8, avec
     préfaces de MM. E. Perrier et Hamy.   12 fr.
79. BRUNACHE (P.). *Le Centre de l'Afrique. Autour du Tchad.* 1 vol.
     in-8, avec figures.   6 fr.
80. ANGOT (A.). *Les Aurores polaires.* 1 vol. in-8, avec figures.   6 fr.
81. JACCARD. *Le pétrole, le bitume et l'asphalte au point de vue
     géologique.* 1 vol. in-8, avec figures.   6 fr.
82. MEUNIER (Stan.). *La Géologie comparée.* 2e éd. In-8, avec fig.   6 fr.
83. LE DANTEC. *Théorie nouvelle de la vie.* 3e éd. 1 v. in-8, avec fig.   6 fr.
84. DE LANESSAN. *Principes de colonisation.* 1 vol. in-8.   6 fr.
85. DEMOOR, MASSART et VANDERVELDE. *L'évolution régressive en
     biologie et en sociologie.* 1 vol. in-8, avec gravures.   6 fr.
86. MORTILLET (G. de). *Formation de la Nation française.* 2e édit.
     1 vol. in-8, avec 150 gravures et 18 cartes.   6 fr.
87. ROCHÉ (G.). *La Culture des Mers* (piscifacture, pisciculture, ostréi-
     culture). 1 vol. in-8, avec 81 gravures.   6 fr.
88. COSTANTIN (J.). *Les Végétaux et les Milieux cosmiques* (adap-
     tation, évolution). 1 vol. in-8, avec 171 gravures.   6 fr.
89. LE DANTEC. *L'évolution individuelle et l'hérédité.* 1 vol. in-8.   6 fr.
90. GUIGNET et GARNIER. *La Céramique ancienne et moderne.*
     1 vol., avec grav.   6 fr.
91. GELLÉ (E.-M.). * **L'audition et ses organes.** 1 v. in-8, avec gr.   6 fr.
92. MEUNIER (St.). *La Géologie expérimentale.* 2e éd. In-8, av. gr.   6 fr.
93. COSTANTIN (J.). *La Nature tropicale.* 1 vol. in-8, avec grav.   6 fr.
94. GROSSE (E.). *Les débuts de l'art.* Introduction de L. Marillier.
     1 vol. in-8, avec 32 gravures dans le texte et 3 pl. hors texte.   6 fr.
95. GRASSET (J.). **Les Maladies de l'orientation et de l'équilibre.**
     1 vol. in-8, avec gravures.   6 fr.
96. DEMENŸ (G.). *Les bases scientifiques de l'éducation physique.*
     1 vol. in-8, avec 198 gravures. 2e édit.   6 fr.
97. MALMÉJAC (F.). *L'eau dans l'alimentation.* 1 v. in-8, av. grav. 6 fr.
98. MEUNIER (Stan.). *La géologie générale.* 1 v. in-8, av. grav.   6 fr.
99. DEMENŸ (G.). **Mécanisme et éducation des mouvements.** 2e édit.
     1 vol. in-8, avec 565 gravures.   9 fr.
100. BOURDEAU (L.). **Histoire de l'habillement et de la parure.**
     1 vol. in-8.   6 fr.
101. MOSSO (A.). **Les exercices physiques et le développement in-
     tellectuel.** 1 vol. in-8.   6 fr.
102. LE DANTEC (F.). **Les lois naturelles.** 1 vol. in-8. avec grav. 6 fr.
103. NORMAN LOCKYER. **L'évolution inorganique.** 1 vol. in-8, avec
     gravures.   6 fr.

LISTE PAR ORDRE DE MATIÈRES DES VOLUMES
COMPOSANT LA
BIBLIOTHÈQUE
SCIENTIFIQUE INTERNATIONALE
(103 volumes parus)

PHYSIOLOGIE

LE DANTEC. Théorie nouvelle de la vie.
GELLÉ (E.-M.). L'audition et ses organes, ill.
BINET et FÉRÉ. Le Magnétisme animal, illustré.
BINET. Les Altérations de la personnalité, illustré.
BERNSTEIN. Les Sens, illustré.
MAREY. La Machine animale, illustré.
PETTIGREW. La Locomotion chez les animaux, ill.
JAMES SULLY. Les Illusions des sens et de l'esprit, illustré.
DE MEYER. Les Organes de la parole, illustré.
LAGRANGE. Physiologie des exercices du corps.
RICHET (Ch.). La Chaleur animale, illustré.
BEAUNIS. Les Sensations internes.
ARLOING. Les Virus, illustré.
DEMENY. Bases scientifiques de l'éducation physique, illustré. 9 fr.
DEMENY. Mécanisme et éducation des mouvements, illustré.

PHILOSOPHIE SCIENTIFIQUE

ROMANES. L'Intelligence des animaux. 2 vol. illust.
LUYS. Le Cerveau et ses fonctions, illustré.
CHARLTON BASTIAN. Le Cerveau et la Pensée chez l'homme et les animaux. 2 vol. illustrés.
BAIN. L'Esprit et le Corps.
MAUDSLEY. Le Crime et la Folie.
LÉON DUMONT. Théorie scientifique de la sensibilité.
PERRIER. La Philosophie zoologique avant Darwin.
STALLO. La Matière et la Physique moderne.
MANTEGAZZA. La Physionomie et l'Expression des sentiments, illustré.
DREYFUS. L'Évolution des mondes et des sociétés.
LUBBOCK. Les Sens et l'Instinct chez les animaux, illustré.
LE DANTEC. L'évolution individuelle et l'hérédité.
LE DANTEC. Les lois naturelles, illustré.
GRASSET. Les maladies de l'orientation et de l'équilibre, illustré.
NORMAN LOCKYER. L'évolution inorganique.

ANTHROPOLOGIE

MORTILLET (G. DE). Formation de la nation française, illustré.
DE QUATREFAGES. L'Espèce humaine.
LUBBOCK. L'Homme préhistorique. 2 vol. illustrés.
CARTAILHAC. La France préhistorique, illustré.
TOPINARD. L'Homme dans la nature, illustré.
LEFÈVRE. Les Races et les langues.
BRUNACHE. Le Centre de l'Afrique. Autour du Tchad, illustré.

ZOOLOGIE

ROCHÉ (G.). La Culture des mers, illustré.
SCHMIDT. Les Mammifères dans leurs rapports avec leurs ancêtres géologiques, illustré.
SCHMIDT. Descendance et Darwinisme, illustré.
HUXLEY. L'Écrevisse (Introduction à la zoologie), illustré.
VAN BENEDEN. Les Commensaux et les Parasites du règne animal, illustré.
LUBBOCK. Fourmis, Abeilles et Guêpes. 2 vol. illustrés.
TROUESSART. Les Microbes, les Ferments et les Moisissures, illustré.
HARTMANN. Les Singes anthropoïdes et leur organisation comparée à celle de l'homme, illustré.
DE QUATREFAGES. Darwin et ses précurseurs français.
DE QUATREFAGES. Les Emules de Darwin. 2 vol.

BOTANIQUE — GÉOLOGIE

DE SAPORTA et MARION. L'Évolution du règne végétal (les Cryptogames), illustré.
DE SAPORTA et MARION. L'Évolution du règne végétal (les Phanérogames). 2 vol. illustrés.
COOKE et BERKELEY. Les Champignons, illustré.
DE CANDOLLE. Origine des plantes cultivées.
DE LANESSAN. Le Sapin (Introduction à la botanique), illustré.
FUCHS. Volcans et Tremblements de terre, illustré.
DAUBRÉE. Les Régions invisibles du globe et des espaces célestes, illustré.
JACCARD. Le Pétrole, l'Asphalte et le Bitume, ill.
MEUNIER (ST.). La Géologie comparée, illustré.
MEUNIER (ST.). La Géologie expérimentale, ill.
MEUNIER (ST.). La Géologie générale, illustré.
COSTANTIN (J.). Les Végétaux et les milieux cosmiques, illustré.
COSTANTIN (J.). La Nature tropicale, illustré.

CHIMIE

WURTZ. La Théorie atomique.
BERTHELOT. La Synthèse chimique.
BERTHELOT. La Révolution chimique : Lavoisier.
SCHUTZENBERGER. Les Fermentations, illustré.
MALMÉJAC. L'Eau dans l'alimentation, illustré.

ASTRONOMIE — MÉCANIQUE

SECCHI (le Père). Les Étoiles. 2 vol. illustrés.
YOUNG. Le Soleil, illustré.
ANGOT. Les Aurores polaires, illustré.
THURSTON. Histoire de la machine à vapeur. 2 v. ill.

PHYSIQUE

BALFOUR STEWART. La Conservation de l'énergie, illustré.
TYNDALL. Les Glaciers et les Transformations de l'eau, illustré.

THÉORIE DES BEAUX-ARTS

GROSSE. Les débuts de l'art, illustré.
GUIGNET et GARNIER. La Céramique ancienne et moderne, illustré.
BRUCKE et HELMHOLTZ. Principes scientifiques des beaux-arts, illustré.
ROOD. Théorie scientifique des couleurs, illustré.
P. BLASERNA et HELMHOLTZ. Le Son et la Musique, illustré.

SCIENCES SOCIALES

HERBERT SPENCER. Introduction à la science sociale.
HERBERT SPENCER. Les Bases de la morale évolutionniste.
A. BAIN. La Science de l'éducation.
DE LANESSAN. Principes de colonisation.
DEMOOR, MASSART et VANDERVELDE. L'Évolution régressive en biologie et en sociologie, illustré.
BAGEHOT. Lois scientifiques du développement des nations.
DE ROBERTY. La Sociologie.
DRAPER. Les Conflits de la science et de la religion.
STANLEY JEVONS. La Monnaie et le Mécanisme de l'échange.
WHITNEY. La Vie du langage.
STARCKE. La Famille primitive, ses origines, son développement.
BOURDEAU. Hist. de l'habillement et de la parure.
MOSSO (A.). Les exercices physiques et le développement intellectuel.

us les volumes **6 fr.**, sauf DÉMENY. *Mécanisme*, à **9 fr.**

RÉCENTES PUBLICATIONS
HISTORIQUES, PHILOSOPHIQUES ET SCIENTIFIQUES
qui ne se trouvent pas dans les collections précédentes.

ALAUX. **Esquisse d'une philosophie de l'être.** In-8.   **1 fr.**
— **Les Problèmes religieux au XIX⁵ siècle.** 1 vol. in-8.   **7 fr. 50**
— **Philosophie morale et politique.** In-8. 1893.   **7 fr. 50**
— **Théorie de l'âme humaine.** 1 vol. in-8. 1895. 10 fr. (Voy. p. 2.)
— **Dieu et le Monde.** *Essai de phil. première.* 1901. 1 vol. in-12. 2 fr. 50
ALTMEYER. **Les Précurs. de la réforme aux Pays-Bas** 2 v. in-8. 12 fr.
AMIABLE (Louis). **Une loge maçonnique d'avant 1789.** 1 v. in-8. 6 fr.
Annales de sociologie et mouvement sociologique (Première année,
    1900-1901), publ. par la Soc. belge de Sociologie. 1 vol. in-8. 1903. 12 fr.
ANSIAUX (M.). **Heures de travail et salaires.** In-8. 1896.   5 fr.
ARNAUNÉ (A.), directeur de la Monnaie. **La monnaie, le crédit et le**
    change, 2ᵉ édition, revue et augmentée. 1 vol. in-8. 1902.   8 fr.
ARRÉAT. **Une Éducation intellectuelle.** 1 vol. in-18.   **2 fr. 50**
— **Journal d'un philosophe.** 1 vol. in-18. 3 fr. 50 (Voy. p. 2 et 5.)
Autour du monde, par les BOURSIERS DE VOYAGE DE L'UNIVERSITÉ DE PARIS.
    (*Fondation Albert Kahn*). 1 vol. gr. in-8. 1904.   10 fr.
AZAM. **Hypnotisme et double conscience.** 1 vol. in-8.   9 fr.
BAISSAC (J). **Les Origines de la religion.** 2 vol. in-8.   12 fr.
BALFOUR STEWART et TAIT. **L'Univers invisible.** 1 vol. in-8.   7 fr.
BARTHÉLEMY-SAINT-HILAIRE. (Voy. pages 6 et 11, ARISTOTE.)
— ***Victor Cousin,** sa vie, sa correspondance. 3 vol. in-8. 1895.   30 fr.
BERNATH (de). **Cléopâtre.** *Sa vie, son règne.* 1 vol in-8. 1903.   8 fr.
BERTAULD (P.-A.). **Positivisme et philos. scientif.** In-12. 1899. 3 fr. 50
BERTON (H.), docteur en droit. **L'évolution constitutionnelle du**
    second empire. Doctrines, textes, histoire. 1 fort vol. in-8. 1900. 12 fr.
BLONDEAU (C.). **L'absolu et sa loi constitutive.** 1 vol. in-8. 1897. - 6 fr.
*BLUM (E.), agrégé de philosophie. **La Déclaration des Droits de**
    l'homme. Texte et commentaire. Préface de M. G. COMPAYRÉ, recteur de
    l'Académie de Lyon. Récomp. par l'Institut. 2ᵉ édit. 1 vol. in-8. 1902. 3 fr. 75
BOILLEY (P.). **La Législation internationale du travail.** In-12.   3 fr.
— **Les trois socialismes** : anarchisme, collectivisme, réformisme. 3 fr. 50
— **De la production industrielle.** In-12. 1899.   2 fr. 50
BOURDEAU (Louis). **Théorie des sciences.** 2 vol. in-8.   20 fr.
— **La Conquête du monde animal.** In-8.   5 fr.
— **La Conquête du monde végétal.** In-8. 1893.   5 fr.
— **L'Histoire et les historiens.** 1 vol. in-8.   7 fr. 50
— ***Histoire de l'alimentation.** 1894. 1 vol. in-8. 5 fr. (V. p. 6.)
BOUTROUX (Em.). ***De l'idée de loi naturelle dans la science et la**
    philosophie. 1 vol. in-8. 1895.   2 fr. 50. (V. p. 2 et 6.)
BRANDON-SALVADOR (Mᵐᵉ). **A travers les moissons.** *Ancien Test. Talmud.*
    Apocryphes. Poètes et moralistes juifs du moyen âge. In-16. 1903. 4 fr.
BRASSEUR. **La question sociale.** 1 vol. in-8. 1900.   7 fr. 50
BROOKS ADAMS. **Loi de la civilisat. et de la décad.** In-8. 1899. 7 fr. 50
BROUSSEAU (K.). **L'éducation des nègres aux États-Unis.** 1904.
    1 vol. in-8.   7 fr. 50
BUCHER (Karl). **Études d'histoire et d'économie polit.** In-8. 1901. 6 fr.
BUNGE (N.-Ch.). **Littérature poli-économique.** 1 vol. in-8. 1898. 7 fr. 50
BUNGE (C.-O.). **Psychologie individuelle et sociale.** In-16. 1904. 3 fr.
CANTON (G.). **Napoléon antimilitariste.** 1902. 1 vol. in-12.   3 fr. 50
CARDON (G.). ***Les Fondateurs de l'Université de Douai.** In-8. 10 fr.
CELS (A). **Science de l'homme et anthropologie.** 1904. 1 vol. in-8. 7 fr. 50
CLAMAGERAN. **La Réaction économique et la démocratie.** In-18. 1 fr. 25
— **La lutte contre le mal.** 1 vol. in-18. 1897.   3 fr. 50
— **Études politiques, économiques et administratives.** Préface de
    M. BERTHELOT. 1 vol. in-8. 1904.   10 fr.

COMBARIEU (J.). *Les rapports de la musique et de la poésie considérés au point de vue de l'expression. 1 vol. in-8. 1893.   7 fr. 50
Congrès :
Éducation sociale (Congrès de l'), Paris 1900. 1 vol. in-8. 1901.   10 fr.
Psychologie (IVe Congrès international), Paris 1900. 1 vol. in-8. 1901. 20 fr.
Sciences sociales (Premier Congrès de l'enseignement des). Paris 1900. 1 vol. in-8. 1901.   7 fr. 50
COSTE (Ad.). Hygiène sociale contre le paupérisme. In-8.   6 fr.
— Nouvel exposé d'économie politique et de physiologie sociale. In-18.   3 fr. 50 (Voy. p. 2, 6 et 30.)
COUTURAT (Louis). *De l'infini mathématique. In-8. 1896.   12 fr.
DANY (G.), docteur en droit. *Les Idées politiques en Pologne à la fin du XVIIIe siècle. La Constit. du 3 mai 1793, in-8, 1901. 6 fr.
DAREL (Th.). La Folie. Ses causes. Sa thérapeutique. 1901, in-12.   4 fr.
— Le peuple-roi. Essai de sociologie universaliste. In-8. 1904. 3 fr. 50
DAURIAC. Croyance et réalité. 1 vol. in-18. 1889.   3 fr. 50
— Le Réalisme de Reid. In-8.   1 fr. (V. p. 2 et 6.)
DAUZAT (A.), docteur en droit. Du Rôle des Chambres en matière de traités internationaux. 1 vol. grand in-8. 1899. 5 fr. (V. p. 18.)
DEFOURNY (M.). La sociologie positiviste. Auguste Comte. In-8. 1902. 6 fr.
DERAISMES (Mlle Maria). Œuvres complètes. 4 vol. Chacun.   3 fr. 50
DESCHAMPS. Principes de morale sociale. 1 vol. in-8. 1903. 3 fr. 50.
DESPAUX. Genèse de la matière et de l'énergie. In-8. 1900.   4 fr.
DOLLOT (R.), docteur en droit. Les origines de la neutralité de la Belgique (1609-1830). 1 vol. in-8. 1902.   10 fr.
DOUHÉRET. *Idéologie, discours sur la philos. prem. In-18. 1900. 1 fr. 25
DROZ (Numa). Études et portraits politiques. 1 vol. in-8. 1895. 7 fr. 50
— Essais économiques. 1 vol. in-8. 1896.   7 fr. 50
— La démocratie fédérative et le socialisme d'État. In-12.   1 fr.
DUBUC (P.). *Essai sur la méthode en métaphysique. 1 vol. in-8. 5 fr.
DUGAS (L.). *L'amitié antique. 1 vol. in-8. 1895.   7 fr. 50 (V. p. 2.)
DUNAN. *Sur les formes à priori de la sensibilité. 1 vol. in-8. 5 fr.
— Zénon d'Élée et le mouvement. In-8.   1 fr. 50 (V. p. 2.)
DUNANT (E.). Les relations diplomatiques de la France et de la République helvétique (1798-1803). 1 vol. in-8. 1902.   20 fr.
DU POTET. Traité complet de magnétisme. 5e éd. 1 vol. in-8.   8 fr.
— Manuel de l'étudiant magnétiseur. 6e éd., gr. in-18, avec fig. 3 fr. 50
— Le magnétisme opposé à la médecine. 1 vol. in-8.   6 fr.
DUPUY (Paul). Les fondements de la morale. In-8. 1900.   5 fr.
— Méthodes et concepts. 1 vol. in-8. 1903.   5 fr.
*Entre Camarades. Ouvr. publié par la Soc. des anciens élèves de la Faculté des lettres de l'Univ. de Paris. Histoire, littératures ancienne, française, étrangère, philologie, philosophie, journalisme. 1901, in-8.   10 fr.
ESPINAS (A.). *Les Origines de la technologie. 1 vol. in-8. 1897. 5 fr.
FEDERICI. Les Lois du progrès. 2 vol. in-8. Chacun.   6 fr.
FERRÈRE (F.). La situation religieuse de l'Afrique romaine depuis la fin du IVe siècle jusqu'à l'invasion des Vandales. 1 v. in-8. 1898. 7 fr. 50
FERRIÈRE (Em.). Les Apôtres, essai d'histoire religieuse. 1 vol. in-12. 4 fr. 50
— L'Ame est la fonction du cerveau. 2 volumes in-18.   7 fr.
— Le Paganisme des Hébreux. 1 vol. in-18.   3 fr. 50
— La Matière et l'Énergie. 1 vol. in-18.   4 fr. 50
— L'Ame et la Vie. 1 vol. in-18.   4 fr. 50
— Les Mythes de la Bible. 1 vol. in-18. 1893.   3 fr. 50
— La Cause première d'après les données expérim. In-18. 1896. 3 fr. 50
— Étymologie de 400 prénoms. In-18. 1898. 1 fr. 50 (V. p. 11 et 30).
FLEURY (M. de). Introd. à la méd. de l'Esprit. in-8. 6e éd. 7 fr. 50 (V. p. 3).
FLOURNOY. Des phénomènes de synopsie. In-8. 1893.   6 fr.
— Des Indes à la planète Mars. 1 vol. in-8, avec grav. 3e éd. 1900. 8 fr.
— Nouv. observ. sur un cas de somnambulisme. In-8. 1902.   5 fr.
Fondation universitaire de Belleville (La). Ch. Gide. Travail intellect.

et tr. manuel. —J. BARDOUX. *Prem. efforts et prem. année.* In-16. 1 fr. 50
GELEY (V.). **Les preuves du transformisme et les enseignements de la doctrine évolutionniste.** 1 vol. in-8. 1901.   6 fr.
GOBLET D'ALVIELLA. **L'idée de Dieu,** d'après l'anthr. et l'histoire. In-8. 6 fr.
— **La représentation proportionnelle en Belgique,** 1900. 4 fr. 50
GOURD. **Le Phénomène.** 1 vol. in-8.   7 fr. 50
GREEF (Guillaume de). **Introduction à la Sociologie.** 2 vol. in-8. 10 fr.
— **L'évol. des croyances et des doctr. polit.** In-12. 1895. 4 fr. (V. p. 3 et 7.)
GRIMAUX (Ed.). *Lavoisier (1743-1794),* d'après sa correspondance et divers documents inédits. 1 vol. gr. in-8, avec gravures. 3e éd. 1898. 15 fr.
GRIVEAU (M.). **Les Éléments du beau.** In-18.   4 fr. 50
— **La Sphère de beauté,** 1901. 1 vol. in-8.   10 fr.
GUYAU. **Vers d'un philosophe.** In-18. 3e édit. 3 fr. 50 (Voy. p. 3, 7 et 11.)
GYEL (Dr E.). **L'être subconscient.** 1 vol. in-8. 1899.   4 fr.
HALLEUX (J.). **Les principes du positivisme contemporain,** exposé et critique. (Ouvrage récompensé par l'Institut). 1 vol. in-12. 1895. 3 fr. 50
— **L'Évolutionnisme en morale** (*H. Spencer*). In-12. 1901. 3 fr. 50
HARRACA (J.-M.). **Contribution à l'étude de l'Hérédité et des principes de la formation des races.** 1 vol. in-18. 1898.   2 fr.
HENNEGUY (Félix). **Le Sphinx.** Poèmes dramatiques. 1 v. in-18. 1899. 3 fr. 50
— **Les Aïeux.** Poèmes dramatiques. 1 vol. in-18. 1901.   3 fr. 50
HIRTH (G.). **La Vue plastique, fonction de l'écorce cérébrale.** In-8. Trad. de l'allem. par L. ARRÉAT, avec grav. et 34 pl.   8 fr. (Voy. p. 8.)
— **Pourquoi sommes-nous distraits ?** 1 vol. in-8. 1895.   2 fr.
HOCQUART (E.). **L'Art de juger le caractère des hommes sur leur écriture,** préface de J. CRÉPIEUX-JAMIN. Br. in-8. 1898.   1 fr.
HORVATH, KARDOS et ENDRODI. *Histoire de la littérature hongroise,* adapté du hongrois par J. KONT. Gr. in-8, avec gr. 1900. Br. 10 fr. Rel. 15 fr.
ICARD. **Paradoxes ou vérités.** 1 vol. in-12. 1895.   3 fr. 50
JANSSENS. **Le néo-criticisme de Ch. Renouvier.** In-16. 1904.   3 fr. 50
JOURDY (Général). **L'instruction de l'armée française,** de 1815 à 1902. 1 vol. in-16. 1903.   3 fr. 50
JOYAU. **De l'invention dans les arts et dans les sciences.** 1 v. in-8. 5 fr.
— **Essai sur la liberté morale.** 1 vol. in-18.   3 fr. 50
KARPPE (S.), docteur ès lettres. **Les origines et la nature du Zohar,** précédé d'une *Etude sur l'histoire de la Kabbale.* 1901. In-8. 7 fr. 50
KAUFMANN. **La cause finale et son importance.** In-12.   2 fr. 50
KINGSFORD (A.) et MAITLAND (E.). **La Voie parfaite ou le Christ ésotérique,** précédé d'une préface d'Edouard SCHURÉ. 1 vol. in-8. 1892. 6 fr.
KOSTYLEFF. **L'Esquisse d'une évolution dans l'histoire de la philosophie.** 1 vol. in-16. 1903.   2 fr. 50
KUFFERATH (Maurice). **Musiciens et philosophes.** (Tolstoï, Schopenhauer, Nietzsche, Richard Wagner). 1 vol. in-12. 1899.   3 fr. 50
LAFONTAINE. **L'art de magnétiser.** 7e édit. 1 vol. in-8.   5 fr.
— **Mémoires d'un magnétiseur.** 2 vol. gr. in-18.   7 fr.
LANESSAN (de). **Le Programme maritime de 1900-1906.** In-12. 2e éd. 1903.   3 fr. 50
LAVELEYE (Em. de). **De l'avenir des peuples catholiques.** In-8. 25 c.
— **Essais et Études.** Première série (1861-1875). — Deuxième série (1875-1882). — Troisième série (1892-1894). Chaque vol. in-8.   7 fr. 50
LEMAIRE (P.). **Le cartésianisme chez les Bénédictins.** In-8.   6 fr. 50
LEMAITRE (J.), professeur au Collège de Genève. **Audition colorée et Phénomènes connexes observés chez des écoliers.** In-12. 1900. 4 fr.
LETAINTURIER (J.). **Le socialisme devant le bon sens.** In-18. 1 fr. 50
LEVI (Eliphas). **Dogme et rituel de la haute magie.** 3e édit. 2 vol. in-8, avec 24 figures.   18 fr.
— **Histoire de la magie.** Nouvelle édit. 1 vol. in-8, avec 90 fig.   12 fr.
— **La clef des grands mystères.** 1 vol. in-8, avec 22 pl.   12 fr.
— **La science des esprits.** 1 vol.   7 fr.
LÉVY (Albert). *Psychologie du caractère.* In-8. 1896.   5 fr.

LÉVY-SCHNEIDER (L.), docteur ès lettres. **Le conventionnel Jean-bon Saint-André (1749-1813). 1901. 2 vol. in-8.** 15 fr.
LICHTENBERGER (A.). **Le socialisme au XVIIIe siècle.** In-8. 1895. 7 fr. 50
MABILLEAU (L.). ***Histoire de la philos. atomistique.** In-8. 1895. 12 fr.
MAINDRON (Ernest). ***L'Académie des sciences** (Histoire de l'Académie; fondation de l'Institut national; Bonaparte, membre de l'Institut). In-8 cavalier, 53 grav., portraits, plans. 8 pl. hors texte et 2 autographes. 12 fr.
MALCOLM MAC COLL. **Le Sultan et les grandes puissances.** In-8. 5 fr.
MANACÉINE (Marie de). **L'anarchie passive et Tolstoï.** In-18. 2 fr.
MANDIL (J.) **Un homme d'État italien: Joseph de Maistre.** In-8. 8 fr.
MARIÉTAN (J.). **Problème de la classification des sciences, d'Aristote à saint Thomas. 1 vol. in-8. 1901.** 3 fr.
MATAGRIN. **L'esthétique de Lotze. 1 vol. in-12. 1900.** 2 fr.
MATTEUZZI. **Les facteurs de l'évolution des peuples.** In-8. 1900. 6 fr.
MERCIER (Mgr). **Les origines de la psych. contemp.** In-12. 1898. 5 fr.
— **La Définition philosophique de la vie.** Broch. in-8. 1899. 1 fr. 50
MILHAUD (G.) ***Le positiv. et le progrès de l'esprit.** In-12. 1902. 2 fr. 50
MISMER (Ch.). **Principes sociologiques. 1 vol. in-8. 2e éd. 1897.** 5 fr.
MONNIER (Marcel). ***Le drame chinois. 1 vol. in-16. 1900.** 2 fr. 50
MORIAUD (P.). **La liberté et la conduite humaine** In-12. 1897. 3 fr. 50
NEPLUYEFF (N. de). **La confrérie ouvrière et ses écoles,** in-12. 2 fr.
NODET (V.). **Les agnoscies, la cécité psychique.** In-8. 1899. 4 fr.
NOVICOW (J.). **La Question d'Alsace-Lorraine.** In-8. 1 fr. (V. p. 4, 9 et 17.)
— **La Fédération de l'Europe. 1 vol. in-18. 2e édit. 1901.** 3 fr. 50
— **L'affranchissement de la femme. 1 vol. in-16. 1903.** 3 fr.
PARIS (Comte de). **Les Associations ouvrières en Angleterre** (Trades-unions). 1 vol. in-18. 7e édit. 1 fr. — Édition sur papier fort. 2 fr. 50
PAUL-BONCOUR (J.). **Le fédéralisme économique,** préf. de M. WALDECK-ROUSSEAU. 1 vol. in-8. 2e édition. 1901. 6 fr.
PAULHAN (Fr.). **Le Nouveau mysticisme. 1 vol. in-18. 1891.** 2 fr. 50
PELLETAN (Eugène). ***La Naissance d'une ville** (Royan). In-18. 2 fr.
— ***Jarousseau, le pasteur du désert. 1 vol. in-18.** 2 fr.
— ***Un Roi philosophe,** Frédéric le Grand. In-18. 3 fr. 50
— **Droits de l'homme. 1 vol. in-12.** 3 fr. 50
— **Profession de foi du XIXe siècle.** In-12. 3 fr. 50 (V. p. 30.)
PEREZ (Bernard). **Mes deux chats.** In-12, 2e édition. 1 fr. 50
— **Jacotot et sa Méthode d'émancipation intellect.** In-18. 3 fr.
— **Dictionnaire abrégé de philosophie.** 1893. in-12. 1 fr. 50 (V. p. 9.)
PHILBERT (Louis). **Le Rire.** In-8. (Cour. par l'Académie française.) 7 fr. 50
PHILIPPE (J.) **Lucrèce dans la théologie chrétienne.** In-8. 2 fr. 50
PIAT (C.). **L'Intellect actif. 1 vol. in-8.** 4 fr. (V. p. 9, 13.)
— **L'Idée ou critique du Kantisme. 2e édition 1901. 1 vol. in-8.** 6 fr.
PICARD (Ch.). **Sémites et Aryens** (1893). In-18. 1 fr. 50
PICARD (E.). **Le Droit pur. 1 v. in-8. 1899.** 7 fr. 50
PICAVET (F.). **La Mettrie et la crit. allem.** 1889. In-8. 1 fr. (V. p. 9, 11.)
PICTET (Raoul). **Étude critique du matérialisme et du spiritualism. par la physique expérimentale. 1 vol. gr. in-8. 1896.** 10 fr.
PINLOCHE (A.), professeur honre de l'Univ. de Lille. ***Pestalozzi et l'éducation populaire moderne.** In-12. 1902. (Cour. par l'Institut.) 2 fr. 50
POEY. **Littré et Auguste Comte. 1 vol. in-18.** 3 fr. 50
PORT. **La Légende de Cathelineau.** In-8. 5 fr.
***Pour et contre l'enseignement philosophique,** par MM. VANDEREM (Fernand), RIBOT (Th.), BOUTROUX (E.), MARION (H.), JANET (P.), FOUILLÉE (A.), MONOD (G.), LYON (Georges), MARILLIER (L.), CLAMADIEU (abbé), BOURDEAU (J.), LACAZE (G.), TAINE (H.). 1894. In-18. 2 fr.
PRAT (Louis). **Le mystère de Platon** (Aglaophamos). 1 v. in-8. 1900. 4 fr.
— **L'Art et la beauté** (Kalliklès). 1 vol. in-8. 1903. 5 fr.
PRÉAUBERT. **La vie, mode de mouvement.** In-8. 1897. 5 fr.
PRINS (Ad.). **L'organisation de la liberté. 1 vol. in-8. 1895.** 4 fr.
Protection légale des travailleurs (La). 1 vol. in-12. 1904. 3 fr. 50

RATAZZI (Mme). **Emilio Castelar.** In-8, avec illustr., portr. 1899. 3 fr. 50
RAYMOND (P.). **L'arrondissement d'Uzès avant l'Histoire.** In-8. 6 fr.
REGNAUD (P.). **L'origine des idées éclairée par la science du langage.** 1904. In-12.   1 fr. 50
RENOUVIER, de l'Inst. **Uchronie.** *Utopie dans l'Histoire.* 2e éd. 1901. In-8. 7 50
RIBOT (Paul). **Spiritualisme et Matérialisme.** 2e éd. 1 vol. in-8.   6 fr.
ROBERTY (J.-E.) **Auguste Bouvier,** pasteur et théologien protestant. 1826-1893. 1 fort vol. in-12. 1901.   3 fr. 50
ROISEL. **Chronologie des temps préhistoriques.** In-12. 1900.   1 fr.
ROTT (Ed.). **La représentation diplomatique de la France auprès des cantons suisses confédérés.** T. I (1498-1559). 1 vol. gr. in-8. 1900, 12 fr. — T. II (1559-1610). 1 vol. gr. in-8. 1902.   15 fr.
RUTE (Marie-Letizia de). **Lettres d'une voyageuse.** In-8. 1896. 3 fr.
SAGE (V.). **Le Sommeil naturel et l'hypnose.** 1904. 1 vol. in-18. 3 fr. 50
SANDERVAL (O. de). **De l'Absolu.** La loi de vie. 1 vol. in-8. 2e éd.   5 fr.
— **Kahel. Le Soudan français.** In-8, avec gravures et cartes.   8 fr.
SAUSSURE (L. de). **Psychol. de la colonisation franç.** In-12. 3 fr. 50
SAYOUS (E.), *Histoire générale des Hongrois.** 2e éd. revisée. 1 vol. grand in-8, avec grav. et pl. hors texte. 1900. Br. 15 fr. Relié.   20 fr.
SCHINZ (W.). **Problème de la tragéd. en Allemagne.** In-8. 1903. 1 fr. 25
SECRÉTAN (Ch.). **Études sociales.** 1889. 1 vol. in-18.   3 fr. 50
— **Les Droits de l'humanité.** 1 vol. in-18. 1891.   3 fr. 50
— **La Croyance et la civilisation.** 1 vol. in-18. 2e édit. 1891. 3 fr. 50
— **Mon Utopie.** 1 vol. in-18.   3 fr. 50
— **Le Principe de la morale.** 1 vol. in-8. 2e éd.   7 fr. 50
— **Essais de philosophie et de littérature.** 1 vol. in-12. 1896. 3 fr. 50
SECRÉTAN (H.). **La Société et la morale.** 1 vol. in-12. 1897. 3 fr. 50
SKARZYNSKI (L.). *Le progrès social à la fin du XIXe siècle.** Préface de M. Léon Bourgeois. 1901. 1 vol. in-12.   4 fr. 50
SOREL (Albert), de l'Acad. franç. **Traité de Paris de 1815.** In-8. 4 fr. 50
SPIR (A.). **Esquisses de philosophie critique.** 1 vol. in-18   2 fr. 50
— **Nouvelles esquisses de philosophie critique.** In-8. 1899. 3 fr. 50
STOCQUART (Emile). **Le contrat de travail.** In-12. 1895.   3 fr.
TEMMERMAN, directeur d'École normale. **Notions de psychologie** appliquées à la pédagogie et à la didactique. In-8, avec fig. 1903.   3 fr.
TISSOT. **Principes de morale.** 1 vol. in-8.   6 fr. (Voy. p. 11.)
VAN BIERVLIET (J.-J.). **Psychologie humaine.** 1 vol. in-8.   8 fr.
— **La Mémoire.** Br. in-8. 1893.   2 fr.
— **Etudes de psychologie** 1 vol. in-8. 1901.   4 fr.
— **Causeries psychologiques.** 1 vol. in-8. 1902.   3 fr.
— **Esquisse d'une éducation de la mémoire.** 1904. In-16.   2 fr.
VIALLATE (A.). **Chamberlain.** In-12, préface de E. Boutmy.   2 fr. 50
VIALLET (C.-Paul). **Je pense, donc je suis.** In-12. 1896.   2 fr. 50
VIGOUREUX (Ch.). **L'Avenir de l'Europe** au double point de vue de la politique de sentiment et de la politique d'intérêt. 1892. 1 vol. in-18. 3 fr. 50
VITALIS. **Correspondant politique de Dominique de Gabre.** 1904. 1 vol. in-8.   12 fr. 50
WEIL (Denis). **Droit d'association et Droit de réunion.** In-12. 3 fr. 50
— **Élections législatives,** législation et mœurs. 1 vol. in-18. 1895. 3 fr. 50
WULF (M. de). **Histoire de la philosophie scolastique dans les Pays-Bas et la principauté de Liège jusqu'à la Révol. franç.** In-8. 5 fr.
— **Introduction à la philosophie néo-scolastique.** 1904. 1 v. in-8. 5 fr.
— **Sur l'esthétique de saint Thomas d'Aquin.** In-8.   1 fr. 50
ZAPLETAL. **Le récit de la création dans la Genèse.** 1904. 1 vol. in-8.   3 fr. 50
ZIESING (Th.). **Érasme ou Salignac.** Étude sur la lettre de François Rabelais. 1 vol. gr. in-8.   4 fr.
ZOLLA (D.). **Les questions agricoles d'hier et d'aujourd'hui.** 1894, 1895. 2 vol. in-12. Chacun.   3 fr. 50

BIBLIOTHÈQUE UTILE

HISTOIRE. — GÉOGRAPHIE. — SCIENCES PHYSIQUES ET NATURELLES. — ENSEIGNEMENT. ÉCONOMIE POLITIQUE ET DOMESTIQUE. — ARTS. — DROIT USUEL.

125 élégants volumes in-32, de 192 pages chacun

Le volume broché, **60** centimes; en cartonnage anglais, **1** franc.

1. **Morand.** Introduction à l'étude des sciences physiques. 6e édit.
2. **Cruveilhier.** Hygiène générale. 9e édit.
3. **Corbon.** De l'enseignement professionnel. 4e édit.
4. **L. Pichat.** L'art et les artistes en France. 5e édit.
5. **Buchez.** Les Mérovingiens. 6e édit.
6. **Buchez.** Les Carlovingiens. 2e édit.
7. **F. Morin.** La France au moyen âge. 5e édit.
8. **Bastide.** Luttes religieuses des premiers siècles. 5e édit.
9. **Bastide.** Les guerres de la Réforme. 5e édit.
10. **Pelletan.** Décadence de la monarchie française. 5e édit.
11. **Brothier.** Histoire de la terre. 8e éd.
12. **Bouant.** Les principaux faits de la chimie (avec fig.).
13. **Turck.** Médecine populaire. 6e édit.
14. **Morin.** La loi civile en France. 5e édit.
15. **Paul Louis.** Les lois ouvrières.
16. **Ott.**
17. **Catalan.** Notions d'astronomie. 6e édit.
18. **Cristal.** Les délassements du travail. 4e édit.
19. **V. Meunier.** Philosophie zoologique. 3e édit.
20. **J. Jourdan.** La justice criminelle en France. 4e édit.
21. **Ch. Rolland.** Histoire de la maison d'Autriche. 4e édit.
22. **Eug. Despois.** Révolution d'Angleterre. 4e édit.
23. **B. Gastineau.** Les génies de la science et de l'industrie. 2e édit.
24. **Leneveux.** Le budget du foyer. Économie domestique. 3e édit.
25. **L. Combes.** La Grèce ancienne. 4e édit.
26. **F. Lock.** Histoire de la Restauration. 5e édit.
27. (*Épuisé*).
28. **Elie Margollé.** Les phénomènes de la mer. 7e édit.
29. **L. Collas.** Histoire de l'empire ottoman. 3e édit.
30. **F. Zurcher.** Les phénomènes de l'atmosphère. 7e édit.
31. **E. Raymond.** L'Espagne et le Portugal. 3e édit.
32. **Eugène Noël.** Voltaire et Rousseau. 4e édit.
33. **A. Ott.** L'Asie occidentale et l'Égypte. 3e édit.
34. (*Épuisé*).
35. **Enfantin.** La vie éternelle. 5e édit.
36. **Brothier.** Causeries sur la mécanique. 5e édit.
37. **Alfred Doneaud.** Histoire de la marine française. 4e édit.
38. **F. Lock.** Jeanne d'Arc. 3e édit.
39-40. **Carnot.** Révolution française. 2 vol. 7e édit.
41. **Zurcher et Margollé.** Télescope et microscope. 2e édit.
42. **Blerzy.** Torrents, fleuves et canaux de la France. 3e édit.
43. **Secchi, Wolf, Briot et Delaunay.** Le soleil et les étoiles. 5e édit.

44. **Stanley Jevons.** L'économie politique. 8e édit.
45. **Ferrière.** Le darwinisme. 7e édit.
46. **Leneveux.** Paris municipal. 2e édit.
47. **Boillot.** Les entretiens de Fontenelle sur la pluralité des mondes.
48. **Zevort (Edg.).** Histoire de Louis-Philippe. 3e édit.
49. **Geikie.** Géographie physique (avec fig.). 4e édit.
50. **Zaborowski.** L'origine du langage. 5e édit.
51. **H. Blerzy.** Les colonies anglaises.
52. **Albert Lévy.** Histoire de l'air (avec fig.). 4e édit.
53. **Geikie.** La géologie (avec fig.). 4e édit.
54. **Zaborowski.** Les migrations des animaux. 3e édit.
55. **F. Paulhan.** La physiologie de l'esprit. 5e édit.
56. **Zurcher et Margollé.** Les phénomènes célestes. 3e édit.
57. **Girard de Rialle.** Les peuples de l'Afrique et de l'Amérique. 2e éd.
58. **Jacques Bertillon.** La statistique humaine de la France.
59. **Paul Gaffarel.** La défense nationale en 1792. 2e édit.
60. **Herbert Spencer.** De l'éducation. 8e édit.
61. **Jules Barni.** Napoléon Ier. 3e édit.
62. **Huxley.** Premières notions sur les sciences. 4e édit.
63. **P. Bondois.** L'Europe contemporaine (1789-1879). 2e édit.
64. **Grove.** Continents et océans. 3e éd.
65. **Jouan.** Les îles du Pacifique.
66. **Robinet.** La philosophie positive. 4e édit.
67. **Renard.** L'homme est-il libre? 4e édit.
68. **Zaborowski.** Les grands singes.
69. **Hatin.** Le Journal.
70. **Girard de Rialle.** Les peuples de l'Asie et de l'Europe.
71. **Doneaud.** Histoire contemporaine de la Prusse. 2e édit.
72. **Dufour.** Petit dictionnaire des falsifications. 4e édit.
73. **Henneguy.** Histoire de l'Italie depuis 1815.
74. **Leneveux.** Le travail manuel en France. 2e édit.
75. **Jouan.** La chasse et la pêche des animaux marins.
76. **Regnard.** Histoire contemporaine de l'Angleterre.
77. **Bouant.** Hist. de l'eau (avec fig.).
78. **Jourdy.** Le patriotisme à l'école.
79. **Mongredien.** Le libre-échange en Angleterre.
80. **Creighton.** Histoire romaine (avec fig.)
81-82. **P. Bondois.** Mœurs et institutions de la France. 2 vol. 2e éd.
83. **Zaborowski.** Les mondes disparus (avec fig.). 3e édit.
84. **Debidour.** Histoire des rapports de l'Eglise et de l'Etat en France (1789-1871). Abrégé par Dubois et Sarthou.

85. **H. Beauregard.** Zoologie générale (avec fig.).
86. **Wilkins.** L'antiquité romaine (avec fig.). 2e édit.
87. **Maigne.** Les mines de la France et de ses colonies.
88. **Broquère.** Médecine des accidents.
89. **E. Amigues.** A travers le ciel.
90. **H. Gossin.** La machine à vapeur (avec fig.).
91. **Gaffarel.** Les frontières françaises. 2e édit.
92. **Dallet.** La navigation aérienne (avec fig.).
93. **Collier.** Premiers principes des beaux-arts (avec fig.).
94. **Larbalétrier.** L'agriculture française (avec fig.).
95. **Gossin.** La photographie (fig.).
96. **F. Genevoix.** Les matières premières.
97. **Monin.** Les maladies épidémiques (avec fig.).
98. **Faque.** L'Indo-Chine française.
99. **Petit.** Économie rurale et agricole.
100. **Mahaffy.** L'antiquité grecque (avec fig.).
101. **Bère.** Hist. de l'armée française.
102. **F. Genevoix.** Les procédés industriels.
103. **Quesnel.** Histoire de la conquête de l'Algérie.
104. **A. Coste.** Richesse et bonheur.
105. **Joyeux.** L'Afrique française (avec fig.).
106. **G. Mayer.** Les chemins de fer (avec gravures).
107. **Ad. Coste.** Alcoolisme ou Epargne. 4e édit.
108. **Ch. de Larivière.** Les origines de la guerre de 1870.
109. **Gérardin.** Botanique générale (avec fig.).
110. **D. Bellet.** Les grands ports maritimes de commerce (avec fig.).
111. **H. Coupin.** La vie dans les mers (avec fig.).
112. **A. Larbalétrier.** Les plantes d'appartement (avec fig.).
113. **A. Milhaud.** Madagascar. 2e édit.
114. **Sérieux et Mathieu.** L'Alcool et l'alcoolisme. 2e édit.
115. **Dr J. Laumonier.** L'hygiène de la cuisine.
116. **Adrien Berget.** La viticulture nouvelle. 2e édit.
117. **A. Acloque.** Les insectes nuisibles (avec fig.).
118. **G. Meunier.** Histoire de la littérature française.
119. **P. Merklen.** La Tuberculose; son traitement hygiénique.
120. **G. Meunier.** Histoire de l'art (avec fig.).
121. **Larrivé.** L'assistance publique.
122. **Adrien Berget.** La pratique des vins.
123. **Adrien Berget.** Les vins de France.
124. **Vaillant.** Petite chimie de l'agriculteur.
125. **Zaborowski.** L'homme préhistorique (avec gravures). 7e édit.

TABLE ALPHABÉTIQUE DES AUTEURS

TABLE DES AUTEURS ÉTUDIÉS

L.-Imprimeries réunies, rue Saint-Benoît, 7, Paris. — 15879.

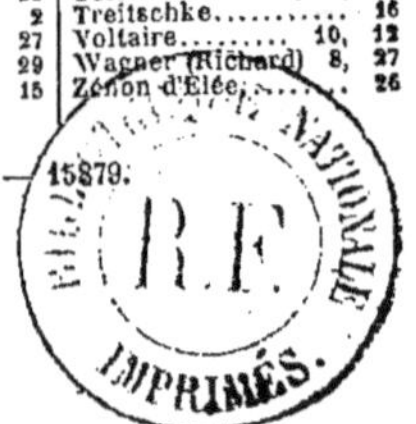